Anesthesia：A Comprehensive Review

麻醉学要点精编

以问题为基础的综合解析

（第5版）

原著主编　Brian A. Hall，Robert C. Chantigian

主　　译　张鸿飞

副主译　韩　宁　周祥勇

北京大学医学出版社

MAZUIXUE YAODIAN JINGBIAN：YI WENTI WEI JICHU DE ZONGHE JIEXI

图书在版编目（CIP）数据

麻醉学要点精编：以问题为基础的综合解析/
（美）布莱恩．霍尔（Brian A. Hall），（美）罗伯特．夏第真
（Robert C. Chantigian）原著；张鸿飞主译．—北京：
北京大学医学出版社，2016.11（2018.6重印）
书名原文：ANESTHESIA：A Comprehensive Review
ISBN 978-7-5659-1455-3

Ⅰ．①麻…　Ⅱ．①布…　②罗…③张…　Ⅲ．①麻醉学
Ⅳ．①R614

中国版本图书馆 CIP 数据核字（2016）第 200520 号

北京市版权局著作权合同登记号：图字：01-2016-4401

ELSEVIER

Elsevier（Singapore）Pte Ltd.
3 Killiney Road，#08-01 Winsland House I，Singapore 239519
Tel：（65）6349-0200；Fax：（65）6733-1817

Anesthesia：A Comprehensive Review，5/E
Brian A. Hall，Robert C. Chantigian
Copyright © 2015，2010，2003，1997，1992 by Mayo Foundation for Medical Education and Research. Published by Elsevier Inc. All rights reserved.
ISBN-13：978-0-323-28662-6

麻醉学要点精编：以问题为基础的综合解析（第 5 版）

主　　译：张鸿飞
出版发行：北京大学医学出版社
地　　址：（100191）北京市海淀区学院路 38 号　北京大学医学部院内
电　　话：发行部 010-82802230；图书邮购 010-82802495
网　　址：http://www.pumpress.com.cn
E - mail：booksale@bjmu.edu.cn
印　　刷：北京佳信达欣艺术印刷有限公司
经　　销：新华书店
责任编辑：王智敏　　责任校对：金彤文　　责任印制：李　啸
开　　本：889mm×1194mm　1/16　印张：18.5　字数：627 千字
版　　次：2016 年 11 月第 1 版　2018 年 6 月第 3 次印刷
书　　号：ISBN 978-7-5659-1455-3
定　　价：89.00 元
版权所有，违者必究
（凡属质量问题请与本社发行部联系退换）

译者名单

主　译　张鸿飞（南方医科大学珠江医院麻醉科）

副主译　韩　宁（沈阳安联妇婴医院麻醉科）
　　　　周祥勇（浙江大学医学院附属第二医院麻醉科）

译　者　（按姓氏汉语拼音排序）：
　　　　陈惠群（南方医科大学珠江医院麻醉科）
　　　　陈　淼（郑州大学第一附属医院麻醉科）
　　　　董大龙（西安兵器工业五二一医院麻醉科）
　　　　杜英杰（中国医科大学附属盛京医院麻醉科）
　　　　韩　宁（沈阳安联妇婴医院麻醉科）
　　　　韩雪萍（郑州大学第一附属医院麻醉科）
　　　　刘美玉（扬州市第一人民医院麻醉科）
　　　　马　铃（中国医科大学附属盛京医院麻醉科）
　　　　聂　偲（暨南大学附属第一医院麻醉科）
　　　　宋海龙（菏泽市立医院麻醉科）
　　　　叶　繁（湖北文理学院附属医院麻醉科）
　　　　张鸿飞（南方医科大学珠江医院麻醉科）
　　　　张建峰（湖北文理学院附属医院麻醉科）
　　　　周金锋［山东大学齐鲁医院（青岛）麻醉科］
　　　　周祥勇（浙江大学医学院附属第二医院麻醉科）
　　　　祖剑宇（中国医科大学附属盛京医院麻醉科）

中文版序 （一）

　　麻醉学是一门以人体基本生命功能的监测与调控，重要脏器保护与支持为主要手段，集临床麻醉、重症监测与治疗、疼痛诊疗、急救与复苏、体外循环、相关医学教育和科学研究为一体的临床学科。近年来，住院医师规范化培训已成为我国培养临床医师的国家制度，是医学生毕业后教育的必经阶段，对于培训临床高层次医师、提高医疗质量至关重要。麻醉学科作为住院医师规范化培训的重要组成部分，虽然取得了较大发展，但目前仍存在许多问题，如人员教育层次不齐、基础较差、从业人员水平差异大（特别是基层医院）等。尽快提高我国麻醉医师特别是基层麻醉医师的理论水平，培养具有扎实麻醉学知识的麻醉医师是一项非常繁重而又具有重要意义的工作。

　　由青年医师张鸿飞博士主译的《麻醉学要点精编：以问题为基础的综合解析》一书具有以下特点：以问题为基础，通过对特定问题进行理论梳理，将知识归纳总结，可使读者在学习过程中带着问题有目的地吸取知识，有助于指导年轻麻醉医师较快掌握相关知识；该书密切结合临床，兼顾最新进展，可作为国内住院医师规范化培训的有效参考书；采取与美国麻醉学资质评定委员会考试相似的形式，为国内麻醉科医师了解并参加美国执业医师考试提供借鉴；内容及时更新，涵盖近年麻醉学科的最新进展，如可视化技术（包括超声）在围术期的应用等，因此，也可作为高年资医师知识更新的参考书籍。

2016 年 8 月 13 日

中文版序（二）

　　麻醉学是一门主要研究对人的基本生命功能进行监测和调控的学科，其学科的知识体系和对从业人员的实践技能要求具有一定的特殊性。临床医学院毕业生完成在校教育后，需要进行麻醉科住院医师规范化培训，实现从医学生向麻醉医师的转变。

　　目前我国的麻醉技术水平发展不均衡，建立起规范化培训制度，并在全国范围普及，才能从根本上使我国麻醉医师的诊疗水平稳步提高，逐渐缩小与发达国家的差距。在全国广泛开展的麻醉科住院医师规范化培训，目的就是以临床实践技能培训为重点，帮助麻醉医师积累临床经验，提高医疗队伍的整体素质，进而实实在在地提高医疗质量。

　　可供麻醉科医师参考的专业著作众多，由梅奥诊所的 Brian A. Hall 和 Robert C. Chantigian 主编、张鸿飞博士主译的《麻醉学要点精编：以问题为基础的综合解析》（第 5 版）是一本很有推荐价值的临床麻醉参考书。其编写形式新颖，全书分基础和临床两部分，采用问题与解析的形式，分 11 个章节精炼阐述了现代麻醉学涉及的基本概念，涵盖了学科的重要知识点，对每一个问题均进行了详细的阐释和讨论，同时标注了问题解析的主要参考出处，以利于读者深入阅读。书中的问题均基于临床病例，可根据临床诊治过程，在学习时通过提出、分析和解答问题来培养正确的临床逻辑思维能力。这种安排，既突出了学习的重点，也方便自查自学。原书英文版面世以来，在美国麻醉学界极为畅销，获得了美国麻醉科医师的普遍欢迎。希望这本书的中文版既能成为麻醉科低年资医师在临床培训中的良师益友，也能成为高年资医师教学中的得力助手。住院医师规范化培训在全国开展得如火如荼，相信本书对进一步保证培训的规范性和提高住院医师的临床思维能力有所助益，愿与国内读者同飨。

徐世元

2016 年 9 月 5 日

译者前言

为国内同道及时了解、学习麻醉学专业知识、技术等最新进展，把握学科发展方向，提高临床、科研和教学水平，同时帮助各级医院麻醉学科青年医师快速成长，在国内麻醉学界颇具影响力、已经成立8年的"新青年麻醉论坛"于2016年初特别组建了文献编译与学习协作组，实施麻醉学科"科研群星计划"。协作组成员均为全国各大医院具有一定临床麻醉与科研经验及英文功底的青年才俊。经过成员的共同努力，协作组在论坛发起的首个大型顶尖学术翻译活动（翻译文章后来集结成册——《2015 ASA年会知识更新》）中，成绩斐然，其高效率的翻译程序和高质量的翻译内容受到业内广泛赞誉。在国内麻醉学界知名专家的鼓励与支持下，协作组从今年初开始由我牵头，着手将这本《麻醉学要点精编：以问题为基础的综合解析》引进国内、翻译出版。

本书主要通过问题及详细解析的形式讨论麻醉学及相关知识理论。一千多道问题及解析，涵盖麻醉学各个亚专科的最新理论及内容，包括生理学、生物化学及麻醉设备相关的最新进展与技术，同时纳入最新的麻醉药等相关内容。自1992年第1版以来，本书内容持续更新并多次再版，至今已经是第5版。全书所有问题均由梅奥诊所的住院医师投票产生，每道题目由两名以上不同麻醉学亚专业的专家进行审定确认。问题采取与美国麻醉学资质评定委员会（American Board of Anesthesiology，ABA）考试最新要求相似的格式，让读者在有效学习掌握最新知识的同时能充分熟悉ABA考试的相关内容及流程。问题同时兼顾麻醉学基础与临床，每个问题均有较详细的讨论，同时附有解析的出处（主要参考书来源），以便读者根据情况深入阅读。

本书内容丰富、形式新颖，弥补了国内目前已出版麻醉学书籍中的相关空白，可使广大麻醉科医师开阔视野、拓宽知识面。尽管本书译者均具有相当临床知识和专业功底，但在理解翻译上难免有不足之处，希望广大读者不吝指正，以期再版时及时修订。

本书的引进、翻译及出版，得到了北京大学医学出版社的大力支持，特别感谢王智敏副编审，其严谨求实的工作态度令人钦佩。

2016年7月

原著前言

当今世界，知识的更新和人类的进步比历史上任何时候都要快。科技进步日新月异，科技创新层出不穷，医学科学尤其是麻醉学也不例外。近年来麻醉学发展迅速，许多在当时曾经被奉为最先进的麻醉药物和技术，现在均已过时。这些麻醉药物和技术，有些甚至只是独领风骚一两年。编者删除了前一版本中已经过时的内容，但同时为了将过去的部分特殊知识点呈现给读者，也保留了少部分内容。

我们希望能为麻醉学专业初学者提供一个学习的工具，也能为具有较丰富经验的麻醉医师提供参考。本书中的问题涵盖内容广泛，从基础、入门级的概念到更高级、具有挑战性的专业难点均有涉及。

本书中的每个问题均经过至少两位不同麻醉学亚专业专家的严格审查。我们严格审核了所有资料的准确性和相关性。和之前的版本一样，第5版无意取代教科书，我们更期望它作为一本入门书，指引读者到达需要深入学习的领域。希望本书能够启发读者进行更深层次的思考，并因此受益！

Brian A. Hall，MD

Robert C. Chantigian，MD

原著致谢

第 5 版《麻醉学要点精编：以问题为基础的综合解析》中囊括了大量资料及信息，我们花费了诸多精力以确保每个内容的相关性与准确性。所有问题的解析均参考自麻醉学教科书的最新版本或相关期刊杂志。有多位学者针对所列问题提出了建设性意见或建议，或参与审核了部分问题，在此向他们表示由衷的感谢，他们是：Drs. Martin Abel、J. P. Abenstein、Dorothee Bremerich、David Danielson、Niki Dietz、Jason Eldridge、Tracy Harrison、William Lanier、James Lynch、William Mauermann、Brian McGlinch、Juraj Sprung、Denise Wedel、Roger White，以及麻醉护士 Robin Hardt 和快速反应小组成员 Tara Hall。

梅奥诊所的几名麻醉科住院医师也参与了部分工作，如核对参考文献及引文、出版前的内容校对。他们是：Drs. Arnoley（Arney）Abcejo、Jennifer Bartlotti Telesz、Seri Carney、Ryan Hofer、Erin Holl、Kelly Larson、Lauren Licatino、Emily Sharpe、Thomas Stewart、Loren Thompson、Channing Twyner、Luke Van Alstine、Paul Warner 和 C. M. Armstead-Williams。Karen Danielson、Harvey Johnson 和 Liana Johnson 参与了语法及语句的修改、打印及编辑工作，在此一并感谢！

本书的设计、筹备以及最终顺利出版离不开 Elsevier 公司多位经验丰富工作人员的努力，特别感谢 William R. Schmitt、Kathryn DeFrancesco 以及 Kristine Feeherty。

Brian A. Hall，MD

Robert C. Chantigian，MD

原著名单

Kendra Grim, MD
Assistant Professor of Anesthesiology
College of Medicine, Mayo Clinic
Rochester, Minnesota

Dawit T. Haile, MD
Assistant Professor of Anesthesiology
College of Medicine, Mayo Clinic
Rochester, Minnesota

Keith A. Jones, MD
Professor and Chairman
Department of Anesthesiology
University of Alabama School of Medicine
Birmingham, Alabama

Kent Rehfeldt, MD
Assistant Professor of Anesthesiology
College of Medicine, Mayo Clinic
Rochester, Minnesota

C. Thomas Wass, MD
Associate Professor of Anesthesiology
College of Medicine, Mayo Clinic
Rochester, Minnesota

Francis X. Whalen, MD
Assistant Professor of Anesthesiology
Department of Anesthesiology and Critical Care Medicine
College of Medicine, Mayo Clinic
Rochester, Minnesota

引用说明

Figure 1-1

From van Genderingen HR et al: Computer-assisted capnogram analysis, J Clin Monit *3:194-200, 1987, with kind permission of Kluwer Academic Publishers.*

Figure 1-2

From Mark JB: Atlas of Cardiovascular Monitoring, *New York, Churchill Livingstone, 1998, Figure 9-4.*

Figure 1-3

Modified from Willis BA, Pender JW, Mapleson WW: Rebreathing in a T-piece: volunteer and theoretical studies of Jackson-Rees modification of Ayre's T-piece during spontaneous respiration, Br J Anaesth *47:1239–1246, 1975. © The Board of Management and Trustees of the British Journal of Anaesthesia. Reproduced by permission of Oxford University Press/British Journal of Anaesthesia.*

Figure 1-5

Reprinted with permission from Andrews JJ: Understanding anesthesia machines. In: 1988 Review Course Lectures, *Cleveland, International Anesthesia Research Society, 1988, p 78.*

Figure 1-6

Modified from American Society of Anesthesiologists (ASA): Checkout: A Guide for Preoperative Inspection of an Anesthesia Machine, *Park Ridge, IL, ASA, 1987. A copy of the full text can be obtained from the ASA at 520 N. Northwest Highway, Park Ridge, IL, 60068-2573.*

Figure 1-7

From Andrews JJ: Understanding your anesthesia machine and ventilator. In: 1989 Review Course Lectures, *Cleveland, International Anesthesia Research Society, 1989, p 59.*

Figure 1-9

Courtesy Draeger Medical, Inc., Telford, Pennsylvania.

Figure 1-10

From Azar I, Eisenkraft JB: Waste anesthetic gas spillage and scavenging systems. In Ehrenwerth J, Eisenkraft JB, editors: Anesthesia Equipment: Principles and Applications, *St Louis, Mosby, 1993, p 128.*

Table 1-1

From Miller RD: Basics of Anesthesia, *ed 6, Philadelphia, Saunders, 2011, p 201, Table 15-2.*

Table 1-6

Data from Ehrenwerth J, Eisenkraft JB, Berry JM: Anesthesia Equipment: Principles and Applications, *ed 2, Philadelphia, Saunders, 2013.*

Figure 2-1

From Miller RD: Miller's Anesthesia, *ed 7, Philadelphia, Saunders, 2011, Figure 15-4. Courtesy the editor of the BMJ series: Respiratory Measurement.*

Figure 2-12

From Stoelting RK: Pharmacology and Physiology in Anesthetic Practice, *ed 3, Philadelphia, Lippincott Williams & Wilkins, 1999.*

Figure 2-15

From Stoelting RK, Dierdorf SF: Anesthesia and Co-Existing Disease, *ed 4, New York, Churchill Livingstone, 2002.*

Figure 3-1

From Miller RD: Basics of Anesthesia, *ed 6, Philadelphia, Saunders, 2011, Figure 10-3.*

Table 3-1

From Miller RD: Basics of Anesthesia, *ed 6, Philadelphia, Saunders, 2011, p 151, Table 12-6.*

Table 3-2

From Miller RD: Basics of Anesthesia, *ed 6, Philadelphia, Saunders, 2011, p 76, Table 7-3.*

Table 3-3

From Stoelting RK: Pharmacology and Physiology in Anesthetic Practice, *ed 4, Philadelphia, Lippincott Williams & Wilkins, 2006, p 293.*

Table 3-4

From Miller RD: Miller's Anesthesia, *ed 7, Philadelphia, Saunders, 2011, p 882, Table 29-11.*

Table 3-5

From Stoelting RK: Pharmacology and Physiology in Anesthetic Practice, *ed 4, Philadelphia, Lippincott Williams & Wilkins, p 462.*

Table 3-6

From Stoelting RK, Miller RD: Basics of Anesthesia, *ed 5, Philadelphia, Churchill Livingstone, 2006, p 1794.*

Table 3-7

From Hines RL: Stoelting's Anesthesia and Co-Existing Disease, *ed 5, Philadelphia, Saunders, 2008, p 371.*

Figure 4-2

Modified from Sheffer L, Steffenson JL, Birch AA: Nitrous oxide-induced diffusion hypoxia in patients breathing spontaneously, Anesthesiology *37:436-439, 1972.*

Figure 4-3

From Miller RD: Miller's Anesthesia, *ed 6, Philadelphia, Saunders, 2005, Figure 5-2. Data from Yasuda N et al: Kinetics of desflurane, isoflurane, and halothane in humans,* Anesthesiology *74:489-498, 1991; and Yasuda N et al: Comparison of kinetics of sevoflurane and isoflurane in humans,* Anesth Analg *73:316–324, 1991.*

Figure 4-4

Modified from Eger EI II, Bahlman SH, Munson ES: Effect of age on the rate of increase of alveolar anesthetic concentration, Anesthesiology *35:365–372, 1971.*

Figure 4-5

From Cahalan MK: Hemodynamic Effects of Inhaled Anesthetics. Review Courses, *Cleveland, International Anesthesia Research Society, 1996, pp 14-18.*

Table 4-4

From Stoelting RK, Miller RD: Basics of Anesthesia, *ed 4, New York, Churchill Livingstone, 2000, p 26.*

Table 5-2

From Miller RD: Miller's Anesthesia, *ed 7, Philadelphia, Saunders, 2011, Table 55-6.*

Figure 6-1

Courtesy Philippe R. Housmans, MD, PhD, Mayo Clinic.

Table 6-2

Data from Kattwinkel J et al: Neonatal resuscitation: 2010 American Heart Association Guidelines for Cardiopulmonary Resuscitation and Emergency Cardiovascular Care, Pediatrics 126:e1400–e1413, 2010.

Figure 7-1

Modified from Gross RE: The Surgery of Infancy and Childhood, *Philadelphia, Saunders, 1953.*

Figure 7-4

From Davis PJ: Smith's Anesthesia for Infants and Children, *ed 8, Philadelphia, Saunders, 2011, Figure 16-3.*

Figure 7-5

From Cote CI, Lerman J, Todres ID: A Practice of Anesthesia for Infants and Children, *ed 4, Philadelphia, Saunders, 2008.*

Table 7-1

Data from Miller RD: Basics of Anesthesia, *ed 6, Philadelphia, Saunders, 2011, pp 548–550.*

Table 7-3

From Davis PJ et al: Smith's Anesthesia for Infants and Children, *ed 8, Philadelphia, Saunders, 2011, pp 288-289.*

Figure 8-1

From Benedetti TJ: Obstetric hemorrhage. In Gabbe SG, Niebyl JR, Simpson JL, editors: Obstetrics: Normal and Problem Pregnancies, *ed 3, New York, Churchill Livingstone, 1996, p 511.*

Table 8-3

From Chestnut DH et al: Chestnut's Obstetric Anesthesia: Principles and Practice, *ed 4, Philadelphia, Mosby, 2009, pp 161–162.*

Figure 9-1

From Miller RD: Anesthesia, *ed 3, New York, Churchill Livingstone, 1990, p 1745.*

Figure 9-2

From Miller RD: Miller's Anesthesia, *ed 7, Philadelphia, Saunders, 2011, p 2014, Figure 63-11.*

Figure 10-1

Modified from Hebl J: Mayo Clinic Atlas of Regional Anesthesia and Ultrasound-Guided Nerve Blockade, *New York, Oxford University Press, 2010, Figure 12A.*

Figure 10-2

By permission of Mayo Foundation for Medical Education and Research.

Figure 10-3

From Raj PP: Practical Management of Pain, *ed 2, St Louis, Mosby, 1992, p 785.*

Figure 10-4

From Cousins MJ, Bridenbaugh PO: Neural Blockade in Clinical Anesthesia and Management of Pain, *ed 2, Philadelphia, JB Lippincott, 1988, pp 255–263.*

Figure 10-5

Modified from Hebl J: Mayo Clinic Atlas of Regional Anesthesia and Ultrasound-Guided Nerve Blockade, *New York, Oxford University Press, 2010, Figure 12B.*

Figure 11-2

From Mark JB: Atlas of Cardiovascular Monitoring, *New York, Churchill Livingstone, 1998.*

Figure 11-3

From Jackson JM, Thomas SJ, Lowenstein E: Anesthetic management of patients with valvular heart disease, Semin Anesth 1:244, 1982.

Figure 11-7

From Morgan GE, Mikhail MS: Clinical Anesthesiology, *East Norwalk, NJ, Appleton & Lange, 1992, p 301.*

Figure 11-8

From Spiess BD, Ivankovich AD: Thromboelastography: cardiopulmonary bypass. In: Effective Hemostasis in Cardiac Surgery, *Philadelphia, Saunders, 1988, p 165.*

Figure 11-10

From Miller RD: Miller's Anesthesia, *ed 6, Philadelphia, Saunders, Figure 78-12.*

Figure 11-12

From Stoelting RK, Dierdorf SF: Anesthesia and Co-Existing Disease, *ed 4, New York, Churchill Livingstone, 2002.*

参考书目

American College of Cardiology/American Heart Association Task Force on Practice Guidelines, et al.: ACC/AHA 2007 guidelines on perioperative cardiovascular evaluation and care for non-cardiac surgery: executive summary: a report of the American College of Cardiology/American Heart Association Task Force on Practice Guidelines (Writing Committee to Revise the 2002 Guidelines on Perioperative Cardiovascular Evaluation for Non-cardiac Surgery), *Anesth Analg* 106:685–712, 2008.

American College of Obstetricians and Gynecologists: *Task force on hypertension of pregnancy*. Available at http://www.acog.org/Resources-And-Publications/Task-Force-and-Work-Group-Reports/Hypertension-in-Pregnancy, November 2013. Accessed August 18, 2014.

American Heart Association: American Heart Association Guidelines for Cardiopulmonary Resuscitation and Emergency Cardiovascular Care Science, *Circulation* 122:S639–S946, 2010.

American Heart Association and American Academy of Pediatrics: *Textbook of Neonatal Resuscitation*, ed 6, Elk Grove Village, IL, 2011, American Academy of Pediatrics.

American Society of Regional Anesthesia and Pain Medicine: *Checklist for treatment of local anesthetic systemic toxicity*. Available at http://www.asra.com/checklist-for-local-anesthetic-toxicity-treatment-1-18-12.pdf. Accessed August 18, 2014.

Barash PG, Cullen BF, Stoelting RK: *Clinical Anesthesia*, ed 7, Philadelphia, 2013, Lippincott Williams & Wilkins.

Baum VC, O'Flaherty JE: *Anesthesia for Genetic, Metabolic, and Dysmorphic Syndromes of Childhood*, ed 2, Philadelphia, 2007, Lippincott Williams & Wilkins.

Brown DL: *Atlas of Regional Anesthesia*, ed 3, Philadelphia, 2008, Lippincott Williams & Wilkins.

Brunner JMR, Leonard PF: *Electricity, Safety, and the Patient*, Chicago, 1989, Year Book Medical Publishers.

Brunton L, Chabner B, Knollman B: *Goodman & Gilman's The Pharmacological Basis of Therapeutics*, ed 12, New York, 2011, McGraw-Hill.

Butterworth JF, Mackey DC, Wasnick JD: *Morgan & Mikhail's Clinical Anesthesiology*, ed 5, New York, 2013, Lange Medical Books/McGraw-Hill.

Chestnut DH et al: *Chestnut's Obstetric Anesthesia: Principles and Practice*, ed 5, Philadelphia, 2014, Mosby.

Clemente CD: *Anatomy: A Regional Atlas of the Human Body*, ed 3, Baltimore, 1987, Urban and Schwarzenberg.

Coté CJ et al: *A Practice of Anesthesia for Infants and Children*, ed 3, Philadelphia, 2001, Saunders.

Cottrell JE, Smith DS: *Anesthesia and Neurosurgery*, ed 4, St Louis, 2001, Mosby.

Cousins MJ, Bridenbaugh PO: *Neural Blockade in Clinical Anesthesia and Management of Pain*, ed 3, Philadelphia, 1998, Lippincott-Raven.

Cunningham FG et al: *Williams Obstetrics*, ed 22, New York, 2005, McGraw-Hill.

Davis PJ, Cladis FP, Motoyama EK: *Smith's Anesthesia for Infants and Children*, ed 8, Philadelphia, 2011, Mosby.

Eger EI II: *Anesthetic Uptake and Action*, Baltimore, 1974, Lippincott Williams & Wilkins.

Ehrenwerth J, Eisenkraft JB: *Anesthesia Equipment: Principles and Applications*, St Louis, 1993, Mosby.

Eisenkraft JB: Potential for barotrauma or hypoventilation with the Drager AV-E ventilator, *J Clin Anesth* 1:452–456, 1989.

Evers AS, Maze M: *Anesthetic Pharmacology: Physiologic Principles and Clinical Practice*, Philadelphia, 2004, Churchill Livingstone.

Faust RJ, Cucchiara RF, Rose SH: *Anesthesiology Review*, ed 3, New York, 2001, Churchill Livingstone.

Fleisher LA: *Anesthesia and Uncommon Diseases*, ed 5, Philadelphia, 2006, Saunders.

Fleisher LA: *Anesthesia and Uncommon Diseases*, ed 6, Philadelphia, 2012, Saunders.

Flick RP et al: Perioperative cardiac arrests in children between 1988 and 2005 at a tertiary referral center. A study of 92,881 patients, *Anesthesiology* 106:226–237, 2007.

Flick RP et al: Risk factors for laryngospasm in children during general anesthesia, *Paediatr Anaesth* 18:289–296, 2008.

Gabbe SG, Niebyl JR, Simpson JL: *Obstetrics: Normal and Problem Pregnancies*, ed 4, New York, 2001, Churchill Livingstone.

Grines CL et al: Prevention of premature discontinuation of dual antiplatelet therapy in patients with coronary artery stents: a science advisory from the American Heart Association, American College of Cardiology, Society for Cardiovascular Angiography and Interventions, American College of Surgeons, and American Dental Association, with representation from the American College of Physicians, *J Am Coll Cardiol* 49:734–739, 2007.

Groudine SB et al: New York state guidelines on the topical use of phenylephrine in the operating room, *Anesthesiology* 92:859–864, 2000.

Hardman JG, Limbird LE, Gimman AG: *Goodman & Gilman's The Pharmacological Basis of Therapeutics*, ed 10, New York, 2001, McGraw-Hill.

Harmening DM: *Modern Blood Banking and Transfusion Practices*, ed 5, Philadelphia, 2005, FA Davis.

Hebl JR: The importance and implications of aseptic techniques during regional anesthesia, *Reg Anesth Pain Med* 31:311–323, 2006.

Hebl JR: *Mayo Clinic Atlas of Regional Anesthesia and Ultrasound-Guided Nerve Blockade*, New York, 2010, Oxford University Press.

Hebl JR, Neal JM: Infections complications: a new practice advisory, *Reg Anesth Pain Med* 31:289–290, 2006.

Hemmings HC Jr, Egan TD: *Pharmacology and Physiology for Anesthesia: Foundations and Clinical Application*, Philadelphia, 2013, Saunders.

Hensley FA Jr, Martin DE, Gravlee GP: *A Practical Approach to Cardiac Anesthesia*, ed 4, Philadelphia, 2007, Lippincott Williams & Wilkins.

Hines RL, Marschall KE: *Stoelting's Anesthesia and Co-Existing Disease*, ed 6, Philadelphia, 2012, Churchill Livingstone.

Horlocker TT: Regional anesthesia in the patient receiving antithrombotic or thrombolytic therapy: American Society of Regional Anesthesia and Pain Medicine Evidence-Based Guidelines (Third Edition), *Reg Anesth Pain Med* 35:64–101, 2010.

Johnston RR, Eger EI II, Wilson C: A comparative interaction of epinephrine with enflurane, isoflurane and halothane in man, *Anesth Analg* 55:709–712, 1976.

Kahn RA et al: Intraoperative echocardiography. In Kaplan JA, editor: *Essentials of Cardiac Anesthesia*, Philadelphia, 2008, Saunders.

Kaplan JA: *Kaplan's Cardiac Anesthesia*, ed 4, Philadelphia, 1999, Saunders.

Kaplan JA, Reich DL, Savino JS: *Kaplan's Cardiac Anesthesia*, ed 6, Philadelphia, 2011, Saunders.

Kasper DL et al: *Harrison's Principles of Internal Medicine*, ed 16, New York, 2005, McGraw-Hill.

Kattwinkel J et al: *Textbook of Neonatal Resuscitation*, ed 5, Elk Grove Village, IL, 2006, American Academy of Pediatrics and American Heart Association.

Lobato EB, Gravenstein N, Kirby RR: *Complications in Anesthesiology*, Philadelphia, 2008, Lippincott Williams & Wilkins.

Loeser JD: *Bonica's Management of Pain*, ed 3, Philadelphia, 2001, Lippincott Williams & Wilkins.

Longnecker DE, Tinker JH, Morgan GE Jr: *Principles and Practice of Anesthesiology*, ed 2, St Louis, 1998, Mosby.

Miller RD: *Basics of Anesthesia*, ed 6, Philadelphia, 2011, Saunders.

Miller RD et al: *Miller's Anesthesia*, ed 6, Philadelphia, 2005, Churchill Livingstone.

Miller RD et al: *Miller's Anesthesia*, ed 7, Philadelphia, 2010, Churchill Livingstone.

Navarro R et al: Humans anesthetized with sevoflurane or isoflurane have similar arrhythmic response to epinephrine, *Anesthesiology* 80:545–549, 1994.

Neal JM et al: Upper extremity regional anesthesia: essentials of our current understanding, 2008, *Reg Anesth Pain Med* 34:134–170, 2009.

Netter FH: *Atlas of Human Anatomy*, Summit, NJ, 1989, Ciba-Geigy.

O'Grady NP et al: Guidelines for the prevention of intravascular catheter-related infections. Centers for Disease Control and Prevention, *MMWR Recomm Rep* 51(RR-10):1–29, 2002.

Orient JM: *Sapira's Art and Science of Bedside Diagnosis*, ed 4, Philadelphia, 2010, Lippincott Williams & Wilkins.

Perlman JM et al: Part 11: neonatal resuscitation: 2010 International Consensus on Cardiopulmonary Resuscitation and Emergency Cardiovascular Care Science With Treatment Recommendations, *Circulation* 122:S516–S538, 2010.

Physicians' Desk Reference 2014, ed 68, Montvale, NJ, 2014, PDR Network.

Practice guidelines for preoperative fasting and the use of pharmacologic agents to reduce the risk of pulmonary aspiration: application to healthy patients undergoing elective procedures: a report by the American Society of Anesthesiologists Task Force on Preoperative Fasting, *Anesthesiology* 90:896–905, 1999.

Raj PP: *Practical Management of Pain*, ed 3, St Louis, 2000, Mosby.

Shott SR: Down syndrome: analysis of airway size and a guide for appropriate intubation, *Laryngoscope* 110:585–592, 2000.

Southorn P et al: Reducing the potential morbidity of an unintentional spinal anaesthetic by aspirating cerebrospinal fluid, *Br J Anaesth* 76:467–469, 1996.

Stoelting RK, Dierdorf SF: *Anesthesia and Co-Existing Disease*, ed 4, New York, 2002, Churchill Livingstone.

Stoelting RK, Hillier SC: *Pharmacology and Physiology in Anesthetic Practice*, ed 4, Philadelphia, 2006, Lippincott Williams & Wilkins.

Suresh MS et al: *Shnider and Levinson's Anesthesia for Obstetrics*, ed 5, Philadelphia, 2013, Lippincott Williams & Wilkins.

Thomas SJ, Kramer JL: *Manual of Cardiac Anesthesia*, ed 2, Philadelphia, 1993, Churchill Livingstone.

U.S. Food and Drug Administration: *Fatalities reported to FDA following blood collection and transfusion: annual summary for fiscal year*. Available at http://www.fda.gov/BiologicsBloodVaccines/SafetyAvailability/ReportaProblem/TransfusionDonationFatalities/ucm346639.htm, 2012. Accessed August 18, 2014.

Wedel DJ: *Orthopedic Anesthesia*, New York, 1993, Churchill Livingstone.

West JB: *Respiratory Physiology*, ed 6, Philadelphia, 1999, Lippincott Williams & Wilkins.

Wilson W et al: Prevention of infective endocarditis: guidelines from the American Heart Association: a guideline from the American Heart Association Rheumatic Fever, Endocarditis, and Kawasaki Disease Committee, Council on Cardiovascular Disease in the Young, and the Council on Clinical Cardiology, Council on Cardiovascular Surgery and Anesthesia, and the Quality of Care and Outcomes Research Interdisciplinary Working Group, *Circulation* 115:1736–1754, 2007.

目　　录

第一部分
麻醉学基础

第 1 章

麻醉设备与麻醉物理学

（聂　偲　周金锋译　韩　宁　张鸿飞审校）

说明（1～90 题）：本部分的每个问题后分别有四个备选答案，请选择其中一个最佳答案。

1. 麻醉工作站中呼吸机（Datex-Ohmeda 牌 7000、7810、7100 和 7900 型）的驱动力是
   A. 压缩氧气
   B. 压缩空气
   C. 单独电力
   D. 电力和压缩氧气

2. 以下对彩色多普勒成像描述正确的是
   A. 是 M 型超声心动图的一种
   B. 其技术以连续多普勒为基础
   C. 按照惯例，迎向多普勒探头的是红色，背离多普勒探头的是蓝色
   D. 使用两个超声晶片：一个用于传送超声信号，一个用于接收返回的信号

3. 如果 "E" 型号 N_2O 储气钢瓶的压力表从之前恒定的 750 磅/平方英寸（psi，1psi＝6.895kPa＝0.068 大气压）开始下降，那么瓶中大约会剩下多少气体
   A. 200L
   B. 400L
   C. 600L
   D. 无法计算

4. 地氟烷专用蒸发器的蒸发室（加压至 1500mmHg，加热至 23℃）中的地氟烷百分比浓度是
   A. 近似于 100％
   B. 85％

   C. 65％
   D. 45％

5. 如果静脉导管的内径增加一倍，那么液体经过该导管的流量将
   A. 减少 2 倍
   B. 减少 4 倍
   C. 增加 8 倍
   D. 增加 16 倍

6. 当 "E" 型号储气钢瓶完全充满 N_2O 时，瓶内储有多少升 N_2O
   A. 1160L
   B. 1470L
   C. 1590L
   D. 1640L

7. 下面哪种方法可用于检测所有现代麻醉机低压回路中的泄漏情况
   A. 负压泄漏试验
   B. 共同气体出口阻塞试验
   C. 传统正压泄漏试验
   D. 以上均不能

8. 以下哪种阀门能防止储气钢瓶之间的气体传输
   A. 自动防故障阀
   B. 单向阀
   C. 压力传感器关闭阀
   D. 可调限压阀

9. 下列哪个定律用于表达"恒温下定量气体的压力与体积的乘积是恒定的"这一现象
   A. Graham 定律
   B. Charles 定律
   C. Boyle 定律
   D. Dalton 定律

10. "E"型号氧气储气钢瓶的压力表读数为 1600psi，瓶内氧气若以 2L/min 的速度逸出，将持续多长时间
    A. 90min
    B. 140min
    C. 250min
    D. 320min

11. 患者 25 岁，既往体健，行腹股沟疝修补术。以异氟烷和 50％N$_2$O 混合氧气维持麻醉，机械通气。脉搏血氧饱和度监测仪突然报警，提示"低动脉血氧饱和度"。将患者气管导管与麻醉机断开后，接呼吸囊给予 100％氧气，通气无困难，血氧饱和度迅速上升。检查麻醉设备发现氧气流量计的浮标停止旋转。推测发生这种情况最可能的原因是
    A. 有氧气通过氧气流量计
    B. 没有氧气通过氧气流量计
    C. 在浮标下氧气流量计有泄漏
    D. 在浮标上氧气流量计有泄漏

12. "氧气压力传感器关闭阀"需要多少的氧气压力来保持打开状态以允许 N$_2$O 进入 N$_2$O 流量计
    A. 10psi
    B. 30psi
    C. 50psi
    D. 100psi

13. 患者 78 岁，行肝肿瘤切除术。麻醉诱导和气管插管后，置入 20G 动脉留置针并连接换能器，换能器置于心脏水平下 20cm。患者手臂伸出置于托手板上，在位于患者手腕部的三通开关处进行调零。测出的动脉压与实际血压比较有何不同
    A. 高 20mmHg
    B. 高 15mmHg
    C. 相等
    D. 低 15mmHg

14. 第二级氧气压力调节器可以输送恒定的氧气压力至流量计，这个压力为

A. 4psi
B. 8psi
C. 16psi
D. 32psi

15. 美国国家职业安全和健康学会（NIOSH）规定，手术室空气中允许含有的 N$_2$O 最高浓度是
    A. 1ppm
    B. 5ppm
    C. 25ppm
    D. 50ppm

16. 如果七氟烷专用蒸发器能够以准确的药物浓度输出某种未知麻醉挥发药，那么该药物应与七氟烷具有哪项相同的性质
    A. 分子量
    B. 油/气分配系数
    C. 蒸汽压
    D. 血/气分配系数

17. 患者 58 岁，有严重的呼吸急促和"喘息"。检查发现患者在吸气相和呼气相有喘鸣音；进一步检查发现中段气管受到肿瘤明显的外在压迫。该情况下气管内受阻部位的气流类型应为
    A. 层流
    B. 湍流
    C. 波状气流
    D. 狭窄气流

18. 对 17 题中的患者给予 70％的氧氦混合气替代 100％氧气，通过气管内狭窄部分的气流阻力将明显降低，因为
    A. 氦气降低了混合气的黏滞性
    B. 氦气降低了混合气的摩擦系数
    C. 氦气降低了混合气的密度
    D. 氦气增加了混合气的雷诺系数

19. 患者 56 岁，入手术室行择期主动脉瓣置换术（主动脉瓣狭窄）。清醒状态下于右桡动脉置入 20G 动脉套管并连接换能器，于患者左心室相同水平调零。几秒钟后患者抬高双侧手臂，右手腕高出心脏 20cm，此时监护仪上的血压读数是 120/80mmHg。请问此时患者的实际血压是多少
    A. 140/100mmHg
    B. 135/95mmHg
    C. 120/80mmHg

D. 105/65mmHg

20. 患者吸入全身麻醉（简称"全麻"），肌松充分，机械通气，行阑尾切除术过程中，手术室内空气与废气排放系统发生混合，以下哪种气体进入途径可以充分解释该现象
A. 正压释放阀
B. 负压释放阀
C. 钠石灰罐
D. 通气机风箱

21. 肺泡内压力、肺泡表面张力和肺泡半径之间的关系可用以下哪个定律描述
A. Graham 定律
B. Beer 定律
C. Bernoulli 定律
D. Laplace 定律

22. 目前普遍使用的蒸发器（如 GE-Datex-Ohmeda Tec 4、Tec 5、Tec 7；Dräger Vapor 19.n 和 2000 系列）具备以下性能，**除了**
A. 药物专用
B. 可变旁路
C. 鼓泡汽化
D. 温度补偿

23. 在挥发性麻醉药的任意给定浓度下，其分流率由挥发性麻醉药的哪个特性决定
A. 蒸汽压
B. 分子量
C. 比热
D. 一个大气压下的最低肺泡有效浓度（MAC）

24. 如果一台呼吸机（如 Ohmeda 7000）预设潮气量（V_T）为 500ml、呼吸频率为 10 次/分、吸呼比（I∶E）为 1∶2，且进入呼吸回路的新鲜气体流量是 6L/min，那么对于肺顺应性正常的患者，其实际潮气量为
A. 500ml
B. 600ml
C. 700ml
D. 800ml

25. 将 24 题中的呼吸机通气频率由 10 次/分减为 6 次/分，则输送给患者的潮气量大约为
A. 600ml
B. 700ml

C. 800ml
D. 900ml

26. 一名 65 岁的肾切除术后患者在重症监护治疗病房（ICU）行机械通气。吸痰时，吸痰管需要插入到气管导管内多深的位置
A. 到气管导管的中段
B. 到气管导管的尖端
C. 靠近隆嵴
D. 越过隆嵴

27. 周一早上发现麻醉机的氧气流量在整个周末设置在 5L/min，那么在下次麻醉前采取的最合适措施为
A. 下次麻醉的第一个小时给予 100% 氧气
B. 在呼气通路上安装加湿器
C. 避免使用七氟烷
D. 更换 CO_2 吸收剂

28. 根据美国国家职业安全和健康学会（NIOSH）的规定，当与 N_2O 合用时，手术室内允许的挥发性麻醉药最高浓度为
A. 0.5ppm
B. 2ppm
C. 5ppm
D. 25ppm

29. 麻醉机上探测低氧混合气体最可靠的装置是
A. 安全切断阀
B. 氧气分析仪
C. 二级氧气压力调节器
D. 比例限制控制系统

30. 呼吸机的压力释放阀处于关闭状态将会导致
A. 气压伤
B. 通气不足
C. 通气过度
D. 低呼吸环路压

31. 患者吸入 1% 异氟烷、70% N_2O 和 30% 氧气的混合气体 30min，测出的呼气末异氟烷浓度为 1%。此时关闭 N_2O，患者吸入 1% 异氟烷、70% 氮气和 30% 氧气的混合气体，1min 后测得呼气末异氟烷浓度为 2.3%，对此**最恰当**的解释为
A. 间断回压（泵效应）
B. 弥散性缺氧
C. 浓缩效应

D. N_2O 在异氟烷中的溶解效应

32.

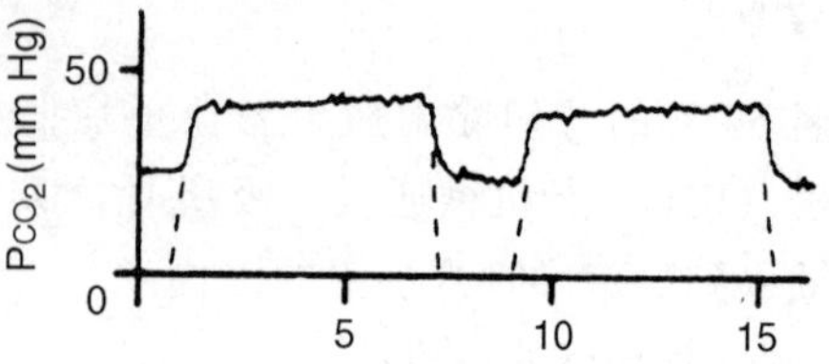

图 1-1

上面的二氧化碳描记图波形代表以下哪种情况
A. 气管导管扭曲
B. 支气管痉挛
C. 吸气阀关闭不全
D. 呼气阀关闭不全

33. 选出下列**错误**的描述
A. 如果用 Magill 插管钳进行经鼻气管插管，右侧鼻孔更适合插入经鼻气管导管
B. 颈部拉伸会使气管内插管移位为支气管内插管
C. 呛咳表明咳嗽反射的恢复
D. 女性患者容易出现插管后咽炎

34. 气体从 N_2O 储气钢瓶进入麻醉机，经过压力调节器后其压力降低为
A. 60psi
B. 45psi
C. 30psi
D. 15psi

35. 做激光手术时手术室人员需要进行眼睛保护。清晰的全包式护目镜或眼镜足够防御以下哪种激光
A. 氩气激光
B. 钕：YAG（钇-铝石榴子石）激光
C. CO_2 激光
D. 以上都不是

36. 下面哪个系统能避免麻醉机与气体管道连接错误
A. 轴针指数安全系统
B. 直径指数安全系统
C. 安全切断阀
D. 比例限制控制系统

37. 一名主动脉狭窄的女性患者准备行腹腔镜胆囊切除术。术前超声心动图检查发现主动脉瓣血流峰值速度是 4m/s。监测血压为 130/80mmHg，那么其左心室峰值压力为
A. 145mmHg

B. 160mmHg
C. 194mmHg
D. 225mmHg

38. 一个具有可变旁路、温度补偿、气流拂过等性质且位于回路外（也就是现代蒸发器）的异氟烷专用蒸发器，刻度设定为 2%；氧流量设为 700ml/min，此时红外光谱仪从共同气体出口测得的异氟烷蒸汽浓度是 2%。如果将氧流量分别设为 100ml/min 和 15L/min，重复测量输出气体的浓度（蒸发器仍设定在 2%），那么与第一次测量相比，后两次测量结果会发生什么变化
A. 两次测量中异氟烷输出浓度均小于 2%
B. 两次测量中异氟烷输出浓度均大于 2%
C. 异氟烷输出浓度在氧流量 100ml/min 时为 2%，在氧流量 15L/min 时小于 2%
D. 异氟烷输出浓度在氧流量 100ml/min 时小于 2%，在氧流量 15L/min 时为 2%

39. 下面哪种情况会导致由双波长脉搏血氧监护仪测得的动脉血氧饱和度（SpO_2）发生最大幅度的下降
A. 静脉注射蓝胭脂红
B. 静脉注射吲哚氰绿
C. 静脉注射亚甲基蓝
D. 胆红素升高

40. 下面关于非电子传统流量计（也叫浮标流量计）的说法哪项**不正确**
A. Thorpe 流量管内浮标的旋转对实现精确设定很重要
B. Thorpe 流量管从底部到顶部其直径逐渐增加
C. 其精确性受温度和大气压的影响
D. N_2O 和 CO_2 的流量计可互换使用

41. 下列哪种组合情况将导致输送给患者的挥发性麻醉药浓度低于预期浓度值
A. 七氟烷蒸发器盛装地氟烷
B. 异氟烷蒸发器盛装七氟烷
C. 七氟烷蒸发器盛装异氟烷
D. 以上情况均会导致输出浓度低于设定浓度

42. 在高海拔地区，经过流量计的气流量会
A. 比预期高
B. 比预期低
C. 在高流量时比预期低，在低流量时比预期高
D. 在高流量时比预期高，在低流量时准确

43. 拟行膝关节镜检查的患者，麻醉医师术前访视发现其安装有一个 VDD 心脏起搏器。请选择对这种起搏器的正确描述
    A. 其感应和起搏的仅是心室
    B. 其起搏的仅是心室
    C. 其对感知事件的反应通常被抑制
    D. 其对房室结阻滞的患者不起作用

44. 以下措施会减少手术室空气中的微量气体污染，**除了**
    A. 在气体循环回路系统中使用高流量
    B. 在面罩诱导时扣紧面罩
    C. 使用废气排放系统
    D. 在拔管前让患者尽可能长时间地吸 100％氧气

45. 麻醉气体泄漏是手术室空气污染的最大来源，主要发生在
    A. 麻醉面罩周围
    B. 蒸发器处
    C. CO_2 吸收器处
    D. 气管导管处

46. 全身麻醉的第 1 分钟从肺中摄取的七氟烷是 50ml，那么从第 16 到 36 分钟从肺中摄取的七氟烷为
    A. 25ml
    B. 50ml
    C. 100ml
    D. 500ml

47. 15 岁患者行脊柱侧弯手术中，使用以下哪种药物对体感诱发电位（somatosensory evoked potentials，SSEPs）监测的影响**最小**
    A. 咪达唑仑
    B. 丙泊酚
    C. 异氟烷
    D. 维库溴铵

48. 麻醉机的低压回路中**不包含**下列哪项
    A. 低氧压报警器
    B. 流量计
    C. 蒸发器
    D. 蒸发器单向阀

49. 全麻中 N_2O 储气钢瓶外结霜，这种现象表明
    A. 储气钢瓶内 N_2O 的饱和蒸汽压在快速增加
    B. 储气钢瓶快空了

C. 存在向储气钢瓶快速的热传输
    D. 从储气钢瓶进入麻醉机的 N_2O 气流非常快

50. 进行中心温度监测**最不可靠**的位置是
    A. 肺动脉
    B. 前额皮肤
    C. 食管的远端三分之一
    D. 鼻咽部

51. 下列哪种医学激光对组织的穿透性最强
    A. 氩激光
    B. 氦-氖激光（He-Ne）
    C. 钕：YAG（钇-铝石榴石）激光
    D. CO_2 激光

52. 对存在气管狭窄的自主呼吸患者而言，氦氧混合气体（70％氦气和 30％氧气）比氮氧混合气体（70％氮气和 30％氧气）氧合效果更满意，其原因为
    A. 氦气比氮气密度低
    B. 氦气比氧气分子小
    C. 吸收性肺不张减少
    D. 氦气发生湍流的临界速度比氧气低

53. 经鼻导管吸氧能达到的最大吸入氧浓度为
    A. 0.30
    B. 0.35
    C. 0.40
    D. 0.45

54. 38 岁患者，既往体健，在全麻下行右侧腹股沟疝修补术。麻醉医师发现，机械通气时废气排放系统的储气囊在吸气相发生膨胀。其最可能的原因是
    A. 麻醉机的压力释放阀关闭不全
    B. 患者呼吸回路中的压力释放阀关闭不全
    C. 患者呼吸回路中的吸气单向阀关闭不全
    D. 患者呼吸回路中的呼气单向阀关闭不全

55. 哪种颜色的指甲油对双波长脉搏血氧监护仪的精确性影响最大
    A. 红色
    B. 黄色
    C. 蓝色
    D. 绿色

56. 引起心室颤动所需要的最小强电击电流是
    A. 1mA

B. 10mA

C. 100mA

D. 500mA

57. 电源线隔离监测仪的作用是

A. 防止微电击

B. 防止强电击

C. 在手术室内提供电隔离

D. 手术室内发生电路接地时发出声音警报

58. 当患者呼吸回路和封闭的废气排放系统接口之间的连接管发生扭曲或堵塞时可导致

A. 气压伤

B. 通气不足

C. 低氧

D. 通气过度

59. 患者不会被从自身到电刀（electrosurgical unit，ESU，Bovie）之间的能量反流所烧伤，因为

A. 回路的电凝端相对于接地面是正极

B. 患者身体的电阻使能量减弱

C. 溢出的电流密度更低

D. 总的传输能量太小而不会造成烧伤

60. 选出对无创动脉血压监护仪的**错误描述**

A. 如果血压计袖带的宽度过窄，测得的血压会错误地降低

B. 血压计袖带的宽度应该是患者手臂周长的40%

C. 如果血压计袖带缠绕手臂过紧，测得的血压会错误地升高

D. 自动血压监测装置的频繁循环测量会造成袖带远端肢体水肿

61. 为进行磁共振成像（magnetic resonance imaging，MRI）扫描的患者放置心电图（electrocardiogram，ECG）电极时，下列哪项正确

A. 电极应尽量靠近磁场周围

B. 电极应尽量靠近磁场中心

C. 电极相对于磁场的放置并不重要，只要电极相距够远

D. 在MRI检查时不能监测心电图

62. 储有压缩空气的"E"型号储气钢瓶的压力表显示压力为1000psi，使空气以10L/min的速率从钢瓶逸出，大约可以持续

A. 10min

B. 20min

C. 30min

D. 40min

63. 向患者充分供氧的麻醉输送系统，发生机械故障**最常见**的原因是

A. 储气钢瓶至 O_2 接口端连接错误

B. O_2 流量计组装错误

C. 新鲜气体管道与从麻醉机到串联主机处发生断开

D. 氧气供应系统与患者端断开

64. 食管探测设备

A. 使用一个负压球

B. 对1岁以下的儿童特别有用

C. 需要测定心排血量才能正常运行

D. 在病态肥胖患者和产妇中使用可靠

65. CO_2 监测仪检测到的 CO_2 值低于同时检测的动脉血 $PaCO_2$ 值，其原因是

A. 使用专有离子电极来检测血气

B. 肺泡毛细血管梯度的存在

C. 单向值

D. 肺泡无效腔的存在

66. 麻醉机上设有多种浮标流量计，从左到右的排列顺序，下面哪种最安全

A. O_2，CO_2，N_2O，空气

B. CO_2，O_2，N_2O，空气

C. 空气，CO_2，O_2，N_2O

D. 空气，CO_2，N_2O，O_2

67. Datex-Ohmeda Tec 4 的蒸发器在安装到麻醉机上时发生翻倒，但后来放正并成功安装。该蒸发器可安全使用的最快时间是

A. 刻度盘被设定在"关闭"状态30min后

B. 刻度盘被设定在"关闭"状态6h后

C. 刻度盘打开30min后

D. 立刻

68. 在误将七氟烷加入异氟烷挥发罐的情况下，蒸发器设定为1%，此时七氟烷的输出浓度为

A. 0.6%

B. 0.8%

C. 1.0%

D. 1.2%

69. 如果总的新鲜气体流量为 4L/min，那么设定异氟烷蒸发器（已装有 150ml 吸入麻醉药）输出浓度为 2% 时可使用多长时间
A. 2h
B. 4h
C. 6h
D. 8h

70. 动静脉置管或局部麻醉时将超声换能器的频率提高（如从 3MHz 提高至 10MHz），将会导致
A. 组织穿透性增加而分辨率降低
B. 组织穿透性和分辨率均增加
C. 组织穿透性降低而分辨率增加
D. 分辨率增加而组织穿透性无改变

71. "微电击"（microshock）与"强电击"（macroshock）的根本区别在于
A. 电击的位置
B. 持续时间
C. 电压
D. 致死率

72. 严密监测下列哪项指标可以避免全身麻醉下的术中知晓
A. 脑电图
B. 血压（BP）/心率
C. 脑电双频谱指数（bispectral index，BIS）
D. 以上均不能

73. 一名机械通气患者使用便携式呼吸机辅助呼吸，从手术室转运至 ICU，运转机械控制阀门和驱动呼吸机需要每分钟消耗氧气 2L。转运车配备有 2000psi 的 "E" 型号储气钢瓶，患者潮气量（VT）为 500ml，呼吸频率为 10 次/分。如果呼吸机的正常运转需要 200psi，这种情况下该患者进行机械通气能维持多长时间
A. 20min
B. 40min
C. 60min
D. 80min

74. 一名 135kg 的男性患者，行腹腔镜胆囊切除术，机械通气呼吸参数设置为：呼吸频率 14 次/分、潮气量 600ml、呼气末正压（positive end-expiratory pressure，PEEP）5cm H_2O。使用非去极化肌松药保持患者完全肌肉松弛的情况下气道峰压为 50cmH_2O，应采取什么方式使气道峰压降低而不减少肺泡通气量
A. 增加吸气流量
B. 关闭 PEEP
C. 减小吸呼比（I∶E）（例如从 1∶3 变成 1∶2）
D. 减少 VT 至 300ml，增加呼吸频率至 28 次/分

75. 医院中心供氧系统输送的氧气压力和每分钟流量为
A. 2100psi 和 650L/min
B. 1600psi 和 100L/min
C. 75psi 和 100L/min
D. 50psi 和 50L/min

76. 呼吸气流为正常层流时，阻力主要取决于氧气的哪种特性
A. 密度
B. 黏度
C. 分子量
D. 温度

77. 在远离中心手术室的麻醉地点使用氧气瓶作为气源。紧急情况时按下麻醉机上的快速充氧开关并保持住，100% 氧气输送时不经过以下设备，**除了**
A. 氧气流量计
B. 第一级压力调节器
C. 蒸发器单向阀
D. 蒸发器

78. 麻醉诱导、气管插管并确认气管导管位置后，患者氧饱和度开始下降，氧分析仪显示吸入氧浓度为 4%，氧气输送管路的压力为 65psi。此时打开麻醉机背面压力为 2100psi 的氧气罐，但氧饱和度继续下降，下一步应该
A. 更换氧气罐
B. 更换脉搏血氧仪探头
C. 从医院中心供氧系统断开氧气管
D. 拔除气管导管并开始面罩通气

79. 心电图 V_5 导联的正确放置位置是
A. 锁骨中线，第三肋间隙
B. 腋前线，第四肋间隙
C. 锁骨中线，第五肋间隙
D. 腋前线，第五肋间隙

80. 直径指数安全系统涉及哪两个部分
A. 气源管道和麻醉机
B. 储气钢瓶和麻醉机

C. 蒸发器和附于挥发性麻醉药药瓶的加药器

D. 既包括输气管路和麻醉机之间的接口，又包括储气钢瓶与麻醉机之间的接口

81. 以下选项均为氢氧化钙石灰（Amsorb Plus，Drägersorb）优于碱石灰的特点，**除了**

A. 不会生成化合物 A

B. 不会生成 CO

C. 每 100g 颗粒有更强的吸收能力

D. 不包含 NaOH 或 KOH

82.

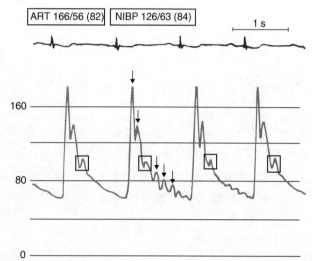

图 1-2

ART，有创血压；NIBP，无创血压

上图中箭头表示的是

A. 呼吸变异

B. 低阻尼信号

C. 过阻尼信号

D. 心房颤动

83. 腹腔镜胆囊切除术中，呼出 CO_2 浓度为 6%，吸入 CO_2 浓度为 1%。以下哪项不能解释这种 CO_2 重复吸入现象

A. 通过碱石灰时的通道作用

B. 呼气活瓣发生故障

C. 碱石灰耗尽

D. 通过腹膜吸收二氧化碳

说明（84～86 题）： 请将储气钢瓶的颜色与相应的气体进行配对。

84. 氦气   A. 黑色

85. 氮气   B. 棕色

86. 二氧化碳   C. 蓝色

                            D. 灰色

说明（87～90 题）： 请根据题目描述选择正确图形，每个图形可选择一次、多次，也可不选。

87. 最适合用于自主呼吸

88. 最适合用于控制呼吸

89. 改良 Bain 系统

90. Jackson-Rees 系统

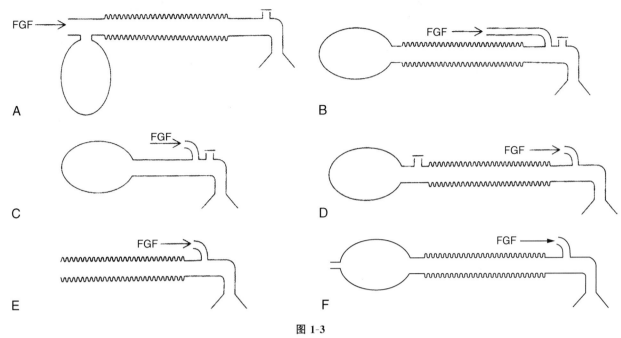

图 1-3

FGF，新鲜气流

参考答案、解析及参考文献

1. **（A）** 如 Ohmeda 7000 这样的标准麻醉呼吸机，其控制机制是使用压缩氧气（100%）来压缩呼吸机风箱并使用电力来控制定时电路。部分呼吸机（如 North American Dräger AV-E 和 AV-2+）使用 Venturi 装置将氧气和空气混合。还有部分呼吸机将电动步进电机与活塞相连，使用复杂的数控系统来实现高级通气模式（*Miller：Miller's Anesthesia，ed 8，p 757；Ehrenwerth：Anesthesia Equipment：Principles and Applications，ed 2，pp 160-161；Miller：Basics of Anesthesia，ed 6，pp 208-209*）。

2. **（C）** **连续多普勒**——连续多普勒使用两个专用超声晶片，一个用于连续发射超声信号，另一个连续接收超声信号。这样可以对较高频率的多普勒频移和速度进行测量。"代价"是这一技术接收的是沿超声束取样线上整个深度的连续信号，可用于测量高速血流（如主动脉瓣狭窄时所见）。此外，连续多普勒不能从空间定位高速血流的来源（如不能区分主动脉瓣狭窄和二尖瓣反流，两者均由心脏收缩引起）。

   脉冲式多普勒——与收集整个超声束通道上信号的连续多普勒相比，脉冲式多普勒可以对某一特定区域的血流速度进行取样分析。这种模式特别适用于评估与跨二尖瓣或三尖瓣血流、肺静脉血流和左心耳血流相关的相对低速血流，也适用于确定主动脉瓣关闭不全或二尖瓣反流引起的偏心性喷射血流的位置。为了实现这些评估和定位，首先发射一个超声脉冲，然后在由发射器与采样点之间距离决定的接收间期，接收器开始"收听"。这种"发射—等待—接收"的换能模式在被称为脉冲重复频率（pulse-repetition frequency，PRF）的接收间期不断重复。因此 PRF 与探测深度相关，近距离区域需要较高的 PRF 而深的或距离远的区域则需要较低的 PRF。发射器和特定探测区域之间的距离被称为"采样容积"，通过调节换能器"接收"间期的长度即能改变采样容积的宽度和长度。不同于连续多普勒有时不需要二维制导，脉冲式多普勒总要在二维制导下来确定采样容积的位置。

   由于脉冲式多普勒回声不断地重复采集返回信号，因此能进行准确测定的频移或速度就存在最大限制。正确识别超声波的频率需要每个超声波长至少采样两次，因此最大的可测频移是 PRF 的一半（又称 Nyquist 极限）。如果测定速度超过 Nyquist 极限，将发生信号的"环绕"，即信号先进入反向通道然后再回转到正向通道，这也被称作"混叠现象"（*Miller：Basics of Anesthesia，ed 6，pp 325-327*）。

3. **（B）** 保存液态 N_2O 的 "E" 型号储气钢瓶装满时压力表显示为 750psi，并将持续显示为 750psi 直至约有 3/4 的 N_2O 排出钢瓶（即液态 N_2O 已经完全气化）。满瓶 N_2O 有 1590L，因此当瓶中剩余 400L 气体时瓶内的压力将开始下降（*Miller：Basics of Anesthesia，ed 6，p 201；Butterworth：Morgan & Mikhail's Clinical Anesthesiology，ed 5，pp 12-13*）。

4. **（D）** 目前常用的挥发性麻醉药中地氟烷比较特殊，其蒸汽压高达 664mmHg。由于这一特点，地氟烷蒸发器需要增压至 1500mmHg 并电加热至 23℃ 以产生更确定的浓度：664/1500＝大约 44%。如果地氟烷在 1 个大气压下使用，其浓度约为 88%（*Barash：Clinical Anesthesia，ed 7，pp 666-668；Miller：Basics of Anesthesia，ed 6，pp 202-203；Butterworth：Morgan & Mikhail's Clinical Anesthesiology，ed 5，pp 60-64*）。

5. **（D）** 关于摩擦力的 Hagen-Poiseuille 定律描述了影响物质经过管道时层流速度的因素。摩擦力 Hagen-Poiseuille 定律的数学表达式如下：

$$\dot{V} = \frac{\pi r^4 (\Delta P)}{8L\mu}$$

V是体积流量，r是管道半径，ΔP是管道两端的压强差，L是管道长度，μ是物质的黏滞系数。可以看出，层流的速度与管道半径的 4 次方成正比。如果静脉内导管的直径增加一倍，流量将增加 2 倍的 4 次方（也就是 16 倍）(*Ehrenwerth：Anesthesia Equipment：Principles and Applications，ed 2，pp 377-378*)。

6. **(C)** 世界卫生组织要求医用 N_2O 储气钢瓶应该被漆成蓝色（译者注：中国为银灰色）。"E" 型号储气钢瓶装满液态 N_2O 约含有 1590L 气体。参见问题 10 解析中的表 1-1 (*Miller：Basics of Anesthesia，ed 6，p 201；Butterworth：Morgan & Mikhail's Clinical Anesthesiology，ed 5，p 12*)。

7. **(D)** 麻醉机在每天使用前均需检测。大部分麻醉机在使用前需对三部分进行检测：氧气分析仪的校准、低压回路的泄漏试验和环路系统的测试。部分学者认为低压回路容易发生泄漏，因而也是最易引发问题的环节。机器的这部分泄漏与术中发生知晓（如蒸发器加药口的盖子松动）和缺氧存在联系。为了检测麻醉机的低压部分，需要用到几个试验。正压试验：按压快速充氧开关并堵塞环路系统的 Y 形管端（其在麻醉过程中与气管导管或麻醉面罩相连）以形成正压，然后通过观察气道压力表来检测正压。麻醉机低压部分或环路系统发生泄漏时会表现为气道压力的减小。许多新型麻醉机会在流量计（浮标流量计）和蒸发器的下游、快速充氧开关的上游安装一个单向阀，这就保证了环路系统的正压不会反流到低压回路中。安装有单向阀的这些麻醉机，只有当环路系统出现泄漏时才会读取到正压下降，而低压回路出现泄漏则不能被检测出来。1993 年，美国食品药品管理局鼓励进行通用的负压泄漏试验：关闭麻醉机总气源开关和流量调节阀，将负压吸引球与新鲜气体出口或气体共同出口连接，挤压吸引球使之完全萎陷。如果吸引球保持充分萎陷时间至少 10 秒，那么不存在泄漏（每次打开一个蒸发器，重复以上步骤对每个蒸发器进行检测）。当试验完成后，要取下吸引球，将新鲜气体管道重新连接到麻醉机上。由于麻醉机还在不断发展并且机器之间各不相同，我们需要熟悉每个制造商的麻醉机术前核查表。例如，负压泄漏试验推荐用于 Ohmeda Unitrol、Ohmeda 30/70、Ohmeda Modulus Ⅰ、Ohmeda Modulus Ⅱ 与 Ⅱ plus、Ohmeda Excel 系列，Ohmeda CD 和 Datex-Ohmeda Aestiva 等机型，Dräger Narkomed 2A、2B、2C、3、4 和 GS 机型需要进行正压泄漏试验，而 Fabius GS、Narkomed 6000 和 Datex-Ohmeda S5/ADU 则带有自检程序 (*Butterworth：Morgan & Mikhail's Clinical Anesthesiology，ed 5，pp 83-85；Miller：Miller's Anesthesia，ed 8，pp 752-755*)。

负压漏气试验

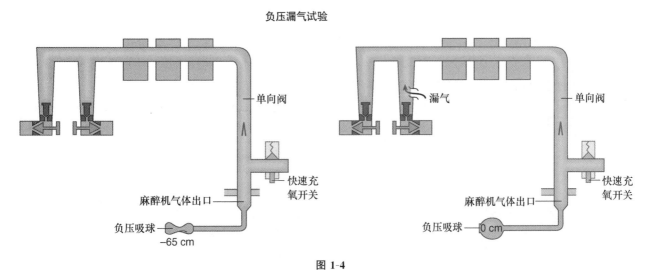

图 1-4

8. **(B)** 单向阀仅允许气体单向流动，它们可防止气体从麻醉机逆向流动，也可防止气体从高压储气钢瓶向低压容器转移。因此，单向阀的存在可以使麻醉机在运行期间更换储气钢瓶时气体泄露最少。

可调限压阀即压力安全阀。安全切断阀即为压力传感器关闭阀，其设置的目的是：当麻醉机内的氧气压力降至 30psi 以下时，会切断 N_2O 供应（或适当地减少）（*Miller：Miller's Anesthesia，ed 8，p 756*）。

9. **（C）** Boyle 定律表明，恒温下定量气体所产生的压力和体积是恒定的。根据这一概念，通过测量储气钢瓶内的压力即可估算储气钢瓶中剩余气体的体积（译者注：Boyle 定律指在密闭容器中的定量气体，在恒温下，气体的压力和体积成反比关系。Graham 定律即气体扩散定律，指各种气体的扩散速率与密度的平方根成反比。Charles 定律指一定质量、一定体积理想气体的压强与热力学温度成正比。Dalton 定律指在任意容器内的气体混合物，如果各组分之间不发生化学反应，则每一种气体均匀地分布在整个容器内，其所产生的压强和单独占有整个容器时所产生的压强相同）（*Ehrenwerth：Anesthesia Equipment：Principles and Applications，ed 2，p 4*）。

10. **（C）** 美国制造商要求所有医用氧气的储气钢瓶均应该被漆成绿色。完全充满氧气的储气钢瓶压力约为 2000psi，储有约 625L 气体。根据 Boyle 定律，密闭容器内剩余气体的体积可通过测量容器内压力而估算。因此，当氧气储气钢瓶的压力表显示 1600psi 时，瓶中储有氧气为 500L。在 2L/min 的流量下，氧气从瓶中释放完毕大约需要 250min（*Ehrenwerth：Anesthesia Equipment：Principles and Applications，ed 2，p 4；Butterworth：Morgan & Mikhail's Clinical Anesthesiology，ed 5，pp10-12*）。

表 1-1　麻醉机连接的"E"型号储气钢瓶内压缩气体的特性

特性	氧气	N_2O	CO_2	空气
钢瓶颜色	绿色*	蓝色	灰色	黄色*
瓶内物理状态	气体	液气混合	液气混合	气体
钢瓶容量（L）	625	1590	1590	625
空瓶重量（kg）	5.90	5.90	5.90	5.90
满瓶重量（kg）	6.76	8.80	8.90	5.90
满瓶压力（psi）	2000	750	838	1800

*世界卫生组织指定医用氧气钢瓶应该被漆成白色，但美国制造商使用的是绿色。同样，空气钢瓶的国际颜色是黑-白色，但美国是黄色。

From Miller RD：Basics of Anesthesia，ed 6，Philadelphia，Saunders，2011，p 201，Table 15-2

11. **（B）** 根据题目描述，没有氧气经过氧气流量计是正确选择。正常功能的流量计，气体在浮筒边缘和管道壁之间流动，引起浮筒发生旋转。如果浮筒在旋转，就可以确定有气体经过流量计并且浮筒没有被卡住（*Ehrenwerth：Anesthesia Equipment：Principles and Applications，ed 2，pp 43-45*）。

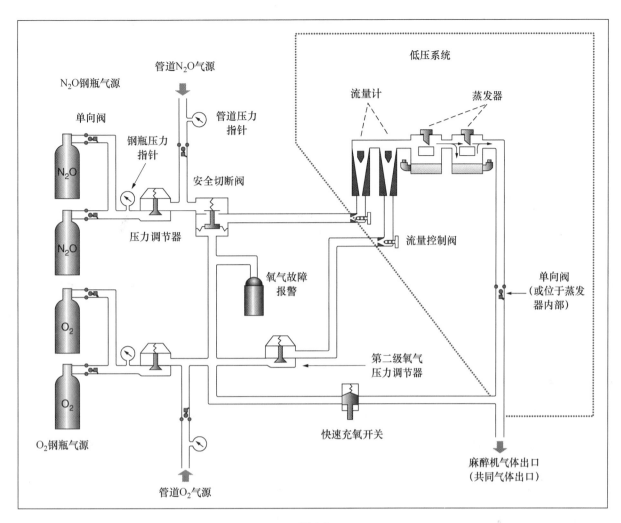

图 1-5

12. （B） 安全切断阀就是压力传感器关闭阀。设置安全切断阀的目的是在氧气供应不足时，阻止低氧混合气体从麻醉机向患者输送。大多数现代麻醉机的 N_2O 控制开关和氧气开关联动，因此不会产生低氧气体的混合。当麻醉机内的氧压减少至 30psi 以下时，该阀门将中断 N_2O 供应或相应减少所有气体的供应。我们需要认识到下列内容的重要性：氧流量计关闭时，该阀门并不能阻止低氧混合气体或纯 N_2O 的输送，因为麻醉机回路中的氧压是通过打开氧气储气钢瓶或中心供氧氧源来维持的。在这些情况下，需要使用氧气分析仪来探测低氧混合气体的输送（*Ehrenwerth：Anesthesia Equipment：Principles and Applications，ed 2，pp 37-40；Miller：Basics of Anesthesia，ed 6，pp 199-200*）。

13. （C） 以接近心脏水平的参考点对机电换能器进行调零非常重要，可以消除换能器系统的液柱对该系统动脉血压读数的影响。本题中，系统在位于患者手腕（近似心室水平）的三通开关处进行调零，调零后如果三通开关保持在手腕处且换能器也没有移动，那么动脉血压的显示是准确的。抬起手臂（如 15cm）使腕部血压下降，但也使换能器的压力增加相同的值（也就是说，垂直的管长比以前高了 $15cm\ H_2O$）（*Ehrenwerth：Anesthesia Equipment：Principles and Applications，ed 2，pp 276-278；Miller：Miller's Anesthesia，ed 8，pp 1354-1355*）。

14. （C） 从中央气源或储气钢瓶进入麻醉机的氧气和 N_2O 的压力高达 2200psi（氧气）和 750psi（N_2O）。第一级压力调节器将这些压力降至约 45psi。在进入流量计前，第二级压力调节器进一步将压力降至约 14～16psi（*Miller：Miller's Anesthesia，ed 8，p 761*）。

15. （C） 美国国家职业安全和健康学会（NIOSH）制定了关于麻醉废气控制的相关指南和指导建议。NIOSH 要求手术室内空气里含有 N_2O 的最高微量浓度必须少于 25ppm。在未使用其他挥发性麻醉药物的牙科门诊，N_2O 的这一标准可以提高到 50ppm。［译者注：ppm 译意是每百万分中的一部分，即表示百万分之（几），或称百万分率。$1ppm=1mg/kg=1mg/L=1×10^{-6}$，常用来表示气体浓度，或者溶液浓度］（*Butterworth：Morgan & Mikhail's Clinical Anesthesiology，ed 5，p 81*）。

16. （C） 如 Sevotec 蒸发器（七氟烷）一样，药物专用蒸发器均只为特定的挥发性麻醉药设计。但是，只要挥发性麻醉药的饱和蒸汽压相同，蒸发器交换使用仍可以准确地输出药物。例如，尽管在美国已经不再使用氟烷，但氟烷蒸发器仍可在发展中国家作为异氟烷蒸发器使用。（*Butterworth：Morgan & Mikhail's Clinical Anesthesiology，ed 5，pp 61-63；Ehrenwerth：Anesthesia Equipment：Principles and Applications，ed 2，pp 72-73*）。

表 1-2　蒸汽压

麻醉药	20℃ 下的蒸汽压（mmHg）
氟烷	243
七氟烷	160
异氟烷	240
地氟烷	669

17. （B） 当气体流经严重狭窄的区域时（例如题中描述的情况）会产生湍流。当气流低于临界速度并与管道平行流动时会产生层流。当气流超过临界速度就会产生湍流（*Butterworth：Morgan & Mikhail's Clinical Anesthesiology，ed 5，pp 488-489*）。

18. （C） 在湍流中，气流阻力与混合气体的密度成正比。氦气代替氧气将降低混合气体的密度，从而降低经过收缩区域的气流阻力（大约三倍）（*Butterworth：Morgan & Mikhail's Clinical Anesthesiology，ed 5，pp 498-499，1286-1287；Ehrenwerth：Anesthesia Equipment：Principles and Applications，ed 2，pp 230-234*）。

19. （C） 现代电子血压监护仪均设计有连接机电换能器系统的接口，麻醉医生无需掌握大量的专业技术就能精确地使用这些设备。大部分现代电子监护仪中均配有系统静态调零，这样当调零过程完成后，系统可以使用。但系统需要在近似主动脉根部水平为换能器的基准点进行调零，以消除系统液柱对动脉血压读数的影响（*Ehrenwerth：Anesthesia Equipment：Principles and Applications，ed 2，pp 276-278*）。

20. （B） 废气排放系统也称作废气清除系统，用于减少麻醉气体引起的手术室内污染。该清除系统分为被动式（废气从麻醉机流入自身的排风系统中）和主动式（麻醉机与一个负压系统相连，然后再连到排风系统）。如果在麻醉机和处理系统间出现堵塞，正压释放阀将打开，从而使气体泄漏至手术室。碱石灰罐发生泄漏也会排放气体进手术室。考虑到大部分呼吸机风箱靠氧气驱动，风箱发生泄漏不会增加气体至排放系统中。当系统内压力低于 $-0.5cm\ H_2O$ 时，在主动式废气处理系统中的负压释放阀将会倒吸手术间内的气体（*Miller：Miller's Anesthesia，ed 8，p 802；Miller：Basics of Anesthesia，ed 6，pp 212；Ehrenwerth：Anesthesia Equipment：Principles and Applications，ed 2，pp 102-103*）。

21. （D） 肺泡内压力、肺泡表面张力与肺泡半径之间的关系可以用球体 Laplace 定律来描述，这一定律指出：球体表面张力与球体半径、球内压力成正比。对于肺泡来说，Laplace 定律有如下数学表达式：

$$T=(1/2) PR$$

这里 T 指表面张力，P 指肺泡内压力，R 指肺泡半径。肺泡表面张力是由肺泡内壁的液态膜产生，其发生是因为液态膜分子之间的吸引力远大于液态膜和气体之间的吸引力。这样液体的表面面积会趋向于变得尽可能的小，可导致肺泡塌陷（*Butterworth：Morgan & Mikhail's Clinical Anesthesiology*，*ed 5*，*pp 493-494*；*Miller：Miller's Anesthesia*，*ed 8*，*p 475*）。

22. **(C)** 由于挥发性麻醉药具有不同的蒸汽压，所以蒸发器都是专用的。蒸发器具有可变旁路，是指所有新鲜气流的一部分（通常少于 20%）进入蒸发室中，而其余部分则绕过蒸发器。倾斜蒸发器（这不该发生）会引起部分液体进入旁路，导致高浓度麻醉药被输送给患者。通过蒸发器的气流持续带走气态麻醉药（不是鼓泡汽化）而进行汽化（译者注：气流带走饱和蒸汽，使得药液表面蒸汽压降低，促使液体表面分子不断逸出汽化，称为气流拂过型汽化）。老一代的 Copper Kettle（已淘汰）和 Vern-Trol 蒸发器并非药物专用型，用氧气（通过一个单独的流量计）对麻醉药进行鼓泡汽化，然后将氧气和麻醉药的混合气体用新鲜气流（氧气、空气、N_2O）稀释后输送给患者。由于汽化受温度影响，现代蒸发器已设计为在临床温度中（20～35℃）可保持恒定浓度（*Barash：Clinical Anesthesia*，*ed 7*，*pp 661-672*；*Miller：Basics of Anesthesia*，*ed 6*，*pp 202-203*；*Butterworth：Morgan & Mikhail's Clinical Anesthesiology*，*ed 5*，*pp 60-64*）。

23. **(A)** 蒸发器可分为可变旁路式（variable-bypass）和流量测量式（measured-flow）。流量测量蒸发器（非定量型蒸发器）包括已淘汰的 Copper Kettle 和 Vernitrol 蒸发器。在流量测量蒸发器中，氧气流通过一个单独的流量计被送入蒸发室，麻醉药在饱和蒸汽压下转变为气体。相比之下，在可变旁路蒸发器中，总体气流在可变旁路和含有麻醉药的蒸发室之间被分开。这两种气流的比例称为分流比，其取决于麻醉药物、温度、设定输送给患者的所选蒸汽浓度及麻醉药的饱和蒸汽压（*Ehrenwerth：Anesthesia Equipment：Principles and Applications*，*ed 2*，*pp 68-71*）。

24. **(C)** 在设定呼吸机的潮气量时，一定要考虑到麻醉机输送的新鲜气流对患者潮气量的影响。因为吸气相时呼吸机的压力释放阀关闭，来自风箱的气体和新鲜气流均进入患者的呼吸回路。本题中，新鲜气流为 6L/min，或者说 100ml/s（6000ml/60s）。每次呼吸持续 6s（60s/10 次呼吸），同时吸气相持续 2s（I：E＝1：2）。在这种情况下，通过呼吸机输送给患者的 500ml 潮气量将会增加约 200ml。有些呼吸机，如 Ohmeda 7900，潮气量可由新鲜气体流速控制，这样输送的潮气量和设定的数值始终保持一致（*Butterworth：Morgan & Mikhail's Clinical Anesthesiology*，*ed 5*，*pp 79-81*）

25. **(C)** 呼吸机频率从 10 次/分减少至 6 次/分后，每次呼吸持续 10s（60s/6 次呼吸），吸气相持续约 3.3 秒（I：E＝1：2）（也就是 3.3s×100ml/s）。这种情况下，呼吸机输送给患者的实际潮气量将变为 830ml（500ml＋330ml）（*Butterworth：Morgan & Mikhail's Clinical Anesthesiology*，*ed 5*，*pp 79-81*）。

26. **(B)** 气管导管会经常被分泌物全部或部分堵塞。在 ICU 要定期进行气管导管吸引以保证人工气道的通畅。但是气管内吸引有一定危害，可能导致黏膜损伤、心律失常、低氧血症、颅内压增高、气道远端细菌定植及造成患者心理创伤。

　　为了减少气道远端细菌定植的可能性，在使用吸痰管在气管导管内进行吸引时需要十分谨慎。将吸痰管插入超出气管导管末端可能导致气管组织的吸引创伤（*Tobin：Principles and Practices of Mechanical Ventilation*，*ed 3*，*p 1223*）。

27. **(D)** 当挥发性麻醉药与含有 NaOH 或 KOH 的 CO_2 吸收剂（如碱石灰）接触时会产生 CO，有时可能致碳氧血红蛋白水平升高达到 35%。CO 产生和碳氧血红蛋白形成的原因包括：①使用挥发性麻醉药的种类（地氟烷≥恩氟烷＞异氟烷≫七氟烷＝氟烷）；②挥发性麻醉药浓度高（药物浓度越高产生的 CO 越多）；③高温（温度越高产生的 CO 越多）；④新鲜气流量低；⑤特别是干燥的碱石灰（干燥颗粒比含水颗粒更易产生 CO）。碱石灰含水量为其重量的 15％，只有当其脱水至 1.4％时才会产生大量 CO。已报告的患者发生碳氧血红蛋白水平升高的许多病例均发生在周一早晨，这是因为麻醉回路中的新鲜气流没有关闭且高流量的新鲜气流（＞5L/min）持续较长时间（如＞48h）。由于吸气阀存在部分阻力，会使通过 CO_2 吸收罐的逆流气体（这也加速了碱石灰的干燥）形成，特别是在没有连接呼吸囊、回路的 Y 行管被堵住以及可调限压阀开放的状态下。只要不能确定 CO_2 吸收剂的干燥程度，特别是当麻醉机的新鲜气体流量未关闭并持续了较长时间或不确定多久时间时，均应更换 CO_2 吸收剂。挥发性麻醉药与碱石灰作用会形成 CO 生成物，而与钡石灰作用（现在不再使用）则会产生更多，但是与 Amsorb Plus 或 DrägerSorb Free（含氯化钙和氢氧化钙，不含 NaOH 或 KOH）作用则不会产生（*Barash*：*Clinical Anesthesia*，*ed 7*，*p 676*；*Miller*：*Basics of Anesthesia*，*ed 6*，*pp 212-215*；*Miller*：*Miller's Anesthesia*，*ed 8*，*pp 789-792*）。

28. **（A）** 美国国家职业安全和健康学会（NIOSH）规定：当与 N_2O 合用时，手术室内空气中挥发性麻醉药污染的最高浓度为 0.5ppm（*Butterworth*：*Morgan & Mikhail's Clinical Anesthesiology*，*ed 5*，*p 81*）。

29. **（B）** 氧气分析仪是防范低氧混合气体疏忽性供给的最后防线，应该安置在患者呼吸回路的吸气端（而不是呼气端）以提供最大化的保护。因为新鲜气体供应管道中的氧气浓度可能与患者呼吸回路有所不同，因此氧气分析仪不能安置在新鲜气体供应管道中（*Ehrenwerth*：*Anesthesia Equipment*：*Principles and Applications*，*ed 2*，*pp 209-210*）。

30. **（A）** 呼吸机压力释放阀（也叫逸气阀）是通过与呼吸机风箱盒连接的引导管来实现压力控制。当风箱盒内压力在呼吸机通气循环的吸气相增加时，通过引导管传送的压力会关闭压力释放阀以使患者的呼吸回路"闭合"。压力释放阀在呼吸机通气循环的呼气相必须开放，以使风箱完全扩张后过量的气体可以从患者呼吸回路经废气排放系统排出。如果呼吸机的压力释放阀固定于关闭状态，回路系统内压力会快速上升并很快传送给患者；如果这种状态持续存在，将导致肺部气压伤（*Butterworth*：*Morgan & Mikhail's Clinical Anesthesiology*，*ed 5*，*pp 34*，*79-80*）。

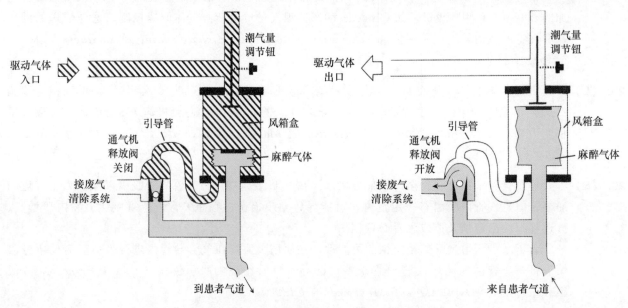

图 1-6

31.（D） 蒸发器的输出情况受蒸发室内用于蒸发麻醉药的运载气体成分的影响，特别是当 N_2O 开始或停止使用时。这种现象可以用 N_2O 在挥发性麻醉药中的溶解性来解释：当 N_2O 和氧气进入蒸发室，一部分 N_2O 会溶于液态麻醉药中，这样就造成蒸发室的输出短时间降低；反之，当 N_2O 作为一部分运载气体排出时，溶入麻醉药中的 N_2O 会从溶液中释出，从而在短时间内增加蒸发室输出（*Miller*：*Miller's Anesthesia*，*ed 8*，*pp 769-771*）。

32.（D） 二氧化碳波形图可提供多种信息，如气管插管后通过呼出的 CO_2 来确认位置、$PaCO_2$ 和 $P_{ET}CO_2$ 差异的评估、通气异常以及高碳酸血症和低碳酸血症。二氧化碳波形图的四个部分分别是吸气基线、呼气上升支、呼气平台支和吸气下降支。二氧化碳波形图的形状可以用于识别和诊断各种潜在的危险情况。正常条件下吸气基线应该为 0，表明此时呼吸回路系统运行正常，没有 CO_2 的重吸收。如果吸气基线高于 0，则说明有 CO_2 重吸收。

　　如果这种情况发生，鉴别诊断应该包括呼气阀关闭不全、CO_2 吸收剂耗尽或呼出气经过 CO_2 吸收罐的旁路。但是当吸气阀关闭不全时（如出现倾斜的吸气下降支）吸气基线会升高。当来自解剖无效腔的新鲜气体快速被富含 CO_2 的肺泡气替换时会出现呼气的上升支。在通常情况下上升支非常陡峭，但当部分气道梗阻、旁流式气体监测仪气体采样过慢或者二氧化碳分析仪对患者的呼吸频率反应时间过慢均会导致上升支倾斜。呼吸设备（如扭结的气管内导管）或患者气道（如慢性阻塞性肺疾病或急性支气管痉挛）的阻塞可能造成部分梗阻。呼气平台支的一般特征是 CO_2 浓度缓慢渐进增加。这种情况发生的原因是：所有肺单位的通气和灌注不能完全同步。气流在呼吸设备或患者气道的部分梗阻可能导致呼气平台支斜度的持续抬升，这种上升直到下一个吸气下降支开始才会停止。吸气下降支的形成是由于新鲜气体的快速涌入将 CO_2 从 CO_2 传感器或检测点附近冲洗掉而产生。正常情况下吸气下降支非常陡峭。出现倾斜或钝化的吸气下降支的原因包括吸气阀关闭不全、机械通气的吸气相缓慢、气体采样迟缓或部分 CO_2 重吸收（*Ehrenwerth*：*Anesthesia Equipment*：*Principles and Applications*，*ed 2*，*p 248*）。

33.（B） 气管插管并发症的发生与直视窥喉、导管插入、导管定位和导管拔出过程均有关系。最常见的与直视窥喉和导管插入有关的并发症是牙齿损伤。如果牙齿脱落且未找到，需要进行胸部和腹部 X 线拍片以确认牙齿是否经过开放的声门而进入肺里。如果有牙齿损伤，应立即请牙科医生会诊。其他直视窥喉和导管插入的并发症还包括高血压、心动过速、心律失常和胃内容物误吸。气管导管定位时最常见的并发症是误入支气管。颈部屈曲或从仰卧位转为头低位时，隆嵴位置上移，从而使气管导管的位置从气管内进入支气管内。颈部伸展会导致导管向头侧移位进入咽部。头部外旋会导致支气管内导管的末端偏离隆嵴约 0.7cm。拔管相关并发症可立刻发生，也可延迟出现。两种最严重的拔管即刻并发症为喉痉挛和胃内容物误吸。喉痉挛最可能发生于浅麻醉下拔管的患者中。如果发生喉痉挛，立刻用呼吸囊和面罩给予 100% 氧气进行正压通气、同时提下颌。如果喉痉挛持续存在，则应给予琥珀酰胆碱静脉注射或肌内注射。咽喉炎是气管拔管后另一种常见并发症，常发生于女性患者，这可能是因为女性患者覆盖后侧声带的黏膜较男性患者更薄，多无需治疗，约 $48 \sim 72h$ 后自然恢复。拔管的延迟性并发症包括喉部溃疡、气管炎、气管狭窄、声带麻痹及杓状软骨脱位（*Miller*：*Miller's Anesthesia*，*ed 8*，*p 1655*）。

34.（B） 离开储气钢瓶的气体会经过减压阀，从而使麻醉机金属管道内的压力减至 $45 \sim 55$psi（*Ehrenwerth*：*Anesthesia Equipment*：*Principles and Applications*，*ed 2*，*pp 27-34*）。

35.（C） CO_2 激光会导致严重的角膜损伤，而氩气、Nd：YAG、红宝石或磷酸钛氧钾（potassium titanyl phosphate，KTP）激光会灼伤视网膜。滤镜选择不当无法发挥保护作用。CO_2 激光不能透过透明玻璃或塑料透镜，从而产生完善的保护作用（隐形眼镜不能起到足够保护作用）。对氩气或氪气应使用橘黄色-琥珀色滤镜，Nd：YAG 激光使用特殊的绿色滤镜，而磷酸钛钾：Nd：

YAG 激光应使用红色滤镜（*Miller：Miller's Anesthesia，ed 8，pp 2328-2331*）。

36.（B）直径指数安全系统能防止医用气体管道连接错误。该系统的一个接头上有两个同轴的特殊孔，与另一个螺纹接头上两个同轴的特殊肩状插销相对应（*Ehrenwerth：AnesthesiaEquipment：Principles and Applications，ed 2，pp 20，27-28*）。

37.（C）修正的 Bernoulli 方程描述了通过堵塞处、缩小处、狭窄处的压力下降（或梯度）情况，如下

$$\Delta P = 4V^2$$

其中，ΔP 是压力梯度，V 是利用多普勒超声心动图测量的通过狭窄处的速度。

在这个例子中，$\Delta P = 4 \times 4^2 = 64$

左心室的压力峰值是 $130 + 64 = 194$mmHg（*Kaplan：Kaplan's Cardiac Anesthesia：The Echo Era，ed 6，pp 315-382*）。

38.（A）因为没有足够的压力推动挥发性麻醉药分子，当气流速度小于 250ml/min 时蒸发器的输出会变低。而在运载气体速度（>15L/min）极高的情况下，蒸发室内气体不能充分混合（*Miller：Miller's Anesthesia，ed 8，pp777-778*）。

39.（C）脉搏血氧饱和度监护仪通过测量光透过搏动性血管组织床的透射量来估算动脉血的血红蛋白氧饱和度（SaO_2）。脉搏血氧饱和度监护仪测量出两个波长（660nm 和 940nm）的光吸收的交流分量，然后除以对应的直流分量，两个吸收测量值的比值（R）可以用下面的等式计算：

$$R = \frac{AC_{660}/DC_{660}}{AC_{940}/DC_{940}}$$

（译者注：交变 AC 部分为动脉搏动血流所致，DC 部分为恒定吸收，由非搏动的动脉血、静脉血、组织等吸收所致。）

根据动脉血红蛋白饱和度和 R 值之间的经验性校正曲线，可以计算出实际的动脉血红蛋白饱和度。根据上述物理定律，SpO_2 读取方面的错误原因可以较易预测。当只有两种血红蛋白（氧合血红蛋白和还原血红蛋白）时，脉搏血氧饱和度监护仪能进行准确的功能测定。如果有不同于氧合血红蛋白和还原血红蛋白的其他光吸收种类存在，脉搏血氧饱和度的测量将不准确。胎儿血红蛋白对仪器测量的准确性影响较小，因为在仪器的两个波长下，胎儿血红蛋白的消光系数非常近似于成人血红蛋白的对应值。除了异常血红蛋白，血中存在任何能吸收 660nm 或 940nm 光的物质（如用于诊断目的的静脉内染料）均会影响 R 值，使氧饱和度无法准确测量。这些染料包括亚甲基蓝和蓝胭脂红，亚甲基蓝对 SaO_2 影响最大，因为其消光系数接近于氧合血红蛋白（*Ehrenwerth：Anesthesia Equipment：Principles and Applications，ed 2，pp 261-262*）。

40.（D）浮标流量计包含一个垂直的锥形管（也称索普管），锥形管的底部直径最小。气体从索普管的底部进入、托举起浮标；当浮标的重力和跨浮标的压力下降相平衡时，浮标静止。通过管道的气流速度依赖于沿管道的压力下降值、气流通过管道的阻力以及气体的物理性质（密度和黏度）等。由于几乎没有气体具有相同的密度和黏度，因此浮标流量计不能交叉使用（*Barash：Clinical Anesthesia，ed 7，pp 655-657；Ehrenwerth：Anesthesia Equipment：Principles and Applications，ed 2，pp 43-45*）。

41.（B）饱和蒸汽压取决于液体的物理性质和温度，蒸汽压不依赖大气压。20℃时氟烷的蒸汽压（243mmHg）和异氟烷的蒸汽压（240mmHg）相似，在一个大气压下蒸发室内药物浓度是 240/760，约为 32%。同样，七氟烷的蒸汽压（160mmHg）和恩氟烷（172mmHg）近似，在一个大气压下蒸发室内药物浓度为 160/760，约为 21%。如果地氟烷（蒸汽压为 669mmHg）位于一个大气压的蒸发室中，浓度将达到 669/760＝88%。由于每个蒸发器的旁流均经过特别校正，所以放入一个较高饱和蒸汽压的挥发性麻醉药将导致蒸发室输出高出预期的药物浓度，而放入一个较低饱和蒸汽压的挥发性麻醉药将导致蒸发室输出低于预期的药物浓度（*Barash：*

Clinical Anesthesia，ed 7，pp 661-672）。

表 1-3　蒸汽压和最低肺泡有效浓度

	氟烷	恩氟烷	七氟烷	异氟烷	地氟烷	甲氧氟烷
20℃蒸汽压（mmHg）	243	172	160	240	669	23
MAC（30～55yr）	0.75	1.63	1.8	1.17	6.6	0.16

MAC，minimum alveolar concentration，肺泡气最低有效浓度

42. **（D）** 气体密度会随海拔高度的增加而降低（即气体密度与大气压力成正比）。大气压会影响浮标流量计的功能，因为浮标流量计设定的准确度受气体物理性质（如密度和黏度）的影响，影响大小取决于气流的速度。在低流量时，气流模式是层流。大气压在低流量时对浮标流量计功能的准确度几乎没有影响，因为层流主要受气体黏度影响（受大气压影响较小），而不受气体密度影响。在高流量时气流模式是湍流，受气体密度影响。在高海拔（也就是低大气压）地区，在高流量下通过浮标流量计的气流会大于预期，而低流量时则功能准确（*Ehrenwerth：Anesthesia Equipment：Principles and Applications*，ed 2，pp 43-45，230-231）。

43. **（B）** 人工心脏起搏器有 3～5 个字母代码来描述起搏器的类型和功能。考虑到起搏器的目的是给心脏传递电流，第一个字母代表起搏腔室：A 代表心房，V 代表心室，D 代表双腔（A＋V）。第二个字母代表感知内源性电流的腔室：A 代表心房感知，V 代表心室感知，D 代表双腔感知，O 代表无感知功能。第三个字母代表对感知的反应：O 代表无此功能，I 代表抑制，T 代表触发，D 代表两者均有（I＋T）。第四个字母代表程序控制或频率应答：O 代表没有，R 代表频率应答（例如锻炼时更快的心率）。第五个字母代表多位点起搏（对扩大的心室更为重要）：A，V 或 D（A＋V），或 O。一个 VDD 型起搏器适用于房室传导功能障碍而窦房结功能正常的患者（*Miller：Miller's Anesthesia*，ed 8，pp 1467-1468）。

44. **（A）** 尽管存在争议，仍有人认为持续暴露于低浓度挥发性麻醉药会对手术室工作人员的健康造成危害。因此，需要安装废气排放系统祛除手术室中挥发性麻醉药的微量残余，并采取措施减少和控制气体的泄漏。挥发性麻醉气体在手术室环境中的高压系统泄漏发生在储气钢瓶与麻醉机连接时（如错误连接）或从中心供气源将这些气体通过管道向麻醉机输送时。麻醉气体在手术室环境中最常见的低压系统泄漏则发生于麻醉机的流量计与患者之间的气体泄漏，如面罩密封不好。回路系统中应用高气流并不能减少手术室环境的微量气体污染。事实上，如果回路系统中存在漏气会增加污染（*Miller：Miller's Anesthesia*，ed 8，pp 3232-3234）。

45. **（A）** 尽管没有充足证据表明持续暴露于低浓度吸入麻醉药会对手术室工作人员的健康造成危害，仍应采取预防措施以减少吸入麻醉药污染。包括手术间充分通风（手术室内的空气每小时至少交换 15 次）、对祛除麻醉蒸汽的麻醉废气排放系统的维护以及麻醉操作中尽可能保持密闭以保证无气体泄漏到手术室空气中。尽管进行定期维护可保证麻醉设备的正常运行，但气道处理时不恰当的面罩扣合或面罩与患者脸部未贴合紧密仍是手术室吸入麻醉药污染的最大原因（*Barash：Clinical Anesthesia*，ed 7，pp 62-64；*Miller：Basics of Anesthesia*，ed 6，pp 211-212；*Ehrenwerth：Anesthesia Equipment：Principles and Applications*，ed 2，pp 130-145；*Miller：Miller's Anesthesia*，ed 8，pp 3232-3234）。

46. **（C）** 患者在第 1 分钟吸入的挥发性麻醉药量等于此后任意连续两分钟的平方值时间内的吸入量（时间的平方根方程）。因此，如果在第 1 分钟吸入 50ml，那么也会在第 1（1 的平方）和第 4（2 的平方）分钟之间吸入 50ml。同样的，也会在第 4 和第 9 分钟之间吸入（2 和 3 的平方）50ml。本题目中，我们在寻找第 16（4 的平方）和第 36（6 的平方）分钟之间的吸入量，这是两次平

方的连续，即 $2 \times 50ml = 100ml$（*Miller：Miller's Anesthesia，ed 8，pp 650-651*）。

47. （**D**）在评估 SSEPs 时，要同时考虑到记录的响应波振幅/电压以及潜伏期时间（测量到的从刺激开始至响应波出现或达到峰值的时间）。振幅减少（$>50\%$）和（或）潜伏期延长（$>10\%$）在临床上通常具有重要意义。这些改变可能反映机体灌注不足、神经系统缺血、温度变化或药物的效应。所有的挥发性麻醉药和巴比妥类药物均可引起振幅减少和潜伏期延长。与其他静脉麻醉药一样，丙泊酚可同时影响潜伏期和振幅，且比"等效剂量"的挥发性麻醉药影响要小。依托咪酯可引起潜伏期延长和振幅增加。咪达唑仑减少振幅但对潜伏期的影响不大。阿片类药物可引起微弱的 SSEPs 潜伏期延长和振幅减小，但不具有临床意义。肌肉松弛药对 SSEPs 没有影响（*Miller：Miller's Anesthesia，ed 8，pp 1514-1517；Miller：Basics of Anesthesia，ed 6，pp 505-506*）。

48. （**A**）麻醉机（现在更准确地称之为麻醉工作站）有两个主要的压力回路。高压回路包括来自管道或容器的气体供应、所有的管道、压力表、减压调节阀、单向阀（防止气体逆向流动）、氧气压力传感器关闭阀（也称为氧气故障中断阀或安全切断阀）、氧气故障报警器及快速充氧开关。简言之，即所有在气体流量控制阀和麻醉机总气体出口之前的回路部分，组成高压回路。低压回路包括从气体流量控制阀开始，流量计、蒸发器、蒸发器单向阀和麻醉机总气体出口。见问题 12 图形的解析（*Barash：Clinical Anesthesia，ed 7，pp 641-650；Miller：Basics of Anesthesia，ed 6，pp 198-204*）。

49. （**D**）液体蒸发需要对与液体接触的物体进行热传递（例如金属储气钢瓶与周围空气）。因此，在气体高流量下，大气中的水分会在储气钢瓶外面凝结成霜（*Butterworth：Morgan & Mikhail's Clinical Anesthesiology，ed 5，pp 12-13；Miller：Basics of Anesthesia，ed 6，p 201*）。

50. （**B**）非心脏手术患者其肺动脉、食管、腋窝、鼻咽和鼓膜测得的温度与中心体温有对应关系。皮肤温度并不能反映中心体温，也不能准确反映恶性高热或过度低温（*Butterworth：Morgan & Mikhail's Clinical Anesthesiology，ed 5，p 137；Miller：Miller's Anesthesia，ed 8，pp 1643-1644*）。

51. （**C**）LASER（Light Amplification by the Stimulated Emission of Radiation）是指受激辐射式光频放大器。激光不同于普通光线，主要包括三个方面。首先，激光为单色（拥有单一波长或颜色）；其次，激光是一致的（光子振荡同步）；最后，激光是平行的（形成一个狭窄的平行光束）。可见光具有从 385nm 到 760nm 范围较宽的光谱波长。可以穿透组织深度为 $0.05 \sim 2.0mm$ 的氩激光为蓝色（波长 488nm）或绿色（波长 514nm）；因其可被血红蛋白强烈吸收，通常用于病变血管染色。氦氖激光为红色，频率为 632nm，因其功率非常低所以通常用作瞄准器，对手术室人员没有严重危害。Nd：YAG 激光是最强大的医疗激光，可以穿透组织 $2 \sim 6mm$。该激光在近红外范围内，波长为 1064nm，具有多种用途（例如前列腺手术、喉乳头状瘤病、凝血），且可与光纤同时使用。CO_2 激光在远红外线范围，波长为 10 600nm。由于 CO_2 激光组织穿透性较差，其可以汽化表浅组织而不损伤底层细胞（*Barash：Clinical Anesthesia，ed 7，pp 212-214；Butterworth：Morgan & Mikhail's Clinical Anesthesiology，ed 5，pp 776-777；Miller：Miller's Anesthesia，ed 8，pp 2598-2601*）。

52. （**A**）气管内的正常气流为层流，但当气管狭窄时气流更多呈现为湍流。湍流时气道阻力主要取决于气体的密度，氦气的气体密度低于氮气。因此，当氦气替代氮气的时候，呼吸作功将会减少。需要注意的是，氦气浓度越高，氧气浓度越低（*Miller：Miller's Anesthesia，ed 8，p 2545*）。

53. （**D**）从低流量系统（如鼻导管）给患者供氧形成的吸入氧浓度取决于氧气容器的大小、氧流量和患者的呼吸方式。根据经验，假设患者呼吸方式正常，通过鼻导管吸氧，氧流量每增加 1L/min

可使吸入氧浓度增加约 0.04，直至达到最高吸入氧浓度约 0.45（以 6L/min 的氧流量）。通常在氧流量一定的情况下，患者潮气量越大或呼吸频率越快，吸入氧浓度越低（*Butterworth*：*Morgan & Mikhail's Clinical Anesthesiology*，*ed 5*，*pp 1282-1283*）。

54.（A）

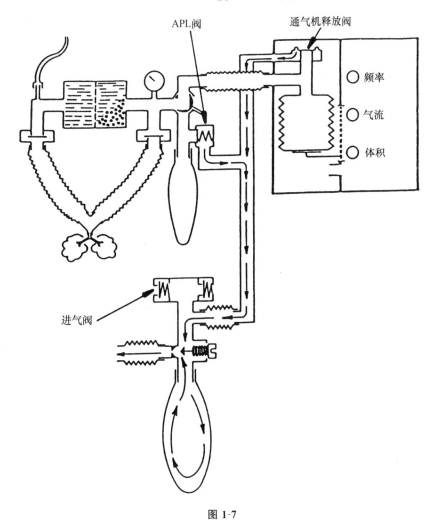

图 1-7

　　在一个封闭的废气排放系统中，储气囊应该在呼气时膨胀、吸气时收缩。在机械通气的吸气相关闭呼吸机的压力释放阀，从而引导呼吸机风箱内的气体进入患者呼吸回路。如果呼吸机的压力释放阀未完全关闭，那么患者的呼吸回路和废气清除系统之间会直接交通，就会导致机械通气的部分潮气量传送到排气系统，引起通气循环的吸气相发生呼吸囊膨胀（*Ehrenwerth*：*Anesthesia Equipment*：*Principles and Applications*，*ed 2*，*pp 130-132*）。

55.（C） 指甲油会改变双波长脉搏血氧饱和度监护仪的精确度。由于蓝色指甲油的峰值吸光度与成人还原血红蛋白峰值吸光度相似（接近 660nm），它对脉搏血氧饱和度读数影响最大。指甲油会引起相应设备出现人为、固定的 SpO_2 读数下降。当患者涂有指甲油时，可旋转手指探头 90°、使光线闪烁从侧面穿过手指，这样有助于测量（*Miller*：*Miller's Anesthesia ed 8*，*p 1547*）。

56.（C） 小于 1mA 的电流泄露不易被察觉。作用于皮肤的电流最小室颤阈值约为 100mA，如果电流绕过高电阻的皮肤并通过心脏起搏器、中心静脉通路等直接作用于心脏（微电击），那么低至 $100\mu A$（0.1mA）的电流也可能致命。因此，美国国家标准协会设定允许通过电极或导管接触心脏的最大电流泄漏是 $10\mu A$（*Barash*：*Clinical Anesthesia*，*ed 7*，*p 192*；*Butterworth*：*Morgan & Mikhail's Clinical Anesthesiology*，*ed 5*，*p 17*；*Miller*：*Miller's Anesthesia*，*ed 8*，*p 3226*）。

57. （D） 当手术室内发生电路接地或短路引起的最大电流超过 2～5mA 时，电源线隔离监测仪会发生报警。电源线隔离监测仪仅仅是一个监视器且不会阻断电流，因此它也不能阻断微电击或强电击。（*Brunner：Electricity，Safety，and the Patient，ed 1，p 304*；*Miller：Miller's Anesthesia，ed 8，pp 3221-3223*）。

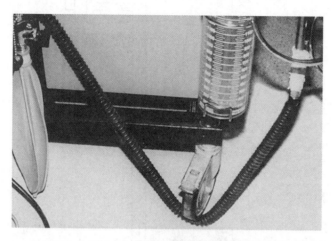

图 1-8

58. （A） 具有封闭接口的废气排放系统是一个通过正压和负压释放阀与大气相通的设备。即使存在接口远端梗阻或系统没有与墙壁吸引连接的情况下，正压释放阀也可防止过高的压力传输到患者的呼吸回路。但是，由于从患者呼吸回路到排气系统连接管处的梗阻靠近端口，这会使患者呼吸回路与排气系统接口的正压释放阀隔分离。如果发生这种情况，将会造成患者肺部气压伤（*Ehrenwerth：Anesthesia Equipment：Principles and Applications，ed 2，pp 130-137*）。

59. （C） 电凝止血设备或称电刀（electrosurgical units，ESUs），由 Bovie 教授发明并在 1926 年首次使用，其通过生成超高频（0.1～3MHz）交变电流工作，目前常用于手术中切断和凝固组织。当电流流经组织这样的阻力结构，即可产生与电流通过的组织表面积成反比的热量。当电流从一个小的激活电极或电刀头端接触身体的某个点时，就会产生大量热量。为使电流形成完整回路，返回电极片或分散垫板（尽管不够准确但通常被称为负极板）的表面积较大，这里产生的热量很少。负极板应尽可能接近手术区域。如果电刀的电流传向人工心脏起搏器，可能被起搏器误读为心脏电流活动而不能起搏，这就是为什么要在起搏器上放置磁铁以关闭起搏器传感器的原因，把起搏器设置成非同步模式则可正常使用（如果术前起搏器传感器模式没有关闭）。另外，自动植入型心律转复除颤器（automatic implantable cardioverter-defibrillators，AICDs）也可能把电信号误读为室颤并对患者进行除颤，因此在使用电刀前应该关闭 AICDs（*Barash：Clinical Anesthesia ed 7，pp 204-206*；*Butterworth：Morgan & Mikhail's Clinical Anesthesiology，ed 5，pp 19-22*）。

60. （A） 自动无创血压（automated noninvasive BP，ANIBP）测量设备能提供持续可靠的动脉血压测量。该设备能感知袖带放气时动脉搏动引起袖带压力的变化并计算出平均动脉压。然后，根据动脉压力脉动和平均动脉压的变化率（示波的原理）通过公式推导出收缩压和舒张压的值。这种方法可准确测量新生儿、婴儿、儿童和成人的血压。ANIBP 测量设备最主要的优点是将麻醉医生解放出来以进行其他工作，进而实现最佳的麻醉管理。此外，这些设备安装了报警系统，提醒医务人员注意异常血压，也可传输数据到自动趋势分析设备或记录仪上。这些设备使用不当时也会导致测量结果错误和相关并发症。测压袖带的宽度应为患者手臂周长的大约 40%。如果袖带太窄或包绕患者手臂的袖带太紧，设备测量出来的血压会出现假性升高。频繁测量血压可导致袖带肢体远端水肿，因此测量频率不应高于每 1～3 分钟 1 次。ANIBP 设备使用不当的其他并发症包括：尺神经感觉异常、浅表血栓性静脉炎、筋膜室综合征等。值得庆幸的是这些并发症非常罕见（*Butterworth：Morgan & Mikhail's Clinical Anesthesiology*，*ed 5*，*pp 88-91*；*Miller：Basics of Anesthesia*，*ed 6*，*pp 321-322*；*Miller：Miller's Anesthesia*，*ed 8*，*pp 1347-1348*）。

61. (B) 在磁共振成像期间通常不使用心电图监测，因为易出现假象（T 波和 ST 波异常）且扫描时加热的导线可能烧伤患者。但如果将电极集中放置并朝向磁场的中心，同时将心电图导线与患者皮肤隔离及展直，那么心电图可以使用。另外，导线不应该缠绕成圈（因为会引起电线加热），陈旧或磨损的电线不应使用（*Barash：Clinical Anesthesia*，*ed 7*，*p 884*；*Miller：Miller's Anesthesia*，*ed 8*，*p 2655*）。

62. (C) "E" 型号储气钢瓶完全注满空气有 625L，并在压力表上显示 2000psi。因此，储气钢瓶的压力表读数为 1000psi 时是半充满状态，约有 325L 的空气，其在 10L/min 的流率下大约可使用 30min（见 Boyle 定律的定义，问题 9）（*Butterworth：Morgan & Mikhail's Clinical Anesthesiology*，*ed 5*，*pp 10-12*；*Miller：Basics of Anesthesia*，*ed 6*，*pp 199-201*）。

63. (D) 患者供氧失败是引起麻醉相关不良发病率和死亡率的一个重要原因。本题目中的所有选项均为给患者输送氧气不足的潜在原因，然而最常见的原因是氧气供应系统与患者端的意外断开（如患者的呼吸回路与气管导管断开）（*Ehrenwerth：Anesthesia Equipment：Principles and Applications*，*ed 2*，*p 121*；*Butterworth：Morgan & Mikhail's Clinical Anesthesiology*，*ed 5*，*pp 43-47*）。

64. (A) 食管探测设备（esophageal detector device，EDD）本质上是一个球状物，先被挤压然后与插入的气管导管连接，其产生的压力约为 $-40cmH_2O$。如果气管导管置入食管，负压将会使食管塌陷，球状物也不会膨胀。如果气管导管在气管内，来自肺的空气将使球状物发生膨胀（通常在几秒钟之内，但有时超过 30s）。同样也可使用带负压的注射器。尽管关于 EDD 的最初研究结果非常确定，但最近有多项研究显示，有高达 30% 位置正确的成人气管导管因为 EDD 提示置入食管而可能被拔除。在病态性肥胖、妊娠后期、持续哮喘和气管内分泌物多的患者中也存在误导，而这些患者气管有塌陷趋势。其应用于 1 岁以下的儿童表现出较差的敏感性和特异性。尽管 CO_2 气体分析仪检测肺内的 CO_2 需要心排血量，但 EDD 并不需要测定心排血量（*Miller：Miller's Anesthesia*，*ed 8*，*p 1654*）。

65. (D) CO_2 监测仪用来检测呼吸气中的 CO_2 浓度。现在最常使用旁流气体样本进行红外线吸收测量，采样管尽可能靠近患者气道的一侧。由于肺泡无效腔通气的原因，呼气末 CO_2 分压（end-tidal CO_2，$ETCO_2$）与动脉血 CO_2 分压（$PaCO_2$）之间的差异约为 $5 \sim 10mmHg$。因为没有灌注的肺泡不能进行气体交换，所以在任何条件下（如因肺梗死或心搏骤停减少肺血流量）引起的肺泡无效腔通气增加均会加大 $ETCO_2$ 与 $PaCO_2$ 之间的差异。增加肺内分流会导致 $PaCO_2$-$ETCO_2$ 梯度的微小变化。CO_2 可以跨毛细血管肺泡膜迅速弥散（*Barash：Clinical Anesthesia*，*ed 7*，*pp 704-706*；*Miller：Miller's Anesthesia*，*ed 8*，*pp 1551-1553*）。

66. (D) 最后加入到混合气中的应该始终是氧气。这样的做法最安全，可以确保氧气近端发生泄漏时不会给患者输送低氧混合气体。这种情况下（最后加入氧气），尽管氧气远端出现泄露会导致气体容量减少，但麻醉中 FiO_2 不会减少（*Miller：Basics of Anesthesia*，*ed 6*，*pp 201-202*；*Ehrenwerth：Anesthesia Equipment：Principles and Applications*，*ed 2*，*pp 43-45*）。

67. (C) 大多数现代 Datex-Ohmeda Tec 或者 North American Dräger Vapor 蒸发器（除了地氟烷）均为可变旁路、气流拂过型蒸发器。这也意味着根据选择的浓度，气体流过蒸发器后要分成两部分，即通过位于蒸发器顶部的旁路室，或通过位于蒸发器底部的蒸发室。当蒸发器发生倾斜（可能发生于装满的蒸发器取下或从一台麻醉机转移到另一台麻醉机时），蒸发室里面的部分液态麻醉药可能会进入旁路室，这就可能导致旁路室的麻醉药浓度高于蒸发器上浓度控制转盘设定的浓度。使用 Datex-Ohmeda Tec 或者 North American Dräger Vapor 19.1 系列蒸发器时，建议将蒸发器调至低浓度并用高流量气体冲洗，直至输出气的浓度显示不再有过多的药物（通常需要 20～30min）。Dräger Vapor 2000 系列有一个运输转盘设置（T），这种设置可以将旁路室与蒸发室隔离。Aladin 盒式蒸发器没有旁路室因此没有倾斜的风险（*Miller：Miller's Anesthesia，ed 8，p 771*）。

68. （A） 吸入麻醉药浓度的精确输送依赖于将合适的药物填装入专用蒸发器中，这种要求非常必要，主要与吸入麻醉药的效能存在差异有关。药物专用蒸发器使用分流比来决定究竟多少新鲜气体定向进入蒸发室、多少气体进入旁路室。

表 1-4　蒸汽压、麻醉药蒸汽压和分流比

	氟烷	七氟烷	异氟烷	安氟烷
20℃蒸汽压	243mmHg	160mmHg	240mmHg	172mmHg
VP/（BP－VP）	0.47	0.27	0.47	0.29
挥发灌为 1% 时的蒸汽分流比	1：47	1：27	1：47	1：29

BP，血压；VP，蒸汽压

这个表格显示：当通过蒸发室的新鲜气体成倍增加时（新鲜气体为 ml/min），分流比的计算（分数）会忽略挥发灌中麻醉药蒸汽的输出（ml/min）。把这个分数乘以 100，等于挥发性麻醉药为 1% 时的分流比。例如当异氟烷蒸发器设定输出浓度为 1%，相当于 1 份新鲜气体通过蒸发室，而 47 份新鲜气体通过旁路室。当像七氟烷（或淘汰的恩氟烷）这样可溶性低的挥发性麻醉药放入异氟烷（或氟烷）的蒸发器中，输出的体积百分比将低于预期，具体低多少可通过简单比较其分流比 27/47 或者 0.6 来确定。美国已经不再使用氟烷和恩氟烷，不过旧的氟烷和恩氟烷蒸发器在世界其他地方仍在使用，依然可精确地输送异氟烷和七氟烷（译者注：如果方法得当，可以通过氟烷或恩氟烷蒸发器来输送异氟烷或七氟烷，但不建议在中国这样做）（*Ehrenwerth：Anesthesia Equipment：Principles and Applications，ed 2，pp 72-73*）。

69. （C） 异氟烷挥发灌输出浓度为 2%，新鲜气体流量为 4L/min 时，每分钟约消耗 80ml 异氟烷。

表 1-5　每毫升液体挥发性麻醉剂的蒸汽量

	氟烷	安氟烷	异氟烷	七氟烷	地氟烷
20℃每毫升产生的蒸汽（ml）	226	196	195	182	207

1ml 液体异氟烷可产生 195ml 的麻醉蒸汽，进行下列计算：（195ml 蒸汽/1ml 液体异氟烷）×150ml 液体异氟烷＝29 250ml 异氟烷蒸汽，之后用 29250ml÷80ml/min＝365min，365min 大约 6h（*Ehrenwerth：Anesthesia Equipment：Principles and Applications，ed 2，pp 65-70*）。

70. （C） 人类耳朵感知声音的频率在 20Hz～20kHz 范围。超过 20kHz 即为超声频率，人耳无法听见（ultra 在拉丁语中指"超出"或"在很远的一侧"）。局部麻醉时，用于成像的超声频率在 2.5～10MHz。波长与频率成反比 [例如，λ＝C/f（λ＝波长，C＝穿过组织的声速或 1540m/s，f＝频率）]，波长（以 mm 为单位）可通过多普勒频率（以 MHz 为单位）除以 1.54 来进行计算。穿透组织需要 200～400 倍的波长，分辨率是两倍的波长。因此，3MHz（波长 0.51mm）的频率将具有 1mm 的分辨率和高达 100～200mm（10～20cm）的穿透能力。而与 10MHz（波长 0.15mm）相对应的分辨率为 0.3mm，但穿透深度不超过 60～120mm（6～12cm）（*Miller：*

Miller's Anesthesia，*ed 8*，*pp 1398-1405*；*Butterworth*：*Morgan & Mikhail's Clinical Anesthesiology*，*ed 5*，*p 979*）。

71.（A）"微电击"（microshock）是指位于或靠近心脏的电击。低至 $100\mu A$ 的电流通过心脏时即可产生心室颤动（室颤）。起搏器电极、中心静脉导管、肺动脉导管和心脏内的其他设备是微电击产生的前提条件。因为电源隔离监测仪的报警阈值是 2mA（$2000\mu A$），所以其不能防止微电击的发生（*Miller*：*Miller's Anesthesia*，*ed 8*，*p 3226*）。

72.（D）全身麻醉过程中发生术中知晓或记忆十分罕见（总发生率为 0.2%，产科为 0.4%，心脏外科为 1%～1.5%）。有报告显示严重创伤手术中术中知晓的发生率高达 43%。通过脑电图的动态变化可以识别麻醉深度的变化，但基于现有设备的灵敏性和特异性原因，目前尚没有哪项监测手段可以作为单独的麻醉深度判定指标。虽然脑电双频指数监测可以减少术中知晓发生的风险，但也像本题中的其他选项及患者体动反应一样，并不能完全排除术中知晓（*Miller*：*Miller's Anesthesia*，*ed 8*，*pp 1527-1528*）。

73.（D）以 5L/min（0.5L/次，10 次/分）和 2L/min 的分钟通气量驱动呼吸机，总氧气消耗量为 7L/min，充满的"E"型号储气钢瓶中含有氧气 625L。储气钢瓶容量的 90%（≈560L）输送后，呼吸机将无法驱动。在 7L/min 的速率下这个供氧过程将持续约 80min（*Miller*：*Basics of Anesthesia*，*ed 6*，*pp 201*，*209*；*Ehrenwerth*：*Anesthesia Equipment*：*Principles and Applications*，*ed 2*，*pp 29-33*，*37*；*Butterworth*：*Morgan & Mikhail's Clinical Anesthesiology*，*ed 5*，*pp 10-11*）。

74.（C）在祛除引起高气道峰压的可逆因素后（例如气管内导管堵塞、插入主支气管或支气管痉挛），调整呼吸机参数可降低气道峰压值。增加吸气流量将导致气道压上升更快并产生更高的气道峰压值。撤除 PEEP 是以损害肺泡通气为代价来降低峰值压力。将 I∶E 比从 1∶3 改至 1∶2 将使吸气时间增加 8%（吸气时间由 25% 增加至 33%），产生 VT 的时间延长，因而气道压力降低。降低 VT 至 300ml 并增加呼吸速率至 28 次/分时，分钟通气量相同但肺泡通气量不同。肺泡通气量＝频率×（VT－无效腔量），因为无效腔量相同（理想体重下约 2ml/kg），因此肺泡通气量会减少，本病例中可能达到危险的低水平。另一种选择是将容量循环通气模式改为压力循环通气模式，经过一段时间后将产生一个更为恒定的压力，而不是固定 VT 通气时的峰值压力（*Barash*：*Clinical Anesthesia*，*ed 7*，*pp 1593-1596*；*Miller*：*Miller's Anesthesia*，*ed 8*，*pp 3064-3074*）。

75.（D）医院给手术室进行中心供氧的目的是提供足够的压力和氧气流量来运行麻醉机的三个氧气组件（患者新鲜气流量、麻醉呼吸机和快速充氧阀）。麻醉机上的氧气流量计被设计为在 50psi 的氧气压力下运行，而用于紧急用途的快速充氧阀可提供每分钟 35～75L 的氧气（*Miller*：*Basics of Anesthesia*，*ed 6*，*pp 199-201*）。

76.（B）呼吸系统内同时存在层流和湍流。低流速下呼气流趋向于层流，类似一系列同心套管套叠滑动，中心内管比外围管道滑动更快。层流通常无法听见，且依赖于气体黏度。湍流速度更快，可以听见，且依赖于气体密度。气体密度可通过使用氦氧混合物来降低（*Butterworth*：*Morgan & Mikhail's Clinical Anesthesiology*，*ed 5*，*pp 54-56*）。

77.（B）麻醉工作站具有高压、中压、低压这三种回路（见问题 12 解释中的图）。高压回路是指从储气钢瓶到氧气压力调节器这部分（第一级调节器），将氧气压力从 2200psi 降至 45psi。中压回路的管道压力约 50～55psi，气体进入第二级压力调节器，然后压力降至 14～26psi（取决于机器）。低压回路包括从流量计、蒸发器多歧管、蒸发器及蒸发器单向阀到共同气体出口这部分。快速充氧开关位于中压回路中并绕过低压回路（*Ehrenwerth*：*Anesthesia Equipment*：*Principles and Applications*，*ed 2*，*pp 34-36*；*Miller*：*Basics of Anesthesia*，*ed 6*，*p 200*）。

78.（C） 在这题中应注意两个主要问题。第一个明显的问题是 4％的吸入氧浓度，如果进入麻醉机的气体没有问题，那么不可能出现该浓度，除非氧气分析仪发生故障。考虑到低氧混合气体的可怕后果，我们必须先假定氧气分析仪是正确的，该前提下考虑氧气管道内混入了其他气体。第二个问题，题中氧气管道压力为 65psi。管道压力通常约 50～55psi，但如果氧气储气瓶被打开，来自储气瓶的压力可以减低至 45psi。从氧气瓶输送氧气给患者，管道压力必须小于 45psi，本病例中只有断开管道才会将压力降至相应水平。虽然我们很少会考虑医院输气管道故障，但一项对超过 200 家医院的调查显示，约 33％的医院曾发生过输气管道问题。最常见的管道问题是低压，其次是高压和极少见的输气管道交叉（*Ehrenwerth：Anesthesia Equipment：Principles and Applications，ed 2，p 34；Miller：Miller's Anesthesia，ed 8，p 756*）。

79.（D） 目前有多种方法监测心脏电活动。手术室里常使用五导联心电图系统，每根导联连接一侧肢体，第五导联连接心前区。放置在心前区的 V_5 导联（位于腋前线第五肋间隙）描记出 V_5 波形，与标准 II 导联结合使用，最常用于发现心肌缺血（*Miller：Miller's Anesthesia，ed 8，pp 1429-1434*）。

80.（A） 参见问题 36。直径指数安全系统为医院医用气体管道和连接麻醉机的管道提供特定口径且不可互换的接口。轴针指数安全系统在麻醉机背面的支架接口上有两个不同排序的金属轴针，每种排序用于特定的储气钢瓶。蒸发器通常有特定加药装置连接于麻醉药瓶和蒸发器，没有配备专用加药装置的蒸发器偶尔会填装错误的麻醉药（*Butterworth：Morgan & Mikhail's Clinical Anesthesiology，ed 5，pp 49-50*）。

81.（C） 氢氧化钙石灰里不含有存在于碱石灰（即 NaOH 和 KOH）中的一价羟基。七氟烷在 NaOH 或 KOH 存在的情况下会被降解成微量的化合物 A，高浓度化合物 A 对大鼠具有肾毒性。碱石灰通常含有约 13％～15％的水，如果碱石灰发生脱水（碱石灰含水量<5％，发生于麻醉机长时间不使用或者有新鲜气流持续通过时），并与目前常用的吸入麻醉药（异氟烷，七氟烷，特别是地氟烷）接触则会产生 CO。而如果使用氢氧化钙石灰，化合物 A 和 CO 均不会产生。当使用的碱石灰和钙石灰颗粒即将耗尽时，指示剂会由白色变成紫色。氢氧化钙石灰的两个主要缺点是价格昂贵和吸收能力只有碱石灰的一半（10.2L CO_2/100g 的氢氧化钙石灰与 26L CO_2/100g 的碱石灰）（*Miller：Miller's Anesthesia，ed 8，pp 787-789；Butterworth：Morgan & Mikhail's Clinical Anesthesiology，ed 5，pp 36-38；Miller：Basics of Anesthesia，ed 6，pp 212-214*）。

82.（B） 直接有创动脉血压监测的目的是提供类似于从袖带获得的间断无创血压的连续动脉血压，同时还可用于动脉采血。动脉血压波形反映动脉实际压力和来自于测量系统（如导管、管道、旋塞阀和放大器）的失真情况。尽管通常情况下信号准确，但有时仍会出现欠阻尼或过阻尼的信号。出现欠阻尼信号的情况下，如本病例中，会夸大测量读数（脉压增宽）；而出现过阻尼信号时读数将减小（脉压变窄）。但是，在欠阻尼和过阻尼信号下平均 BP 往往是准确的（*Miller：Miller's Anesthesia，ed 8，pp 1347-1359*）。

83.（D） 重复吸入呼出气（如开放的呼气/吸气活瓣卡住）、CO_2 吸收剂不能祛除 CO_2（如 CO_2 吸收剂耗竭或通过旁路绕开 CO_2 吸收剂——有些老式麻醉机有这种功能选择）或供应气体中混入 CO_2（罕见于现代麻醉机）均可增加 CO_2 的吸入。腹腔镜手术期间，使用 CO_2 气腹时，CO_2 的吸收增加，但不会引起吸入气中 CO_2 的增加（*Miller：Miller's Anesthesia，ed 8，pp 1551-1559；Butterworth：Morgan & Mikhail's Clinical Anesthesiology，ed 5，p 42*）。

84.（B）

85.（A）

86.（D） 医用气体钢瓶通过颜色进行标识，但不同国家可能颜色不同。在美国，如果是两种混合气体，那么气罐将标有两个相应的颜色。例如，储有氧气和氦气的气罐为绿色和棕色。唯一例外的混合气体配色方案是氧气按照 19.5%～23.5% 的比例与氮气混合时，颜色是固态黄色（空气）。(*Ehrenwerth：Anesthesia Equipment：Principles and Applications，ed 2，p 7*）。

表 1-6　气体颜色标码

气体	美国	国际
空气	黄色	白色和黑色
CO_2	灰色	灰色
氦气	棕色	棕色
氮气	黑色	黑色
N_2O	蓝色	蓝色
O_2	绿色	白色

Data from Ehrenwerth J，Eisenkraft JB，Berry JM：Anesthesia Equipment：Principles and Applications，ed 2，Philadelphia，Saunders，2013

87.（A）

88.（D）

89.（D）

90.（F） 这里有六种 Mapleson 呼吸回路（A～F）。这些回路按照新鲜气流入口、螺纹管、面罩、储气囊和单向呼气活瓣等构件的不同排列分型。Mapleson 系统重量轻、携带方便、易于清洁；通气阻力小，而且由于较高的新鲜气体流入，可以防止呼出气体再吸入。此外，在这些呼吸回路中，输送给患者的挥发性麻醉药物和氧气浓度可精确估算。麻醉人员可以通过储气囊进行辅助或控制通气。单向呼气活瓣的功能是引导新鲜气体输送给患者，同时将呼出气体排出回路。在 Mapleson A 呼吸回路中，单向呼气活瓣靠近患者端，新鲜气流入口在储气囊近端，这种排列对于自主呼吸期间排出 CO_2 最为有效。但是，当人工挤压储气囊时单向活瓣必须拧紧以产生正压通气，辅助呼吸或控制呼吸时这种呼吸回路在防止 CO_2 重复吸入方面的效率较低。Mapleson D 呼吸回路与 Mapleson A 呼吸回路类似，只是新鲜气流入口和单向呼气活瓣的位置互换。无论患者自主呼吸或控制通气，新鲜气流入口靠近患者端的排列均可发挥高效排出 CO_2 的效果。Bain 麻醉呼吸回路是 Mapleson D 回路的同轴管道改良版本，包括新鲜气流从呼吸波纹管内的一个细管流入回路。Jackson-Rees 呼吸回路是 Mapleson E 呼吸回路的改良版，被称作为 Mapleson F 呼吸回路。Mapleson F 呼吸回路中，可调单向呼气活瓣成为储气囊的一部分，新鲜气流入口靠近患者端。这种排列方式便于进行辅助或控制通气，而且自主呼吸时可以通过呼吸囊的运动来监测通气（*Ehrenwerth：Anesthesia Equipment：Principles and Applications，ed 2，pp 109-117；Miller：Miller's Anesthesia，ed 8，pp 780-781*）。

第 2 章

呼吸生理学与危重症医学

（刘美玉　张建峰译　马　铃　韩　宁审校）

说明（91～168 题）：本部分的每个问题后面分别有四个备选答案，请选择其中一个最佳答案。

91. 一位 29 岁的男性患者，因药物过量进入重症监护治疗病房（intensive care unit，ICU）。给予患者呼吸机治疗，参数设置为潮气量（tidal volume，V_T）750ml，呼吸频率 10 次/分。患者没有自主吸气动作。测得分钟通气量是 6L，气道峰压为 30cm H_2O。这台呼吸机通气回路的压缩系数是多少

A. 2ml/(cmH_2O)

B. 3ml/(cmH_2O)

C. 4ml/(cmH_2O)

D. 5ml/(cmH_2O)

92. 一位 62 岁患者，在进行择期腹主动脉瘤修复术后被送往 ICU。患者的生命体征平稳，但需要输注硝普钠 10μg/（kg·min）以维持收缩压低于 110mmHg。在以呼吸频率为 12 次/分、FiO_2 为 0.60 的控制通气情况下 SpO_2 为 98%。3 天后，脉搏血氧饱和度监测仪显示患者的 SpO_2 降低至 85%。胸部 X 线片和体格检查结果无明显变化。以下哪项最有可能解释这种低氧现象

A. 氰化物毒性

B. 硫氰酸盐的毒性

C. 高铁血红蛋白症

D. 硫代硫酸盐的毒性

93. 下列哪一项呼吸参数最大时是预防术后肺部并发症的最重要因素

A. 潮气量（tidal volume，V_T）

B. 补吸气量

C. 肺活量

D. 功能残气量（functional residual capacity，FRC）

94. 一位 83 岁女性患者，冠状动脉手术后收住 ICU。置入肺动脉导管测得数据如下：中心静脉压（central venous pressure，CVP）5mmHg，心排血量（cardiac output，CO）4.0L/min，平均动脉压（mean arterial pressure，MAP）90mmHg，平均肺动脉压（mean pulmonary artery pressure，PAP）20mmHg，肺动脉楔压（pulmonary artery occlusion pressure，PAOP）12mmHg，心率 90 次/分。计算该患者的肺血管阻力（pulmonary vascular resistance，PVR）为多少

A. 40（dyne·s）/cm^5

B. 80（dyne·s）/cm^5

C. 160（dyne·s）/cm^5

D. 200（dyne·s）/cm^5

95. 一位 72 岁男性患者，12 个月前曾有心肌梗死病史，拟择期在全麻下行腹主动脉瘤（长度为 6cm）修补术。以下哪个是该患者再次发生心肌梗死的最高危时间

A. 主动脉阻断期间

B. 主动脉阻断解除时

C. 术后 24h

D. 术后第 3 天

96. 一位身高 200cm（6 英尺 6 英寸）、体重 100kg 的男性，其体重指数（body mass index，BMI）是多少

A. 20

B. 25

C. 30

D. 35

97. FEV_1/FVC 的正常值是

A. 0.95

B. 0.80

C. 0.60

D. 0.50

98. 一位不稳定患者直流电（direct current，DC）复律无效，表明该患者**不伴有**以下哪一种情况
- A. 预激综合征（Wolff-Parkinson-White syndrome）患者室上性心动过速发作
- B. 心房扑动
- C. 多源性房性心动过速（multifocal atrial tachycardia，MAT）
- D. 新发心房颤动

99. 呼吸暂停的第 1 分钟内 $PaCO_2$ 将会上升
- A. 2mmHg/min
- B. 4mmHg/min
- C. 6mmHg/min
- D. 8mmHg/min

100. 下列哪项**不是**全胃肠外营养（total parenteral nutrition，TPN）的潜在并发症
- A. 酮症酸中毒
- B. 高血糖
- C. 低血糖
- D. 低磷酸盐血症

101. 一位 70kg 成人的氧气需要量是多少
- A. 150ml/min
- B. 250ml/min
- C. 350ml/min
- D. 450ml/min

102. FRC 的组成包括
- A. 补呼气量和残气量
- B. 补吸气量和残气量
- C. 吸气量和肺活量
- D. 呼气量和 VT

103. 关于分钟通气量（minute ventilation，V_E）、无效腔通气量（dead space ventilation，V_D）和 $PaCO_2$ 之间的关系，下面哪一个表述正确
- A. 如果 V_E 不变而 V_D 升高，$PaCO_2$ 升高
- B. 如果 V_E 不变而 V_D 升高，$PaCO_2$ 降低
- C. 如果 V_D 不变而 V_E 升高，$PaCO_2$ 升高
- D. 如果 V_D 不变而 V_E 降低，$PaCO_2$ 降低

104. 一位 22 岁闭合性脑外伤患者，从 ICU 被送至手术室拟行硬脑膜螺钉放置术。血红蛋白为 15g/dl。诱导前即刻血气分析显示 PaO_2 120mmHg，动脉氧饱和度 100%。诱导后 PaO_2 升至 150mmHg，饱和度保持不变。请问患者血中氧含量如何变化
- A. 升高 10%
- B. 升高 5%
- C. 升高小于 1%
- D. 缺乏 $PaCO_2$ 数据，无法确定血中氧含量

105. 吸入 CO_2 可使分钟通气量（V_E）升高，具体情况是
- A. $PaCO_2$ 每升高 1mmHg 可使 V_E 升高 0.5～1L/min
- B. $PaCO_2$ 每升高 1mmHg 可使 V_E 升高 2～3L/min
- C. $PaCO_2$ 每升高 1mmHg 可使 V_E 升高 3～5L/min
- D. $PaCO_2$ 每升高 1mmHg 可使 V_E 升高 5～10L/min

106. 如果血红蛋白为 10g/dl，PaO_2 为 60mmHg，SaO_2 为 90%，全血中的氧含量是多少
- A. 10ml/dl
- B. 12.5ml/dl
- C. 15ml/dl
- D. 17.5ml/dl

107. 下列因素可导致双波长脉搏氧饱和度仪读数发生错误，**除了**
- A. 碳氧血红蛋白
- B. 亚甲蓝
- C. 胎儿血红蛋白
- D. 高铁血红蛋白

108.

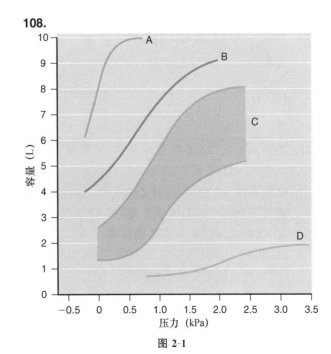

图 2-1

图中所示曲线 D 代表

A. 肺气肿

B. 慢性支气管炎

C. 正常肺

D. 肺纤维化

109. 正常成人血红蛋白的 P_{50} 大约为

A. 15mmHg

B. 25mmHg

C. 35mmHg

D. 45mmHg

110. 正常呼吸，V_T 为 500ml，跨肺压力从 0cmH_2O 增加至 5cmH_2O，跨肺压和 V_T 的乘积为 2500cm H_2O-ml。这种呼吸中压力-容积关系的表达一般用于测定下列哪个呼吸力学参数

A. 肺顺应性

B. 气道阻力

C. 肺弹性阻力

D. 呼吸功

111. 一位 69 岁男性患者，在全麻下行腹主动脉瘤修补手术，置入肺动脉导管。在主动脉阻断前混合静脉血氧饱和度从 75% 降低至 60%。下列选项可解释这种混合静脉血氧饱和度下降的情况，**除了**

A. 低血容量

B. 出血

C. 充血性心力衰竭

D. 脓毒血症

112. 成人（70kg）正常肺活量是多少

A. 1L

B. 2L

C. 5L

D. 7L

113. 消防队员在房间里发现一位 32 岁的男子，意识消失，且吸入 0.1% 的 CO 较长时间。其呼吸频率为 42 次/分，但并未发绀。一氧化碳通过下列哪个机制增加患者的分钟通气量

A. 使血红蛋白氧解离曲线左移

B. 增加 CO_2 的产生

C. 导致乳酸酸中毒

D. 降低 PaO_2

114. $PaCO_2$ 突然升高 10mmHg，pH 值将降低多少

A. 0.01pH 单位

B. 0.02pH 单位

C. 0.04pH 单位

D. 0.08pH 单位

115. 在 ICU，你作为主管医师负责治疗一例休克患者。充分液体复苏后，你决定使用血管活性药物，下列选项输注初速率均正确，**除了**

A. 多巴胺 2~10μg/（kg·min）

B. 去甲肾上腺素 0.1~0.5μg/（kg·min）

C. 血管加压素 0.01~0.04units/（kg·min）

D. 以上均不是；上述均为合理的初始剂量

116. 一位 44 岁患者，过度通气 48h 致使 $PaCO_2$ 达到 24mmHg。你认为此时 $[HCO_3^-]$ 值会是多少（正常 $[HCO_3^-]$ 为 24mEq/L）

A. 10mEq/L

B. 12mEq/L

C. 14mEq/L

D. 16mEq/L

117. 下图描记的是哪种通气模式

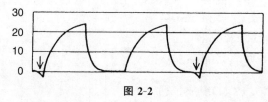

图 2-2

A. 自主呼吸

B. 控制通气

C. 辅助通气

D. 辅助/控制通气

118. 35 岁的病态肥胖患者，接受胃旁路手术后出院。4 天后她因摔倒脚踝扭伤再次入院。在急救室（emergency room，ER）检查发现存在心房颤动和低血压，但患者仅主诉腿疼。收治入院时体温为 38.6℃、心率 105 次/分。下一步对其心律失常的处理是

A. 伊布利特（ibutilide）

B. 普鲁卡因胺

C. 超声心动图检查

D. 直流电复律

119. 镰状细胞血红蛋白的 P_{50} 是多少

A. 19mmHg

B. 26mmHg

C. 31mmHg

D. 35mmHg

120. 来自于 ARDS 网络试验（ARDS network trial，ARDSNet）的数据显示其死亡率增加的原因是

A. 剪切力损伤

B. 容积伤

C. 气压伤

D. 吸入一氧化氮

121. 以下哪一个是气体通过脂质膜扩散的 Fick 定律的正确数学表达式（$\dot{V}$＝扩散速率，D 为气体扩散系数，A＝膜的面积，P_1-P_2＝气体的跨膜分压梯度，T＝膜的厚度）

A. $\dot{V}=D\times\dfrac{A\times T}{P_1-P_2}$

B. $\dot{V}=\dfrac{A\times T}{D(P_1-P_2)}$

C. $\dot{V}=D\times\dfrac{A(P_1-P_2)}{T}$

D. $\dot{V}=D\times\dfrac{T(P_1-P_2)}{A}$

122. 与年轻患者相比，下列指标在老年患者中均有减少，**除了**

A. 闭合容积

B. FEV_1

C. 对高碳酸血症的通气反应

D. 肺活量

123. 基于以下数据计算 V_D/V_T 比值（生理无效腔通气）：$PaCO_2$ 45mmHg，混合呼出气 CO_2 张力（mixed expired CO_2 tension，P_ECO_2）30mmHg

A. 0.1

B. 0.2

C. 0.3

D. 0.4

124. 下列关于直立体位时肺 O_2 和 CO_2 的分布哪项**正确**

A. 肺尖 PaO_2 比肺底高

B. 肺尖 $PaCO_2$ 比肺底高

C. 肺尖 PaO_2 和 $PaCO_2$ 比肺底高

D. 肺底 PaO_2 和 $PaCO_2$ 比肺尖高

125. 下列哪一种酸碱失衡是**最不容易**被代偿的

A. 代谢性碱中毒

B. 呼吸性碱中毒

C. 阴离子间隙增加的代谢性酸中毒

D. 正常阴离子间隙的代谢性酸中毒

126. 在科罗拉多州的丹佛市，患者呼吸室内空气的情况下 P_AO_2（计算出）是多少（假设大气压 630mmHg，呼吸熵是 0.8，$PaCO_2$ 是 34mmHg）

A. 80mmHg

B. 90mmHg

C. 100mmHg

D. 110mmHg

127. 下列哪个部位静脉血样本与 PaO_2 和 $PaCO_2$ 最接近

A. 颈静脉

B. 锁骨下静脉

C. 肘前静脉

D. 温暖手部的手背静脉

128. 下列哪项肺功能检查对患者配合程度的依赖最少

A. 第 1 秒用力呼气量（FEV_1）

B. 用力肺活量（FVC）

C. 呼气中期流量 800～1200ml

D. 呼气中段流速 25%～75%

129. 一位 33 岁女性，因吸入烟雾在急诊室进行治疗，该患者碳氧血红蛋白含量为 20%。下列与一氧化碳中毒诊断**最不一致**的是

A. 发绀

B. 吸入气体为空气时动脉血气（arterial blood gases，ABGs）PaO_2 105mmHg，氧饱和度 80%

C. 双波长脉搏血氧氧饱和度为 98%

D. 氧合血红蛋白解离曲线严重左移

130. 一位患者吸入 100% 氧气时 P_AO_2 与 PaO_2 的差值为 240mmHg，该患者在肺部未经氧合的那部分分流量（即肺内分流）占心排血量的百分比是多少

A. 5%

B. 12%

C. 17%

D. 20%

131. 下面选项**除哪个外**，均可改变 CO_2-通气反应曲线的位置或斜率
A. 低氧血症
B. 芬太尼
C. N_2O
D. 氯胺酮

132. 下列关于在直立体位时肺泡通气（alveolar ventilation，VA）分布的描述哪项正确
A. VA 分布不依赖体位
B. 肺尖肺泡（非依赖区肺泡）比肺底肺泡通气更好
C. 全肺通气均等
D. 肺底肺泡（依赖区肺泡）比肺尖肺泡通气更好

133. 静息状态下，成人呼吸作功需消耗整体氧耗量的多少
A. 2%
B. 5%
C. 10%
D. 20%

134. 70kg 的成年男性，解剖无效腔是
A. 50ml
B. 150ml
C. 250ml
D. 500ml

135. 体内最重要的缓冲系统是
A. 血红蛋白
B. 血浆蛋白
C. 磷酸盐
D. $[HCO_3^-]$

136. pH 降低 0.1 将会引起
A. 血钾浓度 $[K^+]$ 降低 0.6mEq/L
B. $[K^+]$ 降低 1.2mEq/L
C. $[K^+]$ 升高 0.6mEq/L
D. $[K^+]$ 升高 1.2mEq/L

137. $[HCO_3^-]$ 升高 10mEq/L，将会引起 pH 升高
A. 0.10 pH 单位
B. 0.15 pH 单位
C. 0.20 pH 单位
D. 0.25 pH 单位

138. 一位女性溃疡性结肠炎患者，年龄 28 岁，体重 70kg，在全麻下行结肠切除术及回肠造口术。患者行机械通气，参数设置如下：分钟通气量（$\dot{V}_E$）5000ml，呼吸频率 10 次/分。如果 $\dot{V}_E$ 不变，当呼吸频率由 10 次/分升至 20 次/分时，$\dot{V}_A$ 如何变化
A. 增加 500ml
B. 增加 1000ml
C. 减少 750ml
D. 减少 1500ml

139. 下列**除哪项外**，其他选项都能使血红蛋白解离曲线右移
A. 挥发性麻醉药
B. PaO_2 降低
C. pH 降低
D. 温度升高

140. 当患者吸入 $100\%O_2$ 时，碳氧血红蛋白的半衰期是
A. 5min
B. 1h
C. 2h
D. 4h

141. 在 ICU 气管插管的患者中，长时间（数天）使用丙泊酚的一项潜在并发症是
A. 酸中毒
B. 快速耐受
C. 高血糖
D. 心动过缓

142. 一位患有 1 型糖尿病的 17 岁患者，既往有肾衰竭病史，在术前等候区等待急性阑尾炎手术。动脉血气结果如下：PaO_2 88mmHg，$PaCO_2$ 32mmHg，pH 7.2，$[HCO_3^-]$ 12，$[Cl^-]$ 115mEq/L，$[Na^+]$ 138mEq/L，血糖 251mg/dl。该患者酸中毒的最可能原因是
A. 肾小管性酸中毒
B. 乳酸酸中毒
C. 糖尿病酮症酸中毒
D. 阿司匹林过量

143. 下列**除哪项**方法外均可用于减少中心静脉导管感染
A. 利用导丝每 3～4 天更换 1 次中心静脉导管

B. 对可能长时间留置导管的患者，用米诺环素/利福平涂层导管（minocycline/rifampin impregnated catheters）代替氯己定/磺胺嘧啶银涂层导管（chlorhexidine/silver sulfadiazine impregnated catheters）

C. 行锁骨下静脉穿刺代替颈内静脉穿刺

D. 使用单腔导管代替多腔导管

144. 下列**除哪项外**均为沙林神经毒气中毒的症状

A. 腹泻

B. 排尿

C. 瞳孔散大

D. 流泪

145. 拔除中心静脉导管时，下列哪项**最不易**引起静脉气体栓塞

A. 自然呼吸，头高位

B. 自然呼吸，平卧位

C. 自然呼吸，头低足高位

D. 机械通气，头低足高位

146. 下列哪项副作用**不是**由呼吸性或代谢性酸中毒引起

A. 颅内压增加

B. 血管收缩

C. 肺血管阻力增加

D. 血钾浓度增高

147. 气管插管（endotracheal tube，ETT）时进入右侧主支气管内，下列哪项措施最不可能增加动脉氧饱和度（患者肺功能正常）

A. 肺动脉导管球囊充气（位于左侧肺动脉内）

B. 将血红蛋白从 8mg/dl 增加至 12mg/dl

C. 将 FiO_2 从 0.8 增加至 1.0

D. 将心排血量从 2L/min 增加至 5L/min

148. 一位体重为 100kg 的患者，行 4 支血管冠状动脉旁路移植术后 24h。下列哪项参数符合成功拔管的条件

A. 通气量 2.5L

B. $PaCO_2$ 44mmHg

C. 最大吸气压力 −38cmH$_2$O

D. 以上所有

149. 下列哪项可使氧合血红蛋白解离曲线右移

A. 高铁血红蛋白血症

B. 碳氧血红蛋白血症

C. 低体温

D. 妊娠

150. 一位 24 岁男性患者，因交通事故 1h 后被送往手术室拟行手术治疗，该患者伴有 C_7 脊髓横断及脾破裂。考虑到该患者的神经损伤，麻醉的注意事项包括

A. 应用琥珀酰胆碱可引起高钾血症

B. 置入尿管有引起自主神经高反射的风险

C. 发生低温的风险增加

D. 以上所有选项

151. 一位 37 岁患者，因外伤导致颅脑损伤，在 ICU 出现多尿、血钠浓度 159mEq/L，与什么病理状态有关

A. 抗利尿激素分泌异常综合征（syndrome of inappropriate antidiuretic hormone，SIADH）

B. 糖尿病

C. 糖尿病性尿崩症

D. 脑性盐耗综合征

152. 下列哪种药物是处理严重酸中毒时低血压的最好选择

A. 去甲肾上腺素

B. 肾上腺素

C. 去氧肾上腺素

D. 血管加压素

153. 用红外线光度计测量 $P_{ET}CO_2$ 是 35mmHg，同时采血测得的动脉血 $PaCO_2$ 是 45mmHg。下列哪项解释**最不合理**

A. 病态肥胖症

B. 肺栓塞

C. 肺内分流

D. 慢性阻塞性肺疾病（chronic obstructive pulmonary disease，COPD）

154. 一位 48 岁男性患者，因脊柱侧凸行手术 10h，术中输入大量血制品和凝血因子；术后进入 ICU，怀疑有输血相关的急性肺损伤（transfusion-related acute lung injury，TRALI）发生。下列哪项与 TRALI 的诊断**不符**

A. 发热

B. 肺泡-动脉（A-a）氧分压差 25mmHg

C. 症状出现后中性粒细胞计数急性升高

D. 双肺浸润

155. 如果将上腔静脉（superior vena cava，SVC）内的中心静脉导管回撤至导管尖端正好位于上腔静脉近端，那么导管将会位于哪个血管

A. 锁骨下静脉

B. 头臂静脉

C. 头静脉

D. 颈内静脉

156. 在不同的经皮冠状动脉支架置入（percutaneous coronary interventions，PCIs）后，抗凝治疗过程的时间存在差别。请将不同的干预措施需要阿司匹林和氯吡格雷（波立维）抗凝治疗的过程从最短时间至最长时间进行排序

A. 金属裸支架，经皮冠状动脉血管成形术（percutaneous transluminal coronary Angioplasty，PTCA），药物洗脱支架

B. 药物洗脱支架，金属裸支架，PTCA

C. PTCA，药物洗脱支架，金属裸支架

D. PTCA，金属裸支架，药物洗脱支架

157. 对婴儿、儿童及成人（新生儿除外）行基础生命支持，单一救助者行心脏按压-通气比值是

A. 10：1

B. 15：2

C. 30：2

D. 60：2

158. 下列哪项临床症状提示为不同于普通流感病毒感染的武器性炭疽暴露

A. 纵隔增宽

B. 发热、寒战、肌痛

C. 剧烈咳嗽

D. 咽炎

159. 当患者吸入氧化亚氮和氧气的混合气时，下列哪项不能解释 PaO_2 为 48mmHg

A. 混合气体氧含量低

B. 艾森门格综合征

C. 严重贫血

D. 高碳酸血症

160. 吸入异氟烷全麻下行左肝叶切除手术，动脉血气分析如下：O_2 138，CO_2 39，pH 7.38，氧饱和度 99％。同时，红外光谱仪显示 CO_2 为 26mmHg。对于由红外光谱仪和动脉血气分析所测 CO_2 的不同，最可能的解释是

A. 主支气管插管

B. 肺不张

C. 心最小静脉分流

D. 血容量过低

161. 在哪种环境下每天能量的消耗最大

A. 伴有发热的脓毒血症

B. 60％烧伤

C. 多发性骨折

D. 肝移植后 1h

162. 对胺碘酮（可达龙）**错误**的描述是

A. 降低心肌梗死后死亡率

B. 适用于对电击除颤难以复律的室性心动过速（室速）或心室颤动（室颤）

C. 副作用包括肺纤维化和甲状腺功能不全

D. 对处理尖端扭转型室性心动过速（室速）有效

163. 一位 58 岁女性患者，因原发性胆汁性肝硬化在 ICU 等待原位肝移植。对该患者置入肺动脉血氧导管后测得 S_vO_2 为 90％。对此患者出现低血压的处理，下列哪项治疗措施**最不恰当**

A. 米力农

B. 去甲肾上腺素

C. 血管加压素

D. 去氧肾上腺素

164. 下列均是以预防围术期感染为目的的外科监护治疗改善方案（Surgical Care Improvement Project，SCIP），哪项**除外**

A. 维持正常体温

B. 手术室内氧饱和度在 95％以上

C. 术前适当脱毛

D. 术后第 2 天拔除尿管

165. 一位 55 岁男性患者，因多囊性肝病进行了 8h 的右半肝切除术。该患者手术中输入了 5 个单位浓缩红细胞，1000ml 白蛋白和 6L 生理盐水。拔除气管导管后，患者被送至麻醉后恢复室（postanesthesia care unit，PACU），查血气分析示：PaO_2 135，$PaCO_2$ 44，pH 7.17，碱剩余 -11，$[HCO_3^-]$ 12，氧饱和度 97％，$[Cl^-]$ 119，$[Na^+]$ 145，

$[K^+]$ 5.6。酸中毒最可能的原因是

A. 乳酸酸中毒

B. 输入了生理盐水

C. 糖尿病酮症酸中毒

D. 肠道准备使用的聚乙二醇

166. 下列哪项**最不适合使用**无创性正压通气（noninvasive positive-pressure ventilation，NIPPV）

A. 急性呼吸窘迫综合征（acute respiratory distress syndrome，ARDS）

B. COPD 加重

C. 阻塞性睡眠呼吸暂停

D. 多发性硬化加重

167. 一位 68 岁患有哮喘的醉酒司机，因机动车交通事故被送入急诊室。对该患者行困难气管插管后，监护仪上未观测到呼气末 CO_2。**除**了下列哪项外均有可能产生这种情况

A. 错误地将气管导管插入食管

B. 忘记了对患者实行通气

C. 回路和监护仪之间的连接断开

D. 该患者同时有气胸、需要高气道压进行有效通气

168. 一位 30 岁女性患者，行 2h 的腹部手术后，因可疑脓毒症术后带气管插管被送至 ICU。3h 后，呼吸机故障，住院医师将患者与呼吸机断开，以 100% 氧气行手控通气。患者双肺呼吸音清、胸廓起伏好、ETT 内可见水汽征。此后不久，患者心率降至 30 次/分，收缩压降至 50mmHg。**除**了胸部按压，下一项应采取的措施是

A. 给予阿托品

B. 开始使用肾上腺素

C. 确定 ETT 位置

D. 使用体外起搏器

参考答案、解析及参考文献

91.（D） 将一台定容呼吸机设置为潮气量 750ml，呼吸频率为 10 次/分，应该提供的分钟通气量为 7.5L。然而实际测得的分钟通气量却只有 6L，因此必定有 1.5L 的气体在呼吸回路中被吸收，这部分容量被称为压缩容量。如果这部分压缩容量除以 10（呼吸次数/分），就可得到每次呼吸的压缩容量。该数值（ml）进一步除以气道峰压（cmH_2O），即获得实际的压缩系数，在本题中应该是 5ml/cmH_2O（*Miller：Basics of Anesthesia，ed 6，p 208；Ehrenwerth：Anesthesia Equipment Principles and Applications，p 364*）。

$$压缩系数=\frac{(\dot{V}_{设置潮气量}-\dot{V}_{测得的潮气量})/呼吸频率}{气道峰压（cmH_2O）}=5ml/（cmH_2O）$$

92.（C） 硝普钠在体内的代谢需要氧合血红蛋白（Fe^{2+}）转换成高铁血红蛋白（Fe^{3+}）。不管其真正的动脉血饱和度是多少，血液中大量高铁血红蛋白的存在将导致脉搏血氧计数显示为 85% 的氧饱和度。另外在任何正在接受硝普钠治疗的患者中也有可能出现氰化物中毒的现象。当患者出现代谢性酸中毒或尽管输注速率已经足够，但患者对硝普钠的降压效果仍然出现抵抗时应怀疑是否有氰化物中毒的可能，可以通过测量混合静脉血氧分压（译者注：原文为 PaO_2，已修改）予以证实，当出现氰化物中毒时将升高。在对肾衰竭的患者应用硝普钠治疗时，硫氰酸盐中毒也是一个潜在危险因素，硫氰酸盐中毒的患者可表现出恶心、精神错乱和骨骼肌乏力（*Miller：Miller's Anesthesia，ed 8，pp 1545，2228；Brunton：Goodman & Gilman's The Pharmacological Basis of Therapeutics，ed 12，pp 782-783*）。

93（D）（请参见 102 题的图表解答）。FRC＝补呼气量＋余气量。在术后阶段使功能残气量最大化，以确保其大于闭合气量非常重要。闭合气量是小气道开始关闭时的肺容量。因此最大化 FRC 可降低肺不张，减少动脉低氧血症和肺炎的发病率。可采取诸多方法增加患者的功能残气量，包括早期下床活动、诱发性肺量计、深呼吸、间歇正压呼吸等（*Barash：Clinical Anesthesia，ed 7，p 279*）。

94.（C）

$$PVR=\frac{(PAP_{mean}-PAOP)}{CO}\times80$$

PVR 是指肺血管阻力，PAP_{mean} 是指平均肺动脉压，PAOP 是指平均肺毛细血管阻塞压，CO 是指心排血量。

$$PVR=\frac{(20-12)}{4}\times80=160（dyne·s）/cm^5$$

PVR 的正常范围是 50～150（dyne·s）/cm^5（*Miller：Miller's Anesthesia，ed 8，pp 1460-1461*）。

95.（D） 发病机制尚未完全了解，有心肌梗死病史且需要接受手术治疗的患者最有可能在术后第三天再次发生心肌梗死（*Miller：Basics of Anesthesia，ed 6，p 385*）。

96.（B） 计算成人（年龄大于 20 岁）的 BMI 可帮助识别患者的体重情况：体重过轻（BMI＜18.5）、正常体重（BMI 18.5～24.9）、超重（BMI 25～29.9）、1 级肥胖（BMI 30～34.9）、2 级肥胖（BMI 35～39.9）、3 级肥胖（BMI 40～49.9）、超级肥胖（BMI＞50）。

$$BMI=\frac{体重（kg）}{身高^2（m）} \qquad BMI=\frac{100}{2^2}=25$$

肥胖对所有主要脏器系统均会产生影响，然而麻醉医生最关心肥胖对心、肺功能的影响。每增加 1kg 脂肪组织，心排血量必须增加大约 0.1L/min。因此肥胖患者常常有高血压，许多患者最终发展为心脏肥大和左心功能衰竭。另外肥胖患者的功能残气量减少，气道管理也变得更为困难（*Miller：Miller's Anesthesia，ed 8，pp 2200-2201*）。

97. **（B）** 1 秒用力呼气量（forced expiratory volume in 1 second，FEV_1）是指第一秒能呼出气体的总容积。正常健康成年人第 1 秒大约可以呼出用力肺活量（forced vital capacity，FVC）的 75%～85%，第 2 秒达到 94%，第 3 秒达到 97%，所以正常 FEV_1/FVC 的比值是 0.75 或更高。在阻塞性气道疾病中，FEV_1/FVC 的比值小于 70%，提示气道轻度梗阻；小于 60% 为中度梗阻；小于 50% 为严重梗阻。该比值可用来确定阻塞性气道疾病的严重程度和监测支气管扩张剂治疗后的疗效（*Barash：Clinical Anesthesia，ed 7，p 279*）。

98. **（C）** 多源性房性心动过速（MAT）是一种非折返性的异位房性节律，常见于慢性阻塞性肺疾病（chronic obstructive pulmonary disease，COPD）患者。MAT 经常和心房颤动相混淆。与心房颤动、心房扑动和阵发性室上性心动过速相比，通过直流电复律并不能将 MAT 转换为正常窦性心律。异位房性快速性心律失常不适合电复律，因为其缺乏折返机制，而折返机制是电休克治疗成功的必要条件（*Miller：Miller's Anesthesia，ed 8，pp 3191-3193*）。

99. **（C）** 发生呼吸暂停时第 1min 内 $PaCO_2$ 将会升高约 6mmHg，随后每分钟升高 3～4mmHg（*Miller：Basics of Anesthesia，ed 6，p 61*）。

100. **（A）** TPN 治疗有许多潜在并发症。需要仔细监测血糖，因为较高的血糖负荷可能使高糖血症进一步发展，从而需要胰岛素治疗；如果 TPN 突然停止（即输液关掉或输液通道的机械性阻塞）可导致低血糖。其他并发症包括电解质紊乱（如低钾血症、低磷血症、低镁血症、低钙血症）、容量超负荷、导管相关性脓毒症、肝肾功能障碍、中心静脉血栓形成和非酮症高渗性昏迷等。由于摄入过量引起 CO_2 产出增加，从而导致呼吸作功增加。这些患者的酸中毒是由于氨基酸代谢过程中 HCl 形成而导致的高氯性代谢性酸中毒。酮症酸中毒与 TPN 治疗无关（*Hines：Stoelt-ing's Anesthesia and Co-Existing Disease，ed 6，p 331*）。

101. **（B）** 成人的氧需要量为 3～4ml/（kg·min），新生儿的氧需要量为 7～9ml/（kg·min）。新生儿的肺泡通气量（alveolar ventilation，V_A）是成人的 2 倍以满足其更多的氧需要量。V_A 的增加主要通过增加呼吸频率来实现，因为 VT 和成人相似（即 7ml/kg）。虽然新生儿 CO_2 的产生也增加，但增加的 V_A 可以使 $PaCO_2$ 维持在 38～40mmHg（*Barash：Clinical Anesthesia，ed 7，pp 1181-1182*）。

102. **（A）** 全面理解呼吸生理对于我们理解局麻和全麻对呼吸机制及肺气体交换的影响这一问题非常重要。在平静呼吸末肺内存留的气体量称为功能残气量。在最大呼气末仍存留在肺内不能呼出的气体量称为余气量。余气量与功能残气量的差值即为补呼气量。因此，FRC 是补呼气量和余气量之和（*Barash：Clinical Anesthesia，ed 7，pp 278-279；Stoelting：Pharmacology and Physiology in Anesthetic Practice，ed 4，pp 776-777*）。

表 2-1　肺容积与肺容量

测量	缩写	成人正常值
潮气量	VT	500ml（6～8ml/kg）
补吸气量	IRV	3000ml
补呼气量	ERV	1200ml
余气量	RV	1200ml
深吸气量	IC	3500ml
功能残气量	FRC	2400ml

续表

测量	缩写	成人正常值
肺活量	VC	4500ml（60～70ml/kg）
第 1 秒用力呼气量	FEV_1	80%
肺总容量	TLC	5900ml

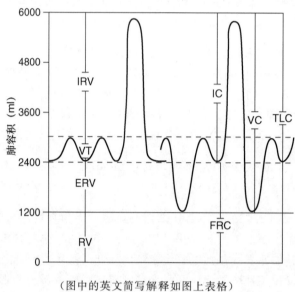

（图中的英文简写解释如图上表格）

图 2-2

103. **（A）** 在肺输送气道（不参与气体交换）内气体的容积称为解剖无效腔。进行通气但无血流灌注的肺泡（不能进行气体交换）的容积称为功能性无效腔。解剖无效腔与功能性无效腔合称为生理无效腔（physiologic dead space ventilation，V_D）。V_D 可以通过 Bohr 无效腔方程计算，如下：

$$V_D/V_T = \frac{(PaCO_2 - P_ECO_2)}{PaCO_2}$$

V_D/V_T 是 V_D 与 V_T 的比值，a 和 E 分别代表动脉血和混合呼出气体。从所给的选项中，只有第一项正确，即大量的 V_D 增加将导致 $PaCO_2$ 增加（*Barash：Clinical Anesthesia，ed 7，pp 275-277；West：Respiratory Physiology，ed 9，pp 19-21；Miller：Miller's Anesthesia，ed 8，pp 446-447*）。

104. **（C）** 血中氧含量计算公式如下：

氧含量＝1.39×［Hgb］×动脉氧饱和度＋（0.003×PaO_2）

第 1 次氧含量＝（1.39×15×1.0）＋0.003×120＝21.21ml/dl

第 2 次氧含量＝（1.39×15×1.0）＋0.003×150＝21.30ml/dl

二者相差 0.09ml/dl，氧含量的变化为 0.42%（*Miller：Basic of Anesthesiaed 6，p 57*）。

105. **（B）** 挥发性麻醉药导致通气下降的程度可通过测量静态 $PaCO_2$ 和对高碳酸血症及低氧血症的通气反应来评估，其中静态 $PaCO_2$ 是最常用的指标。然而，测量 $PaCO_2$ 升高对通气的影响则是药物对通气影响效果进行定量的最敏感方法。在非麻醉状态下的清醒患者，吸入 CO_2 能增加 V_E，$PaCO_2$ 每升高 1mmHg 可使 V_E 增加约 2～3L/min。通过该技术理论，氟烷、异氟烷、地氟烷-O_2、地氟烷-N_2O 和 N_2O 会引起剂量依赖的通气抑制（*Miller：Basics of Anesthesia，ed*

6，*pp 93-94*）。

106. (B) （参见 104 题说明）血中所含 O_2 的总量（氧含量）是溶解于血浆中的 O_2 及与血红蛋白结合 O_2 的总和。溶解于血浆中的 O_2 与血液/气体溶解度系数（0.003）和 PaO_2 的乘积成正比。O_2 与血红蛋白的结合量与饱和部分的血红蛋白直接相关。1g 血红蛋白能与 1.39ml 氧结合。氧含量的计算公式如下：

$$氧含量＝1.39×［Hgb］×SaO_2＋（0.003×PaO_2）$$

公式中［Hgb］是指血红蛋白浓度（g/dl），SaO_2 是指血红蛋白与氧结合的部分，（0.003×PaO_2）是指在血浆中溶解的氧气量。本病例中，（1.39×10×0.9）＋（0.003×60）＝12.51＋0.18＝12.69ml/dl 或大约 13ml/dl（*Miller：Basics of Anesthesia，ed 6，p 57*）。

107. (C) 除了氧合血红蛋白外，其他种类血红蛋白的存在均可通过双波长脉搏血氧仪造成错误的读数。如碳氧血红蛋白和高铁血红蛋白、亚甲蓝和吲哚菁绿及一些带颜色的指甲油均会导致读数错误。因为胎儿血红蛋白的吸收光谱类似于成人氧合血红蛋白，因此胎儿血红蛋白不会明显影响这类脉搏血氧仪的准确性。高胆红素水平对双波长脉搏血氧仪的准确性没有显著影响，但可能会引起非搏动性血氧监测仪读数发生错误性降低（*Miller：Miller's Anesthesia，ed 8，pp 1545-1547*）。

108. (D) 此图描述了肺容积与压力或顺应性的关系。1kPa 约为 $10cmH_2O$。A 曲线显示较小压力即引起较大的容量变化（如肺气肿）。B 线表示慢性支气管炎或哮喘。C 线与正常的肺顺应性相似，但容量增加。D 线表示顺应性极差的肺，如纤维化和 ARDS（*Miller：Miller's Anesthesia，ed 8，pp 447-448*）。

109. (B) P_{50} 是指血红蛋白氧饱和度为 50％时的氧分压。在 pH7.4、体温 37℃ 条件下，成人血红蛋白的 P_{50} 为 26mmHg（*Stoelting：Pharmacology and Physiology in Anesthetic Practice，ed 4，pp 788-789；Miller：Basics of Anesthesia，ed 6，p 56*）。

110. (D) 呼吸功是跨肺压与 V_T 的乘积，与两个因素相关：一是用来克服肺弹性阻力部分的功，另外一个是用于克服气流或气道摩擦力部分的功（*Barash：Clinical Anesthesia，ed 7，pp 266-268；Miller：Miller's Anesthesia，ed 8，p 1563*）。

111. (D) 正常混合静脉氧饱和度为 75％，包括血红蛋白浓度、动脉氧分压、心排血量、氧耗等生理因素均会影响。贫血、低氧、低心排血量和氧耗增加会使混合静脉氧饱和度降低。脓毒症期间充分扩容，心排血量增加和灌注分布异常（分布性休克）导致混合静脉氧饱和度升高。混合静脉氧饱和度（mixed venous O_2 saturation，$S\bar{v}O_2$）与许多因素相关，方程如下：

$$S\bar{v}O_2＝SaO_2-\left(\frac{\dot{V}O_2}{13.9×\dot{Q}×Hgb}\right)$$

Hgb 为血红蛋白浓度，13.9 为氧与血红蛋白（ml/10g）结合能力系数。Q 为心排血量，$\dot{V}O_2$ 为氧耗量（*Miller：Miller's Anesthesia，ed8，pp1386-1387*）。

112. (C) 尽力吸气后从肺内所呼出的最大气体量为肺活量。一名正常健康成人，肺活量为 60～70ml/kg。70kg 的患者，肺活量大约为 5L（*Stoelting：Pharmacology and Physiology in Anesthetic Practice，ed 4，p 776；Barash：Clinical Anesthesia，ed 7，p 278*）。

113. (C) 一氧化碳吸入是火灾中最常见的死亡直接原因。一氧化碳与血红蛋白的亲和力比氧气大 200 倍。因此，非常少量的一氧化碳浓度即可明显减少血液携带氧气的能力。尽管如此，PaO_2 通常正常。由于颈动脉体只对动脉氧分压发生反应，因此只有组织缺氧直到产生乳酸酸中毒时才会使分钟通气量增加（*Hines：Stoelting's Anesthesia and Co-Existing Disease*，*ed 6*，*pp 554-555*；*Miller：Miller's Anesthesia*，*ed 8*，*pp 2679-2680*；*West：Respiratory Physiology*，*ed 9*，*pp 80-82*）。

114.（D） $PaCO_2$ 超过 44mmHg 将导致呼吸性酸中毒。呼吸性酸中毒的产生是由于肺排出 CO_2 能力降低（即肺换气不足）或代谢性 CO_2 生成增加所致。$PaCO_2$ 急性增加 10mmHg 将导致 pH 减少约 0.08 单位。动脉血的酸中毒会通过颈动脉体刺激通气效应，脑脊液的酸中毒通过位于第四脑室的延髓化学感受器刺激通气。挥发性麻醉剂大大减弱颈动脉体和主动脉体介导的对酸中毒的通气反应，但几乎不影响延髓化学受体感受器介导的对脑脊液酸中毒的通气反应（*Miller：Basics of Anesthesia*，*ed 6*，*pp 339-340*，*343*）。

115.（C） 多巴胺的使用：2～5μg/（kg·min）为低剂量，中等剂量为 5～10μg/（kg·min），高剂量为 10～20μg/（kg·min）。许多学者认为，如果多巴胺输注速率需要大于 10μg/（kg·min），就应使用肾上腺素或去甲肾上腺素代替多巴胺。肾上腺素和去甲肾上腺素输注率通常从 0.1～0.5μg/（kg·min）开始。尽管许多心血管药物是基于 μg/(kg·min) 速度剂量，但血管加压素不是，其从 0.01～0.04 units/min 开始（*Ameri-can Heart Association：2010 American Heart Association Guidelines for Cardiopulmonary Resuscitation and Emergency Cardiovascular Care Science*，*pp S774-S775*；*Kaplan：Cardiac Anesthesia*，*ed 6*，*pp 1000*，*1034-1035*；*Miller：Basics of Anesthesia*，*ed 6*，*pp 675-676*）。

116.（D） 当 $PaCO_2$ 小于 36mmHg 时将出现呼吸性碱中毒。有三个机制可以解释伴有呼吸性碱中毒的 pH 值增加程度的降低。首先，$[HCO_3^-]$ 缓冲系统平衡被打破的即刻，会导致 CO_2 的产生。其次，碱中毒刺激磷酸果糖激酶的活性，加快糖酵解，从而增加丙酮酸及乳酸的产生。最后，近端和远端肾小管对 $[HCO_3^-]$ 的重吸收减少。这三种代偿机制可以导致，当 $PaCO_2$ 小于 40mmHg 时，$PaCO_2$ 每下降 10mmHg，最大可以使 $[HCO_3^-]$ 下降约 5mEq/L（*Miller：Basics of Anesthesia*，*ed 6*，*p 340*；*Butterworth：Morgan & Mikhail's Clinical Anesthesia*，*ed 5*，*pp 1154-1155*）。

117.（D） 机械通气可以通过多种模式实现，这些模式分为控制、辅助、辅助/控制、使用呼气末正压（positive end-expiratory pressure，PEEP）控制通气、辅助/控制使用间歇指令通气（intermittent mandatory ventilation，IMV）模式。因为通气中只需要患者极小的呼吸用力，所以辅助/控制机械通气模式多用于呼吸肌需要休息的患者。使用辅助/控制通气模式时，正压通气是由患者很小的呼吸用力触发。气道压力描记图显示需要辅助/控制通气患者的典型呼吸图形（*Hines：Stoelting's Anesthesia and Co-Existing Disease*，*ed 6*，*pp 207-208*）。

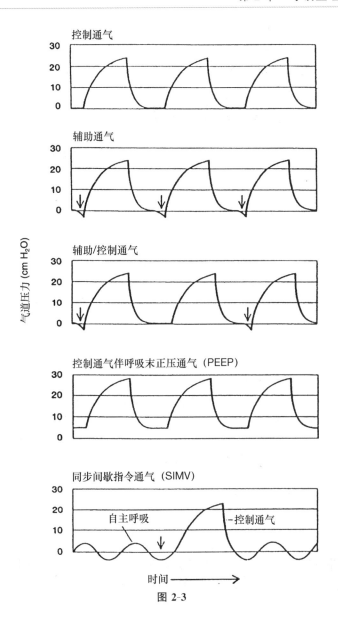

图 2-3

118. （C） 评估心动过速第一步是判定血流动力学是否稳定（严重症状或体征是由于心动过速所造成的胸痛或充血性心力衰竭）。对于不稳定的患者，应实施直流电复律来控制快速心率，而不要考虑心房颤动（房颤）的时间。该病例血流动力学稳定，因此需要考虑到房颤管理中的三个主要目标：控制心室率、评估抗凝药的必要性及复律。同时需要发现和治疗导致房颤的潜在病因。该患者发热并可能存在脱水情况，首先考虑建立静脉通路以便扩容。因为不清楚患者房颤形成的时间（48h 后转窦律可能会出现栓塞事件），因此最好在充分抗凝前避免使用伊布利特或普鲁卡因胺复律，而且抗凝需要至少维持 3 周的治疗。对于不典型的房颤，房颤的持续时间不确定，复律前需要经过心脏科会诊及经食管心脏超声检查以便排除心房栓子的存在。该患者需要心脏超声检查排除心房内栓子，并确定心室射血分数（ejection fraction，EF）。对于射血分数大于 40% 的，在足够的扩容后，使用钙通道阻滞剂、β 受体阻滞剂控制心率；对于低于 40% 的，使用地高辛、地尔硫䓬或胺碘酮 ［2010 AHA Guidelines for CPR and Emergency Cardiovascular Care：Circulation 122（Suppl 3）S750-S756］。

119. （C） P_{50} 小于 26mmHg，氧解离曲线将左移，意味着对于相应的氧分压，血红蛋白对氧有更高的亲和力。P_{50} 大于 26mmHg 时氧解离曲线右移，意味着血红蛋白与氧亲和力下降。呼吸性酸中毒、高热、高血红蛋白血症、红细胞 2,3-二磷酸甘油酯（2,3-diphosphoglycerate，2,3-DPG）

含量增高、孕妇及镰状细胞性贫血或地中海贫血导致的血红蛋白异常等代谢因素均可以导致该曲线右移；碱中毒、低体温、胎儿血红蛋白、血红蛋白种属异常（如碳氧血红蛋白、高铁血红蛋白、硫化血红蛋白）及红细胞 2,3-DPG 含量降低等会导致该曲线左移。也可参照 109 题的解析（*Miller：Miller's Anesthesia，ed 8，p 1843；West：Respiratory Physiology，ed 9，pp 79-82*）。

120. **(B)** 1967 年首次报道成人呼吸窘迫综合征（adult respiratory distress disorder，ARDS），该疾病会引起肺顺应性的下降。最初治疗 ARDS 的方法包括机械通气，呼吸参数设置为 10～15ml/kg 的潮气量配合呼吸频率以维持正常 pH 和 $PaCO_2$。2000 年，美国国立卫生研究院（National Institutes of Health，NIH）的 ARDS 网络（ARDS Network，ARDSNet）调查显示：与常规潮气量［12ml/kg 预测体重（predicted body weight，PBW）］通气治疗相比，低潮气量（6ml/kg PBW）可将患者死亡率从 40％降低至 31％。这表明大潮气量会引起肺泡高张力（如产生容量损伤或容积伤），继而引起肺泡机械损伤和全身炎症反应，该反应由于拉伸作用而不是压力（气压伤）导致炎症因子释放进入循环。由于低潮气量导致 CO_2 升高和低血氧，从而引出了允许性的低氧和高 CO_2 血症的概念。ARDS 患者也会进展为肺不张，而肺复张策略（呼吸时气道压力持续增加）用来复张塌陷的肺泡避免肺剪切力损伤。然而，肺复张呼吸策略尽管带来了短时间的高氧合，但死亡率并未改善。另一个呼吸管理技术为吸入一氧化氮（inhaled nitrous oxide，iNO），该技术可改善肺通气血流比，提高氧合。随机对照研究显示该策略的治疗效果有限，而且不能显著降低死亡率和缩短机械通气时间。需要进一步研究将 iNO 用于特定情况（如严重的肺动脉高压，右心室衰竭造成的难治性低氧血症）的治疗效果（*Miller：Basics of Anesthesia，ed 6，p 669；Miller：Miller's Anesthesia，ed 8，pp 3040-3044，3078-3079*）。

121. **(C)** 气体通过脂质膜的速率与膜面积、气体跨膜分压差及气体扩散系数成正比，而与膜厚度成反比。气体扩散系数与气体溶解度的平方根成正比，与气体分子量的平方根成反比。即为 Fick 扩散定律（*Barash：Clinical Anesthesia，ed 7，p 1147*）。

122. **(A)** 衰老与潮气量和肺容量减少及肺气体交换减少有关。可能是由于进展性的软骨硬化及肋骨间与椎体间的弹性组织替代引起的胸廓顺应性下降所致。此外，进行性脊柱后突和侧突引起肋骨和胸骨向上、向前旋转移位，进一步限制吸气相的胸廓扩张。随着年龄增长，FRC、残气量和闭合容量增高，而肺活量、肺总容量、最大呼吸能力、FEV_1 及对低氧和高碳酸血症的通气反应均会降低。除此之外，年龄相关的肺实质、肺泡表面积的改变及肺毛细血管床密度的减少亦会导致通气/血流比例失调，引起静态 PaO_2 降低（*Miller：Basics of Anesthesia，ed 6，pp 571-572；Hines：Stoelting's Anesthesia and Co-Existing Disease，ed 6，p 644*）。

123. **(C)** 生理无效腔通气可用 Bohr 方程表述（可参照 103 题的解析）：

$$V_D/V_T = \frac{45mmHg - 30mmHg}{45mmHg} = \frac{15mmHg}{45mmHg} = 0.33$$

（*Barash：Clinical Anesthesia，ed 7，pp 276-277；West：Respiratory Physiology，ed 9，pp 19-21；Miller：Miller's Anesthesia，ed 8，pp 46-467*）

124. **(A)** 肺尖通气/血流比值高于肺底。因此，重力依赖区域的肺相比非依赖区域易出现低氧和高碳酸血症。也可参照 132 题的解析（*Miller：Miller's Anesthesia，ed 8，pp 451-454；West：Respiratory Physiology，ed 9，pp 21-22，44-46*）。

125. **(A)** 低通气对代谢性碱中毒的代偿有限，因此其属于最难代偿的酸碱失衡。对代谢性碱中毒所实现的呼吸代偿较少能超过 75％。低通气对 $PaCO_2$ 大于 55mmHg 的代偿是呼吸对代谢性碱中毒最大的代偿，$PaCO_2$ 高于 55mmHg 往往提示同时合并呼吸性酸中毒（*Miller：Basics of Anes-*

thesia, *ed 6*, *p 342*）。

126.（A） 肺泡气体方程可以计算 P_AO_2，其方程式如下：

$$P_AO_2 = (P_B - 47)\, F_iO_2 - \frac{P_aCO_2}{R}$$

其中 P_B 表示大气压（mmHg），FiO_2 是吸入氧浓度分数，$PaCO_2$ 为动脉 CO_2 分压，R 为呼吸商（*Barash*：*Clinical Anesthesia*，*ed 7*，*p 277*；*West*：*Respiratory Physiology*，*ed 9*，*p 59*）。

127.（D） 当无法获得动脉样本时，可以选取"动脉化"的静脉血来评估 ABG 血气指标。由于手背静脉血中的氧消耗较少，所以该部位血液的氧含量最接近动脉血（*Stoelting*：*Basics of Anesthesia*，*ed 5*，*p 324*）。

128.（D） 肺功能检查内容分为评估患者肺通气功能和肺换气功能的参数。最简单评估肺通气的检查方法是测定 FEV_1/FVC 的比值。其他评估还包括最大呼气中期流速（FEF 25%～75%）、MVV 和流量容积曲线。这些测定最明显的弊端是需要依赖患者的配合。然而呼气中期流速（FEF 25%～75%）是从流量容积环的中间呼气部分获得，因此其属于对患者配合程度依赖最小的指标。也可参考 97 题的解析（*Barash*：*Clinical Anesthesia*，*ed 7*，*p 279*）。

129.（A） 一氧化碳与血红蛋白结合能力是 O_2 的 200 倍，这种结合使氧-血红蛋白复合物更稳定，从而阻碍氧在组织中的释放，导致氧合血红蛋白解离曲线左移。因此，正常氧分压下的低氧血红蛋白饱和度可能提示一氧化碳中毒。双波长脉氧仪不能区分碳氧血红蛋白与氧合血红蛋白，导致在高碳氧血红蛋白存在的情况下监测显示氧合血红蛋白饱和度正常。一氧化碳中毒不会发绀。可参见 113 题和 140 题的解析（*Hines*：*Stoelting's Anesthesia and Co-Existing Disease*，*ed 6*，*pp 554-555*；*Miller*：*Miller's Anesthesia*，*ed 8*，*pp 2679-2680*）。

130.（B） 心排血量经过肺循环而未参加气体交换的部分被称为肺内分流，可通过以下方程式计算：

$$\dot{Q}_s / \dot{Q}_t = \frac{Cc'_{O_2} - Ca_{O_2}}{Cc'_{O_2} - C\bar{v}_{O_2}}$$

Cc'、Ca 和 Cv_{O_2} 分别为肺毛细血管、动脉和混合静脉血氧含量。本题中虽未给出这些信息，但肺泡-动脉氧分压差可通过吸入高浓度氧进行评估，可采用肺泡-动脉氧分压差评估静脉血掺杂，其中肺内分流常占最大比例。肺泡-动脉血氧分压差每升高 20mmHg，心排血量分流量增加 1%。本例中，240/20＝12，即经肺内分流部分估计为 12%（*Miller*：*Miller's Anesthesia*，*ed 8*，*p 1557*）。

131.（D） 量化药物对通气反应最敏感的方法是测定通气对 $PaCO_2$ 增高的反应。通常情况下，所有吸入麻醉药（包括氧化亚氮）、麻醉性镇痛药、苯二氮䓬类和巴比妥类均呈剂量依赖性地抑制通气对 $PaCO_2$ 增高的反应。吸入麻醉药对 COPD 患者的抑制程度比正常患者大，因此 COPD 患者全麻复苏阶段应该监测动脉血气（arterial blood gases，ABGs）。氯胺酮对呼吸的抑制最小。氯胺酮麻醉中通常呼吸频率仅下降 2～3 次/min，患者对 $PaCO_2$ 改变所引起的通气反应正常。可参考 105 题解析（*Miller*：*Basics of Anesthesia*，*ed 6*，*pp 63-64*，*93-94*，*110*；*Miller*：*Miller's Anesthesia*，*ed 8*，*pp 691-693*）。

132.（D） （可以参考 124 题的解析）地心引力的相对方向对肺气体交换影响较大，因为重力依赖区域的肺泡随跨肺压的膨胀较非依赖区域的大（即顺应性好）。从肺顶部到底部，$\dot{V}_A$ 逐渐增加。因为肺血流比 $\dot{V}_A$ 从顶部到底部增加更多，因此通气/血流比在肺非依赖区较高，在肺依赖区较低。因此，肺在直立体位情况下，肺尖的 PaO_2 和 pH 高，而肺底部 $PaCO_2$ 较高（*Miller*：*Miller's Anesthesia*，*ed 8*，*pp 451-454*；*West*：*Respiratory Physiology*，*ed 9*，*pp 21-22*，*44-46*）。

133. (A) 呼吸功包括克服肺和胸廓的弹性回缩力、气流及气道的摩擦力所做的功。当呼吸频率、气道阻力高、肺或胸壁的顺应性降低时，呼吸作功需消耗大量能量。静息状态下的健康成年人，呼吸作功只消耗掉整体氧耗量的 $1\%\sim3\%$，但在患有肺部疾病的患者中呼吸作功所需氧耗量则可能升至 50%。也可参见 110 题解析（*Miller：Miller's Anesthesia，ed 8，p 1563*）。

134. (B) 传导气道（如气管、左右主支气管及肺叶和肺段支气管）不包括肺泡，只能起到气体传导作用而没有肺部气体交换功能，这些结构构成解剖无效腔。成人解剖无效腔约为 2ml/kg。由于吸气时肺实质对传导气道的牵张，使得解剖无效腔增加。而且，解剖无效腔也与患者的体型及姿势有关。也可参见 103 题解答（*Stoelting：Pharmacology and Physiology in Anesthetic Practice，ed 4，p 778；Barash：Clinical Anesthesia，ed 7，p 276*）。

135. (D) 体内有三大缓冲系统以平衡 pH 的变化：体液缓冲系统（即刻发挥作用）、呼吸系统（数分钟发挥作用）及肾缓冲系统（数小时至数天发挥作用）。缓冲系统是对抗 pH 变化的第一道防御系统。$[HCO_3^-]$ 缓冲系统是最重要的缓冲系统，缓冲能力占整体的 50% 以上。其他重要的缓冲系统包括血红蛋白（约占血液缓冲能力的 35%）、磷酸盐、血浆蛋白和骨骼缓冲系统（*Stoelting：Pharmacology and Physiology in Anesthetic Practice，ed 4，pp 794-799；Miller：Basics of Anesthesia，ed 6. pp 335-336*）。

136. (C) 心律失常是酸碱失衡的一个常见并发症。心律失常的原因部分是由于 pH 对心肌钾离子稳态的影响。通常情况下，pH 每降低 0.1 将会引起血钾升高约 0.6mEq/L（*Butterworth：Morgan & Mikhail's Clinical Anesthesia，ed 5，p 1149*）。

137. (B) 有几种方法可用于对 ABGs 变化进行初步解释，以便快速识别酸碱失衡类型。这些方法包括：①$PaCO_2$ 高于或低于 40mmHg 时，每变化 1mmHg，将会引起 pH 反向变化 0.008；②$[HCO_3^-]$ 低于 24mEq/L 时每降低 1mEq/L，将会引起 $PaCO_2$ 降低 1mmHg；③$[HCO_3^-]$ 从 24mEq/L 每变化 10mEq/L，将会引起 pH 同向变化约 0.15（*Butterworth：Morgan & Mikhail's Clinical Anesthesia，ed 5，pp 1146，1156-1157；Miller：Basics of Anesthesia，ed 6，pp 342-343*）。

138. (D) 当一患者 V_D 为 150ml、V_A 为 350ml（假设正常 $V_T=500ml$）、呼吸频率 10 次/分时，其 V_D 分钟通气量应该是 1500ml、V_A 分钟通气量应该是 3500ml（V_E 为 5000ml）。如果呼吸频率增加 1 倍，但 V_E 不变，那么 V_D 分钟通气量将会增加 1 倍至 3000ml、V_D 分钟通气量将会增加 1500ml、V_A 分钟通气量减少 1500ml。也可参见 103 题及 134 题解析（*Barash：Clinical Anesthesia，ed 7，pp 275-277；West：Respiratory Physiology，ed 9，pp 16-17；Miller：Miller's Anesthesia，ed 8，pp 446-447*）。

139. (B) 除了题目中所述选项外，其他因素也可使氧合血红蛋白解离曲线右移，包括妊娠及所有存在异常血红蛋白的情况，例如血红蛋白 S（镰状细胞血红蛋白）。由于未知因素所致，挥发性麻醉剂可使成人 P_{50} 增加 2mmHg 至 3.5mmHg。氧合血红蛋白解离曲线的右移将会减少 O_2 从肺泡向血红蛋白的转移，增加 O_2 从血红蛋白向外周组织的释放。参见 109 题解析（*Miller：Basics of Anesthesia，ed 6，p 56；West：Respiratory Physiology，ed 9，pp 79-82*）。

140. (B) 火灾致死最常见的直接原因是一氧化碳中毒。一氧化碳是一种无色、无味的气体，可降低 O_2 向外周组织的转运。一氧化碳中毒涉及两个机制：第一，一氧化碳与血红蛋白的亲和力是 O_2 与血红蛋白亲和力的 200 倍，会使 O_2 从血红蛋白解离出来，于是氧含量降低；第二，一氧化碳使氧合血红蛋白解离曲线左移，从而增加血红蛋白与 O_2 在外周组织的亲和力。对于一氧化碳中毒的治疗为给予 100% O_2，可使碳氧血红蛋白半衰期从吸大气时的 $4\sim6h$ 降低至吸纯氧时的 1h。3 atm 高压氧舱内吸入 100% O_2 可使其半衰期降低至 $15\sim30min$。参见 113 题及 128

题解析（*Barash*：*Clinical Anesthesia*，ed 7，pp 1515-1516；*Hines*：*Stoelting's Anesthesia and Co-Existing Disease*，ed 6，pp 554-555；*Miller*：*Miller's Anesthesia*，ed 8，pp 2679-2680）。

141.（A） 丙泊酚输注综合征是长时间（48h 以上）使用剂量≥5mg/（kg·h）［83 μg/（kg·min）］的丙泊酚时出现的一种罕见并发症。该综合征最初在儿童患者中被报道，之后在重症成年患者中也被报道。表现为：急性心力衰竭的心肌病、代谢性酸中毒、骨骼肌肌肉病变、肝肿大、高钾血症及高脂血症。该综合征的发生可能与游离脂肪酸转运至线粒体失败及线粒体呼吸链受损有关。心动过缓属于晚期征象，通常预示预后不良（*Miller*：*Miller's Anesthesia*，ed 8，p 831）。

142.（A） 计算阴离子间隙（即血浆未测阴离子）有助于判断引起代谢性酸中毒的原因。阴离子间隙＝［Na^+］－（［Cl^-］＋［HCO_3^-］），正常值在 10～12nmol/L。该病例中阴离子间隙＝138－（115＋12）＝11，在正常范围。阴离子增高型酸中毒包括乳酸性酸中毒、酮症酸中毒、急性或慢性肾衰竭酸中毒及药物性酸中毒（如水杨酸、乙二醇、甲醇）。非阴离子间隙酸中毒包括肾小管性酸中毒、液体过量酸中毒（如快速输注盐水）、胃肠道（gastrointestinal，GI）碳酸氢盐丢失（如腹泻、小肠引流）、药物导致的高钾血症及酸负荷（如氯化铵、静脉高营养）。呕吐及鼻胃管引流是代谢性碱中毒的常见因素（*Longo*：*Harrison's Principles of Internal Medicine*，ed 18，pp 365-369；*Miller*：*Basics of Anesthesia*，ed 6，pp 340-342）。

143.（A） 中心静脉导管引起的血液感染是中心静脉导管留置最常见的晚期并发症（＞5%）。目前疾病控制和预防中心（Centers for Disease Control and Prevention，CDC）指南不推荐更换中心静脉导管，而其他选项的措施均正确。而且，有证据证明使用超声可缩短置入导管的时间、减少对皮肤穿刺的次数，同时可降低感染发生率（*Miller*：*Miller's Anesthesia*，ed 8，p 1367；*O'Grady et al*：*Guidelines for the prevention of intravascular catheter-related infections. Clin Infect Dis 52*（9）：e164-e166，2011）。

144.（C） 沙林（也称作 GB）像 GA（塔崩，二甲氨基氰磷酸乙酯）、GD（索曼）、GF、VR 及 VX 一样，是一种透明的液态有机磷化物，在室温下即可蒸发。这些化学性神经毒气主要与乙酰胆碱酯酶结合，产生副交感神经过度兴奋的临床症状。用这个术语 DUMBELS ［是指腹泻（Diarrhea）、排尿（Urination）、瞳孔缩小（Miosis）、支气管分泌物增多及支气管收缩（Bronchorrhea and bronchoconstriction）、呕吐（Emesis）、流泪（Lacrimation）及唾液分泌（Salivation）］有助于记住这些症状。需注意眼部症状是瞳孔缩小（Miosis），而不是瞳孔散大（mydriasis）。其他症状与心血管系统有关，包括心动过缓、QT 间期延长及室性心律失常。这些化学物质同样影响 GABA 和 NMDA 受体，可致中枢神经系统（central nervous system，CNS）兴奋（即惊厥）（*Barash*：*Clini-cal Anesthesia*，ed 7，pp 1540-1541；*Miller*：*Miller's Anesthesia*，ed 8，p 2496）。

145.（D） 静脉气体栓塞经常发生于气体经静脉切口或静脉导管进入静脉系统。当置入或拔除中心静脉导管时，保持静脉对大气的正向压力梯度非常重要。通常采用使患者处于头低位来完成置入或拔除导管（如头低足高位）（Trendelenburg 体位）。此外，机械通气时、自主呼吸呼气时或做 Valsalva 动作时，静脉-大气压差高于患者自主呼吸吸气时（此时静脉压可能比大气压低）的压差（*Lobato*：*Complications in Anesthesiology*，pp 198-200；*Butterworth*：*Morgan & Mikhail's Clinical Anesthesia*，ed 5，p 101；*Marino's The ICU Book*，ed 4，pp 32-33）。

146.（B） 呼吸性或代谢性酸中毒引起的不良生理作用包括中枢神经系统（CNS）抑制、颅内压（intracranial pressure，ICP）增加、心血管系统抑制（该作用被儿茶酚胺分泌增加和钙离子浓度［Ca^{2+}］增高抵消）、心律失常、血管舒张、血容量不足（前毛细血管括约肌张力下降而后毛细血管括约肌张力增高的结果）、肺动脉高压及高钾血症（*Butterworth*：*Morgan & Mikhail's Clinical Anesthesia*，*ed 5*，*pp 1148-1149*；*Miller*：*Basics of Anesthesia*，*ed 6*，*p 339*）。

147. (C) 将气管导管拔出至总气管可明显增加动脉氧饱和度，也是意外支气管插管时的治疗方法之一。除了将 ETT 拔出外，所有其他选项均可有效增加单肺通气时的动脉氧饱和度。从本质上讲，任何增加静脉血氧饱和度的措施均可增加动脉氧饱和度（本题内）。正常的肺循环与体循环相通。无论从右心室射血至肺动脉的静脉血饱和度是多少，血液从肺排出时氧合几乎达 100%。单肺通气时（无论有意还是无意），血液从通气侧肺（本题是右侧）排出时充分氧合，之后与非氧合血混合。非氧合血经过有灌流但无通气侧肺，即形成肺内分流。当血液从通气侧肺（100%氧合）排出，与分流血混合时，混合血即形成，氧饱和度低于 100%，但高于混合静脉血氧饱和度。

$$SvO_2 = SaO_2 - \dot{V}O_2/\dot{Q} \times Hgb$$

SvO_2 为混合静脉血氧饱和度，SaO_2 为动脉血氧饱和度。

$$O_2 含量 = 1.39 \times [Hgb] \times SaO_2 + (0.003 \times PaO_2)$$

本题中确切的动脉血氧饱和度依赖于从右肺排出的血与从左肺排出的血之比。幸运的是，单肺通气时非通气侧肺塌陷，从而增加了该侧肺的血流阻力，由此导致血液优先进入右侧通气侧肺。第二个需考虑的是，如何使分流的血液更好地氧合。从右肺排出的"红"血与从左肺排出的"蓝"血混合，形成部分氧合的混合血。分流的"蓝"血血氧饱和度依赖于血红蛋白浓度和心排血量。从以上第一个等式可以看出，增加其中任何一项值，均可增加混合静脉血氧饱和度，最终增加单肺通气时的动脉血氧饱和度。将肺动脉导管球囊在非通气侧肺（左肺）充气，因可阻止血液进入左肺，可增加动脉血氧饱和度。因为从"工作"肺流出的血液已经充分氧合，所以将 FiO_2 从 80% 增加至 100% 对增加动脉血氧饱和度作用甚微。FiO_2 的增加可使 PaO_2 轻度增加，PaO_2 乘以 0.003（见以上第二个等式），增加量极小。换句话说，在存在肺内分流的情况下，增加 FiO_2 并不能增加动脉血氧饱和度（*Miller*：*Miller's Anesthesia*，*ed 8*，*p 1386*；*Miller*：*Basics of Anesthesia*，*ed 6*，*pp 444-445*，*636*）。

148. (D) 决定何时停止呼吸支持有赖于可测量的系列因素。指南指出，可成功停止呼吸支持的指标包括：肺活量超过 15ml/kg，动脉 PaO_2 超过 60mmHg（$FiO_2 < 0.5$），肺泡-动脉（A-a）氧分压差低于 350mmHg（$FiO_2 = 1.0$），动脉 pH 高于 7.3，$PaCO_2$ 低于 50mmHg，无效腔量/潮气量比值低于 0.6，最大吸气压力最少为 $-20cmH_2O$。除了指南所述的这些指标外，患者还应血流动力学稳定、神志清醒、定向力正常及营养状况良好（*Butterworth*：*Morgan & Mikhail's Clinical Anesthe-sia*，*ed 5*，*pp 1288*，*1297*；*Miller*：*Basics of Anesthesia*，*ed 6*，*p 667*）。

149. (D) 当发生胎儿血红蛋白血症、碱中毒、低体温、碳氧血红蛋白血症、高铁血红蛋白血症及 2,3-DPG 降低时，氧合血红蛋白解离曲线左移。血液在酸性枸橼酸葡萄糖中储存可降低 2,3-DPG 的含量，但在枸橼酸葡萄糖储存血中 2,3-DPG 变化较小。当酸中毒、体温升高、2,3-DPG 增加、使用吸入麻醉药及妊娠时，氧合血红蛋白解离曲线右移（*Butterworth*：*Morgan & Mikhail's Clinical Anesthesia*，*ed 5*，*516-517*；*Hines*：*Stoelting's Anesthesia and Co-Existing Disease*，*ed 6*，*p 415*）。

150. (C) 急性脊髓损伤时，麻醉需重点考虑的是气道管理问题，以及因脊髓横断损伤平面以下交感神经系统受损所引起的血流动力学紊乱问题。因琥珀酰胆碱所引起的高钾血症在脊髓受伤至少 24h 后才会发生。自主性反射亢进不是脊髓损伤患者的急性处理期需考虑的问题。没有证据证明，在牵引条件下清醒插管（利用纤维支气管镜）比使用直接喉镜更有优势，只要在插管时将头位与牵引力方向保持一致即可。因缺少了脊髓损伤水平以下节段的体温调节，此类患者比没有脊髓损伤的患者更容易发生低体温（*Hines*：*Stoelting's Anesthesia and Co-Existing Disease*，*ed*

6，pp 255-258）。

151. (C) 神经源性（非肾源性）尿崩症是因下丘脑、垂体柄或垂体后叶受损所引起的抗利尿激素（anti-diuretic hormone，ADH）合成或分泌减少或缺失引起。血液浓缩常常引起高钠血症。相反，SIADH 与 ADH 分泌过多有关，从而引起低钠。脑性盐耗综合征是蛛网膜下腔出血患者因脑钠钛释放过多引起。尿钠过多所导致的电解质紊乱是低钠血症。糖尿病和脊髓休克不会引起高钠血症（Longo：Harrison's Principles of Internal Medicine，ed 18，349-351；Butterworth：Morgan & Mikhail's Clinical Anesthesia，ed 5，p 1115）。

152. (D) 血管加压素，也被称为抗利尿激素，是一种由下丘脑合成、储存于垂体后叶的自然合成的肽类激素。临床用来治疗糖尿病性尿崩症，ICU 用于治疗低血压。严重脓毒症及脓毒症休克患者血管加压素含量相对减少，该类患者对血管加压素比较敏感。与儿茶酚胺类不同，血管加压素作用于不同的受体，即使在酸中毒情况下也可有效使用（Miller：Basics of Anesthesia，ed 6，p 676）。

153. (C) 分流和无效腔的概念可能存在混淆，两者均属于 V/Q 比值失调的相关因素。发生分流时，肺泡和动脉之间存在氧分压差。肺泡氧分压（Alveolar partial pressure，P_A）是根据肺泡气公式计算获得。分流所引起的 $PaCO_2$ 可代偿，即使在 V/Q 比值失调时，也通常在正常范围内。无效腔是指有通气但缺乏血流灌注的肺泡腔。在病理状态下，比如 COPD、病态肥胖及肺栓塞时，因气体进入肺泡但未经血流灌注而氧合，而致无效腔增加。这些气体未参与气体交换，只是经过无血流灌注的肺泡，从而导致肺内有血流灌注肺泡处产生的 CO_2 稀释。在这些情况下，用 CO_2 测定仪所测混合呼出气 $P_{ET}CO_2$ 将比实际 $PaCO_2$ 低（Miller：Miller's Anesthesia，ed 8，pp 444-445；Miller：Basics of Anesthesia，ed 6，pp 58-61）。

154. (C) TRALI 反应是因输入各种血液制品如血浆（如新鲜冰冻血浆）、全血、浓缩红细胞、血小板或从人血中提取的凝血因子等所引起的严重并发症。输注后 1~2h 即可确定临床诊断（但 ICU 可能在 6h 后发生）。主要特点包括 A-a 氧分压差增大、非心源性肺水肿、继发于肺隔离引起的白细胞减少症（非白细胞增多症）。TRALI 反应是输血相关致死的首要因素之一（Miller：Basics of Anesthesia，ed 6，p 637）。

155. (B) 右颈内静脉和右锁骨下静脉形成右头臂静脉；同样，左颈内静脉和左锁骨下静脉形成左头臂静脉。两侧头臂静脉形成上腔静脉（Netter：Atlas of Human Anatomy，ed 5，plates 70，192，200，205）。

156. (D) 接受 PCI 手术的患者需经过一段时间噻吩并吡啶（噻氯匹定或氯吡格雷）和阿司匹林治疗。噻吩并吡啶在 PTCA 后需至少使用 2 周，裸金属支架置入后需服用 1 个月，药物洗脱支架置入后需服用 1 年；阿司匹林需持续服用更长一段时间，以减少所治疗的冠状动脉形成血栓（ACC/AHA 2007 Guidelines on Perioperative Cardiovascular Evaluation and Care for Non-cardiac Surgery：Executive Sum-mary. Anesth Analg 106：698-701，2008）。

157. (C) 对婴儿、儿童及成人（新生儿除外）行心脏按压-通气的比值普遍认为是行 30 次心脏按压、做 2 次人工通气（2 分钟内 5 个循环）。一旦建立高级气道支持，两个施救者不再需要实施此循环，而按照按压 100 次/分、通气 8~10 次/分来进行。对于新生儿，该比例是 3：1（如按压 90 次，行 30 次人工通气）［2010 AHA Guidelines for CPR and Emergency Cardiovascular Care：Circulation 122（Suppl 3）S688，S692-S693，S913］。

158. (A) 在一段潜伏期之后（通常 2 周内），吸入性炭疽病毒感染症状开始表现为类似流感病毒感染症状（发热、寒战、肌痛及干咳）。尽管白细胞增高通常见于炭疽热，而少见于流感病毒感染，但患者开始出现症状时，白细胞（white blood cell，WBC）计数可能正常。很快，患者会突然表现为严重不适，如不治疗，几天内可致死亡。胸骨后胸痛、低氧血症、发绀、呼吸困难、腹痛及脓毒症常见于吸入性炭疽病毒感染，而少见于流感病毒感染。在炭疽病毒孢子被吸入后，巨噬细胞吞噬孢子，并把其运送至纵隔淋巴结，孢子在淋巴结部位生长，淋巴结增大，胸部X线片显示纵隔增宽。纵隔增宽在流感病毒感染时不会出现。咽炎通常见于流感病毒感染，偶尔见于炭疽感染（*Miller：Basics of Anesthesia，ed 6，pp 691-693；Longo：Harrison's Prin-ciples of Internal Medicine，ed 18，pp 1769-1771*）。

159.（C） 复习肺泡气体公式有助于回答这个问题：

$$P_AO_2 = FiO_2(Pb - PH_2O) - PaCO_2/R$$

P_AO_2 为肺泡气氧分压，FiO_2 为吸入氧气分数，Pb 为大气压，PH_2O 为氧饱和度100%时的蒸汽压（37℃时为47mmHg），$PaCO_2$ 为肺泡气 CO_2 分压，R 为呼吸商。

任何降低 P_AO_2（低于100mmHg）的因素均可导致 PaO_2 降低。低氧混合气降低 FiO_2，所以 PaO_2 降低。高碳酸血症使 $PaCO_2/R$ 升高，所以 PaO_2 降低。艾森门格综合征导致分流增加，PaO_2 降低（见147题解答）。肺功能正常时，因生理性分流通常只占心排血量的2%～5%，所以贫血对 PaO_2 影响非常小（*Barash：Clinical Anesthesia，ed 6，pp 277-278*）。

160.（D） $PaCO_2$ 与由红外线光谱仪所测的 CO_2 值不同是因患者存在生理无效腔造成。生理无效腔由解剖无效腔和肺泡无效腔组成。解剖无效腔约为1ml/lb体重。因解剖无效腔相对固定，故生理无效腔的变化主要由肺泡无效腔的变化所致。肺泡有通气无灌流时，将会增加肺泡无效腔。本质上即是气体进入肺泡，但不参与气体交换，仅仅存在于肺泡内，并被呼出。无效腔的通气无气体交换作用，但导致呼出气的 CO_2 被稀释，于是可解释为何由红外线光谱仪测得的 CO_2 比由动脉血气分析测得的 CO_2 要低。有几个因素可增加无效腔量，包括肺疾病如COPD、囊性纤维化及肺栓塞。此外，由心排血量降低或低血容量造成的肺泡灌流降低亦可增加无效腔量。主支气管插管、肺不张、心最小静脉的分流及异氟烷消除低氧性肺血管收缩等均可增加分流。分流也是通气与灌流比例不协调之一，但与由无效腔引起的 V/Q 比例失调相比，分流时 $PaCO_2$ 正常或接近正常，但 A-a 氧分压差比预期增大。本题目中唯一可解释无效腔量增加的选项即是低血容量（*Barash：Clinical Anesthesia，ed 7，pp 276-277；Miller：Basics of Anesthesia，ed 6，pp 328-329*）。

161.（B） 人类正常静息状态下的能量消耗与术后状态相似，约为1800kcal/24h。饥饿状态下（20天），能量消耗降至1080kcal/d（正常状态下的60%）。多发性骨折（2160kcal/d 或正常状态下的120%）、严重脓毒症（2520kcal/d 或正常状态下的140%）及烧伤患者的能量消耗明显增加。患者重度烧伤时的能量消耗依赖于环境温度。环境温度25℃时能量消耗最大（3819kcal/d 或正常状态下的212%），而在33℃（3342kcal/d 或正常状态下的185%）和21℃时（3600kcal/d 或正常状态下的200%）能量消耗低于25℃（*Miller：Miller's Anesthesia，ed 8，pp 3136-3138*）。

162.（D） 胺碘酮在处理多种室上性或室性心律失常时有效。对电击除颤难以复律的室速或心室颤动，胺碘酮的推荐剂量为300mg静脉注射。与β受体阻滞剂相似，胺碘酮可降低心肌梗死后死亡率。约5%～15%接受胺碘酮治疗的患者发生肺毒性（尤其是剂量大于400mg/d，或有潜在肺部疾病患者），约2%～4%患者发生甲状腺功能低下（胺碘酮是甲状腺激素的结构类似物）。胺碘酮半衰期清除时间长，约29h，分布容积大。因其可延长 QTc 间期，可导致室速，所以对尖端扭转型室速无效（*Brunton：Goodman & Gilman's The Pharmacological Basis of Therapeutics，ed 12，pp 834，837*）。

163.（A） 肝硬化患者存在高动力循环状态，如题目中 S_VO_2 升高至90%。心排血量通常增加，外周血管阻力降低，血容量增加，存在动静脉分流。低血压的发生比较常见。米力农是一种可扩张血管的正性肌力药，对该患者并不适合。如果需处理低血压，具有 α-受体激动作用的药物有效。

此外，血管加压素也是一个好的选择，因其可增加外周血管阻力（systemic vascular resistance，SVR），但不会使已增高的心排血量进一步增加（*But-terworth：Morgan & Mikhail's Clinical Anesthesia，ed 5，p 714；Miller：Basics of Anesthesia，ed 6，p 457*）。

164.（B）多年来，手卫生、戴外科口罩及无菌技术一直被用来降低手术部位感染（surgical site infections，SSIs）。虽然没有明确研究证实与降低 SSIs 有直接的独立关系，CDC 仍然推荐患者术前使用皮肤消毒清洗产品进行淋浴以减少皮肤细菌。2004 年，美国国家外科感染预防计划提出指导意见，无论感染风险有多低，均需预防使用抗生素。预防性抗生素的使用应在择期手术患者手术切皮前 1h 内使用，术后 24h 停用，心脏手术患者 48h 后停用。最近，应用循证医学研究，SCIP 再次建议采取几项措施以减少手术部位感染的发生，包括手术部位适当备皮（例如使用脱毛霜或理发器，而不是剃刀）、心脏手术患者的血糖控制（例如术后日晨血糖低于 200mg/dl）、拔除尿管（如术后 1 或 2 天拔除，然后每天评定是否需要重新置入）及维持围术期正常体温（如到达 PACU 时中心体温应在 36℃）。有趣的是，建议中并未提及外科手术时间（*Barash：Clinical Anesthesia，ed 7，pp 304-314；Miller：Basics of Anesthesia，ed 6，pp 746-752；Miller：Miller's Anesthesia，ed 8，pp 100-101，1104*）。

165.（B）该患者为代谢性酸中毒。阴离子间隙 ＝［Na^+］－（［Cl^-］＋［HCO_3^-］），正常为 10～12mmol/L。该患者阴离子间隙＝145－（119＋12）＝14，稍高于正常值。该患者酸中毒非常复杂，可能与快速输入生理盐水有关。乳酸、酮酸及乙二醇产生阴离子间隙增高的代谢性酸中毒。麻醉性镇痛药可产生呼吸性酸中毒，而非代谢性酸中毒。见 142 题解析（*Longo：Harrison's Principles of Internal Medicine，ed 18，pp 365-369；Butterworth：Morgan & Mikhail's Clinical Anesthesia，ed 5，p 1165*）。

166.（A）无创性正压通气（Noninvasive positive-pressure ventilation，NIPPV）是指通过鼻罩或全包式面罩对患者实施正压通气，而不进行气管内插管或气管切开插管。这种治疗模式需要患者有意识且可合作，对气道没有保护作用。NIPPV 对 COPD 患者及免疫抑制患者发生急性呼吸衰竭时非常有效。对肺炎和 ARDS 患者，该模式通常无效（即需要气管内插管）（*Miller：Miller's Anesthesia，ed 8，p 3068*）。

167.（D）二氧化碳描记仪对心肺系统及麻醉设备检测而言属于具有较好价值的监护仪器。忘记对患者进行通气、将气管导管插入食管以及感应管道与仪器断开均会较快显示无 CO_2 监测。任何导致肺灌流明显减少的疾患（如气体栓塞、心排血量降低或血压降低）均会增加肺泡无效腔，从而导致监测的 CO_2 降低。心搏骤停时，无血流进入肺，也就无 CO_2 进入肺，将监测不到 CO_2。当 CPR 开始，可监测到 CO_2 将是肺灌流和通气的指标之一。患者有气胸和高气道压时，仍可监测到 CO_2（*Butterworth：Morgan & Mikhail's Clinical Anesthesia，ed 5，PP 125-127*）。

168.（C）通常应在处理心脏节律（Cardiac rhythm）之前必须确定已经建立有效的气道（Airway）和通气（Breathing）（A、B 在 C 之前）。尽管 ETT 已在正确位置保持数小时，也不能确保此时导管仍在正确位置。该病例中，ETT 滑出气管而进入食管。检测 ETT 存在于气管的方法即是通过喉镜查看导管是否通过声门或将纤维支气管镜通过气管并观测到隆嵴。其他确认导管位置的措施包括如清晰的双肺呼吸音、足够幅度的胸廓起伏及导管内存在的水汽征也有帮助，但这些征象同样也可见于将导管插入食管内。监护仪上持续、足够的呼气末 CO_2 提示存在气体交换，但当血流未进入肺部，如心搏骤停时，CO_2 并不能从肺内排除。对心动过缓处理的第一步应为给予足够的氧气通气，之后再进行其他处理（*Miller：Miller's Anesthsia，ed 8，p 1654*）。

第 3 章

静脉麻醉药的药理学和药动学

（陈　森　韩雪萍译　马　铃　韩　宁审校）

说明（问题 169～282）：本部分的每个问题后分别有四个备选答案，请选择其中一个最佳答案。

169. 下列哪种肌松药主要经肾代谢
A. 泮库溴铵
B. 维库溴铵
C. 阿曲库铵
D. 罗库溴铵

170. 在重症监护治疗病房（ICU）中，使用丙泊酚持续镇静将导致下述情况发生，**除了**
A. 胰腺炎
B. 高脂血症
C. 代谢性酸中毒
D. 肾上腺抑制

171. 以下哪项 β 肾上腺素能受体拮抗剂是非选择性 β_1 和 β_2 受体阻滞剂
A. 阿替洛尔
B. 纳多洛尔
C. 艾司洛尔
D. 美托洛尔

172. 一位 78 岁合并帕金森病的患者，于全身麻醉下行白内障手术。患者在恢复室出现 2 次呕吐并主诉有严重的恶心。下面哪种止吐药将是治疗该患者恶心呕吐的最佳选择
A. 氟哌利多
B. 异丙嗪
C. 昂丹司琼
D. 甲氧氯普胺

173. 下列哪种疾病会增加对琥珀酰胆碱神经肌肉阻滞作用的抵抗
A. 重症肌无力
B. 肌无力综合征
C. 亨廷顿舞蹈病（Huntington chorea）
D. 多发性肌炎

174. 下列哪一种镇静药可产生类似于正常睡眠的效应
A. 丙泊酚
B. 咪达唑仑
C. 右美托咪定
D. 氯胺酮

175. 下列哪种静脉麻醉药进入血液后将由水溶性转变为脂溶性
A. 丙泊酚
B. 咪达唑仑
C. 氯胺酮
D. 以上都不是

176. 一位 33 岁体重 70kg 的患者，在手术室内行垂体前叶催乳素瘤切除术。麻醉诱导采用七氟烷、氧化亚氮和 O_2。气管插管后停用 N_2O，麻醉维持采用 1.2MAC（minimum alveolar concentration）七氟烷与 O_2 混合气体。外科医生拟向鼻黏膜注射肾上腺素以减少出血。在不产生室性心律失常的情况下，可以给予 1：100 000 肾上腺素溶液的最大剂量是多少
A. 55ml
B. 45ml
C. 35ml
D. 25ml

177. 使用普萘洛尔进行高血压治疗的患者，**除**下列哪项**以外**风险均增高
A. 迟发性低血糖
B. 支气管收缩
C. 停药后反跳性心动过速
D. 体位性低血压

178. 阿托品可产生下列反应，哪项**除外**

    A. 胃酸分泌减少

    B. 抑制唾液分泌

    C. 食管下括约肌张力增加

    D. 瞳孔散大

179. 下列哪种药物可透过血脑屏障

    A. 新斯的明

    B. 吡啶斯的明

    C. 依酚氯铵

    D. 毒扁豆碱

180. 下列哪种药物是通过抑制 N-甲基-D-天冬氨酸（N-methyl-d-aspartate，NMDA）受体发挥其中枢神经系统（central nervous system，CNS）作用

    A. 丙泊酚

    B. 咪达唑仑

    C. 依托咪酯

    D. 氯胺酮

181. 下列哪种阿片受体激动剂具有抗胆碱性能

    A. 吗啡

    B. 氢吗啡酮

    C. 舒芬太尼

    D. 哌替啶

182. 下列关于氯胺酮的叙述，哪项**错误**

    A. 在美国，它是两种异构体的外消旋混合物

    B. 它是一种有效的脑血管扩张剂，并能使颅内压增高（Intracranial pressure，ICP）

    C. 诱导剂量较少产生呼吸抑制作用

    D. 其代谢产物去甲氯胺酮比母体化合物效力更强

183. 下列哪种血管活性药物可通过间接刺激交感神经纤维释放去甲肾上腺素，并直接与肾上腺素能受体结合来升高体循环血压（systemic blood pressure，BP）

    A. 血管加压素

    B. 麻黄碱

    C. 肾上腺素

    D. 去氧肾上腺素

184. 在不拮抗美沙酮镇痛效应前提下，下列哪种阿片受体拮抗剂可逆转其引起的便秘

    A. 纳洛酮

    B. 纳美芬

    C. 纳曲酮

    D. 甲基纳曲酮

185. 人类免疫缺陷病毒（human immunodeficiency virus，HIV）患者的治疗包括使用茚地那韦（indinavir）、奈非那韦（nelfinavir）或利托那韦（ritonavir），麻醉时主要考虑上述药物的什么效应

    A. 血小板功能降低

    B. 对咪达唑仑敏感度增高

    C. 低血糖

    D. 高钾血症

186. 如阿瑞吡坦（aprepitant）这样的神经激肽-1（Neurokinin-1，NK 1）拮抗剂，具有以外属性，**除外**哪项

    A. 抗焦虑

    B. 抗抑郁

    C. 镇痛

    D. 止吐

187. 使用二乙氧膦酰硫胆碱（echothiophate）治疗青光眼的患者应慎用下列哪种药物

    A. 阿托品

    B. 琥珀酰胆碱

    C. 氯胺酮

    D. 瑞芬太尼

188. 当尺神经四个成串刺激（train-of-four，TOF）可诱发出 1 个拇指颤搐时，若测量单个颤搐，那么其被抑制的程度为

    A. 20～25

    B. 45～55

    C. 75～80

    D. 90～95

189. 下列哪种肌松剂在使用 2～3 倍 ED_{95}（受试者 95% 的有效剂量）时会导致轻微组胺释放作用

    A. 罗库溴铵

    B. 泮库溴铵

    C. 阿曲库铵

    D. 顺阿曲库铵

190. 神经递质去甲肾上腺素作用终止，主要通过下述哪项机制实现

A. 节后交感神经末梢再摄取（摄取 1）

B. 从受体中释放后稀释扩散

C. 儿茶酚-O-甲基转移酶（catechol-O-methyltransferase，COMT）代谢

D. 单胺氧化酶（monoamine oxidase，MAO）代谢

191. 可通过使用下述哪种药物来降低氯胺酮麻醉后苏醒期出现不愉快梦境的发生率

A. 咖啡因

B. 氟哌利多

C. 毒扁豆碱

D. 咪达唑仑

192. 下列哪种术前药物与产生锥体外系副作用有关

A. 甲氧氯普胺

B. 地西泮

C. 东莨菪碱

D. 格隆溴铵

193. 肾衰竭患者使用琥珀酰胆碱，其血清钾约会升高多少

A. ［K^+］不升高

B. 0.5mEq/L

C. 1.5mEq/L

D. 2.5mEq/L

194. 以下药物均可增强非去极化肌松药的神经肌肉阻滞作用，**除了**

A. 钙剂

B. 氨基糖苷类抗生素

C. 镁剂

D. 静脉注射利多卡因

195. 择期手术前强烈建议停用下列哪种药物

A. 可乐定

B. 美托洛尔

C. 单胺氧化酶抑制剂（Monoamine oxidase inhibitors，MAOIs）

D. 以上都不是

196. 循环中的 B 型利钠肽（B-type natriuretic peptide，BNP）是预测下列哪项转归情况的高效生物标志物

A. 心脏

B. CNS

C. 肾

D. 器官排斥

197. 存在下列哪种疾病的患者接受琥珀酰胆碱时**不存在**高钾血症的风险

A. 多发性硬化症

B. 重症肌无力

C. 吉兰-巴雷综合征（Guillain-Barrésyndrome）

D. Becker 型肌营养不良

198. 下列哪一种抗生素不会增强神经肌肉阻滞的效果

A. 克林霉素

B. 新霉素

C. 链霉素

D. 红霉素

199. 一位 43 岁女性患者，因腹水、肝肺综合征及食管静脉曲张破裂出血被收住 ICU。下列哪项治疗措施**最不可能**改善与其肝性脑病（hepatic encephalopathy，HE）相关的症状

A. 富含氨基酸的全肠外营养（total parenteral nutrition，TPN）

B. 新霉素

C. 乳果糖

D. 氟马西尼

200. 一位体重 70kg 患者，气管插管前静脉注射琥珀酰胆碱 100mg，肌松维持了 20min。下列哪项参数与这种情况**不符**

A. 地布卡因值为 70

B. 非典型胆碱酯酶杂合子携带者

C. 发病率 1/480

D. 该剂量下会出现肌颤

201. 下列哪种情况下使用琥珀酰胆碱最容易导致严重的高钾血症

A. 大脑右半球卒中后 24h

B. 严重烧伤后 14 天

C. 中胸段脊髓横断后 24h

D. 严重腹腔感染 2 天

202. 氟马西尼给药后最常见的轻微副作用是

A. 恶心和（或）呕吐

B. 头晕

C. 震颤

D. 高血压

203. 酮咯酸（ketorolac）
   A. 是一种选择性环氧合酶-2（cyclooxygen-ase-2，COX-2）抑制剂
   B. 不抑制血栓素 A_2（thromboxane A_2，TXA_2）
   C. 不抑制前列腺素 I_2
   D. 用于镇痛时剂量存在"天花板"效应

204. 一位 37 岁的患者，存在急性间歇性卟啉症病史，拟于全身麻醉下行膝关节镜检查术。下列哪种药物该患者禁用
   A. 芬太尼
   B. 异氟烷
   C. 丙泊酚
   D. 依托咪酯

205. 一位 57 岁男性患者，拔除 2 颗磨牙后出院。患者唯一正在服用的药物是治疗抑郁症的帕罗西汀（百可舒，Paxil）。该患者的镇痛中不适合使用可待因，原因是
   A. 可能无效
   B. 可能引起过度镇静
   C. 术后恶心风险增加
   D. 罹患血清素综合征的风险增加

206. 如果依托咪酯被意外注入左侧桡动脉，应采取的最恰当处理措施是
   A. 左星状神经节阻滞
   B. 动脉注射可乐定
   C. 缓慢注入稀释（0.1mEq/L）的 $[HCO_3^-]$
   D. 观察

207. 单次注射芬太尼比单次注射吗啡起效更快、持续时间更短。其最重要的原因在于二者存在以下哪个方面的差异
   A. 分布容积
   B. 肝清除率
   C. 蛋白结合率
   D. 脂溶性

208. 在未给予负荷剂量的情况下持续静脉输注麻醉性镇痛药物。下列哪种药物（芬太尼、瑞芬太尼、阿芬太尼和吗啡）可在持续输注 2h 内达到稳态
   A. 全部
   B. 瑞芬太尼和阿芬太尼
   C. 只有阿芬太尼

   D. 只有瑞芬太尼

209. 睾丸癌使用博来霉素治疗 3 个疗程后的易损期是多久
   A. 1 个月
   B. 1 年
   C. 终身
   D. 只使用了 3 个疗程，不存在易损期

210. 罗库溴铵优于其他肌肉松弛剂的独特优势在于
   A. 持续时间短
   B. 由假性胆碱酯酶代谢
   C. 起效快
   D. 不需要逆转

211. 下列关于急性低钾血症对神经肌肉阻滞效能影响陈述正确的是
   A. 对去极化和非去极化肌松药均无效
   B. 对去极化和非去极化肌松药的作用均有抵抗
   C. 对去极化和非去极化肌松药的敏感性均增加
   D. 对去极化肌松药抵抗，对非去极化肌松药敏感性增加

212. 患者在进行下列哪项手术时发生术中知晓的概率最高
   A. 全凭静脉麻醉下行腹腔镜胆囊切除术（无吸入麻醉药）
   B. 运动诱发电位（motor evoked potentials，MEP）监测下行颈椎融合术
   C. 肺切除术术中行单肺通气
   D. 梯子上跌落后行急诊脾切除术

213. 一位 58 岁患者，被送入急诊室时存在如下症状：瞳孔缩小、腹部绞痛、流涎、大小便失禁、心动过缓、共济失调及骨骼肌无力。最可能的诊断是
   A. 中枢抗胆碱综合征
   B. 抗精神病药物恶性症候群
   C. 抗胆碱酯酶药中毒
   D. 血清素综合征

214. 氟马西尼
   A. 禁忌用于麻醉性镇痛药物成瘾者
   B. 可口服和静脉注射

C. 用于长期使用苯二氮䓬类药物的患者可导致癫痫发作

D. 相比咪达唑仑具有更长的消除半衰期

215. 当神经肌肉受体被阻断的比例达到多少时仍可使患者抬头 5 秒

A. 5%

B. 15%

C. 25%

D. 50%

216. 25 岁女性患者，在全身麻醉下行甲状腺切除术，静脉注射昂丹司琼 4mg 以预防恶心，但患者在术后恢复室仍主诉存在恶心。下列哪种药物对于治疗该患者发生的术后恶心呕吐（postoperative nausea and vomiting, PONV）效果最差

A. 阿瑞吡坦（Aprepitant）

B. 格拉司琼

C. 异丙嗪

D. 氟哌利多

217. 下列哪种药物可预防预激综合征（Wolff-Parkinson-White, WPW）患者出现快速心律失常

A. 氟哌利多

B. 泮库溴铵

C. 氯胺酮

D. 维拉帕米

218. 假性胆碱酯酶的半衰期是

A. 1h

B. 12h

C. 1 周

D. 2 周

219. 部分 COX-2 抑制剂〔如罗非昔布（万络）〕已经从美国撤市，原因是其涉及下列哪种严重的并发症

A. 血小板抑制和胃肠（gastrointestinal, GI）出血

B. 肾衰竭

C. 高血压

D. 促进血栓形成

220. 以下哪项相当于 50mg 强的松（泼尼松，Deltasone）的抗炎活性

A. 100mg 皮质醇（氢化可的松，Solu-Cortef）

B. 80mg 甲泼尼龙（甲强龙，Solu-Medrol）

C. 7.5mg 地塞米松（地卡特隆，Decadron）

D. 4mg 倍他米松（天石，Celestone）

221. 下列哪种非去极化肌松药的恢复指数（recovery index, RI）与年龄无关

A. 阿曲库铵

B. 维库溴铵

C. 罗库溴铵

D. 泮库溴铵

222. 环孢素治疗的副作用**不包括**

A. 肾毒性

B. 肺毒性

C. 癫痫发作

D. 肢体感觉异常

223. 成人使用琥珀酰胆碱后发生心动过速的主要机制是

A. 接头后毒蕈碱受体的直接拟交感作用

B. 刺激自主神经节的烟碱受体

C. 阻断自主神经节的烟碱受体

D. 接头后毒蕈碱受体产生的直接迷走神经松弛作用

224. 儿童静脉注射琥珀酰胆碱后发生心动过缓的主要原因是

A. 自主神经节烟碱刺激

B. 中枢迷走神经刺激

C. 窦房结毒蕈碱刺激

D. 窦房结毒蕈碱阻滞

225. 下列哪种药物**不是**由非特异性酯酶代谢

A. 丙泊酚

B. 艾司洛尔

C. 阿曲库铵

D. 瑞芬太尼

226. 琥珀酰胆碱禁用于儿童常规气管插管术，是因为其可增加下列哪项副作用的发生

A. 高钾血症

B. 恶性高热

C. 咬肌痉挛

D. 窦性心动过缓

227. 既往健康无其他并发症的患者在接受插管剂

量的维库溴铵后，按照神经肌肉阻滞由快到慢的顺序，应该为

A. 膈肌，眼轮匝肌，拇指

B. 眼轮匝肌，膈肌，拇指

C. 眼轮匝肌，拇指，膈肌

D. 眼轮匝肌与膈肌相同，拇指

228. 下列关于时效不同的非去极化肌松药间相互作用的叙述，**正确**的是

A. 若长效肌松药在中效肌松药之后给予，那么长效肌松药的作用时间将会延长

B. 若长效肌松药在中效肌松药之后给予，那么长效肌松药的作用时间与预期时间几乎相同

C. 若中效肌松药在长效肌松药之后给予，那么中效肌松药的作用时间与预期时间几乎相同

D. 若中效肌松药在长效肌松药之后给予，那么中效肌松药的作用时间将会延长

229. 下列关于吸入麻醉药对非去极化肌松药及其拮抗剂作用的影响，说法正确的是

A. 吸入麻醉药增强肌松药的阻滞效果，延缓拮抗剂的作用

B. 吸入麻醉药增强肌松药及其拮抗剂的作用效果

C. 吸入麻醉药延缓肌松药及其拮抗剂的作用效果

D. 吸入麻醉药延缓肌松药的作用，增强拮抗剂的作用

230. 帕金森病患者使用下列哪种药物时禁用哌替啶

A. 溴隐亭

B. 苯海索（安坦，Artane）

C. 司来吉兰（丙炔苯丙胺，Eldepryl）

D. 金刚烷胺（Symmetrel）

231. 使用下列哪种药物最易导致苏醒期谵妄

A. 七氟烷

B. 氟烷

C. 氯胺酮

D. 丙泊酚

232. 使用依托咪酯麻醉导致患者评分不满意的最常见原因是什么

A. PONV

B. 注射痛

C. 插管记忆

D. 术后呃逆

233. 以下哪项肌松药可抑制肾上腺素能神经对去甲肾上腺素的再摄取

A. 泮库溴铵

B. 维库溴铵

C. 罗库溴铵

D. 阿曲库铵

234. 口服丹曲林预防恶性高热最常见的副作用是什么

A. 恶心和呕吐

B. 肌肉无力

C. 视物模糊

D. 心动过速

235. 一位 65 岁女性患者，因右上腹疼痛诊断为急性胆囊炎，拟行腹腔镜下胆囊切除术。患者存在 2 型糖尿病（口服二甲双胍治疗）及抑郁症［服用帕罗西汀（SSRI 抑制剂）治疗］，术前 48h 停用二甲双胍的原因是

A. 代谢性酸中毒的风险

B. 低血糖风险

C. 5-羟色胺综合征的风险

D. 以上都不是

236. 一位 37 岁男性患者，车祸外伤行下颌骨修复术，无其他特殊伤情。患者一直使用双硫仑和纳曲酮治疗酗酒。下列哪项措施最适合用于患者术后镇痛

A. 继续使用纳曲酮，复合 24h 低剂量的美沙酮

B. 继续用纳曲酮，每 4h 给予小剂量吗啡

C. 继续用纳曲酮，每 4h 给予小剂量纳布啡

D. 停止使用纳曲酮，并根据需要给予吗啡治疗疼痛

237. 对于禁用琥珀酰胆碱的患者，下列哪种肌松药可用于快速气管插管

A. 阿曲库铵

B. 罗库溴铵

C. 维库溴铵

D. 顺阿曲库铵

238. 插管剂量的维库溴铵其肌松作用消退的主要

途径是

A. 从神经肌肉接头部位扩散进入血浆

B. 非特异性血浆胆碱酯酶代谢

C. 肾

D. 肝

239. 下列哪种药物产生的呼吸抑制作用**不能**被纳洛酮逆转

A. 哌替啶

B. 美沙酮

C. 氢吗啡酮

D. 布托啡诺（丁丙诺啡）

240. 下列哪种静脉麻醉药导致恶心呕吐的发生率最高

A. 咪达唑仑

B. 依托咪酯

C. 氯胺酮

D. 丙泊酚

241. 正在使用酮咯酸进行术后镇痛的患者接受纳洛酮治疗，最有可能出现

A. 心动过缓

B. 低血压

C. 疼痛

D. 以上都不是

242. 下列哪种药物可产生强烈的肺动脉扩张作用而不引起全身动脉扩张

A. 硝普钠

B. 前列腺素 E_1

C. 酚妥拉明

D. 一氧化氮

243. 琥珀酰胆碱在神经肌肉接头处作用被终止的机制是

A. 假性胆碱酯酶水解

B. 扩散进入细胞外液

C. 再摄取到神经组织

D. 再摄取进入肌肉组织

244. 右美托咪定在健康患者中**最不可能**产生的副作用是

A. 呼吸停止

B. 心动过缓

C. 窦性停搏

D. 低血压

245. 相对于丙泊酚，磷丙泊酚钠（Lusedra）的优点是不存在

A. 注射痛

B. 高三酰甘油血症的危险

C. 感染、脓毒症或两者同时发生的风险

D. 以上都是

246. 下列关于吗啡长期治疗的特点哪项**没有**耐受的倾向

A. 镇痛

B. 呼吸抑制

C. 便秘

D. 全部均有耐受倾向

247. 一位 78 岁女性患者，存在反应性气道疾病，每晚服用西咪替丁（泰胃美，Tagamet）400mg。剖腹探查术麻醉诱导前 30min 静脉注射西咪替丁，与该药相关的可能副作用**不包括**

A. 心动过缓

B. 苏醒延迟

C. 意识混乱

D. 地西泮代谢加快

248. 患者术中接触下列哪种药物或物品后最**不易**出现过敏反应

A. 氯胺酮

B. 乳胶

C. 肌松药

D. 羟乙基淀粉

249. 下列哪种药物在明确治疗神经性毒剂沙林中毒中有效

A. 硝普钠

B. 亚甲蓝

C. 阿托品

D. 所有上述均有用

250. 阿芬太尼

A. 比芬太尼起效更快

B. 比芬太尼作用时间更长

C. 是芬太尼作用强度的 250 倍

D. 以原型由尿液排出

251. 下列哪种药物在哮喘持续状态的管理和治疗中无效

A. 特布他林

B. 皮下（subcutaneous，SQ）注射肾上腺素

C. 硫酸镁

D. 色甘酸钠

252. 可乐定

A. 是一种 α_2 受体阻滞剂

B. 可增加 CNS 对疼痛刺激的交感神经反应

C. 可口服和静脉注射，但不可硬膜外腔或鞘内注射

D. 可减轻麻醉后寒战

253. 下列哪种药物的血浆半衰期在终末期肝硬化患者体内延长

A. 地西泮

B. 泮库溴铵

C. 阿芬太尼

D. 所有均延长

254. 一位 24 岁体重为 100kg 的患者，30min 前在火灾中吸入烟雾被消防队员推入急诊室，腹部、胸部和大腿Ⅲ度烧伤。对该患者行快速气管插管最佳的肌松药是什么

A. 静注 2mg 维库溴铵后给予琥珀酰胆碱

B. 先给予 1mg 维库溴铵，2～4min 后给予 9mg 维库溴铵

C. 罗库溴铵

D. 琥珀酰胆碱

255. 可乐定**不可**用于

A. 降低嗜铬细胞瘤患者的血压

B. 术后寒战治疗

C. 围术期心肌缺血的保护

D. 延长布比卡因腰麻的作用时间

256. 一位 79 岁男性患者，行择期双侧腹股沟疝修补术。患者曾经于全身麻醉过程中出现过术中知晓并拒绝局部麻醉。麻醉诱导前预吸氧，给予 5mg 咪达唑仑和 250mg 芬太尼（译者注：此处应该 250μg 芬太尼），1min 后患者意识丧失，胸壁僵硬且正压通气困难，此时处理患者胸壁僵硬最合适的药物是

A. 氟马西尼

B. 纳洛酮

C. 琥珀酰胆碱

D. 沙丁胺醇

257. 当给予诱导剂量的下列哪种药物时呼吸抑制

作用最轻

A. 依托咪酯

B. 氯胺酮

C. 芬太尼

D. 丙泊酚

258. 一位 64 岁患者，因结肠癌、肝转移癌于全身麻醉下行肝肿瘤切除术。既往曾因膀胱癌行回肠代膀胱手术，存在糖尿病病史（服用格列本脲）、吸烟史（每年 50 包）及恶性高热家族史。麻醉方案采用吗啡、咪达唑仑及丙泊酚静脉输注。手术历时 8h，输注红细胞（red blood cell，RBC）3U，血气分析结果如下：pH 7.2，CO_2 34，$[HCO_3^-]$ 14，碱剩余 -13，$[Na^+]$ 135，$[K^+]$ 5，$[Cl^-]$ 95，葡萄糖 240mg/dl。该患者酸中毒的最可能原因是

A. 过量输入生理盐水

B. 肾小管性酸中毒

C. 丙泊酚输注综合征

D. 糖尿病酮症酸中毒

259. 下列哪种药物**不能**用于抗精神病药物恶性综合征的治疗

A. 金刚烷胺（amantadine）

B. 丹曲林（dantrolene）

C. 溴隐亭（bromocriptine）

D. 毒扁豆碱（physostigmine）

260. 具有正常数量的假性胆碱酯酶（血浆胆碱酯酶）患者地布卡因值为 57，静脉注射 1mg/kg 琥珀酰胆碱可能导致

A. 高血钾心搏骤停

B. 肌松持续 5～10min

C. 肌松持续 20～30min

D. 肌松持续超过 1～3h

261. 氰化物中毒不可用下列哪种药物进行治疗

A. 亚硝酸钠

B. 羟钴胺素（维生素 B_{12}，hydroxocobalamin）

C. 硫代硫酸钠

D. 亚甲蓝

262. 琥珀酰胆碱肌松作用延长见于下列患者，**除了**

A. 长期接触马拉硫磷（malathion，一种杀

虫剂）

B. 使用二乙氧膦酰硫胆碱（echothiophate）治疗青光眼

C. 使用环磷酰胺（cyclophosphamide）治疗转移癌

D. 存在一个 C_5 同工酶变异

263. 下列关于咪达唑仑的说法哪项**错误**

A. 遗忘作用比镇静作用更强

B. 代谢可被西咪替丁抑制

C. 能够产生逆行性遗忘作用

D. 能易化抑制性神经递质 γ 氨基丁酸（γ-aminobutyric acid，GABA）在 CNS 中的作用

264. 地氟烷、O_2 和瑞芬太尼麻醉下进行垂直胃束带手术 2h，拔除戳卡穿刺器（Trocar），缝合切口。苏醒期最可能出现的情形是

A. 充分镇痛 2h

B. 麻醉性镇痛药物导致苏醒延迟

C. 疼痛

D. 在麻醉后恢复室出现呼吸抑制

265. 一位 63 岁、体重 70kg 的男性患者，拟于清醒镇静下行全口腔牙齿拔除术，浸润麻醉中使用加入肾上腺素的利多卡因最大剂量是多少

A. 200mg

B. 300mg

C. 400mg

D. 500mg

266. 下列哪种药物**不能**治疗麻醉后寒战

A. 纳洛酮

B. 毒扁豆碱

C. 硫酸镁

D. 右美托咪定

267. 与新斯的明相比，环糊精（Sugammadex，ORG25969）最主要的缺点是

A. 再箭毒化

B. 禁用于肾衰竭患者

C. 对苄异喹啉类肌松药无效

D. 过敏反应发生率高

268. 下列哪种生物学物质本身就是血浆渗透压的最主要决定因素

A. AVP（精氨酸加压素，arginine vasopressin）

B. 血管紧张素 I

C. 醛固酮

D. 前列腺素（PGE₂）

269. 健康成年患者接受硝普钠治疗，当输注速度高于多少时应考虑氰化物毒性

A. $0.5\mu g/(kg \cdot min)$

B. $2\mu g/(kg \cdot min)$

C. $10\mu g/(kg \cdot min)$

D. $20\mu g/(kg \cdot min)$

270. 氯丙嗪的作用**不包括**

A. 增强麻醉性镇痛药物的抑制作用

B. 下调癫痫发作的阈值

C. 延长 QT 间期

D. 增强神经肌肉阻滞

271. 氨力农

A. 是一种正性肌力药物

B. 可被艾司洛尔拮抗

C. 是一种血管收缩剂

D. 以上都正确

272. 下列关于服用三环类抗抑郁药患者接受全身麻醉的说法哪项**正确**

A. 应于择期手术前 2 周停止服用

B. 可能会减少吸入麻醉药的用量（降低 MAC）

C. 使用哌替啶可能导致发生高热

D. 麻黄碱的作用可能增强

273. 下列哪种类型的胰岛素制剂在皮下注射时起效最快

A. 甘精胰岛素（来得时，Lantus）

B. 赖脯胰岛素（优泌乐，Humalog）

C. 常规胰岛素（优泌林-R，Humulin-R）

D. NPH 中效胰岛素（优泌林-N，Humulin-N）

274. 以下哪项机制能够恰当解释替罗非班（tirofiban）的抗凝属性

A. 抑制环氧化酶（COX）

B. 与血管性血友病因子（von Willebrand factor，vWF）的相互作用

C. 与抗凝血酶 Ⅲ 相互作用

D. 增强抗 Ⅹa 活性

275. 瑞芬太尼作用的持续时间是基于下列哪种代谢模式

　　A. 血液中的自发性消除（霍夫曼消除）

　　B. 被非特异性血浆酯酶水解

　　C. 被假性胆碱酯酶水解

　　D. 在大肠内被快速代谢

276. 下列哪种药物的注射痛最轻

　　A. 地西泮

　　B. 依托咪酯

　　C. 氯胺酮

　　D. 丙泊酚

277. 一位 35 岁患者，既往存在癫痫大发作史。为控制癫痫发作患者服用了苯妥英钠。患者于全身麻醉下行甲状腺穿刺活检术。给予咪达唑仑 4mg、静脉泵注丙泊酚 150μg/（kg·min）及瑞芬太尼 1μg/（kg·min）。30min 后停用静脉麻醉药，带气管导管送入 PACU。患者有意识，但无呼吸，下列做法最合理的是

　　A. 注射纳洛酮

　　B. 注射氟马西尼

　　C. 注射纳洛酮和氟马西尼

　　D. 手动通气

278. 以下哪项 α 肾上腺素能受体拮抗剂作用不可逆转

　　A. 酚妥拉明

　　B. 哌唑嗪

　　C. 酚苄明

　　D. 拉贝洛尔

279. 下列哪种情况是美托洛尔治疗心动过速的相对禁忌证

　　A. 肥厚型梗阻性心肌病（hypertrophic obstructive cardiomyopathy，HOCM）

　　B. 预激综合征（合并窄 QRS 波）

　　C. QT 间期延长综合征

　　D. 心脏压塞

280. 一位 24 岁体重为 75kg 的患者，疑似发生早期恶性高热，静脉注射丹曲林 150mg。可能发生

　　A. 术后肌强直

　　B. 低体温

　　C. 心律失常

　　D. 利尿

281. 阿曲库铵与顺式阿曲库铵不同之处在于

　　A. 分子量

　　B. N-甲基四氢罂粟碱的形成

　　C. 组胺释放

　　D. 不经肾代谢

282. 阿片类药物戒断综合征**不包括**

　　A. 血压和心率升高

　　B. 癫痫发作

　　C. 腹部绞痛

　　D. 下肢抽搐

说明（283～320 题）： 下列每组问题后有几项表述，请从其中选出与问题最有关联的一项，选项 A～D 可选择一次、多次，也可不选。

（283～287 组）

283. 肾上腺抑制

284. 血栓形成、静脉炎、特异性拮抗剂

285. 注射痛、老年患者严重低血压

286. ICP 增加

287. 长时间使用可导致乳酸性酸中毒

　　A. 氯胺酮

　　B. 地西泮

　　C. 依托咪酯

　　D. 丙泊酚

（288～292 组）

288. 减少 MAC

289. 阻断血管紧张素受体

290. 大剂量可能导致系统性红斑狼疮样综合征

291. 产生 α 和 β 肾上腺素能受体阻滞作用

292. 突然停用可能导致严重的反跳性高血压

　　A. 可乐定

　　B. 肼屈嗪

　　C. 氯沙坦

　　D. 拉贝洛尔

（293～297 组）

293. 体外循环时可替代肝素

294. 糖蛋白（Glycoprotein，GP）Ⅱb/Ⅲa 抑制剂

295. 直接抑制凝血酶

296. 血管成形术后常需使用 1 年或以上以预防再狭窄

297. 作用机制是抗Ⅹa 活性

    A. 阿加曲班（Argatroban）

    B. 氯吡格雷（Clopidogrel）

    C. 阿昔单抗（Abciximab）

    D. 磺达肝癸（Fondaparinux）

（298～301 组）

298. 选项中最有可能与阿片类药物诱导的痛觉过敏相关

299. 呈现与呼吸抑制相关的封顶效应

300. 拮抗 NMDA 受体

301. 去甲肾上腺素再摄取抑制剂（norepinephrine re-uptake inhibitor，NRI）

    A. 美沙酮

    B. 瑞芬太尼

    C. 他喷他多（Nucynta）

    D. 布托啡诺

（302～305 组）

302. 阻滞作用可被抗胆碱酯酶药拮抗

303. 阻滞作用可被抗胆碱酯酶药增强

304. 强直刺激后可见易化现象

305. 强直刺激持续反应

    A. 仅见于非去极化阻滞

    B. 仅见于Ⅰ相去极化阻滞

    C. 仅见于Ⅱ相去极化阻滞

    D. 见于非去极化阻滞和Ⅱ相去极化阻滞

（306～315 组）

306. 苯丙胺

307. α_2 受体激动剂（可乐定、右美托咪定）

308. 甲状腺功能亢进

309. 急性乙醇摄入

310. 利多卡因

311. 锂

312. 阿片类药物

313. 麻醉持续时间

314. 怀孕

315. PaO_2 35mmHg

    A. MAC 无变化

    B. MAC 升高

    C. MAC 降低

    D. 急性给药升高 MAC，长期服用降低 MAC

（316～320 组）

316. 止涎作用最弱

317. 镇静效果最佳

318. 心率升高最快

319. 不产生中枢抗胆碱综合征

320. 滴眼后产生瞳孔散大和睫状肌麻痹

    A. 阿托品

    B. 格隆溴铵

    C. 东莨菪碱

    D. 阿托品和东莨菪碱

参考答案、解析及参考文献

169.（A） 神经肌肉阻滞剂的作用时间除了与剂量相关外，还与其在体内的代谢及消除方式有关。正常情况下琥珀酰胆碱被血浆中的胆碱酯酶快速代谢，作用时间非常短。阿曲库铵和顺阿曲库铵为中效神经肌肉阻滞剂，主要在血浆中化学性降解（霍夫曼消除）和经酶水解。维库溴铵和罗库溴铵也是中效肌松药，主要经肝代谢和胆汁排泄，约 10%～25% 经肾排泄。只有长效肌松药泮库溴铵主要经肾排泄（80%）。对于肾衰竭患者，阿曲库铵和顺阿曲库铵的肌松作用时效并不延长，维库溴铵和罗库溴铵的作用时效轻度延长，D-筒箭毒碱、泮库溴铵、杜什氯铵和哌库溴铵的作用时效显著延长。长效肌松药，80% 泮库溴铵、70% 杜什氯铵、70% 哌库溴铵以原型经肾随尿液排泄。与泮库溴铵相比，D-筒箭毒碱经肝排泄稍多而经肾代谢略少（*Miller：Miller's Anesthesia，ed 8，pp 975-977*）。

表 3-1 非去极化肌松药的药理学比较

药物	ED₉₅ (mg/kg)	达到最大颤搐抑制时间 (min)	肌颤搐恢复至≥25% 的时间 (min)	插管剂量 (mg/kg)	持续输注 [mg/(kg·min)]	经肾排泄 (%原型)	肝降解 (%)	胆汁排泄 (%原型)	血浆中水解
泮库溴铵	0.07	3～5	60～90	0.1		80	10	5～10	无
维库溴铵	0.05	3～5	20～35	0.08～0.1	1	15～25	20～30	40～75	无
罗库溴铵	0.3	1～2	20～35	0.6～1.2		10～25	10～20	50～70	无
阿曲库铵	0.2	3～5	20～35	0.4～0.5	6～8	NS	NS	NA	酶促，自发性
顺阿曲库铵	0.05	3～5	20～35	0.1	1～1.5	NS	NS	NS	自发性
米库氯铵	0.08	2～3	12～20	0.25	5～6	NS	NS	NS	酶促

NA，不适用；NS，无显著性。

* 控制颤搐幅度（min）。

From Miller RD：Basics of Anesthesia，ed 6，Philadelphia，Saunders，2011，p 151，Table 12-6

170.（D） 有报道称患者长期输注丙泊酚可致胰腺炎，因为丙泊酚溶液脂肪含量高（丙泊酚为乳剂，不溶于水，含 10% 大豆油，2.25% 甘油及 1.2% 纯化卵磷脂）。长期输注丙泊酚的患者需检查是否有高脂血症，接受 TPN 治疗的患者脂肪乳剂成份需减量。丙泊酚输注综合征通常定义为与长期输注丙泊酚所致的心功能障碍（如心动过缓或右束支传导阻滞）相关性急性代谢性酸中毒，及下列情况之一：横纹肌溶解、高三酰甘油血症、肝大或肾衰竭。丙泊酚可抑制心肌收缩力，降低全身血管阻力但无肾上腺抑制作用，肾上腺抑制是依托咪酯的副作用（*Brunton：Goodman & Gilman's The Pharmacological Basis of Therapeutics，ed 12，pp 536-537；Miller：Basics of Anesthesia，ed 6，p 671*）。

171.（B） 目前有三代 β 肾上腺素能受体阻滞剂。第 1 代为非选择性 β₁ 和 β₂ 受体阻滞剂，包括纳多洛尔（Corgard）、普萘洛尔（Inderal）、索他洛尔（Betapace）及噻吗洛尔（Blocadren，Timoptic）。第 2 代为选择性心脏 β₁-受体阻滞剂，包括醋丁洛尔（Sectral）、阿替洛尔（Tenormin）、比索洛尔（Zebeta）、艾司洛尔（Brevibloc）及美托洛尔（Lopressor）。第 3 代 β 肾上腺素受体阻滞剂（混合型拮抗剂），除了具有非选择性 β₁ 和 β₂ 受体阻滞剂活性外，还增加了心血管效应（α₁ 肾上腺素能拮抗剂），包括拉贝洛尔（Normodyne，Trandate）和卡维地洛（Coreg）。拉贝洛尔还有抗氧化和抗炎作用。这些药大部分有另外的商品名称（*Brunton：Goodman & Gilman's The Pharmacological Basis of Therapeutics，ed 12，pp 320-330 Hemmings；Pharmacology and Physiology for Anesthesia，pp 228-229；Miller：Miller's Anesthesia，ed 8，pp 370-371*）。

172. (C) 帕金森病（震颤性麻痹或摇动性麻痹）是一种 CNS 退行性疾病。由基底神经节黑质超过 80% 多巴胺能神经元变性破坏所导致。多巴胺作为一种神经递质，抑制控制锥体外束运动系统神经元的放电速度。神经递质失衡导致该疾病的锥体外束症状。症状包括运动徐缓（移动缓慢）、肌肉僵直、静止性震颤（自主运动时减少）和平衡受损。药物也可引起锥体束外反应，如多巴胺受体拮抗剂氟哌利多、异丙嗪、甲哌硫丙嗪及多巴胺和 5-羟色胺受体拮抗剂甲氧氯普胺是帕金森病的禁忌。5-羟色胺 3（5-hydroxytryptamine type 3，5-HT$_3$）受体拮抗剂昂丹司琼是治疗此类患者恶心呕吐的首选药物（Barash：*Clinical Anesthesia*，ed 7，p 621；Hines：*Stoelting's Anesthesia and Co-Existing Disease*，ed 6，pp 646-647）。

173. (A) 为了使去极化肌肉松弛剂如琥珀酰胆碱作用起效，药物必须作用于神经-肌肉接头处的受体。重症肌无力患者肌肉的乙酰胆碱受体减少，所以对琥珀酰胆碱抵抗但对非去极化肌肉松弛剂较为敏感。肌无力综合征（Eaton-Lambert 综合征）患者在神经-肌肉接头处乙酰胆碱的释放减少；然而其受体数量正常，所以肌无力综合征的患者对去极化和非去极化肌松药均敏感。Huntington 舞蹈病是一种 CNS 退行性病变，与血浆胆碱酯酶活性下降有关，已经证明琥珀酰胆碱在这类患者的作用时间会延长。多发性肌炎患者使用去极化和非去极化肌松药的反应无变化。琥珀酰胆碱禁用于 Duchenne 型肌营养不良（Duchenne muscular dystrophy）患者，因为其存在横纹肌溶解、高钾血症和心搏骤停的风险。尽管部分患者伴有明显的肌无力，非去极化肌松药对 Duchenne 型肌营养不良患者的作用正常（Fleisher：*Anesthesia and Uncommon Diseases*，ed 6，pp 264-265，313-316，574；Hines：*Stoelting's Anesthesia and Co-Existing Disease*，ed 6，pp 247，444，448-452）。

174. (C) ICU 中通常应用镇静以防止患者受伤、减少焦虑、减轻疼痛、减少交感神经刺激并帮助非同步呼吸。镇静中使用多种药物，包括巴比妥类药物、麻醉性镇痛药（如吗啡、芬太尼）、苯二氮䓬类药物（如咪达唑仑、劳拉西泮）、依托咪酯、氯胺酮、抗精神病药物（如氟哌利多）、丙泊酚和 α_2-肾上腺能受体激动剂（如右美托咪定）。以往深度镇静较为常用，最近研究资料表明，处于轻度镇静和白天觉醒状态的患者往往伴有较少并发症（如机械通气时间缩短、心血管抑制减轻、ICU 停留时间缩短）。药物选择有赖于特定的用药指征。右美托咪定有其显著特点（特别是在神经外科 ICU 中），包括镇静、镇痛及对呼吸驱动几乎没有影响。其镇静特性类似正常睡眠模式，镇静状态的患者易于被刺激唤醒，刺激结束后又可迅速入睡。右美托咪定也存在一些缺点，如费用较高和美国 FDA 批准只能使用 24h（Barash：*Clinical Anesthesia*，ed 7，pp 1584，1599-1600；Miller：*Basics of Anesthesia*，ed 6，p 672）。

175. (B) 地西泮（安定，Valium）和氯羟安定是不溶于水的苯二氮䓬类药物，通常与丙二醇混合使其变为可溶，丙二醇溶液存在注射痛。咪达唑仑含有咪唑环，使药物处于酸性环境（pH 值 3.5）时具有水溶性。当将其注射入血液中，咪达唑仑暴露于较高的生理 pH 值时，咪唑环的形状发生改变使药物呈脂溶性，脂溶性形式易透过血脑屏障发挥药理作用。其他选项的药物不会随 pH 值发生形式改变（Hemmings：*Pharmacology and Physiology for Anesthesia*，，pp 144-145）。

176. (C) 黏膜下注射肾上腺素引起室性心律失常（即在注射期间或注药后出现 3 个或以上的室性早搏）的总量随着使用挥发性麻醉药的种类不同而不同。使用氟烷麻醉的患者对室性心律失常特别敏感，而使用异氟烷、地氟烷和七氟烷的患者对肾上腺素敏感性较差。50% 的患者在使用氟烷麻醉时黏膜下注射 2.1μg/kg 的肾上腺素会引起室性心律失常。患者使用 1.2 MAC 以下的七氟烷或异氟烷麻醉时注射 5μg/kg 的肾上腺素不会引起室性心律失常。但在七氟烷或异氟烷麻醉时，当肾上腺素剂量增加至 5~15μg/kg 时，约 1/3 的患者会出现室性异位节律。因此，使用最大剂量 5μg/kg 时，70kg 的患者最多可接受 350μg 肾上腺素（70kg×5μg/kg）或 35ml 的 1∶100 000 肾上腺素溶液（10μg/ml）而不出现心律失常（Johnston：*A comparative interaction of epinephrine with enflurane，isoflurane and halothane in man. Anesth Analg* 55：709-

712，1976；Navarro：Humans anesthetized with sevoflurane or isoflurane）。

177. （D） β-肾上腺素能受体拮抗剂能有效治疗原发性高血压和心绞痛，可以降低心肌梗死患者的死亡率，治疗甲状腺功能亢进或肥厚型梗阻性心肌病，预防偏头痛。虽然上述药物有效，但因为存在诸多副作用，其临床应用有限。副作用包括支气管收缩、抑制胰岛素分泌、弱化儿茶酚胺对低血糖反应、过度心肌抑制、房室传导阻滞、静脉注射氯化钾时加重血浆钾离子浓度、疲劳、停药后反射性心动过速等。使用 β-肾上腺素能受体拮抗剂治疗高血压的一个重要优势是其很少发生体位性低血压（*Brunton：Goodman & Gilman's The Pharmacological Basis of Therapeutics，ed 12，pp 320-324；Miller：Basics of Anesthesia，ed 6，pp 745-775；Miller：Miller's Anesthesia，ed 8，pp 1217-1218*）。

178. （C） 抗胆碱能类药物目前较少作为麻醉前用药，除非有特殊需要（如纤支镜插管时减少口腔分泌物、预防心动过缓、偶尔作为轻度镇定剂）。其存在诸多副作用，包括使食管下括约肌松弛或张力下降，可能导致患者发生胃内容物反流。尽管这些药物可以减少胃酸分泌并使胃液 pH 值升高，但对 pH 值影响较小，升高 pH 所需的剂量远高于临床使用剂量。下表比较了各种抗胆碱能类药的效应（*Hemmings，Pharmacology and Physiology for Anesthesia，pp 229-232；Miller：Basics of Anesthesia，ed 6，pp 75-76；Miller：Miller's Anesthesia，ed 8，pp 377-378*）。

表 3-2　比较不同抗胆碱能药物术前肌内注射的影响

效应	阿托品	东莨菪碱	格隆溴铵
抑制腺体分泌	＋	＋＋＋	＋＋
镇静和遗忘	＋	＋＋＋	0
升高胃液的 pH 值	0	0	0/＋
中枢神经系统毒性	＋	＋＋	0
松弛食管下括约肌	＋＋	＋＋	＋＋
瞳孔扩大，睫状肌麻痹	＋	＋＋＋	0
心率	＋＋	0/＋	＋

from Miller RD：Basics of Anesthesia，ed 6，Philadelphia，Saunders，2011，p 76，Table 7-3

179. （D） 新斯的明、吡啶斯的明、依酚氯铵和毒扁豆碱均为抗胆碱酯酶药物。新斯的明、吡啶斯的明、依酚氯铵是季铵化合物，不易通过血脑屏障。然而，毒扁豆碱是叔胺类，能通透血脑屏障，该特性使毒扁豆碱可用于治疗中枢抗胆碱能综合症（也称为术后谵妄或阿托品中毒）（*Barash：Clinical Anesthesia，ed 7，pp 382-383*）。

180. （D） 丙泊酚、巴比妥类、依托咪酯和苯二氮䓬类药物全部或大部分通过 GABA 受体发挥药理作用，氯胺酮对 GABA 受体的作用微弱。氯胺酮的作用机制复杂，主要通过与 NMDA 受体的相互作用发挥其药理效应。氯胺酮既与单胺类、毒蕈碱类及阿片受体相互作用，又与电压敏感钙离子通道相互作用（*Miller：Basics of Anesthesia，ed 6，pp 109-110*）。

181. （D） 选项中的所有药物均为阿片类药物。哌替啶的结构类似于阿托品，具有轻度抗胆碱能作用。与其他阿片受体激动剂相比，哌替啶较少引起心动过缓反而可增加心率。去甲哌替啶（哌替啶代谢物之一）存在部分 CNS 兴奋作用，如果浓度足够高可导致谵妄和癫痫发作。这些副作用更易发生在肾功能损害和服用哌替啶多日的患者中（*Stoelting：Pharmacology and Physiology in Anesthetic Practice，ed 4，pp 102-104*）。

182. （D） 在美国，氯胺酮为 S（＋）和 R（－）两种异构体的混合物。在部分国家使用的是 S（＋）异构体，其更有效且副作用更少。除了答案 D 所有论述均正确。去甲氯胺酮（氯胺酮的主要活性代谢产物）效能为氯胺酮的 1/5～1/3，有助于延长其作用时间（*Barash*：*Clinical Anesthesia*，*ed 7*，*pp743-747*；*Miller*：*Basics o 外 f Anesthesia*，*ed 6*，*pp 109-111*）。

183.（**B**）直接作用的拟交感神经药物直接作用于受体，而间接作用的拟交感神经药物的作用主要是通过进入神经元，然后取代去甲肾上腺素和引起节后交感神经纤维释放去甲肾上腺素。麻黄碱、美芬丁胺（mephentermine）和间羟胺（阿拉明）主要是间接作用的拟交感神经药物，它们也可能存在直接作用。下表总结了拟交感神经药物及其对肾上腺素能受体的影响（*Miller*：*Basics of Anesthesia*，*ed 6*，*pp 72-73*）。

表 3-3 拟交感神经药物药理学分类和比较

拟交感神经药物	α	β₁	β₂	作用机制
苯丙胺	++	+	+	间接
多巴酚丁胺	0	+++	0	直接
多巴胺	++	++	+	直接
麻黄碱	++	+	+	间接和部分直接
肾上腺素	+	++	++	直接
异丙肾上腺素	0	+++	+++	直接
美芬丁胺	++	+	+	间接
间羟胺（阿拉明）	++	+	+	间接和部分直接
甲氧明	+++	0	0	直接
去甲肾上腺素	+++	++	0	直接
去氧肾上腺素	+++	0	0	直接

From Stoelting RK：Pharmacology and Physiology in Anesthetic Practice，*ed 4*，*Philadelphia*，*Lippincott Williams & Wilkins*，*2006*，*p 293*

184.（**D**）纳洛酮、纳曲酮、纳美芬是阿片受体拮抗剂，能逆转阿片类药物（如美沙酮）的中枢和外周作用。甲基纳曲酮是一种季铵的阿片受体拮抗剂，不能透过 CNS（不逆转镇痛），但拮抗外周阿片受体（即阻断胃肠道的阿片受体，可治疗阿片类药物引起的便秘）。由于其结构决定其口服后无法吸收，因此应静脉注射给药（*Hemmings*：*Pharmacology and Physiology for Anesthesia*，*pp 265-267*；*Miller*：*Miller's Anesthesia*，*ed 8*，*pp 904-906*）。

185.（**B**）HIV 患者在治疗过程中同时服用至少三种药物。使用多种抗逆转录病毒药物，如核苷类逆转录酶抑制剂（nucleoside reverse transcriptase inhibitors，NRTIs）、非核苷类反转录酶抑制剂（non-nucleoside reverse transcriptase inhibitors，NNRTIs）、病毒进入抑制剂、整合酶抑制剂和（或）蛋白酶抑制剂。茚地那韦、奈非那韦和利托那韦是目前使用的众多蛋白酶抑制剂中的三种。所有蛋白酶抑制剂均具有代谢性药物的相互作用。大多数（特别是临床剂量的利托那韦）不可逆地抑制 CYP3A4，这种抑制作用可能会持续至停药后 2～3 天。

　　CYP3A4 参与苯二氮䓬类（如咪达唑仑）和阿片类药物（如芬太尼）的代谢。当使用蛋白酶抑制剂时，这些药物浓度将增高，消除时间将延长。蛋白酶抑制剂可诱导 CYP 酶的生成，导致部分药物（如雌激素）代谢加速。此外，蛋白酶抑制剂可能导致糖耐量异常、脂质代谢紊乱、早期动脉粥样硬化、导致心力衰竭的心脏舒张功能障碍及急性肾小管坏死和肾结石（*Brunton*：*Goodman & Gilman's The Pharmacological Basis of Therapeutics*，*ed 12*，*pp 1623-1660*；*Hines*：*Stoelting's Anesthesia and Co-Existing Disease*，*ed 6*，*pp 484-491*）。

186.（**C**）阿瑞吡坦是 NK1 受体拮抗剂（P 物质受体拮抗剂），半衰期较长，为 9～13h，可口服用于预防和治疗术后恶心呕吐，且可能预防呕吐的效果更佳。NK1 受体拮抗剂与 5-HT$_3$ 受体拮抗剂和（或）地塞米松可能存在协同作用。阿瑞吡坦与 QTc 间期延长无关。虽然该药以止吐效果上市，但其还具有一定抗焦虑和轻微抗抑郁作用（*Hemmings*：*Pharmacology and Physiology for Anesthesia*，*p 512*；*Miller*：*Miller's Anesthesia*，*ed 8*，*pp 2637*，*2967-2968*）。

187.（B） 二乙氧膦酰硫胆碱是一种有机磷，抑制乙酰胆碱酯酶及代谢琥珀酰胆碱和酯类局部麻醉药的假性胆碱酯酶。它通过与乙酰胆碱酯酶形成磷酸化的复合物而发挥作用。外用溶液滴眼可用于治疗难治性开角型青光眼，其药物的吸收量足以抑制乙酰胆碱酯酶，延长琥珀酰胆碱或米库氯铵的作用时间。正因如此，有"推荐"建议至少在二乙氧膦酰硫胆碱停药 3 周后再应用上述 2 种肌松药。然而这些建议也备受质疑，因为临床病例表明，当胆碱酯酶活性降低（由于二乙氧膦酰硫胆碱）直至无活性，琥珀酰胆碱的神经肌肉阻滞时间增加不超过 25min（*Miller*：*Miller's Anesthesia*，*ed 8*，*p 379*）。

188.（D） 对非去极化肌松药进行肌松监测可以多种方式进行。最简单的方法是测量一个单次收缩强度的减少或抑制，通常通过尺神经刺激后观察拇指的拇内收肌颤搐反应进行。在颤搐高度降低 90%～95%（即达到 ED$_{90}$ 至 ED$_{95}$）时可进行气管插管和腹腔内手术。然而，测量颤搐高度的降低程度并不实际。由于通过 TOF 刺激引起的颤搐强度降低和拇指颤搐的数量存在较高的相关性，TOF 刺激更常用于四个颤搐超过 2s 的情形。如果一个 TOF 只显示一个颤搐，单颤搐强度降低至少 85%；如果有 2～4 个拇指颤搐，可见 70%～85% 的抑制。注意：四个颤搐的存在并不意味着神经肌肉功能完全恢复；事实上，有相当数量的受体可能仍然被肌松药占据（*Barash*：*Clinical Anesthesia*，*ed 7*，*p 544*）。

189.（C） 非去极化肌松药有两大化学分类：氨基甾体类药物（-onium 词缀）和苄基异喹啉类药物（-urium 词缀）。在一般情况下，氨基甾体类不会引起明显的组胺释放作用（临床剂量的 2～3×ED$_{95}$），而苄基异喹啉类药物则会引发组胺释放。组胺释放主要发生在快速应用阿曲库铵时，但顺式阿曲库铵或多沙氯铵快速静推时并不发生，组胺释放量几乎没有临床意义。肌松剂的心血管效应主要包括三种机制：①药物引起的组胺释放；②对心脏毒蕈碱型受体的作用；③在自主神经节作用于尼古丁受体。下表总结了肌松药的心血管效应的机制（*Miller*：*Miller's Anesthesia*，*ed 7*，*p 882*）。

表 3-4　神经肌肉阻滞药物对临床自主神经影响

药物	自主神经节	心脏毒蕈碱受体	组胺释放
去极化肌松剂			
琥珀酰胆碱	刺激	刺激	轻度
苄基异喹啉类化合物			
米库氯铵	无	无	轻度
阿曲库铵	无	无	轻度
顺阿曲库铵	无	无	无
D-筒箭毒碱	阻滞	无	中度
甾体化合物			
维库溴铵	无	无	无
罗库溴铵	无	轻度阻滞	无
潘库溴铵	无	中度阻滞	无

From Miller RD：*Miller's Anesthesia*，*ed 7*，*Philadelphia*，*Saunders*，*2011*，*p882*，*Table 29-11*

190. **（A）** 节后的交感神经纤维从神经末梢的突触囊泡释放去甲肾上腺素。80％释放的去甲肾上腺素被迅速再摄取入交感神经末梢（摄取 1），并重新储存入囊泡中供以后释放。只有少量重吸收的去甲肾上腺素在胞质中被 MAO 代谢。20％去甲肾上腺素从受体上扩散稀释并进入循环。这部分去甲肾上腺素主要由肝的 COMT 代谢（*Miller：Miller's Anesthesia，ed 8，pp 357-358；Stoelting：Pharmacology and Physiology in Anesthetic Practice，ed 4，pp 700-701*）。

191. **（D）** 氯胺酮的使用可能和视觉、听觉和本体感觉幻觉有关。氯胺酮的这些副作用在苏醒期出现并可能发展成谵妄。氯胺酮苏醒期谵妄的发生率呈剂量依赖性，约 5％～30％的患者可出现。反复使用氯胺酮的患者不常发生苏醒期谵妄。最有效预防苏醒期谵妄的方法即在氯胺酮诱导麻醉前 5min 使用苯二氮䓬类药物（咪达唑仑比地西泮更有效）。围术期使用阿托品和氟哌利多可能增加苏醒期谵妄的发生率（*Miller：Basics of Anesthesia，ed 6，pp 110-111；Miller：Miller's Anesthesia，ed 8，pp 827-828*）。

192. **（A）** 锥体外系副作用最常见于抗精神病药物（如吩噻嗪类、硫杂蒽类和丁酰苯类），但也见于使用甲氧氯普胺（胃复安，一种多巴胺受体拮抗剂）时。甲氧氯普胺可增加食管下段括约肌张力并增加胃和上段肠道的动力，其副作用包括轻度镇静、躁动、烦乱、口干，在少数情况下可出现张力异常的锥体外系反应（眼动危象、牙关紧闭、斜颈）。静注甲氧氯普胺后发生静坐不能、不安和运动不宁的感觉，可能导致择期手术取消（*Miller：Miller's Anesthesia，ed 8，p 2963；Stoelting：Pharmacology and Physiology in Anesthetic Practice，ed 4，pp 499-502*）。

193. **（B）** 琥珀酰胆碱是一种化学性质类似于乙酰胆碱的去极化肌松剂，和突触后膜的离子通道受体结合。对于正常患者，琥珀酰胆碱导致离子通道持续开放（与乙酰胆碱导致的通道瞬时开放相反），该通道与胞内钾离子外流有关，血浆钾浓度增加约 0.5mEq/L。肾衰竭患者钾水平的轻度升高程度与肾功能正常的患者相似（*Miller：Miller's Anesthesia，ed 8，p 963；Miller：Basics of Anesthesia，ed 6，p 148；Stoelting：Pharmacology and Physiology in Anesthetic Practice，ed 4，p 220*）。

194. **（A）** 许多药物可增强非去极化肌松剂产生的神经肌肉阻滞效应，这些药物包括挥发性麻醉药、氨基糖苷类抗生素、镁剂、静注局麻药、呋塞米、丹曲林、钙通道阻滞剂和锂剂。钙不能增加神经肌肉阻滞，实际上钙可对抗镁的效应。甲状旁腺功能亢进和血钙高的患者对非去极化肌松剂的敏感性降低且作用时间较短（*Miller：Miller's Anesthesia，ed 8，pp 980-983*）。

195 **（D）** 选项中的这些药物均不应突然停药。可乐定是一个主要兴奋 α 肾上腺素能受体的激动剂，可用来治疗高血压。严重的反跳性高血压可能见于最后一次用药后的 8～36h，尤其是剂量超过 1.2mg/d 的患者。反跳性高血压和心肌缺血可见于 β 阻滞剂（如阿替洛尔或美托洛尔）治疗停药后。因为在手术期间可能发生高血压危象，所以曾建议在择期手术前 2～3 周停止使用单胺氧化酶抑制剂（MAOIs）。最近，使用这些药物直至手术当日的做法逐渐被接受，因为停用这些药物后患者存在自杀的危险。部分药物可能与 MAOIs 产生相互作用，包括使用哌替啶时骨骼肌僵硬或高热，使用间接升压药麻黄碱时发生过度的高血压反应。慢性大剂量使用三环类抗抑郁药后突然停用可能发生戒断综合征（如倦怠、发冷、鼻炎、骨骼肌痛），因此并不推荐停止使用（*Miller：Basics of Anesthesia，ed 6，pp 179-182；Stoelting：Pharmacology and Physiology in Anesthetic Practice，ed 4，pp 401-407*）。

196. **（A）** 约 40 年前有报道称肾反应随休克类型而改变。在犬类，低血容量休克时肾血流量降低至对照组的 10％，而心源性休克肾血流量只降低至对照组的 75％，存在差异可能主要与心房压力（低血容量性休克时下降，心源性休克时升高）有关。大约 10 年后，从大鼠心房中分离出一种肽，命名为心房或 A-型利钠肽（A-type natriuretic peptide，ANP）。随后从猪脑中分离出来一种剂钠肽并被命名为脑或 B-型利钠肽（B-type natriuretic peptide，BNP）。在人类，BNP 主要由心室产生。当心腔过度膨胀时，利钠肽主要从心房（ANP）和心室（BNP）释放。因此在心力衰竭时，BNP 释放。利钠肽主要影响肾排泄钠和水，产生血管舒张性能并抑制肾素释放。血液 BNP 水平是心血管疾病严重程度的标志物，且在术前心脏风险评估中发挥重要作用。奈西立肽（Nesiritide）是一种重组型 BNP，正在研究其用于治疗急性心力衰竭的情况（*Barash：Clinical Anesthesia，ed 7，p 141；Hines：Stoelting's Anesthesia and Co-Existing Disease，ed 6，pp123-125，131；Miller：Miller's Anesthesia，ed 8，p 3*）。

197.（B） 多发性硬化症（multiple sclerosis，MS）是一种表现为 CNS 神经纤维脱髓鞘的获得性自身免疫性炎性疾病。对于有 MS 和严重神经损害的患者，琥珀酰胆碱因可能导致高钾血症而应避免使用，非去极化肌松剂则安全。

吉兰-巴雷综合征是一种影响周围神经系统的炎症性多发性神经炎，与肌肉无力有关。吉兰-巴雷患者应避免使用琥珀酰胆碱，因其可能导致高血钾，而非去极化肌松剂并非禁忌但也应避免，因为此类患者对非去极化肌松药敏感性增加，可能发生术后肌无力时间延长。

Duchenne 型肌营养不良（Duchenne muscular dystrophy）和不太常见的 Becker 型肌营养不良（Becker muscular dystrophy）均为 X 连锁隐性疾病，特点为进行性肌无力。1992 年，美国 FDA 发出关于儿童和青少年使用琥珀酰胆碱的警告，因为琥珀酰胆碱可导致疑似肌营养不良的患者（许多发展成高血钾后被确诊为患有肌营养不良）死亡。非去极化肌松剂似乎安全，但可能反应较慢。

重症肌无力患者神经肌肉接头处突触后受体较少。如果使用琥珀酰胆碱，可出现耐药，因此气管插管时似乎需要更大剂量（1.5～2mg/kg），且不会产生高血钾相关性反应。另一方面，琥珀酰胆碱作用时间将延长，因为这些患者大多在接受抗胆碱酯酶治疗（吡啶斯的明）。此类患者对非去极化肌松剂非常敏感，如果使用，则剂量应大大减少（*Fleisher：Anesthesia and Uncommon Diseases，ed 6，pp 267-273，297-302，314-315；Miller：Miller's Anesthesia，ed 8，pp 1266-1284*）。

198.（D） 部分抗生素会增强神经肌肉阻滞作用。氨基糖苷类（新霉素、链霉素、庆大霉素和妥布霉素）和林可胺类（克林霉素和林可霉素）可增强神经肌肉阻滞。是否影响神经肌肉阻滞唯一存在争议的药物是红霉素（属于大环内酯类抗生素）。此外，四环素、青霉素和头孢菌素不影响神经肌肉阻滞（*Barash：Clinical Anesthesia，ed 7，p 541；Miller：Miller's Anesthesia，ed 8，pp 981-982*）。

199.（A） 肝衰竭患者的肝不能有效清除有毒化学物质。终末期肝疾病的患者 50%～70% 发展为肝性脑病（HE），其症状变化从轻度混乱、嗜睡、昏睡到昏迷。HE 的病因复杂。因为血氨水平（易测得）升高与 HE 密切相关，所以治疗目的是降低血氨水平。其他毒素也可导致 HE。为了降低血氨水平，通常使用乳果糖（减少氨的吸收）和新霉素（通过减少产氨肠道菌群，减少氨的产生）。蛋白限制常用来减少氨产物，所以富含氨基酸的 TPN 无益。氟马西尼（GABA 受体拮抗剂）已被证明可以短期逆转部分患者的 HE 症状，提示 GABA 受体兴奋与 HE 有关。GABA 受体负责 CNS 抑制性神经传递（*Hines：Stoelting's Anesthesia and Co-Existing Disease，ed 6，p 280；Miller：Basics of Anesthesia，ed 6，p 457；Miller：Miller's Anesthesia，ed 8，p 541*）。

200.（A） 对于大多数患者，静脉使用琥珀酰胆碱进行气管插管（1mg/kg＝2×ED$_{95}$），神经肌肉阻滞持续 5～10min。作用时间短的原因与琥珀酰胆碱被血浆胆碱酯酶（也叫做假胆碱酯酶或丁酰胆碱酯酶）快速代谢有关。然而部分患者影响时间较长，可能与酶数量减少或酶基因学变异有关。酶数量减少可见于营养不良患者、肝病患者、妊娠、烧伤或高龄患者。如同时服用不同药物包括抗胆碱酯酶药物（如新斯的明）、甲氧氯普胺和艾司洛尔时，胆碱酯酶活性也会降低。显著的酶量减少（如严重肝病）可以延长琥珀酰胆碱活性，阻滞时间约为正常阻滞时间的 3 倍。作用时间明显延长是由于非典型假胆碱酯酶（无活性形式）的基因产物。地布卡因抑制试验用于研究基因改变或质变。局麻药地布卡因对正常酶的抑制强于对异常酶的抑制。正常地布卡因值为 70～80，是正常典型的血浆胆碱酯酶纯合子，产生 5～10min 神经肌肉阻滞。非典型血浆胆碱酯酶杂合子患者（发生率 1/480）地布卡因值为 50～60，阻滞时间为 20min。非典型血浆胆碱酯酶纯合子患者（发生率 1/3200）地布卡因值为 20～30，阻滞时间 1～3h。这种血浆胆碱酯酶的基因变异最常见，然而也有其他不常见的血浆胆碱酯酶的基因变化。参见问题 260（*Miller: Basics of Anesthesia*, *ed 6*, *pp148-149. Miller: Miller's Anesthesia*, *ed 8*, *pp 960-962*，*1135-1136*）。

201.（**B**）正常患者使用琥珀酰胆碱后血钾水平提高大约 0.5mEq/L。然而，在某些获得性情况下，使用琥珀酰胆碱后血钾水平可能较基础值增高 5～7mEq/L。血钾水平明显提高可能导致心搏骤停。这些获得性情况包括：①脊髓损伤造成的去神经损伤导致骨骼肌萎缩；②3 度烧伤导致的骨骼肌损伤（直至产生瘢痕）；③急性上运动神经元损伤如卒中；④严重骨骼肌创伤；⑤严重腹腔感染。在这些获得性情况下使用琥珀酰胆碱后血钾水平上升的情况常经过几天发展，初始损伤后 10～50 天发展到高峰并可能持续 6 个月或更长时间。考虑所有因素，可能要谨慎避免对任何有上述情况 24h 后的患者使用琥珀酰胆碱。易于发生高血钾与接头外胆碱能受体增生有关，在去极化时提供更多位点以便钾离子漏出细胞膜。部分学者认为受体数量并没有改变，但受体本身对乙酰胆碱或药物的亲和力发生变化。没有确诊的肌病会发生相同显著的血钾升高（*Miller: Basics of Anesthesia*, *ed 6*, *p 149-150*）。

202.（**A**）尽管氟马西尼（特异的苯二氮䓬类药物拮抗剂）抑制 GABA 受体的活性，但其只作用于苯二氮䓬类药物识别位点而对其他作用于 GABA 位点的药物（如巴比妥类药物、依托咪酯、丙泊酚）没有逆转效应。它起效快（数分钟内），在 6～10min 内即刻达到脑峰值水平，同时作用时间相对较短。氟马西尼可逆转所有苯二氮䓬类药物的 CNS 作用，包括镇静、遗忘、肌松和抗惊厥作用。副作用少见，其中最常见的是恶心、呕吐或两者同时发生（大约 10%）。相比于清醒镇静的患者，恶心更常发生于全身麻醉后的患者。由于临床作用时间较短，接受氟马西尼的患者需要监护以防发生再次镇静和呼吸抑制（*Miller: Miller's Anesthesia*, *ed 8*, *pp 843-844*；*Physicians Desk Reference*, *ed 63*, *2009*, *pp 2646-2649*；*Butterworth: Morgan & Mikhail's Clinical Anesthesiology*, *ed 5*, *p 290*）。

203.（**D**）非甾体类消炎药（nonsteroidal anti-inflammatory drugs，NSAIDs）（如阿司匹林、对乙酰氨基酚、吲哚美辛、双氯芬酸钠和酮咯酸）抑制参与花生四烯酸转化成前列腺素、血栓素和环前列腺素的 COX 酶。COX-1 参与血小板聚集和胃黏膜的保护；COX-2 参与疼痛、炎症和发热。血栓素 A_2（TXA_2）有凝血和收缩血管的性质。环前列腺素 I_2 有抗血小板聚集和血管扩张的性质。酮咯酸是 COX-1 和 COX-2 的非选择性抑制剂。选择性 COX-2 药物（美国目前只有塞来昔布可以获得）可以使用，但通常可造成血栓性问题的轻度升高（但对胃黏膜和血小板活性影响较小）。因为镇痛存在天花板效应，酮咯酸只有轻至中度的镇痛效果（*Hemmings: Pharmacology and Physiology for Anesthesia*, *pp 272-278*；*Miller: Basics of Anesthesia*, *ed 6*, *pp 703-704*；*Miller: Miller's Anesthesia*, *ed 8*, *pp 2978-2982*）。

204.（**D**）急性间歇性卟啉病是最严重的卟啉症。这种疾病同时影响中枢和周围神经系统。多种情况可引起急性间歇性卟啉症，包括饥饿、脱水、应激、脓毒症和部分药物（如依托咪酯和巴比妥类药物）。安全或可能安全的药物包括局麻药、吸入性麻醉剂、神经肌肉阻滞剂、部分静脉麻醉剂（丙泊酚和氯胺酮）、部分镇痛剂（对乙酰氨基酚、阿司匹林、吗啡、芬太尼、舒芬太尼）、止吐剂（氟哌利多、H_2 受体阻滞剂、甲氧氯普胺、昂丹司琼）和新斯的明、纳洛酮。药物禁忌包括部分静脉麻醉剂（巴比妥类药物）、部分镇痛药物（酮咯酸、喷他佐辛）和乙内酰脲类抗惊厥药物（*Barash*：*Clinical Anesthesia*，*ed 7*，*pp 624-625*；*Hines*：*Stoelting's Anesthesia and Co-Existing Disease*，*ed 6*，*p 308*）。

205.（A） 细胞色素 P450（Cytochrome P450，CYP）参与许多药物的代谢，其存在许多同源异构体，用阿拉伯数字标记为不同的家族并进一步标记为不同的亚家族（大写字母）。这些酶的临床活性可因年龄、遗传、药物和某些食物增加（诱导）或降低（抑制）。无活性的可待因转换成有活性的吗啡需要 CYP2D6。同样，CYP2D6 还可将羟考酮代谢为有活性的羟吗啡酮，将无活性的氢可酮转化为有活性的二氢吗啡酮。选择性 5-羟色胺再摄取抑制剂（selective serotonin re-uptake inhibitors，SSRIs）和奎尼丁抑制 CYP2D6。SSRIs 包括氟西汀（百忧解，Prozac）、舍曲林（左洛复，Zoloft）、帕罗西汀（百可舒，Paxil）、氟伏沙明（无郁宁，Luvox）、西酞普兰（西普兰，Celexa）和艾司西酞普兰（立普能，Lexapro）。因此服用 SSRIs 或奎尼丁的患者用可待因、羟考酮和二氢可待因酮时镇痛效果差（*Hemmings*；*Pharmacology and Physiology for Anesthesia*，*pp 64-65*，*183-186*；*Miller*：*Basics of Anesthesia*，*ed 6*，*p 37*）。

206.（D） 尽管依托咪酯导致高达 80% 的患者出现静脉注射痛，但无意注入动脉不会对动脉造成不利影响（*Miller*：*Miller's Anesthesia*，*ed 8*，*p 852*）。

207.（D） 芬太尼比吗啡的脂溶性高，所以更容易穿透血脑屏障且起效更快。芬太尼有较大的分布容积、更慢的血浆清除率且消除半衰期比吗啡更长。但芬太尼（小剂量给药时）的作用时间比吗啡短，因为芬太尼被快速从大脑重分布至非活性组织区（如脂肪组织）。大剂量时这些组织饱和，芬太尼的药理作用也会相应延长（*Miller*：*Basics of Anesthesia*，*ed 7*，*p 115-119*；*Stoelting*：*Pharmacology and Physiology in Anesthetic Practice*，*ed 4*，*pp 104-105*）。

208.（D） 这个问题解释了持续输注前端动力学（infusion front-end kinetics）的概念（译者注：类似于时量相关半衰期），这一概念对于比较不同静脉麻醉药物的动力学非常有用。瑞芬太尼可在持续输注 1h 以内达到稳态，而阿芬太尼和舒芬太尼需要大概 8h 才能达到稳态，芬太尼和吗啡在连续静脉注射 10h 后还未达到这种稳态。

另一个重要的概念是静脉单次推注后达峰效应时间：单次推注前端动力学（bolus front-end kinetics），这个概念对于大多数麻醉医师而言更直观。与本题中的麻醉药相比，阿芬太尼和瑞芬太尼几乎同时达到峰值浓度，芬太尼则稍晚达到（*Miller*：*Basics of Anesthesia*，*ed 6*，*p 119*）。

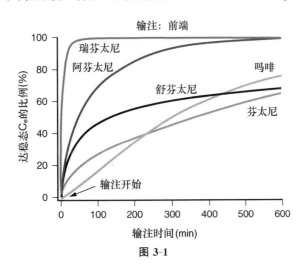

图 3-1

209.（C） 博来霉素常用于治疗霍奇金（Hodgkin）淋巴瘤与睾丸肿瘤。博来霉素会引起核苷酸的氧化损伤，导致 DNA 断裂。尽管博来霉素最常见的副作用是皮肤黏膜反应，但最严重的副作用为剂量相关的肺毒性。肺毒性的早期症状与体征包括干咳、细湿啰音和 X 线下弥漫性浸润。约有 5%～10% 的患者会出现肺毒性，约有 1% 的患者死于此并发症。大多数认为增加肾毒性的危险因素有：剂量（尤其总剂量＞250mg）、年龄＞40 岁、肌酐清除率（creatinine clearance，CrCl）＜80ml/min、曾经接受过胸部放疗或之前患有胸部疾病。使用博来霉素和高浓度氧之间似乎存在关联，具体不详。目前建议在使用博来霉素时尽量使用最低氧浓度，通过仔细监测 SpO_2 以保证患者安全（*Brunton：Goodman & Gilman's The Pharmacological Basis of Therapeutics，ed 12，pp 1716-1718；Miller：Miller's Anesthesia，ed 8，p 1951；Stoelting：Pharmacology and Physiology in Anesthetic Practice，ed 4，pp 555-565*）。

210.（C） "rocuronium"（罗库溴铵）这个单词前两个字母的意思是 "rapid onset（起效快）"。在目前使用的非去极化肌松药中，罗库溴铵应用临床使用剂量时起效最快，其属于非去极化肌松药，与维库溴铵、阿曲库铵、顺阿曲库铵同为中效持续时间的肌松药。在 1 倍 ED_{95} 剂量（0.3mg/kg）时，起效时间为 1.5～3min，而其他中效非去极化肌松药起效时间为 3～7min。使用大剂量（2 倍 ED_{95} 或 0.6mg/kg），起效时间可缩短至 1～1.5min（*Barash：Clinical Anesthesia，ed 7，p 538*）。

211.（D） 血钾浓度急剧下降可引起细胞膜的超极化，对去极化肌松药出现抵抗，而对非去极化肌松药的敏感性增加（*Stoelting：Pharmacology and Physiology in Anesthetic Practice，ed 4，pp 226-227*）。

212.（D） 全麻术中知晓是指在术后能回忆起术中所发生的事情。术中知晓的发生率从 50 年前的 1% 下降至现在的 0.1%（不同研究数值存在差异）。接受心脏外科手术、气道内镜手术、剖宫产和创伤外科手术患者术中知晓的发生率较高（译者注：本题目答案值得商榷，创伤患者的确术中知晓发生率相对高于其他手术，但麻醉方法因素的影响也需考虑，如全凭静脉麻醉发生术中知晓的概率明显高于吸入或静吸复合麻醉）（*Miller：Miller's Anesthesia，ed 8，p 1528*）。

213.（C） 该患者的症状与胆碱酯酶抑制剂中毒时胆碱能刺激或乙酰胆碱水平升高的情况一致。副交感神经兴奋将导致瞳孔缩小、腹部绞痛、唾液分泌过多、尿失禁/大便失禁、心动过缓和支气管痉挛。这些症状可使用阿托品治疗。胆碱酯酶复活剂解磷定有时候用于治疗副交感神经兴奋时骨骼肌神经肌肉接头处的烟碱样作用（如骨骼肌乏力和呼吸暂停）。乙酰胆碱升高导致的 CNS 症状包括意识不清、共济失调和昏迷，有时需要支持疗法（ABC 复苏法，包括气道、呼吸和循环复苏等）（*Miller：Miller's Anesthesia，ed 8，p 2495*）。

214.（C） 氟马西尼是苯二氮䓬受体拮抗剂，可用于拮抗苯二氮䓬类药物对 CNS 的作用，但不会拮抗巴比妥类、阿片类或酒精的作用。长期使用苯二氮䓬类镇静或三环类抗抑郁药过量出现严重反应的患者（抽搐、强直、宽 QRS 波群、低血压等）使用氟马西尼后可出现癫痫发作。氟马西尼的清除半衰期（0.7～1.3h）比咪达唑仑（2～2.5h）短。氟马西尼口服吸收较差（*Miller：Miller's Anesthesia，8，p 843；Physicians' Desk Reference，ed 63，2009，pp 2646-2649*）。

215.（D） 被肌松药占据的神经肌接头受体为 50% 或更少时，认为肌松充分恢复。可用 100Hz 的持续强直刺激来测量，但该测试非常痛苦。另一个方法需要患者配合，即仰卧位持续抬头 5 秒钟。抬头试验是测定肌松充分恢复的标准方法（*Miller：Basics of Anesthesia，ed 6，p 158*）。

216.（B） 术后恶心呕吐（PONV）在围术期是第二大常见不良反应（第一位是疼痛）。许多药物被用于预防和治疗 PONV。止吐药经常单独应用，但现在经常将两种或多种药物合用，例如多巴胺拮抗剂（如氟哌利多或甲氧氯普胺）、组胺拮抗剂（如苯海拉明、异丙嗪）、抗胆碱能药物（如东莨菪碱）、类固醇（如地塞米松）、神经激肽拮抗剂（如阿瑞吡坦）、5-羟色胺拮抗剂（如昂丹司琼、多拉司琼、格拉司琼和帕洛诺司琼)。一旦使用 5-羟色胺拮抗剂来预防,在 PACU 中加用更大剂量的 5-羟色胺拮抗剂无用,最好改用另一类型的止吐药物(*Hemmings:Pharmacology and Physiology for Anesthesia*,pp 503-551;*Miller:Miller's Anesthesia*,ed 8,pp 2947,2969-2970)。

217. (A) WPW 综合征患者更易发展为室上性心律失常,交感神经刺激(如焦虑、低血容量)及许多药物(如泮库溴铵、哌替啶、氯胺酮、麻黄碱、地高辛、维拉帕米)均会通过增强心房旁路传导导致快速心律失常。虽然维拉帕米因其对房室结的抑制作用可用于治疗室上性心动过速,但其可增加旁路传导从而可能增加预激综合征患者的心率。氟哌利多除了其抗多巴胺性能外还具有抗心律失常的性质,可用于预防肾上腺素引起的心律失常。可能机制包括 α-肾上腺素能受体阻断剂和轻微的局部麻醉作用。大剂量氟哌利多(0.2~0.6mg/kg)可降低能引起预激综合征患者快速心律失常的旁路冲动传导(译者注:目前已很少大剂量使用氟哌利多,FDA 也将其列入黑匣子中。当前更推荐小剂量如 1~1.5mg 用于防治术后恶心、呕吐)(*Stoelting:Pharmacology and Physiology in Anesthetic Practice*,ed 4,pp 413-415,766)。

218. (B) 假性胆碱酯酶(也叫血浆胆碱酯酶)是一种存在于血浆和大部分其他组织(除红细胞)中的酶,其代谢神经肌接头处释放的乙酰胆碱及包括琥珀酰胆碱、米库氯铵和酯类局麻药在内的诸多药物。假性胆碱酯酶由肝产生,半衰期约为 8~16h。晚期肝癌患者的胆碱酯酶水平可能降低,降低程度在出现琥珀酰胆碱的阻滞作用明显延长之前已远大于 75%(*Stoelting:Pharmacology and Physiology in Anesthetic Practice*,ed 4,p 218)。

219. (D) COX 抑制剂对于轻度至中度疼痛能够起到有效的镇痛作用。COX 抑制剂分为三种类型,分别为环氧酶 1(COX-1)、环氧酶 2(COX-2)、环氧酶 3(COX-3)。其中,COX-3 是 COX-1 的变异体,对于其是否存在于人体目前尚有争论。已有研究发现,COX 抑制剂可在外周神经与 CNS 中抑制前列腺素合成。其中,COX-1 具有保护胃黏膜和刺激血小板凝集的作用,COX-1 抑制剂可诱发胃十二指肠溃疡并阻碍血小板凝集。COX-2 则与炎症相关,非甾体类消炎药(NSAIDs)是非特异性的 COX-1 和 COX-2 抑制剂,选择性 COX-2 抑制剂如塞来昔布、伐地考昔和罗非考昔等均为有效的消炎镇痛药。相比非特异性 COX-1 和 COX-2 抑制剂,它们引起胃肠道并发症及抗血小板凝集的风险较低。由于严重的血栓栓塞事件增加(如卒中和心肌梗死),伐地考昔和罗非昔布已退出市场,目前塞来昔布是美国市场唯一仍在使用的选择性 COX-2 抑制剂。此外,NSAIDs 和选择性 COX-2 抑制剂均能引起暂时性肾功能下降,尤其是在已有肾疾病和低血容量患者中明显。这些肾功能损害可导致高血压、水肿和急性肾衰竭(*Hemmings:Pharmacology and Physiology for Anesthesia*,pp 272-277;*Miller:Basics of Anesthesia*,ed 6,pp 703-704;*Barash:Clinical Anesthesia*,ed 7,p 437)。

220. (C) 肾上腺皮质分泌两种类固醇:皮质类固醇(包括糖皮质激素和盐皮质激素)和雄激素。氢化可的松是主要的糖皮质激素,又称皮质醇。其中,糖皮质激素主要用于抗炎和免疫抑制,也有盐皮质激素的作用(如保钠)。此类作用在效能、盐皮质激素作用程度和作用时间上存在差异。人体每日正常产生的皮质醇约 10mg,但在应激状态下其水平可增加 10 倍。醛固酮是主要的盐皮质激素,每日产生量为 0.125mg。其中,氟氢可的松因其盐皮质激素特性明显,而在本研究中仅用于保钠活性的比较。下表比较了几种皮质醇激素。本例中 50mg 的泼尼松能够达到 7.5mg 地塞米松或 200mg 氢化可的松的糖皮质激素活性(*Hardman:Goodman & Gilman's The Pharmacological Basis of Therapeutics*,ed 10,pp 1655-1666;*Stoelting:Pharmacology and Physiology in Anesthetic Practice*,ed 4,pp 461-464)。

表 3-5　皮质类固醇的药理学比较

药物	抗炎效能	等效糖皮质激素剂量（mg）	保钠效能	作用时间（h）
氢化可的松	1	20	1	8～12
可的松	0.8	25	0.8	8～36
泼尼松龙	4	5	0.8	12～36
泼尼松	4	5	0.8	18～36
甲泼尼龙	5	4	0.5	12～36
曲安奈德	5	4	0	12～36
倍他米松	25	0.75	0	36～54
地塞米松	25	0.75	0	36～54
氟氢可的松	10	2	250	24
醛固酮	0	NA	3000	

NA，不适用。

From Stoelting RK：Pharmacology and Physiology in Anesthetic Practice，ed 4，Philadelphia，Lippincott Williams & Wilkins，2006，p 462

221. （A） 神经肌肉阻滞剂的 RI 值是指给药后肌颤搐强度由正常强度的 25％自发恢复至 75％所需时间。老年患者常伴有肝、肾功能衰退，给予依赖肝、肾代谢的非去极化肌松药后，RI 值延长，如维库溴铵、筒箭毒碱、泮库溴铵、罗库溴铵等。而给予阿曲库铵和顺阿曲库铵后，由于这两种药物是在血浆中代谢分解，其 RI 值在老年患者中并不会延长（*Miller：Miller's Anesthesia，ed 8，pp 975-976*）。

222. （B） 环孢素可选择性抑制由辅助性 T 淋巴细胞（Th）而非 B 淋巴细胞介导的免疫反应，可单独应用或联合皮质类固醇用于预防或治疗器官排斥反应；另外，其还可用于治疗克罗恩病、葡萄膜炎、银屑病和类风湿性关节炎。环孢素药物的副作用有肾毒性（25％～38％）、高血压、肢体感觉异常（50％）、头痛、精神错乱、嗜睡、癫痫发作、肝代谢酶升高、过敏反应、牙龈增生、多毛症、高血糖等，目前尚未有肺毒性的报道（*Miller：Miller'sAnesthesia，ed 8，p 580*）。

223. （B） 琥珀酰胆碱分子是由两个乙酰胆碱分子结合构成，可产生下列心血管效应：①诱导肥大细胞释放组胺；②激发自主神经胶质细胞，增加交感和副交感神经系统神经递质；③直接刺激接头后心脏毒蕈碱受体。可致心动过缓也可引起心动过速，取决于诸多因素，如交感神经与副交感神经节的烟碱释放量，非优势的自主神经系统影响更大。例如，当交感神经张力高时（如儿童），琥珀酰胆碱易引起心动过缓；当副交感神经张力较高时（如成人），虽然心动过速罕见，但如使用琥珀酰胆碱则易引起心动过速。琥珀酰胆碱首次给药 4～5min 后再次静脉注射时，更易出现心动过缓，特别是在困难气道喉镜置入时（即强烈迷走神经刺激）（*Miller：Basics of Anesthesia，ed 6，p 150*）。

224. （C） 琥珀酰胆碱分子是由两个乙酰胆碱分子结合构成，药效与乙酰胆碱相似。除了引起神经肌肉阻滞，琥珀酰胆碱还能刺激几乎所有胆碱能自主受体，包括交感和副交感神经系统的烟碱受体和在心脏窦房结中的毒蕈碱受体。儿童接受琥珀酰胆碱处理后引起的心动过缓就是其对毒蕈碱受体的刺激引起，亦可参考问题 223（*Miller：Miller's Anesthesia，ed 8，p 962*）。

225. （A） 丙泊酚化学名为 2,6-二异丙基苯酚（即非脂类），不经酯酶代谢。丙泊酚由肝迅速代谢为水溶性化合物，后经肾排泄。艾司洛尔是一种酯类化合物，迅速被红细胞酯酶代谢（半衰期为 9～10min）。阿曲库铵和顺阿曲库铵主要经霍夫曼降解（一种化学反应）。阿曲库铵也存在第 2 条代谢途径，即经非特异性血浆酯酶代谢。有趣的是，顺阿曲库铵作为阿曲库铵的一种单独形式（10 个异构体之一），并不经非特异性血浆酯酶途径代谢。

瑞芬太尼的作用维持时间短是由于其为脂类，主要经血液和组织中的非特异性酯酶代谢。

由于其代谢酶的非特异性，致使其在假性胆碱酯酶缺乏症患者体内作用时间并不会有所延长（*Miller：Basics of Anesthesia，ed 6，pp 75，100-101，125，154；Miller：Miller's Anesthesia. ed 8，pp 371，824，888-889，977*）。

226.（**A**）已发现的琥珀酰胆碱副作用有高钾血症、恶性高热、咬肌痉挛、窦性心动过缓、窦性节律和肌痛。近年来已有多例关于无特殊疾病儿童使用琥珀酰胆碱后出现难治性心搏骤停的报道。这些病例中出现高血钾、横纹肌溶解和酸中毒的症状，随后的肌肉活检结果显示，其中许多患儿处于 Duchenne 型肌营养不良症的亚临床期。因为偶发的严重高钾血症，琥珀酰胆碱禁用于常规儿童气管插管（*Barash：Clinical Anesthesia，ed 7，p 1227；Miller：Miller's Anesthesia，ed 8，p 983*）。

227.（**D**）为便于插管，在使用肌松药后了解气道肌肉群何时达到最佳肌松状态至关重要。使用神经肌肉监测仪就可达到此目的。然而选择监测哪些肌肉非常重要，因为气道主要肌群（如喉肌、下颌肌以及膈肌）比外周拇指外展肌（即尺神经监测）的神经肌肉阻滞起效更迅速、持续时间更短、恢复更快。同时观察也很重要，眼轮匝肌的阻滞模式（即面部神经监测）与喉肌、膈肌类似，因此当眼轮匝肌达最大肌松时插管最佳。当拇指外展肌的功能恢复正常时，喉肌和膈肌也已恢复（*Barash：Clinical Anesthesia，ed 7，p 545*）。

228.（**D**）很少使用一种非去极化肌松药后再换成另外一种非去极化肌松药。两种不同时效的肌松药先后使用，决定后者时效的一般规则仅仅是其药动学。前者药物的 95% 从阻滞部位清除需要 3 个半衰期，后者药物的时效特点才能显露出来。例如，中效肌松药维库溴铵继长效肌松药泮库溴铵后使用，则前 2 次维持剂量的维库溴铵时效延长，第 3 次维持剂量后维库溴铵的作用不会延长（*Miller：Miller's Anesthesia，ed 8，pp 980-981*）。

229.（**A**）吸入麻醉剂会剂量依赖性地增强肌松药的阻滞效果。最近研究表明，吸入麻醉剂可延缓拮抗神经肌肉阻滞的过程。因此手术即将结束时，应尽可能降低吸入麻醉剂的吸入浓度，以确保对肌松的拮抗迅速起作用（*Miller：Miller's Anesthesia，ed 8，p 981*）。

230.（**C**）司来吉兰是一种单胺氧化酶抑制剂（MAOI），可用于治疗帕金森病。哌替啶主要是苯基哌啶，从中可以衍生出许多其他同类物（如芬太尼、舒芬太尼、阿芬太尼、瑞芬太尼）。哌替啶常作为一种抗寒颤药物来使用，而鲜用于镇痛。正在服用 MAOI 的患者，禁用哌替啶（以及美沙酮和曲马朵），因可能导致血清素综合征（即烦躁不安、骨骼肌僵硬、高热）或抑郁症（即低血压、低通气、昏迷）（*Miller：Miller's Anesthesia，ed 8，pp 894-896，909-910*）。

231.（**A**）部分患儿在全麻苏醒早期会出现躁动不安、无法安抚的情况。这一现象被称作苏醒期"兴奋"谵妄状态（emergence "excitement" delirium，ED）。此时需加强护理以防止患儿伤及自己及拔出静脉输液管或外科引流管等，待小儿苏醒完全时这些问题会迎刃而解。尽管认为疼痛未有效治疗是导致小儿苏醒期躁动的一种诱发因素，但许多小儿即便无痛也会发生 ED。小儿发生苏醒期躁动的风险因素包括：年龄小于 5 岁（高发年龄段是 2～4 岁）、使用吸入麻醉药（其中七氟烷 ED 发生率最高）、耳鼻喉科和眼科手术及父母焦虑。预防性单剂量静注芬太尼（2.5μg/kg）、可乐定（2μg/kg）、氯胺酮（0.25mg/kg）、呐布啡（0.1mg/kg）或右美托咪定（0.15μg/kg）可降低其发生率。也可在手术即将结束时停止吸入七氟烷后静注丙泊酚（1mg/kg）来降低 ED 发生率。若无静脉通道，经鼻滴注芬太尼（1μg/kg）也可能有效（*Davis：Smith's Anesthesia for Infants and Children，ed 8，p 391；Miller：Basics of Anesthesia，ed 6，p 558；Miller：Miller's Anesthesia，ed 8，pp 2941-2942*）。

232.（**A**）依托咪酯是一种咪唑衍生物，最常用于全身麻醉诱导期，也可用于全麻维持期。依托咪酯的作用时间相对较短，对血流动力学影响较小，甚至对于心血管储备有限的患者也能提供较平稳的血流动力学。但其也有许多副作用，包括恶心、呕吐发生率高（较硫喷妥钠高）、注射痛、血栓性静脉炎、肌肉阵挛，偶有嗝逆。使用依托咪酯麻醉时患者不满意的最常见原因为恶心和呕吐。为了防止依托咪酯的注射痛而加用芬太尼也会增加恶心和呕吐的发生率（*Miller*：*Miller's Anesthesia*，*ed 8*，*p 852*）。

233.（A） 泮库溴铵可增加心率、平均动脉压和心排血量，涉及多种机制，包括中等程度的迷走神经阻滞效应、去甲肾上腺素的释放、减少肾上腺素能神经重摄取去甲肾上腺素等。选项中的其他药物很少会直接刺激肾上腺，也不会影响肾上腺素能神经摄取去甲肾上腺素（*Miller*：*Miller's Anesthesia*，*ed 8*，*p 978*）。

234.（B） 丹曲林是一种口服肌肉松弛剂，可以控制有上运动神经元损伤患者的骨骼肌痉挛。紧急使用还可预防麻醉患者的恶性高热。经静脉给药可治疗恶性高热。临床剂量的丹曲林对平滑肌和心肌几乎没有影响，其直接作用于骨骼肌，减少肌浆网中钙离子的释放，从而减少骨骼肌收缩需要的兴奋-收缩耦连。使用丹曲林钠最常见的副作用是骨骼肌无力，其他急性副作用有恶心、腹泻和视物模糊。当静脉使用丹曲林钠时出现多尿，因为静脉制剂中为保持等渗而加入甘露醇，从而导致多尿。长期口服该药物，很少患者出现肝炎和胸腔积液（*Stoelting*：*Pharmacology and Physiology in Anesthetic Practice*，*ed 4*，*pp 596-597*）。

235.（D） （参见问题 435 的解析）糖尿病是一种以碳水化合物（通常表现为高血糖）、脂肪、蛋白质的代谢改变为特点的疾病。美国 90％糖尿病患者为非胰岛素依赖型糖尿病（non-insulin-dependent diabetes mellitus，NIDDM）或 2 型糖尿病，循环中胰岛素相对缺乏，患者对循环中的胰岛素组织反应性降低（即胰岛素抵抗）。NIDDM 患者可口服降糖药，最常见的为磺酰脲化学类药物。这些磺酰脲类药物有多种代谢作用，包括早期刺激胰腺释放胰岛素（长期使用，虽然胰岛素分泌量并没有增加但仍有降血糖的作用）。甲苯磺丁脲（甲糖宁，Orinase）和氯磺丙脲（Diabinese，Diabinese）是第一代磺酰脲类药物。

双胍类药物二甲双胍（Glucophage）和苯乙双胍（降糖灵）是通过提高循环中胰岛素对周围组织的反应性发挥作用，因此这类药被称为抗高血糖药而非降血糖药。二甲双胍即便是夜间空腹的时候使用也不会引起低血糖。

苯乙双胍因其乳酸酸中毒的副作用而被撤市。一直以来认为二甲双胍可引起代谢性酸中毒，现在认为只有肝或肾功能不全患者才会发生代谢性酸中毒。

SSRIs 是抗抑郁的常规药物，这类药物有严重的副作用，例如高热。有报道称 SSRIs 和亚甲蓝可引起 5-羟色胺综合征，而二甲双胍尚未见相关报道（*Miller*：*Miller's Anesthesia*，*ed 8*，*pp 1219-1220*；*Miller*：*Basics of Anesthesia*，*ed 6*，*pp 182-183*）。

236.（D） 双硫仑和纳曲酮口服可用于戒酒康复治疗。双硫仑通过不可逆地灭活乙醛脱氢酶来改变酒精代谢。如果患者饮酒会导致血液中乙醛累积，从而产生诸如脸红、头痛、恶心、呕吐、胸痛、心动过速、低血压和意识模糊等不愉快体验。停用双硫仑后患者对酒精的敏感性可持续 2 周以上。纳曲酮复合双硫仑可用于酒精成瘾的治疗。纳曲酮可阻断酒精的部分增强效能。使用纳曲酮复合双硫仑的患者酒精成瘾复发率低。纳曲酮是纯粹的阿片受体拮抗药。服用纳曲酮的患者如果术中使用阿片类药物止痛，则其阿片类药物的需求量会显著增加。纳曲酮的作用可持续24h，欲行较大手术的患者于住院治疗期间，为了使阿片类药物更好地发挥缓解疼痛的作用，需停用纳曲酮（*Hardman*：*Goodman & Gilman's The Pharmacological Basis of Therapeutics*，*ed 10*，*pp 602-604*；*Hines*：*Stoelting's Anesthesia and CoExisting Disease*，*ed 5*，*p 542*；*Miller*：*Miller's Anesthesia*，*ed 8*，*pp 866-868*）。

237.（B） 快速顺序诱导适用于需快速控制气道的病例，通常用于插管较易成功和饱胃的患者，以确保气道通畅。快速诱导时需充分预给氧和吸除气道分泌物，全麻时静脉诱导、压迫环状软骨、使用起效快的肌松药。琥珀酰胆碱是起效最快的神经肌肉松弛药，是快速诱导的优选药物。然而，部分情况禁忌使用琥珀酰胆碱，可选择另外一种肌松药。选项中的药物罗库溴铵最佳，因其起效快。尽管其他非去极化肌松药的起效时间可用预注给药（即静脉全麻诱导时，预给 10% 插管剂量的肌松药，2～4min 后全麻静脉诱导，追加剩余肌松药的 90%）缩短，但罗库溴铵不用预注射，起效时间就已足够快且使用方便。有插管困难的患者，即便给予充分肌松，也应考虑清醒插管。D-筒箭毒碱因会引起严重的组胺释放而应避免单次注射插管剂量，用于插管时应该在几分钟内逐渐增量给予（*Miller*：*Miller's Anesthesia*，*ed 8*，*p 875*）。

238.（A） 非去极化肌松药只有和其受体结合时才能发挥作用。静脉注射肌松药后，血浆中药物浓度即开始降低，肌松药注射后需从血浆中扩散至神经肌肉接头处与其受体结合才可产生肌松效果。药物再次扩散回血浆后，其作用消失。神经肌肉功能在肌松药从神经肌肉接头扩散回血浆并从机体代谢或清除后得以恢复（*Miller*：*Miller's Anesthesia*，*ed 8*，*p 871*）。

239.（D） 丁丙诺啡（Buprenex）是一种混合型激动-拮抗阿片类药物，具有较强的 μ 受体亲和力。由于其较强的 μ 受体亲和力（是吗啡的 33 倍）且与受体解离较慢，所以其作用时间较长（大于 8h），且能抵抗纳洛酮的逆转作用。在有呼吸抑制的罕见病例中，增加纳洛酮的剂量也不能逆转患者的呼吸抑制（*Miller*：*Miller's Anesthesia*，*ed 8*，*p 904*；*Stoelting*：*Pharmacology and Physiology in Anesthet-ic Practice*，*ed 4*，*p 119*）。

240.（B） 选项中所列药物均可引起恶心和呕吐。丙泊酚或咪达唑仑对某些患者可能起保护作用，问题中所列药物中依托咪酯引起恶心呕吐的发生率最高，某些报道的发生率高达 40%（*Barash*：*Clinical Anesthesia*，*ed 7*，*p 489*；*Miller*：*Basics of Anesthesia*，*ed 6*，*pp 108-112*）。

241.（D） 纳洛酮是一种纯粹的阿片拮抗剂，对所有阿片受体有亲和力但没有内在活性，主要用于逆转阿片药中毒。大剂量纳洛酮可用于拮抗应激状态（如休克或卒中）机体内升高的内源性阿片类物质的作用。纳洛酮对 NSAIDs（如酮咯酸）无影响（*Miller*：*Miller's Anesthesia ed 8*，*pp 905-906*）。

242.（D） NO、硝酸甘油、硝普钠、酚妥拉明、氨力农、米力农及前列腺素 E 均可使肺动脉系统血管扩张。然而，只有 NO 对体循环基本无影响。下表对各种血管舒张药的相对有效性进行比较（*Miller*：*Miller's Anesthesia*，*ed 8*，*pp 3084-3088*）。

表 3-6　静脉血管扩张药对血流动力学变量的相对效能

	扩张作用			
	静脉	肺动脉	体循环动脉	心排血量
一氧化氮	0.	+++	0	±
硝酸甘油 iv	+++	+	+	I, D*
硝普钠	+++	+++	+++	I, D*
酚妥拉明	+	+	+++	I
肼屈嗪	0	?	+++	I
尼卡地平	0	?	+++	I
氨力农†	+	+	+	I
米力农†	+	+	+	I
前列腺素 E₁‡	+	+++	+++	I, D*

0，无；±，很小；+，微弱；+++，最强；D，减少；I，增加。

* 对心排血量的影响取决于前负荷、后负荷及心肌氧合影响的净平衡。

† 氨力农和米力农是血管扩张药物（兼有正性肌力作用和血管舒张效应）。

‡ 前列腺素 E₁ 需要通过左心房输注去甲肾上腺素来维持适宜的体循环血压。

From Stoelting RK，*Miller RD*：Basics of Anesthesia，*ed 5*，*Philadelphia*，*Churchill Livingstone*，*2006*，*p 1794*

243.（B） 琥珀酰胆碱在血液中很快被假性胆碱酯酶（血浆胆碱酯酶）代谢，所以为了便于插管，通常需要大剂量的琥珀酰胆碱。由于神经肌肉接头处没有假性胆碱酯酶，所以琥珀酰胆碱须扩散到细胞外液中其作用才消失（*Miller*：*Miller's Anesthesia*，*ed 8*，*p 961*）。

244.（A） 右美托咪定是一种高选择性 α_2 肾上腺素受体激动剂，主要用于镇静。起效快（<5mins），达峰时间大约在 15mins 左右，对于血容量正常的健康患者，右美托咪定可使心率降低、心排血量减少。其对心率的影响严重时会引起窦性停搏。静脉注射右美托咪定后，血压会先升高（激动外周 α 受体的结果），约 15min 后回归正常水平，此后 1h 内血压会降低大约 15％。这是由于右美托咪定的中枢性 α 受体激动作用超过其外周效应。右美托咪定对呼吸的影响较小，过度镇静也不引起梗阻性呼吸暂停。临床剂量的右美托咪定即 $1\sim2\mu g/(kg \cdot min)$ 仅会使潮气量（tidal volume，V_T）轻微降低且不影响呼吸频率。更高剂量的右美托咪定由于使 V_T 减少、呼吸频率增加，可导致 $PaCO_2$ 升高 20％左右（*Miller*：*Miller's Anesthesia*，*ed 8*，*pp 834-838*）。

245.（D） 磷丙泊酚钠是丙泊酚的前体，于 2008 年 12 月批准用于监护麻醉，其注射后很快转变为丙泊酚。因其水溶性质，所以不存在与脂质载体相关的问题（注射痛、高三酰甘油血症、肺栓塞、脓毒症）（*Eisai Corporation product information*；*Miller*：*Miller's Anesthesia*，*ed 8*，*pp 822-823*）。

246.（C） 除了镇痛作用，长期使用吗啡 $2\sim3$ 周后可出现呼吸抑制、恶心、欣快感及对镇静的耐受。瞳孔缩小和便秘可出现在麻醉性镇痛药物治疗的任何时期，且不会产生耐受效应（*Butterworth*：*Morgan & Mikhail's Clinical Anesthesiology*，*ed 5*，*p 195*）。

247.（D） H_2 受体拮抗剂（如西咪替丁、雷尼替丁、法莫替丁、尼扎替丁）可作为术前药于麻醉诱导前使用以提高胃液 pH，提高胃液 pH（>2.5）可有效降低胃内容物误吸时肺损伤的发生和严重性。对于产妇、胃食管反流患者及肥胖患者（因肥胖患者比非肥胖患者胃液 pH 更低），H_2 受体拮抗剂常作为术前药使用。与甲氧氯普胺（胃复安）相比，H_2 受体拮抗剂对食管下段括约肌张力、肠动力或胃排空无影响。尽管这类药物副作用发生率很低，但也可偶尔发生，特别是在经静脉给药、老年或肝肾功能不全的患者。可能发生心动过缓，与其作用于心脏 H_2 受体有关，也可出现可逆性血浆转氨酶升高。H_2 受体拮抗剂可通过血脑屏障，导致意识模糊或苏醒延迟。西咪替丁可影响利多卡因、普萘洛尔和地西泮等药物的代谢，这可能与西咪替丁和细胞色素 P450 酶的结合有关（*Barash*：*Clinical Anesthesia*，*ed 7*，*p 602*）。

248.（A） 有报道称药物过敏占与麻醉相关死亡的 3％～4％，除氯胺酮和苯二氮䓬类，绝大部分麻醉药物均有发生过敏反应的报道。尽管大部分药物引起的过敏反应发生在暴露后 $5\sim10min$ 内，但对乳胶制品的过敏反应可迟于 30min（*Hines*：*Stoelting's Anesthesia and Co-Existing Disease*，*ed 6*，*pp 525-529*）。

249.（C） 神经性毒剂沙林中毒时，阿托品用量为 $2\sim6mg$，可每 $5\sim10min$ 重复一次，直至分泌物开始减少。大部分患者每 8h 需要使用 2mg，然而 $15\sim20mg$ 的剂量并非罕见，偶尔剂量需要超过 1000mg的。氯解磷定 600mg 清除与乙酰胆碱酯酶结合的有机磷化合物，常和阿托品联用。苯二氮䓬类常用于对抗神经毒气对 GABA 系统的作用（*Barash*：*Clinical Anesthesiology*，*ed 7*，*p 1541*）。

250.（A） 与芬太尼相比，阿芬太尼（芬太尼类似物）作用弱（1/5 至 1/10）、起效快（1.5min 内）、作用时间短。阿芬太尼药效短暂是由于其再分配到无活性组织和快速的肝代谢（1h 内清除96％）。肾衰竭不影响阿芬太尼的清除率（*Miller*：*Basics of Anesthesia*，*ed 6*，*p 119*，*Figure 10-3*；*Miller*：*Miller's Anesthesia*，*ed 8*，*p 887*；*Butterworth*：*Morgan & Mikhail's Clinical Anesthesiology*，*ed 5*，*p 196*）。

251.（D） 哮喘是以气道高反应性和支气管痉挛为特征的炎症性疾病。药物治疗支气管哮喘急性发作期主

要包括吸入 β_2 肾上腺素能受体激动剂（如沙丁胺醇、吡布特罗、特布他林）、抗胆碱药物（如吸入异丙托溴铵）和静脉注射皮质类固醇。在急性发作时，异丙托溴铵（起效慢于 β_2 肾上腺素能受体激动剂）与快速起效的 β_2 受体激动剂结合使用有效。支气管痉挛不缓解且有生命危险时，可诊断为哮喘持续状态。虽然治疗通常开始用 β_2 受体激动剂（每 15～20min 2～4），但当肺泡通气量减少时吸入药物可能不能起效。本题目中，可以皮下注射肾上腺素（成人剂量 0.2～1mg 或 0.2～1ml 1：1000 溶液）。皮质类固醇可增强和延长对 β_2 受体激动剂的作用，在哮喘持续状态时可静脉注射皮质类固醇。在治疗早期，可单次注射皮质醇（氢化可的松溶液，Solu-Cortef）2mg/kg 后予以静脉输注 0.5mg/（kg·h）或用甲泼尼龙（甲基泼尼松龙，Solu-Medrol）60～125mg，每 6h 给予一次（但可能需要数小时起效）。要充分供氧保持氧饱和度大于 90%。由于氦氧混合气（Heliox，氦 70% 和氧 30%）是氧气密度的 1/3，可以尝试使用。静脉注射间羟异丁肾上腺素可能有效，开始以 0.1μg/（kg·min）的速度增加到症状改善或发生显著性心动过速。硫酸镁 25～40mg/kg（最大为 2g），给药时间应超过 20min。广谱抗生素也应开始应用。在一些如呼吸肌疲劳、$PaCO_2$ 上升（如大于 70～80mmHg）的严重情况下，可能需要进行全身麻醉及机械通气。挥发性麻醉药如异氟烷、氟烷、七氟烷不仅可用来镇静且可松弛狭窄气道的平滑肌。但色甘酸钠（Cromolyn）并不能够解除支气管痉挛，预防性使用色甘酸钠是因为其能抑制抗原诱导的组胺释放和其他内分泌素，如来自于肥大细胞的白三烯。氨茶碱曾广泛用于治疗急性哮喘，而今已较少使用，因为其甚少增加 β_2 受体激动剂活性，反而具有明显的副作用（*Hardman：Goodman & Gilman's The Pharmacological Basis of Therapeutics，ed 10，pp 733-749；Hines：Stoelting's Anesthesia and Co-Existing Disease，ed 6，pp 185-186*）。

252. (D) 可乐定是一种 α_2 肾上腺素能受体激动剂。与许多外周作用的降压药（如胍乙啶、普萘洛尔、卡托普利）不同，可乐定主要刺激中枢肾上腺素受体以减少交感神经兴奋。与其他影响中枢释放儿茶酚胺的药物一样，可乐定不仅降低对麻醉药的需求（如减少 MAC），也在麻醉过程中降低了动脉血压发生急剧变化的发生率。可乐定具有镇痛性能，能降低患者对阿片类药物的需求量。可乐定已经证实可口服、静脉注射、硬膜外腔注射、鞘内注射、外周神经阻滞，且具有增强局部麻醉药的镇痛作用。α_2 肾上腺素能受体激动剂可减少麻醉性镇痛药物导致的肌肉强直，可用于减少麻醉后寒战。长期服用可乐定的患者术前不应停药，应持续服用以防止停药后的高血压危象（*Miller：Miller's Anesthesia，ed 8，pp 368，1218，1632*）。

253. (D) 因为含酶肝细胞数量的减少、肝血流量的降低或两者均存在，慢性肝病可能会干扰药物的代谢。吗啡、阿芬太尼、地西泮、利多卡因、泮库溴铵的清除半衰期会发生延迟，维库溴铵在肝硬化患者半衰期也会轻度延长。此外，严重的肝疾病可能会减少胆碱酯酶（假性胆碱酯酶）的生成，而假性胆碱酯酶对琥珀酰胆碱和酯类局麻药普鲁卡因酯键的水解是必需的（*Miller：Basics of Anesthesia，ed 6，p 456*）。

254. (D) 当需要快速顺序插管时琥珀酰胆碱是首选药物（除非有禁忌证）。虽然高钾性心搏骤停是琥珀酰胆碱用于持续性烧伤患者（如同挤压伤、脊髓损伤或其他神经损伤、慢性疾病和慢性多发性神经病、慢性肌病）的严重并发症，高钾血症敏感期发生于烧伤后 7～10 天，但可能在持续热损伤后 2 天才开始，因此受伤后 24h 使用琥珀酰胆碱相对安全。在琥珀酰胆碱使用前给予一个特定剂量的非去极化神经肌肉阻滞剂将减缓达到肌松的时间。虽然预注技术（priming）给予 10% 气管插管剂量，在 2～4min 后给予剩余部分的肌松药用于缩短插管时间，但其起效时间仍然慢于琥珀酰胆碱。预注技术目前已很少使用，因为可以使用罗库溴铵（在非去极化神经肌肉阻断药中可最快速提供气管插管条件，仅次于琥珀酰胆碱）。应避免使用插管剂量的筒箭毒碱单次注射，主要基于其明显的组胺释放作用（*Miller：Basics of Anesthesia，ed 6，pp 148-149*）。

255.（A） 可乐定是一种中枢性的 α 受体激动剂，可减少交感神经系统递质释放，降低正常患者的血浆儿茶酚胺浓度，但在嗜铬细胞瘤患者效果不佳。它可用于治疗原发性高血压、硬膜外腔或蛛网膜下腔单独注射镇痛、延长局部麻醉药效，并可用来抑制麻醉后寒战（75μg IV），预防围术期心肌缺血（术前给予至术后第 4 天），减少毒品和酒精的戒断症状（*Barash：Clinical Anes-the-sia，ed 7，p 392；Miller：Miller's Anesthesia，ed 8，p 473；Hines：Stoelting's Anesthesia and Co-Existing Disease，ed 6，p 394*）。

256.（C） 快速给予大剂量阿片类药物时可能出现骨骼肌痉挛，尤其是胸腹肌肉（胸壁僵硬综合征），将显著抑制通气。虽然应用肌松药物或阿片受体拮抗剂纳洛酮等会解除肌肉僵直，但如需进行手术，逆转麻醉性镇痛药的效应并不可取（*Miller：Basics of Anesthesia，ed 6，p 121*）。

257.（B） 氯胺酮的优点之一是对呼吸的影响最轻。静脉诱导剂量 2mg/kg 后，全身麻醉诱导可在 30～60s 完成，最多会有一过性的呼吸下降（$PaCO_2$ 增加很少超过 3mmHg）。如果给予超高剂量或同时使用阿片类药物，则可能导致呼吸暂停（*Miller：Basics of Anesthesia，ed 6，p 108*）。

258.（C） 该患者存在代谢性酸中毒，部分代偿。代谢性酸中毒通常分为具有正常阴离子间隙［也被称为高氯性代谢性酸中毒（碳酸氢盐丢失由氯含量的增加抵消）］和具有高阴离子间隙两种类型。阴离子间隙可通过测定钠浓度与氯离子和碳酸氢根浓度之和的差值来计算（即 $Na^+ - [Cl^- + HCO_3^-]$），正常值为 8～14mEq/L.。本病例中，阴离子间隙是 135 - ［95+14］＝26，因此该患者为具有高阴离子间隙的酸中毒。本问题中存在有高阴离子间隙酸中毒的两种形式：糖尿病酮症酸中毒（diabetic ketoacidosis，DKA）和引起乳酸性酸中毒的丙泊酚输注综合征。因为这位患者是 2 型（非胰岛素依赖型）糖尿病，未发生酮症酸中毒，其酸中毒原因必然是丙泊酚输注综合征（*Hines：Stoelting's Anesthesia and Co-Existing Disease，ed 6，pp 372-373；Miller：Miller's Anesthesia，ed 8，p 832*）。

259.（D） 抗精神药物恶性症候群（neuroleptic malignant syndrome，NMS）在使用抗精神病药物的患者中发生率达 1%。该综合征的特点是类似恶性高热，包括代谢增高、心动过速、肌肉强直、横纹肌溶解、发热和酸中毒，死亡率可达 20%～30%。NMS 和恶性高热有许多不同之处。NMS 不会遗传，通常发生在抗精神病药物（如吩噻嗪、氟哌啶醇）使用后的 24～72h，而恶性高热的进展更为迅速。发病后停用抗精神病药物显然非常必要，因为多巴胺耗竭似乎在 NMS 的发生发展中发挥了重要作用，多巴胺受体激动剂溴隐亭和金刚烷胺的使用有助于该病的治疗。左旋多巴突然停药有可能引起该综合征。琥珀酰胆碱和挥发性麻醉药可引发恶性高热，而不引起 NMS。丹曲林可用于治疗这种情况（*Stoelting：Pharmacology and Physiology in Anesthetic Practice，ed 4，pp 412-413*）。

260.（C） 地布卡因抑制 80% 正常胆碱酯酶（地布卡因值为 80），而非典型胆碱酯酶抑制患者只有 20% 被抑制（地布卡因值为 20）。非典型胆碱酯酶的杂合子患者（如本病例情况下）地布卡因值为中度，50%～60%。正常胆碱酯酶的患者，插管剂量（1mg/kg）琥珀酰胆碱肌松会持续 10min，在非典型杂合子假性胆碱酯酶患者会上升至 30min，在非典型胆碱酯酶患者可能持续 3h 或更长时间。参见问题 200（*Miller：Basics of Anesthesia，ed 6，pp 148-149*）。

261.（D） 氰化物（氢氰酸［HCN］，氰酸）是一种快速起效的毒药。氰化物是一种商业化杀虫剂，含氮塑料燃烧也可释放氰化物气体。硝普钠（sodium nitroprusside，SNP）代谢为氰化物和 NO。SNP 产生的氰化物通常迅速代谢成相对无毒的硫氰酸盐（SCN^-），并随尿液排出体外。虽然罕见，氰化物和（或）硫氰酸盐的毒性可发生于接受长时间大剂量输注硝普钠的患者中。氰化物与铁结合成三价铁，可抑制细胞呼吸作用，导致严重的乳酸性酸中毒和细胞毒性缺氧。因为 O_2 利用率不高，静脉血氧合充分（中心静脉血氧水平升高，患者不发绀）。治疗（括号内为成人剂量）包括亚硝酸钠（NaNO$_2$ 300mg 静脉注射，时间超过 10min）、亚硝酸异戊酯（吸入）、硫代硫酸钠（12.5g 静脉注射，时间超过 10min）和羟钴胺（5～10g 静脉注射，时间超过 20min）。亚硝酸盐将血红蛋白转变成高铁血红蛋白，与细胞色素氧化酶竞争形成氰化高铁血红蛋白的氰离子。可通过亚硝酸钠静脉注射或亚硝酸异戊酯吸入的方式给予亚硝酸盐。首选药物硫代硫酸钠（Na$_2$S$_2$O$_3$）可为氰化物供硫，将氰化物转化为硫氰酸。

$$Na_2S_2O_3 + CN^- \longleftrightarrow SCN^- + Na_2S_2O_3$$

羟钴胺素（维生素 B$_{12}$）结合氰化物，可形成氰钴胺或维生素 B$_{12}$。亚甲基蓝并非氰化物中毒的解毒剂，可使治疗复杂化，其将高铁血红蛋白转化成血红蛋白并释放游离氰化物。虽然单独使用 O$_2$（即使在高压环境下的）几乎没有益处，但因为可明显增强硫代硫酸盐和亚硝酸盐的活性，因此仍应该使用（*Barash*：*Clinical Anesthesia*，*ed 7*，*pp 403-404*；*Brunton*：*Goodman & Gilman's The Pharmacological Basis of Therapeutics*，*ed 12*，*pp 782-783*，*793-796*；*Miller*：*Miller's Anesthesia*，*ed 8*，*pp 2501-2503*）。

262.（D） 当血浆胆碱酯酶总量非常低、数量正常但分型异常（即非典型血浆胆碱酯酶）或应用抗胆碱酯酶药物（如新斯的明、二乙氧膦酰硫胆碱或有机磷杀虫剂马拉硫磷）时，琥珀酰胆碱的神经肌肉阻滞持续时间明显延长。对琥珀酰胆碱反应时间延长的评估需结合胆碱酯酶的总量（即定量试验）和类型（即定性试验）来判断。非典型血浆胆碱酯酶是一种遗传性疾病，杂合子基因组患者发生率为 1/480，纯合子基因组发生率为 1/3200。相对于异常血浆胆碱酯酶，局部麻醉药地布卡因对正常血浆胆碱酯酶的抑制更明显。正常血浆胆碱酯酶患者的地布卡因值约为 80 或产生 80% 的抑制作用。杂合子组地布卡因值为 50，非典型血浆胆碱酯酶纯合子的患者地布卡因值约为 20。当发生严重的慢性肝疾病或使用某些化疗药物（如环磷酰胺）时，总的血浆胆碱酯酶水平可随生成减少而降低。在总的血浆胆碱酯酶水平降低及使用抗胆碱酯酶药物后，地布卡因值正常。C$_5$ 同工酶变异的患者其血浆胆碱酯酶活性增加，琥珀酰胆碱快速降解，作用时间更短（*Brunton*：*Goodman & Gilman's The Pharmacological Basis of Therapeutics*，*ed 12*，*p 243*；*Butterworth*：*Morgan & Mikhail's Clinical Anesthesiology*，*ed 5*，*pp 205-207*；*Miller*：*Basics of Anesthesia*，*ed 6*，*pp 76*，*148-149*；*Stoelting*：*Pharmacology and Physiology in Anesthetic Practice*，*ed 4*，*pp 216-220*）。

263.（C） 苯二氮䓬类药物的化学结构是一个苯环与一个七元二氮杂草环连接。咪达唑仑、劳拉西泮、奥沙西泮、地西泮是苯二氮䓬受体激动剂，氟马西尼是其拮抗剂。苯二氮䓬受体激动剂均具有镇静作用且拥有诸多药理学特征，包括镇静、抗焦虑、顺行性遗忘（获得新知识的能力）和抗惊厥作用。遗忘作用优于镇静属性，这就是为什么在用了苯二氮䓬类药物后患者有时会忘记医务人员所说的内容，尽管当时在讨论时患者表现思路清晰。苯二氮䓬类药物不会产生逆行性遗忘（存储的信息）。这些药物很少造成严重的呼吸或心血管抑制，也很少产生明显的耐受和身体依赖。苯二氮䓬类受体激动剂的作用机制最可能是增强 CNS 中抑制性神经递质 GABA 的作用。咪达唑仑和地西泮进行氧化代谢，代谢产物与葡萄糖醛酸形成共轭，经肾排出。西咪替丁抑制其氧化分解，并可能延长这些药物的作用时效。劳拉西泮和奥沙西泮主要与葡萄糖醛酸结合，不受西咪替丁或肝功能改变的影响（*Brunton*：*Goodman & Gilman's The Pharmacological Basis of Therapeutics*，*ed 12*，*pp 458-467*；*Butterworth*：*Morgan & Mikhail's Clinical Anesthesiology*，*ed 5*，*pp 179-181*；*Miller*：*Basics of Anesthesia*，*ed 6*，*pp 106-109*；*Stoelting*：*Pharmacology and Physiology in Anesthetic Practice*，*ed 4*，*pp 140-153*）。

264.（C） 瑞芬太尼是一种超短效阿片类药物，最常通过静脉注射起效，其短效作用与其酯键有关，主要通过血浆和组织中非特异性酯酶快速水解（主要是红细胞内），其代谢不会因为肝、肾功能衰竭或假性胆碱酯酶的水平而受到显著影响（因为其分解代谢不受血浆胆碱酯酶的明显影响）。临床清除半衰期小于 6min。健康成人监测麻醉中采用经静脉 2mg 的咪达唑仑和 0.05～0.1μg/

（kg·min）瑞芬太尼静脉输注。全麻控制呼吸的患者镇痛中通常使用瑞芬太尼 0.1～1.0μg/
（kg·min）速度静脉输注，也可以在输注前 60～90s 静脉注射瑞芬太尼负荷剂量 1μg/kg（或
0.5μg/kg，若同时使用苯二氮䓬类药物）。虽然瑞芬太尼可有效抑制疼痛刺激引起的自主神经
反射和血流动力学反应并减少呼吸运动，但除非停用前使用了其他长效镇痛药进行术后镇痛，
否则外科手术后其快速代谢的阿片效应会使患者很快出现术后疼痛（*Barash*：*Clinical Anes-
thesia*，*ed 7*，*pp 514-515*，*832-834*；*Miller*：*Miller's Anesthesia*，*ed 8*，*pp 888-897*）。

265.（D） 利多卡因浸润麻醉的最大推荐剂量是 300mg（不使用肾上腺素）或 500mg（使用肾上腺素）。
因为这个区域的血管特性，口腔内注射时建议谨用（*Barash*：*Clinical Anesthesia*，*ed 7*，*p
572*；*Miller*：*Miller's Anesthesia*，*ed 8*，*p 1041*）。

266.（A） 术后寒战可由诸多因素引起，包括低体温、输血反应和疼痛及麻醉性镇痛药物的副作用。寒战
会引起患者不适感并增加监测难度，尤其是可导致患者耗氧量显著增加（高达 200%）。术后
寒战的确切病因尚不清楚，但常规皮肤表面加温后尚需药物治疗。可乐定、右美托咪定、丙泊
酚、酮舍林（ketanserin）、曲马朵、毒扁豆碱、硫酸镁和麻醉镇痛药物（尤其是哌替啶）均可
用于治疗。纳洛酮可能会增加疼痛感但并不能减少寒战的发生（*Barash*：*Clinical Anesthesia*，
ed 7，*p 1574*；*Miller*：*Miller's Anesthesia*，*ed 8*，*pp 1636-1638*）。

267.（C） Sugammadex 是一种环糊精（环状低聚糖）化合物，可包裹非去极化甾类肌肉松弛剂（罗库溴
铵＞维库溴铵＞＞泮库溴铵），并快速逆转深度肌松（如 3min 内逆转 0.6mg/kg 的罗库溴铵）。
因为其不作用于乙酰胆碱酯酶，所以不需要复合使用抗胆碱能类药物阿托品或格隆溴铵。Sug-
ammadex 只能与甾类肌肉松弛剂结合，对苄异喹啉类肌松药（如阿曲库铵、顺阿曲库铵、杜
什库铵、右旋筒箭毒碱）无效。Sugammadex 对心血管系统似乎无作用。目前只在美国以外的
地区使用（*Miller*：*Basics of Anesthesia*，*ed 6*，*p 159*；*Miller*：*Miller's Anesthesia*，*ed 8*，*p
965*）。

268.（A） 精氨酸加压素（Arginine vasopressin，AVP），也称为抗利尿激素（antidiuretic hormone，
ADH），具有多种效应，但其主要作用为通过调节排尿来控制血清渗透压。AVP 由下丘脑释
放，直接作用于肾收集管，增加水渗透性和重吸收，从而增加血容量、降低血清渗透压。当血
清渗透压低于 280mOsm/kg 以下时，AVP 无法检测到。但当胶体渗透压大于 290mOsm/kg
时，AVP 分泌达到高峰。低血容量时 AVP 也会分泌（如出血、心力衰竭、肝硬化和肾上腺功
能不全）。血管紧张素 I 可转换为血管紧张素 II，血管紧张素 II 是一种强有力的血管收缩剂，
会增加肾上腺皮质醛固酮的分泌。醛固酮是一种盐皮质激素，参与肾小管钠离子重吸收和钾离
子排泄。低血容量可刺激醛固酮的分泌增加。交感神经刺激或血管紧张素 II 促使肾分泌前列腺
素，帮助调节 AVP 的作用（*Butterworth*：*Morgan & Mikhail's Clinical Anesthesiology*，*ed
5*，*p 738*；*Brunton*：*Goodman & Gilman's The Pharmacological Basis of Therapeutics*，*ed
12*，*pp 671-704*，*721-730*；*Miller*：*Basics of Anesthesia*，*ed 6*，*pp 449-450*）。

269.（B） 硝普钠（sodium nitroprusside，SNP）是一种由 5 个腈基、1 个亚硝基构成的快速起效、直接
作用于外围血管的血管舒张药，可快速代谢成有活性的 NO。健康成人 SNP 输注速度小于
2μg/（kg·min）时可快速消除其代谢产物；输注速度高于 2μg/（kg·min），特别是高于 10μg/
（kg·min）超过 10min 时，应关注是否存在氰化物中毒。早期氰化物中毒的症状是抵抗 SNP
输注引起的低血压，尤其是当输注速度小于 2μg/（kg·min）的时候。其他症状包括代谢性酸
中毒和混合静脉血氧分压差增加（*Butterworth*：*Morgan & Mikhail's Clinical Anesthesiolo-
gy*，*ed 5*，*p 258*）。

270.（D） 吩噻嗪类药物，如氯丙嗪（Thorazine），是阻断大脑多巴胺 D_2 受体的有效抗精神病药物，其

锥体外束的反应并不罕见。该类药物也有止吐效应。低效能吩噻嗪类如氯丙嗪有明显的镇静作用，并逐渐产生耐受。CNS 抑制药物（如麻醉镇痛药和巴比妥酸盐）与吩噻嗪类同时服用会加重 CNS 的抑制作用。与哌嗪吩噻嗪类药物相比，低效能的脂肪族吩噻嗪类药物（如氯丙嗪）更能有效降低癫痫发作的阈值。这些药物也会引起胆汁淤积型黄疸、阳痿、肌张力障碍和光敏性增强，也会导致心电图异常（如 QT 或 PR 间期延长、T 波低平、ST 段压低，甚至偶见室性早搏和尖端扭转型心律失常）。吩噻嗪类可阻断胍乙啶（guanethidine）和胍那屈尔（guanadrel）的抗高血压药效。这些药物对神经肌肉阻滞无显著影响（*Miller：Miller's Anesthesia，ed 8，p 1219；Hemmings：Pharmacology and Physiology for Anesthesia，pp 189-192*）。

271.（A） 氨力农是一种非儿茶酚胺类、非苷类强心药，属于选择性磷酸二酯酶Ⅲ（phosphodiesterase Ⅲ，PDE Ⅲ）抑制剂。氨力农通过减少心肌和血管平滑肌环磷酸腺苷（cyclic adenosine monophosphate，cAMP）降解，从而增加 cAMP 浓度。因 PDE Ⅲ 抑制剂作用机制不同于儿茶酚胺类药物（β 肾上腺素能受体刺激增加 cAMP 浓度），氨力农适用于 β 受体阻滞及顽固性儿茶酚胺类耐受患者。PDE Ⅲ 抑制剂可增强儿茶酚胺的作用。氨力农兼有正性肌力作用和血管扩张作用，但并没有抗心律失常作用（*Hensley：A Practical Approach to Cardiac Anesthesia，ed 5，p 277*）。

272.（D） 三环类抗抑郁药往往用作抗精神抑郁的初始治疗药物，然而最近开发的 SSRI 类药物更常用，因为其副作用更少。三环类抗抑郁药物通过抑制释放的去甲肾上腺素（和 5-羟色胺）再摄取至神经末梢发挥作用。虽然在择期手术前曾经建议停止使用三环类抗抑郁药，但尚未证明该举措的必要性，麻醉医师需要了解患者对部分药物的反应可能会因此发生变化。CNS 中神经递质的增加可能导致麻醉药需求量增加（即 MAC 增大）。此外，周围交感神经系统突触后去甲肾上腺素受体数量的增加，可使间接发挥作用的血管升压药（如麻黄素）的升压效应放大。如果需要使用血管升压药，直接发挥作用的药物如去氧肾上腺素可作为首选。如果血压较高需要特殊处理，可加深麻醉或使用外周血管舒张药如硝普钠等。在急性治疗期（最初 14～21 天），血压反应增大（即高血压危象）的可能性最大。长期治疗会使受体数量下调，使用拟交感神经药物后引起的血压骤升风险会降低。三环类抗抑郁药有显著的抗胆碱能副作用（如口干、视物模糊、心率增加、尿潴留）；尽管只使用了治疗剂量，但仍应注意老年患者可能产生抗胆碱能谵妄。服用 MAOIs（而非三环类抗抑郁药）的患者使用哌替啶应谨慎，因为可能诱发癫痫、体温过高或昏迷（*Hines：Stoelting's Anesthesia and Co-Existing Disease，ed 6，pp 535-536*）。

273.（B） 非糖尿病的正常患者每天约分泌 40U 胰岛素。目前临床上有许多种 SQ 胰岛素制剂。赖脯胰岛素和天冬胰岛素 SQ 给予后起效非常快（15min）；常规胰岛素较快起效（30min），NPH 和 Lente 是中等时间起效（1～2h）；甘精胰岛素（1.5h）和长效胰岛素（4～6h）是缓慢起效（*Hines：Stoelting's Anesthesia and Co-Existing Disease，ed 6，pp 380-381*）。

表 3-7　胰岛素制剂

胰岛素制剂		皮下注射后时间（h）		
		起效	峰值	持续时间
超快起效	赖脯胰岛素（Humalog）	0.25	1～2	3～6
	天冬胰岛素（NovoLog）	0.25	1～2	3～6
速效	常规胰岛素优必林，诺和灵（Humulin-R，Novolin-R）	0.5	2～4	5～8
中效	中效胰岛素（优必林，Humulin-N）	1～2	6～10	10～20
	长效	1～2	6～10	10～20

续表

胰岛素制剂		皮下注射后时间（h）		
		起效	峰值	持续时间
长效	甘精胰岛素（Lantus）	1～2	无峰值	大约24
	超慢效胰岛素	4～6	8～20	24～48

From Hines RL：Stoelting's Anesthesia and Co-Existing Disease，ed 5，Philadelphia，Saunders，2008，p 371

274. （B） GPⅡb/Ⅲa是血小板特异性受体。血小板激活可诱导GPⅡb/Ⅲa受体形状改变，明显增加血小板对纤维蛋白原和vWF亲和力。GPⅡb/Ⅲa受体拮抗剂（如替罗非班、阿昔单抗、依菲巴肽）可逆性结合血小板GPⅡb/Ⅲa受体，阻断纤维蛋白原与血小板结合；不延长凝血酶原时间（prothrombin time，PT）和活化部分凝血酶原时间（activated partial thromboplastin time，APTT）。给药方式是单次静脉注射后连续静滴。替罗非班单次静脉注射后血浆半衰期是2h，依菲巴肽2.5h，阿昔单抗只有30min。替罗非班的生物半衰期是4～8h，依菲巴肽4～6h，阿昔单抗12～24h。阿昔单抗作用时间长主要是由于其经网状内皮系统清除（替罗非班、替非罗班由肾清除）及其强大的受体亲和力（*Hemmings：Pharmacology and Physiology for Anesthesia，pp 662-664；Miller：Basics of Anesthesia，ed 6，p 359；Miller：Miller's Anesthesia，ed 8，p 1873*）。

275. （B） 瑞芬太尼由非特异性的血浆和组织酯酶迅速水解，是一种可经静脉精确输注的药物。起效迅速、消除迅速（临床的半衰期小于6min）。因为这些非特异性酯酶的活性通常不受肝、肾衰竭的影响，所以瑞芬太尼非常适合这类患者的麻醉（*Miller：Basics of Anesthesia，ed 6，p 125*）。

276. （C） 常见存在静脉注射痛的药物有地西泮、依托咪酯、美索比妥和丙泊酚。硫喷妥钠和氯胺酮注射痛比较罕见（*Miller：Basics of Anesthesia，ed 6，p 102，109，112*）。

277. （D） 全凭静脉麻醉（total intravenous anesthesia，TIVA）的患者，本病例主要用咪达唑仑、瑞芬太尼和丙泊酚，静脉输注结束后患者有时会需要一段时间恢复自主呼吸。虽然有时候需要通过药物逆转患者的麻醉状态来促使患者清醒，从而避免使用手控通气，但在癫痫患者用氟马西尼逆转苯二氮䓬类药物（咪达唑仑）易诱发癫痫发作；而瑞芬太尼半衰期短（小于6min），因此不需要纳洛酮拮抗。丙泊酚的代谢需要一段时间，在此期间手动或机械辅助通气非常必要（直到患者恢复自主呼吸）。此外，如果使用了肌松药则需排除肌肉无力。动脉血碳酸值应该确保在正常范围之内，因为过度通气可能使$PaCO_2$低于呼吸抑制的阈值（*Miller：Miller's Anesthesia，ed 8，p 897*）。

278. （C） 酚妥拉明、哌唑嗪、育亨宾、苄唑啉和特拉唑嗪是竞争性和可逆性α肾上腺素能受体拮抗剂。酚苄明产生不可逆性α肾上腺素能受体阻滞作用。一旦酚苄明的α受体阻滞作用起效，即便使用大剂量交感神经兴奋药均无效，这种效应持续至酚苄明被完全代谢。酚妥拉明和酚苄明是非选择性α_1、α_2受体拮抗剂，哌唑嗪是选择性α_1受体拮抗剂，育亨宾是一种选择性α_2受体拮抗剂（*Hemmings：Pharmacology and Physiology for Anesthesia，pp 227-229*）。

279. （C） 症状性心动过缓是由于β肾上腺素能受体过度阻滞引起，可通过多种药物治疗，也可安装起搏器改善，治疗方法取决于症状的严重程度。阿托品可以治疗任何副交感神经系统兴奋引起的心动过缓。如果阿托品无效，可以尝试纯β肾上腺素能受体激动剂。对心脏β_1受体选择性阻滞可使用多巴酚丁胺；非选择性β_1和β_2受体阻滞可选择异丙肾上腺素。不推荐使用多巴胺，因为在大剂量使用多巴胺对抗β肾上腺素能受体阻滞的同时将兴奋α肾上腺素能受体，从而引起血管收缩。初始剂量1～10mg的胰高血糖素静脉注射，随后5mg/h静脉输注通常被认为是治

疗 β 肾上腺素能受体过量的选择。胰高糖素增加心肌收缩力和心率，主要通过增加 cAMP 的生成（而不是通过刺激 β 肾上腺素能受体）发挥作用；其次还可刺激儿茶酚胺释放。其他药物包括氨茶碱和氯化钙。氨茶碱是通过抑制磷酸二酯酶，使 cAMP 浓度增加；此外，氨茶碱类似胰高血糖素，可通过非 β 肾上腺素受体机制增加心排血量和心率。氯化钙能有效对抗任何 β 肾上腺素能受体阻滞剂引起的心肌收缩力下降，但这种效应可能只是暂时的（*Stoelting：Pharmacology and Physiology in Anesthetic Practice*，ed 4，pp 331-332）。

280.（D） 丹曲林是一种有效治疗恶性高热的骨骼肌松弛剂。丹曲林与甘露醇配成制剂（20mg 丹曲林/300mg 甘露醇），因此治疗时产生利尿作用。恶性高热可导致肌肉溶解，若患者尿量不足则产生的肌红蛋白在肾小管蓄积会引起肾衰竭。丹曲林作用于肌细胞内，降低细胞内钙离子水平。通常临床剂量的丹曲林对心肌收缩力几乎没有影响。暴发性恶性高热时，可能会发生心律失常，与 pH 值和电解质紊乱有关（不能同时用维拉帕米，因为其与丹曲林合用可能产生高钾血症和心肌抑制，此时使用利多卡因可能相对安全）。短期使用丹曲林存在一些副作用，包括肌无力（丹曲林停止治疗后持续 24h）、恶心、呕吐、腹泻、视物模糊和静脉炎等。治疗恶性高热时也可能发生体温过低，但与体外降温有关，与丹曲林本身无关。降温时为避免体温过低，当核心温度达到 38℃时应停止降温。已经证明只有长期口服丹曲林才会引起肝毒性（*Hines：Stoelting's Anesthesia and Co-Existing Disease*，ed 6，p 638）。

281.（C） 顺阿曲库铵是阿曲库铵的同分异构体，分子量相同。这两种药物均经霍夫曼消除并形成 N-甲基四氢罂粟碱。阿曲库铵大约 2/3 的代谢通过非特异性血浆脂酶水解（不是通过假性胆碱酯酶水解）。其代谢消除均不依赖肝、肾功能，因此可用于肾或肝衰竭患者。阿曲库铵引起组胺释放，而顺阿曲库铵不引起组胺释放（*Miller：Basics of Anesthesia*，ed 6，p 154）。

282.（B） 阿片类药物戒断反应很少危及生命但可使术后治疗复杂化。阿片类药物成瘾患者的戒断反应可自发地在使用最后一次短效阿片类药物后 6～12h 发作，使用长效阿片类药后可在 72～84h 发作。戒断综合征的持续时间也取决于阿片类药物的种类；海洛因的戒断症状持续 5h 至 10 天，美沙酮甚至更长。对于阿片类成瘾者静脉推注纳洛酮几秒内就会发生阿片类戒断反应（因此纳洛酮禁用于阿片类药物成瘾者）。阿片类药物戒断的症状与体征包括：强烈渴求阿片类药物、不安、焦虑、易怒、恶心、呕吐、腹部痉挛、肌肉酸痛、失眠、交感神经刺激症（心率加快、血压升高、瞳孔散大、多汗）及震颤、下肢抽搐（最初称为 kicking the habit）和高热。癫痫发作较为罕见，一旦发作，应考虑存在其他药物的戒断反应（如巴比妥）或存在潜在的癫痫症（*Hines：Stoelting's Anesthesia and Co-Existing Disease*，ed 6，p 546）。

问题 283～287：每种静脉麻醉药物（如硫喷妥钠、地西泮、依托咪酯、丙泊酚和氯胺酮）均有副作用，每种药物均有其特有副作用。

283.（C） 在众多的静脉麻醉药中依托咪酯比较独特，因为它可以通过抑制胆固醇转化为皮质醇从而导致肾上腺皮质抑制。这种情况在单次诱导剂量之后即可发生并可能持续 4～8h，这种短暂肾上腺皮质抑制的临床意义并不十分清楚。然而，在 ICU 长时间镇静情况下，可能导致肾上腺功能不全（如低血压、低钠血症和高血钾），此时应给予应激剂量的皮质类固醇激素（如皮质醇 100mg/d）（*Miller：Basics of Anesthesia*，ed 6，pp 111-112）。

284.（B） 在咪达唑仑被研发出来之前，苯二氮䓬类药物地西泮静脉使用曾被广泛地应用于麻醉。尽管地西泮是一种有效的镇静和遗忘药物，但存在明显注射痛，有时会出现静脉刺激症状及血栓性静脉炎；咪达唑仑则不会发生这种情况。苯二氮䓬类药物不抑制肾上腺，其最重要的并发症为呼吸抑制。由于存在苯二氮䓬类受体拮抗剂（氟马西尼），所以苯二氮䓬类在静脉镇静剂中比较特别。氟马西尼存在的问题之一是作用时间相对较短（半衰期约 1h），短于地西泮（21～37h）和咪达唑仑（1～4h）（*Miller：Basics of Anesthesia，ed 6，p 109*）。

285. （D） 注射痛常见于地西泮、依托咪酯和丙泊酚，但少见于硫喷妥钠和氯胺酮。而血流动力学稳定常见于依托咪酯和地西泮，低血压常见于使用丙泊酚和硫喷妥钠后，特别是在血容量减少或老年患者中更为常见。由于氯胺酮对交感神经的刺激，用药后常发生高血压（*Miller：Basics of Anesthesia，ed 6，pp 99-102*）。

286. （A） 使用硫喷妥钠、依托咪酯和丙泊酚后 ICP 趋于下降。苯二氮䓬类使用后可以使 ICP 下降或保持不变，但氯胺酮可升高 ICP。由于氯胺酮可进一步增高 ICP，因此应该避免在有颅内病变或颅内压增高的患者中使用（*Miller：Basics of Anesthesia，ed 6，pp 109-111*）。

287. （D） 当大剂量［即＞75μg/(kg·min)］丙泊酚输注时间超过 24h 时可能发生丙泊酚输注综合征（乳酸酸中毒）。早期症状包括心动过速，随后可能发展为严重的代谢性酸中毒、缓慢性心律失常和心力衰竭。其原因可能与线粒体中脂肪酸氧化受损有关（*Miller：Basics of Anesthesia，ed 6，pp 99-102*）。

问题 288～292： 降压药最初用于原发性高血压的治疗，可以将血压降至正常。这些药物包括直接作用的平滑肌松弛剂或血管舒张剂（如肼屈嗪）、作用于中枢交感神经 α_2 受体的激动剂（如可乐定）、外周肾上腺素能受体阻滞剂（如拉贝洛尔）、钙通道阻滞剂、利尿剂、血管紧张素转换酶（angiotensin-converting enzyme，ACE）抑制剂（如卡托普利、赖诺普利）和血管紧张素受体阻滞剂（angiotensin receptor blockers，ARBs）（*Barash：Clinical Anesthesiology，ed 7，pp 392，399，403-404*）。

---

288. （A） 中枢性拟交感神经药物（如可乐定）可产生一定的镇静效果并能减少麻醉药物需求或降低 MAC。

289. （C） 洛沙坦（Cozaar）阻滞血管紧张素受体，活性与血管紧张素转换酶抑制剂（ACEI）相似，但副作用较少，可用于糖尿病和心血管疾病患者的治疗。高钾血症是其治疗的潜在副作用。

290. （B） 大约 10%～20% 长期（即＞6 个月）服用肼屈嗪的患者会出现系统性红斑狼疮样综合征，特别是日服用量高（例如＞200mg）的患者。一旦停用肼屈嗪，系统性红斑狼疮样综合征将会消退。

291. （D） 拉贝洛尔是 α_1 肾上腺素受体和非选择性 β 肾上腺素受体阻滞剂。

292. （A） 长期服用可乐定（特别是剂量＞1.2mg/d）时，突然停药可能导致在最后一次服药的 8～36h 内出现严重的反跳性高血压。

问题 293： 部分药物可通过各种不同途径抑制凝血功能，对这些药物及其作用机制的理解对麻醉医生有益。

---

293. （A） 易发生肝素诱导的血小板减少症（heparin-induced thrombocytopenia，HIT）的患者在接受肝素前应该等待 3 个月以便临床抗体滴度显著降低。如果必须马上进行且不能延迟的体外循环手术，可在手术中使用直接凝血酶抑制剂（如水蛭素、比伐卢定或阿加曲班）作为抗凝剂（*Miller：Basics of Anesthesia，ed 6，pp 358-359*）。

294. （C） 阿昔单抗（ReoPro，血浆半衰期 30min）、替罗非班（Aggrastat，血浆半衰期 2h）、依替巴肽（Integrilin，血浆半衰期 2.5h）均为有效的血小板聚集抑制剂，阻止 vWF、纤维蛋白原与血小板上 GPⅡb/Ⅲa 受体的结合，可用于治疗急性冠状动脉综合征。如需手术，依替巴肽和替罗非班需停药 24h，阿昔单抗需停药 72h。这三种药物均可导致血小板减少，并由肾代谢，但通过透析逆转药物作用只对替罗非班有效（*Barash：Clinical Anesthesia*，*ed 7*，*pp 437-438*，*Miller：Miller's Anesthesia*，*ed 8*，*p 1873*；*Miller：Basics of Anesthesia*，*ed 6*，*pp 357-359*）。

295.（A） 阿加曲班是凝血酶直接抑制剂。解析与参考文献详见问题 293。

296.（B） 噻吩吡啶类化合物（如噻氯匹定和氯吡格雷）是 P2Y12 二磷酸腺苷（adenosine diphosphate，ADP）受体拮抗剂。与 ADP 受体结合可抑制 GPⅡb/Ⅲa 的表达并且防止纤维蛋白原结合血小板。尽管对血小板功能的监测本身并非判断氯吡格雷效果的可靠方法，但可以通过测量 GPⅡb/Ⅲa 受体的抑制程度来判断。氯吡格雷是一种无活性的前体药物，必须由肝氧化酶代谢成活性形式。由于存在基因多态性，患者可能无法将氯吡格雷氧化成活性形式，导致治疗无效（*Barash：Clinical Anesthesia*，*ed 7*，*p 437*；*Miller：Basics of Anesthesia*，*ed 6*，*pp 357-359*）。

297.（D） 磺达肝素是因子 Ⅹa 的拮抗剂，可以结合抗凝酶Ⅲ，主要用于预防深静脉血栓的形成。发生毒性反应需要治疗时，除了停止用药、让其作用消失外没有解毒剂。由于其经肾消除，肾衰竭患者的使用剂量必须减少。有 HIT 病史的患者不建议使用（*Barash：Clinical Anesthesia*，*ed 7*，*p 439*）。

298.（B） 存在急性阿片类药物耐受和阿片类药物诱导的痛觉过敏（opioid-induced hyperalgesia，OIH）的患者均需要更多的镇痛药治疗疼痛。耐药时药理学效应随时间逐渐降低，对于相同程度的疼痛（如慢性背部疼痛）需要使用更多阿片类药物方能缓解。OIH 患者可能在某些刺激下会对疼痛表现出过度反应，如当瑞芬太尼输注停止（镇痛迅速消失）时会对疼痛产生更明显的反应。为防止在使用以瑞芬太尼为基础的麻醉时发生这种情况，明智的做法为在停止瑞芬太尼输注前加用长效阿片类药物（如吗啡）和（或）加用非阿片类镇痛药物（如果预计术后存在疼痛）。OIH 病因不明，可能与中枢和外周神经系统涉及 NMDA 受体的适应性有关（*Barash：Clinical Anesthesia*，*ed 7*，*p 506*；*Hemmings：Pharmacology and Physiology for Anesthesia*，*pp 267-268*）。

299.（D） 混合型激动-拮抗药物（如布托啡诺、纳布啡和喷他佐辛）是 κ 受体的部分激动剂和 μ 受体的完全竞争性拮抗剂。这些药物的镇痛和呼吸抑制效应均存在封顶效应，可用于轻至中度疼痛的治疗。此类药物属于 μ 受体的拮抗剂，同时保持 κ 受体的镇痛效应，也可用于拮抗阿片类药物过量导致的呼吸抑制（*Miller：Miller's Anesthesia*，*ed 8*，*pp 903-904*；*Hemmings：Pharmacology and Physiology for Anesthesia*，*pp 265-266*）。

300.（A） 尽管阿片类药物被认为主要作用于阿片类受体，但美沙酮也是最有效的 NMDA 受体拮抗剂之一（吗啡的 6～18 倍），该属性可能有助于减少阿片类耐受和戒断综合征的影响（*Barash：Clinical Anesthesia*，*ed 7*，*p 505*；*Hemmings：Pharmacology and Physiology for Anesthesia*，*p 264*）。

301.（C） 他喷他多（Nucynta）是一种 GI 和 CNS 副作用更少的新上市阿片类药物，具有双重作用机制：μ 受体激动剂和去甲肾上腺素再摄取抑制剂（norepinephrine reuptake inhibitor，NRI）。其不能用于正在服用 MAOIs 的患者，因为可能发展为肾上腺素能危象；同时禁与 SSRIs 合用，因为可能导致 5 羟色胺综合征。他喷他多只有口服制剂（*Barash：Clinical Anesthesia*，*ed 7*，*p 505*；*Brunton：Goodman & Gilman's The Pharmacological Basis of Therapeutics*，*ed 12*，*p 508*）。

问题 302～305：去极化肌松剂存在两相阻滞。Ⅰ相阻滞时突触后膜发生去极化。当突触后膜发生复极化但对乙酰胆碱无法正常应答（即通常称为麻痹，但与其他因素有关）时为Ⅱ相阻滞，当琥珀酰胆碱剂量大于 2～4mg/kg 时可出现。Ⅱ相阻滞时肌肉对电神经刺激的反应和非去极化阻断相似。非去极化神经肌肉阻断只有一种形式（*Miller：Basics of Anesthesia，ed 6，pp 148-149*）。

302. （D）尽管非去极化和Ⅱ相去极化阻滞的机制可能不同，但均可被抗胆碱酯酶药物拮抗。

303. （B）使用抗胆碱酯酶的情况下，只有Ⅰ相去极化阻滞可被增强。

304. （D）强直刺激后短时间内诱发单次收缩，振幅高于强直刺激后的振幅时，发生强直后易化。这种情况发生在Ⅱ相去极化阻滞和非去极化阻滞。

305. （B）肌肉对持续强直刺激反应的振幅与Ⅰ相去极化阻滞相同，但在Ⅱ相去极化阻滞阶段或非去极化阻滞中明显减弱。

表 3-8　不同类型阻滞时肌肉对神经刺激反应的总结

刺激	Ⅰ相去极化	Ⅱ相去极化	非去极化
单收缩	减弱	减弱	减弱
强直刺激	高度降低但不消失	消失	消失
强直后易化	无	是	是
四个成串刺激	所有收缩相同，高度降低相同	明显消退	明显消退
TOF 比值	>0.7	<0.4	<0.7
抗胆碱酯酶	增强	拮抗	拮抗

问题 306～315：简单衡量吸入性麻醉药效能的方法即比较其 MAC 值。MAC 是指 1 大气压（atm，1atm＝760mmHg）下，可以使 50％患者在疼痛刺激下不产生体动反应的吸入麻醉药最低肺泡有效浓度，通常使用呼气末药物浓度来测量。许多生理、药理因素可以增加或降低 MAC 值。通常情况下，增加脑代谢功能（如高热）或提升大脑儿茶酚胺水平（如 MAOIs、三环类抗抑郁药、可卡因、急性使用苯丙胺类）的因素可提高 MAC，抑制脑功能的因素（如静脉麻醉药、急性使用乙醇、麻醉镇痛药、体温过低）可降低 MAC。近期研究表明 MAC 还可能与遗传因素有关，因为与黑头发女性相比，红头发女性 MAC 增高 20％（*Barash：Clinical Anesthesia，ed 7，pp 458-459*）。

306. （D）急性使用苯丙胺类可增加 MAC，而长期使用苯丙胺类可使 MAC 降低。

307. （C）α_2 受体激动剂可降低 MAC。

308. （A）甲状腺功能改变（如甲状腺功能亢进、甲状腺功能低下）似乎并不影响 MAC。而心血管系统对挥发性麻醉药物的反应受甲状腺功能的影响。

309. （C）乙醇是 CNS 抑制剂，急性使用时可降低 MAC，长期使用则可增高 MAC。

310. （C）使用利多卡因可降低 MAC。

311. （C）接受锂治疗的患者 MAC 值较低，可能与脑内儿茶酚胺水平较低有关。

312. （C）阿片类药物产生剂量依赖性的 MAC 降低（可达 50％）。

313. （A）麻醉持续时间和患者性别不影响 MAC。

314. （C）妊娠可降低 MAC，可能和孕激素的镇静效应有关。妊娠患者对局麻药也非常敏感。

315. （C） 严重缺氧（PaO$_2$ 38mmHg）及重度贫血（<4.3ml/血氧含量 dl）均可使 MAC 降低。

问题 316~320： 麻醉前用药的目标必须个体化以满足每个患者的需求。这些目标包括遗忘、缓解焦虑、镇静、镇痛、减少胃内液体量、提高胃液 pH 值、预防过敏反应、减少口腔和呼吸道的分泌物。实现这些目标的最常用药物包括苯二氮䓬类药物、巴比妥类药物、阿片类药物、H$_2$ 受体拮抗剂、非微粒性抗酸药、抗组胺药和抗胆碱能药。抗胆碱类药物如阿托品、东莨菪碱、格隆溴铵现在已经很少作为术前用药，除非需要实现特定的效果（如纤支镜插管前使口腔干燥、预防心动过缓、偶尔用作轻度镇静）。阿托品和东莨菪碱可轻易穿过脂质膜如血脑屏障，属于叔胺复合物，能产生镇静、遗忘、CNS 毒性（中枢抗胆碱能综合征表现为谵妄或麻醉后嗜睡）、瞳孔散大和睫状肌麻痹（而格隆溴铵是季铵化合物，不能穿过脂质层）。这三种抗胆碱能类药物均能通过抑制唾液分泌使呼吸道干燥，也可导致心动过速（部分患者可能出现心动过缓），降低食管下段括约肌紧张度，还可通过抑制排汗而升高体温。其主要差别可参考第 178 题解析（*Miller：Basics of Anesthesia*，ed 6，p 76）。

316. （A） 这三种抗胆碱能类药物均能通过抑制唾液分泌使呼吸道干燥，但阿托品效果最弱。

317. （C） 为了产生镇静作用，药物必须穿过血脑屏障。东莨菪碱的这种效应最为突出，而阿托品最低，格隆溴铵不产生任何镇静效果。

318. （A） 阿托品对心脏毒蕈碱受体阻断效应最强。

319. （B） 中枢抗胆碱能综合征的中毒状态需要药物穿过血脑屏障，因此排除了格隆溴铵。

320. （D） 阿托品和东莨菪碱在眼部使用时均可对眼部造成影响（东莨菪碱强于阿托品），包括瞳孔散大和睫状肌麻痹。青光眼患者肌注东莨菪碱时应谨慎。静脉给予阿托品防治心动过缓时似乎对眼部影响很小。使用东莨菪碱贴剂预防 PONV 时，需要在应用后仔细洗手，因为用沾染上东莨菪碱的手指擦拭眼睛可能导致单侧瞳孔散大。

第 4 章

吸入麻醉药的药理学和药动学

（韩　宁　陈惠群译　张鸿飞　周祥勇审校）

说明（321～377题）：本部分的每个问题后面分别有四个备选答案，请选择其中一个最佳答案。

321. 与其他年龄段相比，下列哪种吸入麻醉药在新生儿（0～30天）阶段的最低肺泡有效浓度（minimum alveolar concentration，MAC）值最高
   A. 异氟烷
   B. 七氟烷
   C. 地氟烷
   D. N_2O

322. 以吸入麻醉药的肺泡气浓度相对于吸入浓度（F_A/F_I）的增加速度做纵轴、时间为横轴来作图，所有吸入麻醉药在吸入初期该图均十分陡峭，其原因是
   A. 吸入麻醉药减少了肺泡通气（alveolar ventilation，V_A）
   B. 从肺泡进入肺静脉血麻醉药摄取量甚微
   C. 在初期吸入麻醉药增加心排血量
   D. 麻醉呼吸回路容积小

323. 自主呼吸时，吸入麻醉药会
   A. 增加潮气量（tidal volume，V_T）并降低呼吸频率
   B. 增加 VT 并增加呼吸频率
   C. 降低 VT 并降低呼吸频率
   D. 降低 VT 并增加呼吸频率

324. 下列哪项**不是**低流量麻醉的优点
   A. 保护矿物质能源
   B. 减少臭氧消耗
   C. 减少室内污染
   D. 节约 CO_2 吸收剂

325. 临床麻醉中，地氟烷不能用于吸入麻醉诱导的主要原因是
   A. 血/气分配系数低

B. 高浓度时易产生高血压
   C. 产生呼吸道刺激
   D. 导致心律失常

326. 一个计划去南美洲工作的医疗小组携带了许多旧的恩氟烷挥发罐（蒸汽压＝170mmHg）。下列哪种药物可以用这种恩氟烷挥发罐来盛装使用，且其刻度盘上的设定与挥发罐的输出相等
   A. 地氟烷
   B. 七氟烷
   C. 异氟烷
   D. 没有挥发性麻醉药符合条件，所有非恩氟烷的吸入麻醉药至少减少 30%

327. 当用 1.5MAC 的 N_2O-异氟烷代替 1.5MAC 的异氟烷-O_2 时，关于患者血压变化下列哪项描述**正确**
   A. 血压低于清醒时，但高于用使异氟烷-O_2 时
   B. 血压与清醒时相当
   C. 血压高于清醒时
   D. 血压低于使用异氟烷-O_2 时

328. 下列哪种吸入麻醉药会降低全身循环阻力
   A. 七氟烷
   B. 异氟烷
   C. 地氟烷
   D. 上述所有药物

329. 下列哪种吸入麻醉药会使心排血量适度增加
   A. N_2O
   B. 七氟烷
   C. 地氟烷
   D. 异氟烷

330. 下列关于异氟烷（≤1MAC）**错误**的描述为
　　A. 可减弱支气管痉挛
　　B. 可增加右心房压
　　C. 可降低平均动脉压
　　D. 可降低心排血量

331. 迅速增加下列哪种吸入麻醉药的输出浓度可导致体循环血压和心率短暂增加
　　A. 地氟烷
　　B. 异氟烷
　　C. 七氟烷
　　D. N_2O

332. 停用 1MAC 的某种吸入麻醉药后立刻使用 1MAC 的另一种吸入麻醉药，下列哪种药物组合在短时间内的联合麻醉效能最强
　　A. 异氟烷接用地氟烷
　　B. 七氟烷接用地氟烷
　　C. 地氟烷接用异氟烷
　　D. 地氟烷接用七氟烷

333. 心源性休克对下列哪种吸入麻醉药的 F_A/F_I 增长速度影响**最大**
　　A. 异氟烷
　　B. 地氟烷
　　C. 七氟烷
　　D. N_2O

334. 血管丰富组织接受心排血量的比例是多少
　　A. 45%
　　B. 60%
　　C. 75%
　　D. 90%

335. 地氟烷挥发罐（增压至 1500mmHg，加温至 23℃ ）的蒸发室中，地氟烷的百分比浓度是多少
　　A. 几乎达到 100%
　　B. 85%
　　C. 65%
　　D. 45%

336. 一个 25 岁男性患者因睾丸癌于全麻下进行淋巴结切除手术，已接受 4 个疗程的博来霉素治疗。七氟烷挥发罐输出浓度为 1.8%，O_2 为 100ml/min，空气为 900ml/min。那么，新鲜气流中吸入氧浓度（FiO_2）是多少

　　A. 26%
　　B. 29%
　　C. 34%
　　D. 41%

337. 右主支气管插管将如何影响吸入麻醉药动脉血分压的增长速度
　　A. 所有吸入麻醉药的增长速度均会降低至相同程度
　　B. 所有吸入麻醉药的增长速度均会加快至相同程度
　　C. 高溶解度药物，其增长速度降低最多
　　D. 低溶解度药物，其增长速度降低最多

338. 患者全麻下接受乳腺活组织检查过程中，红外分光仪显示呼气末 CO_2 为 25mmHg。下列哪种情况**不能**解释该现象
　　A. 主支气管插管
　　B. 巨大的无效腔
　　C. 心搏骤停初期
　　D. 过度通气

339. 既往体健的患者使用浓度低于 1.0MAC 的异氟烷时，下列选项均会降低，**除了**
　　A. 心排血量
　　B. 心肌收缩力
　　C. 每搏量
　　D. 全身血管阻力

340. 增加肺泡通气量（V_A）将会使下列哪种药物 F_A/F_I 比率上升速度**最快**
　　A. 地氟烷
　　B. 七氟烷
　　C. 异氟烷
　　D. N_2O

341. 请选择对于麻醉药需要量从大到小的正确顺序
　　A. 成人＞婴幼儿＞新生儿
　　B. 成人＞新生儿＞婴幼儿
　　C. 婴幼儿＞新生儿＞成人
　　D. 新生儿＞成人＞婴幼儿

342. 下列哪一项**最能**决定麻醉药的效能
　　A. 容积百分比
　　B. 中枢神经系统（central nervous system, CNS）内的分压

C. 血中的溶解度

D. 呼气末浓度

343. 一位 31 岁中度肥胖的女性患者，全麻下行颈椎融合手术。诱导和气管插管后机械通气，异氟烷挥发罐输出浓度设定为 2.4%。N_2O 流量为 500ml/min，O_2 流量为 250ml/min。红外分光仪显示异氟烷吸入浓度为 1.7%，呼出浓度为 0.6%。此时麻醉药的肺泡浓度约为多少 MAC 值

A. 0.85MAC

B. 1.1MAC

C. 1.8MAC

D. 2.1MAC

344. 下图描述的是

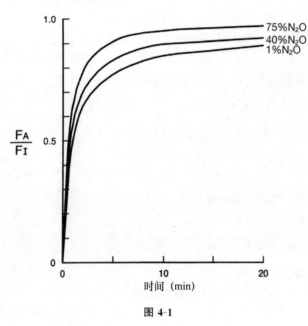

图 4-1

A. 第二气体效应

B. 浓度效应

C. 浓缩效应

D. 溶解度对 F_A/F_I 上升速率的影响

345. 使用异氟烷进行麻醉，下列哪种患者诱导速度要比预期的慢

A. 合并贫血

B. 合并慢性肾衰竭

C. 休克状态

D. 合并右向左心内分流

346. 右向左心内分流对下列哪种吸入麻醉药的吸入诱导速度影响**最大**

A. 地氟烷

B. 异氟烷

C. 会相同程度加快所有药物的诱导速度

D. 会相同程度减慢所有药物的诱导速度

347. 像动静脉瘘这样的左向右组织分流，其在生理学上与下列哪种情况最为类似

A. 左向右心内分流

B. 右向左心内分流

C. 无血流灌注的肺泡通气

D. 肺栓塞

348. 使用七氟烷时，一般建议新鲜气体流量设定为≥2L/min，其原因是

A. 挥发罐在更低流量时不能精确输送七氟烷

B. 抑制氟离子的形成

C. 抑制复合物 A 的形成

D. 减少再吸入

349. 动脉导管未闭（patent ductus arteriosus，PDA）的新生儿其存在的左向右分流对于吸入诱导有什么影响

A. 加速诱导

B. 非溶解性吸入药物诱导速度降低

C. 溶解性吸入药物诱导速度降低

D. 对所有吸入药物均没有影响

350. 吸烟者使用下列哪种药物进行气管插管全麻时**最有可能**出现轻微、短暂的气道阻力增高

A. 异氟烷

B. 七氟烷

C. 氟烷

D. 地氟烷

351. 患者在 1atm 的高压仓内以 6% 的地氟烷麻醉。当仓内压力被增加到 2atm 时，如果麻醉医生希望保持相同的麻醉深度，地氟烷刻度盘应该被设定在哪个浓度值

A. 3%

B. 6%

C. 12%

D. 因为没有 FiO_2 的信息，所以不能确定

352.

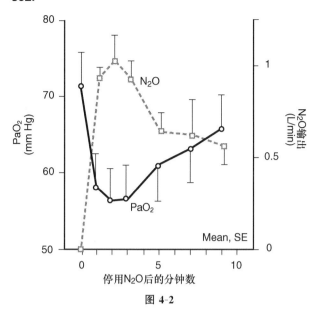

图 4-2

上图描述了下列哪种情况

A. 弥散性低氧

B. 第二气体效应

C. 地氟烷的时量相关半衰期

D. 浓度效应

353. 下列哪个器官**不属于**血管丰富组织中的成员

A. 肺

B. 脑

C. 心

D. 肾

354. 容量正常的受试者中，1MAC 的异氟烷麻醉会使平均动脉压抑制大约 25％。对此情况的**最佳**解释应该是

A. 心率减慢

B. 静脉血淤积

C. 心肌抑制

D. 全身血管阻力降低

355. 如果心排血量和肺泡通气量（V_A）增加 1 倍，与增加前即刻相比，这种改变对异氟烷 F_A/F_I 的上升速度如何影响

A. 增加一倍

B. 稍有增加

C. 不变

D. 稍有降低

356. 吸入麻醉药的下列哪种特性与吸入麻醉的苏醒恢复最为相关

A. 血/气分配系数

B. 脑/血分配系数

C. 脂/血分配系数

D. MAC 值

357. 60％ N_2O-地氟烷麻醉 12h 后，通过对下列哪个部位的组织学检测能充分证明 N_2O 的吸入情况

A. 骨髓

B. 肾小管

C. 肝细胞

D. 以上都不是

358. 一个无意识、可自主呼吸的患者从 ICU 转运至手术室（operating room，OR）进行伤口清创。通过气管切开造口进行吸入麻醉诱导，下列哪种方法可减慢诱导速度

A. 使用异氟烷而不是七氟烷（采取与 MAC 值相等的吸入浓度）

B. 将新鲜气体流量从 2L/min 增加至 6L/min

C. 静脉注射 30mg 艾司洛尔

D. 以上都不是

359. 使用七氟烷进行吸入全麻诱导过程中，下列哪种设置会使动脉氧分压达到最高

		O_2	空气	N_2O
A.	L/min	1	2	0
B.	L/min	2	0	2
C.	L/min	2	2	2
D.	L/min	2	3.5	0

360. 如果以 1.25MAC 的异氟烷麻醉患者 90min，然后改为 1.25MAC 的七氟烷麻醉 30min，那么该患者的苏醒时间

A. 与 2h 异氟烷麻醉相同

B. 与 2h 七氟烷麻醉相同

C. 短于 2h 异氟烷麻醉，但长于 2h 七氟烷麻醉

D. 比 2h 异氟烷麻醉长

361. 麻醉回路进行预充以准备吸入诱导（打开可调节限压阀），麻醉管道以 6L/min 气流量充气。麻醉回路（包括吸收罐、管道、面罩、麻醉呼吸囊）容积是 6L。机器故障导致使用 100％ N_2O，在 1min 时发现故障，此时回路中 N_2O 的浓度大约是多少

A. 32%

B. 48%

C. 63%

D. 86%

362. 下列哪个因素会降低挥发性麻醉药的
MAC 值

A. 血钠浓度 151mEq/L

B. 红色头发

C. 体温 38℃

D. 急性酒精摄入

363. 下列因素影响达到麻醉深度所需的分压梯度，
除了

A. 吸入麻醉药浓度

B. 心排血量

C. V_A

D. 非灌注肺泡（无效腔）通气

364. 下列哪个是唯一含有防腐剂的挥发性麻醉药

A. 七氟烷

B. 地氟烷

C. 异氟烷

D. 以上都不是

365. 如果某种挥发性麻醉药的肺泡-静脉分压差
（$P_A - P_V$）是正值（即 $P_A > P_V$），且动脉-静
脉分压差（$Pa - Pv$）是负值（即 $Pa < Pv$），
最有可能属于下列哪种情况

A. 麻醉结束关闭挥发罐后

B. 刚开始麻醉诱导

C. 已经达到平稳麻醉状态

D. 紧急情况下关闭挥发罐后重新打开

366. 麻醉药物可能与麻醉回路中的塑料和橡胶成
分结合造成损耗，妨碍达到足够的吸入浓度。
下列哪种麻醉药具有这样的性质

A. 地氟烷

B. 异氟烷

C. 七氟烷

D. N_2O

367. 造成复合物 A 形成和（或）重吸入的因素不
包括下面哪项

A. 新鲜气体流量低

B. 使用氢氧化钙石灰而不是钠石灰

C. 吸收剂温度高

D. 新的吸收剂

368. 像动静脉瘘这样的左向右分流对吸入麻醉的
诱导有何影响

A. 加速诱导

B. 减慢诱导

C. 只有并存心内右向左分流时才会减慢吸入诱导

D. 只有并存心内右向左分流时才会加速吸入
诱导

369. 下列不同浓度挥发性麻醉药中哪一个与其代
谢程度（通过代谢恢复情况检测）相当

A. 2% 七氟烷

B. 0.2% 异氟烷

C. 0.02% 地氟烷

D. 以上都正好相当

370. 下列哪个不属于诱导开始时麻醉回路"洗入
（washin）"过程中的组成部分

A. 红外分光仪的管路和储水盒

B. 呼出管路

C. 麻醉呼吸囊

D. CO_2 吸收器

371. 下列哪种操作不会增加吸入麻醉诱导的速度

A. 使用正性肌力药物

B. 用七氟烷代替异氟烷

C. 高吸入浓度（overpressurizing）

D. 在圣迭戈进行诱导而不是在丹佛

372. 1MAC 维持麻醉下进行 6h 的胰腺十二指肠切
除手术后，下列哪种麻醉药消除 90% 的时间
最短

A. 异氟烷

B. 七氟烷

C. 地氟烷

D. 七氟烷和地氟烷相同

373. 一既往体健的患者，诱导插管后机械通气，
七氟烷挥发罐输出浓度设定为 2%，新鲜气
体流量设为 1L/min（50% N_2O 和 50% O_2）。
1min 后红外分光仪显示吸入浓度为 1.4%。
造成设置浓度与红外分光仪显示浓度不同的
主要原因是

A. 七氟烷的快速摄取

B. 新鲜气流量不足以纠正挥发罐的作用

C. 第二气体效应

D. 稀释效应

374. 全麻（使用空气、O_2 和单纯一种挥发性麻醉药）结束后，给予患者纯氧。下列选项中残留有挥发性麻醉药，可能延迟苏醒，**除了**

A. 重复吸入呼出气体

B. CO_2 吸收剂

C. 患者

D. 从共同气体出口新输入的气体

375. 下列挥发性麻醉药的哪个性质是计算时间常数所必需的

A. 血/气分配系数

B. 脑/血分配系数

C. 油/气分配系数

D. 以上所有

376. 时量相关半衰期（context sensitive half-time）这个概念强调半衰期与下列哪一项的

关系

A. V_A

B. 血液溶解度

C. 浓度

D. 持续时间

377. 3 个时间常数后，下列关于挥发性麻醉药的药代动力学陈述，哪个**错误**

A. 对于现代麻醉药而言，3 个时间常数需要 $6\sim12min$

B. 大脑中挥发性麻醉药的动脉-静脉分压差非常小

C. 呼出气中麻醉药的浓度比前 12min 上升速度慢得多

D. 静脉血中将含有动脉血中 95% 的药物浓度

说明（378～381 题）：下列每组问题后有几项表述，请从其中选出与吸入麻醉药特性最相符的一项，选项 A～D 可选择一次、多次，也可不选。

378. 氟烷（1MAC）

379. 异氟烷（1MAC）

380. 地氟烷（1MAC）

381. 七氟烷（1MAC）

	心率	全身血管阻力	心指数
A	不变	不变	降低
B	降低	降低	降低
C	增加	降低	不变或轻度增加
D	增加	降低	降低

参考答案、解析及参考文献

321.（B） 吸入麻醉药的 MAC 值随年龄变化。大部分吸入麻醉药最高 MAC 值在 1~6 个月婴儿阶段。对于异氟烷、氟烷和地氟烷来说，其 MAC 值在小于 1 个月或大于 6 个月的婴儿段更低。而七氟烷不同，其在 0~30 天新生儿阶段的 MAC 值为 3.3%，在 1~6 个月婴儿阶段为 3.2%，在 6~12 月婴儿阶段为 2.5%（*Miller：Miller's Anesthesia，ed 8，p 2764*）。

322.（B） 挥发性麻醉药肺泡分压是由麻醉气体输入到肺泡及从肺泡清除的相对速度所决定，最终决定全麻深度。麻醉气体从肺泡清除是通过肺静脉血摄取来完成，其过程主要依赖肺泡分压差。在某种麻醉气体吸入初期，肺泡内没有挥发性麻醉药形成的这种分压梯度。因此，所有挥发性麻醉气体的摄取在该时刻最低，直至肺泡分压快速增加并形成足够的肺泡-静脉分压梯度，从而促使肺静脉血摄取麻醉气体。尽管还有其他因素的影响，但上述情况总会发生。相关内容可参考问题 333 的解析（*Miller：Miller's Anesthesia，ed 8，pp 648-649*）。

323.（D） 对于自主呼吸的患者，挥发性麻醉药及吸入性麻醉气体 N_2O 在 1MAC 或低于 1MAC 的浓度下会使呼吸速率产生剂量依赖性增加。除了异氟烷以外，其他所有吸入性麻醉药在浓度高于 1MAC 时仍会保持这种作用趋势。有证据表明，这种效应是由直接激活中枢神经系统中的呼吸中枢而不是由刺激肺部的牵张受体而引起（N_2O 除外）。此外，挥发性麻醉药降低 V_T 并能明显改变呼吸模式：由间隔时长不等、间歇深呼吸的正常觉醒模式转变为浅快、规律的呼吸模式（*Miller：Miller's Anesthesia，ed 8，pp 691-692*）。

324.（D） 含钡吸收剂可与挥发性麻醉药相互作用并产生一氧化碳和复合物 A，因此临床工作中已经不再使用，它们现已经被含钙吸收剂代替，如 Amsorb Plus。吸收剂颗粒是被患者呼出的 CO_2 "消耗"的，而不是被麻醉气体所消耗。相反，使用低流量技术，呼出气的重吸入可导致 CO_2 吸收剂更快地消耗。

挥发性麻醉药是有机复合物，特别是烷烃类（氟烷）和甲-乙基取代醚类（地氟烷、异氟烷）或异丙-甲基取代醚（七氟烷）。它们归根结底都是衍生于石油资源，然后被卤代成为具有取代基的有机成分。它们与其他众多的有机卤化物（如头发定型剂、推进剂、制冷剂和溶剂）一样，会造成地球大气臭氧层的破坏。

主要的温室气体有 CO_2、甲烷和 N_2O。N_2O 在温室气体的构成中大约占比 5%。使用低流量麻醉的另一个原因是可以减少向手术室内排出废气。

低流量麻醉的缺点是：吸入氧浓度会在麻醉实施过程中不断下降（如果不是使用 100% O_2），而且这种下降会接近或达到发生低氧的水平（*Miller：Miller's Anesthesia，ed 8，pp 664-665*）。

325.（C） 地氟烷血气分配系数低（0.42），如果用于吸入麻醉诱导可快速起效，但其明显的刺激气味和气道激惹性导致很难用于吸入诱导。不仅患者不喜欢地氟烷的味道，且因气道激惹经常导致咳嗽、分泌物增加、屏气和偶尔出现喉痉挛（特别是浓度快速增加的情况下）。此外，随着浓度迅速增加，患者经常会出现心动过速和高血压，这种情况被认为与交感神经活性增强有关（*Miller：Basics of Anesthesia，ed 6，p 95*）。

326.（B） 挥发罐的专属性是基于其可产生某种麻醉药的蒸汽压。如果将蒸汽压高的药物盛装入挥发罐，会导致挥发罐的输出浓度过高。同样，低蒸汽压的挥发性麻醉药就会产生比在刻度盘上数值低的输出浓度。恩氟烷的蒸汽压是 172mmHg（20℃），与七氟烷的蒸汽压（160mmHg）最为接近（*Miller：Basics of Anesthesia，ed 6，p 81*）。

327. (A) 当用 N_2O 代替等 MAC 值的异氟烷时，其血压要比单独使用异氟烷达到相同 MAC 值时高。单独使用时，N_2O 不会影响动脉血压、每搏量、全身循环阻力或压力受体反射。使用 N_2O 引起心率轻度增快，导致心排血量轻度增加。离体实验中，N_2O 对心肌收缩力产生剂量依赖性的直接抑制作用，而在体情况下可能因为交感神经激活的影响该抑制作用消失（*Miller：Basics of Anesthesia，ed 6，p 93*）。

328. (D) 当前使用的所有挥发性麻醉药均会产生剂量依赖性的血压下降。地氟烷、七氟烷和异氟烷主要通过降低全身循环阻力引起血压下降，而已经被淘汰的氟烷和恩氟烷则是通过直接的心肌抑制造成低血压（*Miller：Basics of Anesthesia，ed 6，pp 90-91*）。

329. (A) 氟烷易于降低心排血量，而七氟烷、地氟烷和异氟烷可保持心排血量不变。N_2O 因为能轻度增加交感神经张力而使心排血量增加（*Stoelting：Pharmacology and Physiology in Anesthetic Practice，ed 4，p 53*）。

330. (D) 1MAC 浓度的异氟烷可减弱抗原诱发的支气管痉挛，推测可能与迷走张力降低有关。相似浓度下异氟烷不会减少左心室功能正常患者的心排血量。此外，异氟烷会呈剂量依赖性降低每搏量、平均动脉压和全身血管阻力。全身血管阻力下降反射性引起的心率增加足以代偿每搏量的降低，因此心排血量保持不变。但是，当异氟烷浓度高于 1MAC 时，每搏量和心指数均会产生剂量依赖性的下降（*Miller：Basics of Anesthesia，ed 6，pp 90-95*）。

331. (A) 当浓度快速增加时，地氟烷可导致血压和心率增加（但并非总是如此），可能与气道激惹和交感反应有关。异氟烷也会出现类似情况，但发生频率更低和影响程度较轻。备选答案中的其他药物在浓度快速增加时不会引发交感反应。如果地氟烷浓度缓慢增加或预先给予一定量的麻醉性镇痛药，则不会发生血压和心率增加（*Miller：Basics of Anesthesia，ed 6，pp 90-92*）。

332. (A) 所有备选答案中，地氟烷的溶解常数最低，导致 F_A/F_I 快速升高。其升高速度与使用 N_2O 时的情况非常类似，可以使新应用的挥发性麻醉药以最快速度达到 1MAC 的浓度。选项中异氟烷的血/气溶解系数最高，表明异氟烷在血液中储存最多，在停用异氟烷后其肺泡浓度下降最慢。因此当停用 1MAC 异氟烷后改用 1MAC 地氟烷吸入麻醉时，这种不同溶解度的药物组合将产生最强的联合麻醉效能（*Miller：Basics of Anesthesia，ed 6，p 88；Morgan & Mikhail：Clinical Anesthesiology，ed 4，pp 156-157，159*）。

333. (A) 麻醉药肺泡分压决定于麻醉气体输入到肺泡和从肺泡清除的相对速度，可参考问题 322 的解析。诱导过程中，麻醉气体被摄取入肺静脉血而从肺泡中清除，摄取速度受心排血量、血/气溶解系数和麻醉药肺泡-静脉分压差的影响。心排血量低时，挥发性麻醉药从肺泡到肺静脉血的摄取速度降低，肺泡气浓度快速增加，从而导致 F_A/F_I 增加。低溶解度的麻醉气体从肺泡摄取速度最小，F_A/F_I 上升速度快，几乎不受心排血量的影响。像异氟烷这样的高溶解度麻醉药，从肺泡到肺静脉血的摄取很多，表现为 F_A/F_I 上升速度更慢。心源性休克对地氟烷、七氟烷和 N_2O 这些最难溶解的药物影响最小，而对相对高溶解度的麻醉药物如异氟烷 F_A/F_I 上升速度的影响更大（*Miller：Miller's Anesthesia，ed 8，pp 645-646*）。

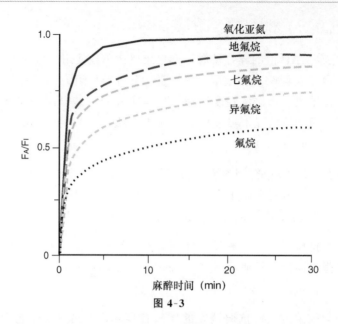

图 4-3

334. (C) 接受大约 75％心排血量的血管丰富组织主要包括脑、心、脾、肝、脾床、肾和内分泌腺体，然而这些组织仅占全身体重的 10％。相对于组织体积而言，这些器官的血流很大，因此在诱导的最初阶段，它们要摄取大量挥发性麻醉药才能使血液和肺泡中的麻醉药分压达到平衡（*Miller*：*Basics of Anesthesia*，*ed 6*，*p 87*；*Miller*：*Miller's Anesthesia*，*ed 8*，*pp 647-648*）。

335. (D) 当前常用的挥发性麻醉药中地氟烷因为其蒸汽压高达 664mmHg 而与众不同。因此，当挥发罐加压至 1500mmHg 且电加温至 23℃时，预测浓度为：664/1500 约等于 44％。如果在 1 个大气压下使用地氟烷，其浓度约为 88％（*Barash*：*Clinical Anesthesia*，*ed 7*，*pp 666-668*；*Miller*：*Basics of Anesthesia*，*ed 6*，*pp 202-203*；*Butterworth*：*Morgan & Mikhail's Clinical Anesthesiology*，*ed 5*，*pp 60-64*）。

336. (B) 新鲜气体流量＝1L/min（1000ml/min），
FiO_2＝［（100ml/min）＋（900×0.21ml/min）］/1000ml/min＝（100＋180）/1000＝289/1000＝29％。麻醉流量计的设计输送气体非常准确（*Miller*：*Miller's Anesthesia*，*ed 8*，*pp 760-761*）。

337. (D) 本题目主要考察内容为肺内分流。存在肺内分流的患者，流经非通气肺泡的血液里不含麻醉气体。这种缺乏麻醉药的血液与来自充分通气且富含麻醉药的肺泡的血液混合，所形成的动脉血麻醉药分压明显比低于预期值。由于麻醉气体从肺泡进入肺静脉血的摄取低于正常，肺内分流加快 F_A/F_I 的上升速度，但降低所有吸入麻醉药动脉血分压的增加速度。肺内分流所致相应变化的程度取决于吸入麻醉药的溶解度。低溶解度麻醉药如 N_2O，肺内分流仅轻度加快 F_A/F_I 的上升速度，但会明显降低动脉血麻醉药分压的增加速度。而高溶解度的吸入麻醉药如氟烷和异氟烷，情况正好相反（*Miller*：*Miller's Anesthesia*，*ed 8*，*pp 646-647*）。

338. (A) CO_2 是一种极易溶解的气体，因此肺泡水平的呼气末 CO_2 值（end-tidal CO_2，$ETCO_2$）几乎等于动脉血内 CO_2（arterial CO_2，$PaCO_2$）。因为我们测量的是总的呼出气中 $ETCO_2$ 值，肺泡中的 CO_2 会被死腔（比如肺泡有通气却没有灌注的情况，与呼吸通道类似）内的气体稀释。健康人 $PaCO_2$ 和 $ETCO_2$ 之间存在 2～5mmHg 的梯度差。任何增加无效腔或减少肺灌注（即增加 V/Q）的情况如肺栓塞、严重低血压、低心排血量和心搏骤停均会降低 $ETCO_2$。分钟通气量增加（增加 CO_2 排出）和低体温（减少 CO_2 产生）也会使 $ETCO_2$ 减低。当然，任何通气失败（如气管插管进入食管、呼吸回路断开、手动通气后没有打开机械通气开关）和采样管路损坏均会使 $ETCO_2$ 快速降至 0。因为 CO_2 能在血液和肺泡气之间快速达到平衡，所以只要通气量相同，气管插管滑入主支气管与总气道内气管插管对 $ETCO_2$ 产生的效果相同（但气道压会增加）。$ETCO_2$ 增高有诸多原因，包括低通气量、呼出气重吸入、腹腔镜 CO_2 气腹时 CO_2 吸收增加、恶性高热、脓毒症、代谢性酸中毒时使用碳酸氢钠治疗等（*Barash：Clinical Anesthesia*，*ed 7*，*pp 704-705*；*Miller：Basics of Anesthesia*，*ed 6*，*pp 328-329*；*Butterworth：Morgan and Mikhail's Clinical Anesthesiology*，*ed 5*，*pp 123-127*）。

339. (A) 对于健康志愿者，异氟烷是唯一一种在 $\leqslant 1MAC$ 的浓度不会减少心排血量（心指数）的挥发性麻醉药（*Miller：Basics of Anesthesia*，*ed 6*，*pp 90-92*）。

340. (C) 吸入麻醉药从麻醉机向肺泡输送的速度受 3 个因素影响：V_A、吸入麻醉药分压和麻醉药在呼吸系统中的特性。增加 V_A 会加快所有吸入麻醉药 F_A/F_I 增加的速度。然而这种效应的大小取决于吸入麻醉药的溶解度。低溶解度的麻醉药因为摄取最少，所以其 F_A/F_I 增加的速度受 V_A 的影响很小。相反，高溶解度的麻醉药其 F_A/F_I 增加的速度明显与 V_A 有关。异氟烷是备选答案中溶解度最高的吸入麻醉药（血/气溶解系数 1.46），因此增加 V_A 对异氟烷 F_A/F_I 的速度增加具有明显的促进作用。其他吸入麻醉药的血/气溶解系数分别是：氟烷 2.54，恩氟烷 1.90，七氟烷 0.69，地氟烷 0.42，N_2O 0.46（*Miller：Miller's Anesthesia*，*ed 8*，*pp 647-650*）。

341. (C) 患儿对麻醉药的需求量从出生至大约 3～6 周呈增加趋势。然后，随着年龄的增长，麻醉药需求量逐渐下降（例外情况是在青春期会有轻度增加）。例如氟烷在新生儿中 MAC 值约为 0.87%，婴幼儿约为 1.2%，年轻成人约为 0.75%。需要注意的一个例外是七氟烷，其 MAC 值在新生儿中最高。如果该问题仅限于七氟烷，则正确答案应该是 C。请参考 321 题的解析（译者注：原文如此。七氟烷时答案应为新生儿＞婴儿＞成人）（*Miller：Miller's Anesthesia*，*ed 8*，*p 2764*）。

342. (B) 挥发性麻醉药发挥其效能的确切机制尚未完全阐明，且仍然是一个重要的研究课题。全身麻醉最明显的作用是发生在大脑水平的意识消失（催眠状态）。题目中麻醉药呼气末浓度仅在达到平衡状态时才能被认为所"看到"的数值反映大脑真实的麻醉水平。平衡状态下，$P_{肺泡}＝P_{动脉}＝P_{CNS}$。如果吸入麻醉药输出浓度保持稳定，经过 3 个（95%平衡）到 4 个（99%平衡）时间常数后麻醉药呼气末浓度与大脑中的分压将会相等。时间常数的定义是：容积（大脑）除以流量（含麻醉药的血流），可以用下面的公式来表达：

$$\tau＝V\lambda \div Q$$

τ 是时间常数，新型挥发性麻醉药约为 3～4min。因此，假定麻醉药在大脑中达到平衡之前需要 10～15min。因此，选项 D 不是这个题目的正确答案，因为其没有涉及时间〔译者注：这里的时间常数与吸入麻醉药在呼吸回路中达到平衡所需要的时间常数定义不同。1 个时间常数＝（呼吸回路容积＋肺功能残气量）/新鲜气体流量。要经过 3 个时间常数才能达到新鲜气流浓度的 95%。可参考 361、375 题的解析〕（*Barash：Clinical Anesthesia*，*ed 7*，*pp 447-454*；*Miller：Basics of Anesthesia*，*ed 6*，*p 86*；*Hemmings：Pharmacology and Physiology for Anesthesia*，*ed 1*，*pp 50-51*）。

343. (B) 在此情况下，必须考虑到 MAC 的两个基本原则。第一，MAC 可以叠加，因此每一个单独气体的 MAC 值必须合并计算为总的 MAC 值；第二，呼气末浓度更能精确反映可溶性药物的肺泡浓度，而吸气浓度或吸入-呼出浓度差并不能反映。N_2O 很难溶解，因此一般情况下会合理假设其在早期即可达到平衡。N_2O 吸入浓度（大约 0.6MAC）应近似于其肺泡浓度。而对于易溶解的挥发性麻醉药，应该采用呼出浓度评估其肺泡浓度。0.6 的异氟烷呼气末浓度大约相当于 0.5 个 MAC，加上 N_2O 的 0.6 个 MAC，最后的浓度最接近答案 B：1.1MAC（*Miller：Basics of Anesthesia*，*ed 6*，*pp 83-84*）。

344. (B) 本题中的图描述浓度效应。我们可以注意到：吸入麻醉药浓度不仅影响可达到的最大肺泡浓度，也能影响达到最大肺泡浓度的速度。吸入麻醉药浓度越高，F_A/F_I 增加速度越快（*Miller：Basics of Anesthesia*，ed 6，pp 84-85）。

345. (D) 全身麻醉的深度与麻醉药肺泡分压成正比关系。F_A/F_I 增加速度越快，麻醉诱导越快。除了右向左心内分流（参考 337 题关于分流影响 F_A/F_I 速度增加的解析；346 题关于分流对动脉血麻醉药分压和麻醉诱导速度影响的解析），题目中所列情况均会加快 F_A/F_I 增加的速度，并因此加快麻醉诱导的速度（*Stoelting：Pharmacology and Physiology in Anesthetic Practice*，ed 4，p 30）。

346. (A) 一般而言，右向左心内分流或肺内分流会减慢麻醉诱导的速度，因为不含有挥发性麻醉药的分流血会对来自通气肺泡的动脉麻醉药分压产生稀释作用。对于低溶解度的挥发性麻醉药来说，右向左分流对肺动脉麻醉药分压增加速度的影响最大，并最终表现为对麻醉诱导速度的影响。原因为低溶解度挥发性麻醉药摄取入肺静脉血中的量最小；这样，分流对肺静脉麻醉药分压的影响就会非常明显。相反，高溶解度的挥发性麻醉药的摄取足以代偿这种稀释效应。题目所列出的麻醉药中，地氟烷的溶解度最低（*Miller：Miller's Anesthesia*，ed 8，p 645）。

347. (A) 左向右心内分流和左向右组织分流（如动静脉瘘）会导致回到肺的血流中麻醉气体分压更高，从而使得 F_A/F_I 上升速度更快。然而这种左向右组织分流产生的效应较小以至于在临床中的大部分病例中并不十分明显（*Stoelting：Pharmacology and Physiology in Anesthetic Practice*，ed 4，p 30）。

348. (D) 七氟烷是一种高度非溶解性挥发麻醉药，可以与 CO_2 吸收剂结合形成被称为复合物 A 的乙烯烷。七氟烷的血/气分配系数是 0.69。欧美达公司生产的挥发罐在新鲜气体流量为 0.2～15L/min 情况下可以输送浓度为 0.2%～8% 的七氟烷。20℃下七氟烷的蒸汽压为 160mmHg，与其他挥发性麻醉药的蒸汽压相似（地氟烷除外，其蒸汽压在 20℃ 下是 664mmHg）。气体流量大于 2L/min 可预防复合物 A 的再吸入（不是预防其形成），从而减少与之有关的肾毒性风险（*Miller：Miller's Anesthesia*，ed 8，p 662）。

349. (D) 左向右分流（如动脉导管未闭、房间隔缺损、室间隔缺损）会使肺血流量增加。吸入诱导时，对诱导速度没有确切影响。但也要记住：使用吸入麻醉药（如七氟烷）和正压通气时所见到的全身血管阻力降低可引起左向右分流程度的降低。然而，存在右向左分流（如法洛四联症）时，肺血流量减少，吸入诱导速度减慢。存在右向左分流时，全身血管阻力的降低会增加分流量并导致氧合下降。右向左分流情况下，静脉用药起效更快；如果使用吸入麻醉，应该优先使用氟烷（与七氟烷相比），因为氟烷降低心肌收缩力但可较好地维持全身血管阻力（*Miller：Basics of Anesthesia*，ed 6，p 551）。

350. (D) 除非气道阻力增加（支气管痉挛），否则挥发性麻醉药产生的支气管舒张效应有限。这可以通过以下事实进行解释：气道平滑肌张力通常较低，而且进一步的支气管舒张较难证实。地氟烷的气道激惹作用可以通过预先使用芬太尼或吗啡来减轻（*Miller：Basics of Anesthesia*，ed 6，p 95）。

351. (A) 请参考 342 题及解析。麻醉药效能的最终决定因素是其在 CNS 内的分压值。如果患者处于 2atm（1520 托）的高压仓内，与海平面水平相比，此时地氟烷挥发罐形成的有效分压为刻度盘上设定值的 2 倍。海平面水平设定的 6% 浓度经计算为 760×0.06 或 45.6mmHg 的地氟烷。地氟烷挥发罐比较特殊，它更像是一个双重气体的混合器。因此为达到 45.6mmHg 的分压值（2atm 下），刻度盘应该被设定在 3%（*Miller：Miller's Anesthesia*，ed 8，pp 771-772）。

352. (A) 这个经典的线图描述的是由 "21% O_2+79% N_2O" 转换为 "21% O_2+79% 氮气"（也就是空

气）时产生的效应。这种情况下，大量 N_2O 释放入肺部，将稀释包括 O_2 和 CO_2 在内的所有气体。O_2 减少会导致低氧，CO_2 的下降减弱了自主呼吸的驱动力。这些情况会在大多数患者体内还残存麻醉性镇痛药和其他呼吸抑制药物的时候同时出现。因此，全麻苏醒后给患者再吸入几分钟纯氧非常明智（*Miller*：*Miller's Anesthesia*，*ed 8*，*pp 656-657*）。

353.（A） 血管丰富组织接受 75％的心排血量，但重量只占较瘦成人体重的 10％。某种意义上，肺实际接受 100％的心排血量，但这是右侧 CO（O_2 提供侧），因此并未列入经典的定义中。出乎意料的是，与脑、肝、肾和心肌相比，肺实质消耗的氧量非常小（*Miller*：*Miller's Anesthesia*，*ed 8*，*p 648*）。

354.（D） 在 1MAC 浓度下，异氟烷主要通过降低全身血管阻力来抑制平均动脉压，平均动脉压的降低幅度高于氟烷麻醉时。心率增加、每搏量降低的幅度比使用 1MAC 氟烷麻醉时更小（*Miller*：*Miller's Anesthesia*，*ed 8*，*p 713*）。

355.（B） 心排血量和 V_A 的变化影响 F_A/F_I 的上升速度，但影响呈相反趋势，即心排血量增加会降低 F_A/F_I 的上升速度，而 V_A 的增加会加快 F_A/F_I 的上升速度。然而这两个相反的作用不会彼此完全抵消，因为心排血量的增加也会加速血液和组织间麻醉药的平衡。这种平衡会导致肺泡-静脉分压差的缩小并减弱心排血量增加对摄取的影响。最后结果为 F_A/F_I 上升速度轻度增加（*Miller*：*Miller's Anesthesia*，*ed 8*，*p 646*）。

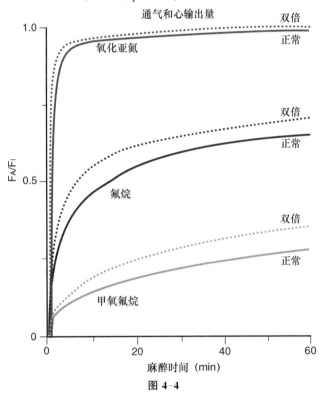

图 4-4

356.（A） 血/气分配系数是备选答案中与吸入麻醉的苏醒恢复最相关的选项。肺泡浓度一定的情况下，血/气分配系数越高表明溶解于血液中的麻醉气体量越大。其他影响麻醉恢复的因素包括 V_A、心排血量、组织浓度和代谢情况（*Miller*：*Miller's Anesthesia*，*ed 8*，*p 654*）。

357.（A） 蛋氨酸合成酶促使同型半胱氨酸转化为蛋氨酸，N_2O 可干预该酶的活性。长时间暴露于 N_2O 导致与维生素 B_{12} 缺乏类似的疾病状态，但重要的区别在于：该疾病不能通过补充维生素 B_{12} 而缓解。

　　50％ N_2O（或更高浓度）12h 后，健康患者的骨髓中可发现巨幼红细胞的变化。而在病情严重的患者中这些改变出现更早。另一个维生素 B_{12} 缺乏引起的疾病是亚急性脊髓联合变性，

仅出现在使用 N_2O 的几个月之后，类似长期滥用 N_2O 者出现的情况（*Miller*：*Miller's Anesthesia*，*ed 8*，*p 664*）。

358.（A） 4 个主要因素会影响麻醉药肺泡浓度（F_A）的上升速度，并因此影响吸入麻醉的诱导速度。这些因素包括：麻醉药吸入浓度（F_I）、麻醉药的溶解度、V_A 和心排血量。受血/气分配系数影响，低溶解度的麻醉药 F_A/F_I 上升速度更快。37℃ 时测得的血/气分配系数：地氟烷最低（0.45）、N_2O 次之（0.47），然后是七氟烷（0.65）、异氟烷（1.4）、恩氟烷（1.8）、氟烷（2.5）、乙醚最高（12）。因此，用异氟烷代替七氟烷将减慢诱导速度。增加通气量和增加新鲜气体流量可使更多的麻醉药进入肺，抵消血液对麻醉药的摄取，从而加快吸入麻醉的诱导速度。减少心排血量也会加速 F_A/F_I 的上升，结果加快吸入诱导速度（降低肺内血量并减少麻醉摄取）（*Miller*：*Miller's Anesthesia*，*ed 8*，*pp 647-650*；*Miller*：*Basics of Anesthesia*，*ed 6*，*pp 84-87*）。

359.（B） 下表的第五列是 FiO_2。B、D 两个选项均为 50%。而题目所问的是动脉氧分压（不是 FiO_2）。全麻诱导过程中，N_2O 快速吸收入血，引起所谓的第二气体效应和浓缩效应。以这种方式形成的氧浓度增加定义为"肺泡氧合过度"，导致 PaO_2 暂时性增加约 10%（*Miller*：*Basics of Anesthesia*，*ed 6*，*p 85*）。

		O_2	空气	N_2O	F_IO_2
A.	L/min	1	2	0	0.47
B.	L/min	2	0	2	0.50
C.	L/min	2	2	2	0.40
D.	L/min	2	3.5	0	0.50

360.（A） 不可溶解性挥发性麻醉药地氟烷具有快速洗出、快速恢复的优点。与异氟烷相比，地氟烷的缺点是其费用更高。一项纳入志愿者的临床研究，麻醉过程的前 75% 时间以异氟烷麻醉，后 25% 时间转为七氟烷麻醉，测定苏醒时间。结果显示，这种"杂交"方式所产生的麻醉持续时间与单纯用异氟烷麻醉的时间相同。证明这种麻醉策略意义不大（*Miller*：*Miller's Anesthesia*，*ed 8*，*pp 656-657*）。

361.（C） N_2O 洗入的计算要使用时间常数的概念。呼吸环路系统容积为 6L，时间常数是 $6L/(6L/min)$ 或 1min。对于时间常数来说，需要记住，1、2 和 3 倍的时间常数时分别对应的浓度是 63%、84% 和 95%。功能正常的麻醉机不会出现吸入 100% N_2O 的情况，这个噩梦般的情节仅用于举例说明（*Barash*：*Clinical Anesthesia*，*ed 7*，*p 451*）。

362.（D） 急性酒精摄入是所列选项中唯一会减少 MAC 值的因素。急性苯丙胺摄入同高钠血症、高温和天然红头发一样会提高 MAC 值，而性别、甲状腺功能、$PaCO_2$ 为 15~95mmHg 和 PaO_2 高于 38mmHg 对 MAC 均没有影响（*Miller*：*Basics of Anesthesia*，*ed 6*，*p 82*）。

363.（D） 下表总结了影响分压梯度的因素。右向左肺内分流影响吸入麻醉药的传输，但肺无效腔不会影响，因为后者不会对题目中提及的麻醉药动脉分压产生稀释效应（*Miller*：*Basics of Anesthesia*，*ed 6*，*pp 84-87*）。

表 4-1　达到麻醉深度所需分压梯度的影响因素

从麻醉机向肺泡的输入	从肺泡到肺血的摄取	从动脉血到大脑的摄取
吸入麻醉药浓度	血/气分配系数	脑/血分配系数
肺泡通气	心排血量	脑血流量
麻醉呼吸系统的特性	肺泡–静脉分压差	动脉–静脉分压差

From Stoelting RK，Miller RD：Basics of Anesthesia，ed 4，New York，Churchill Livingstone，2000，p 26

364. (D) 氟烷是唯一一种含有防腐剂（百里酚）的"现代"挥发性麻醉药（甲氧氟烷也含有防腐剂）。氟烷有降解为氯化物、盐酸、溴化物、氢溴酸和光气的风险，因此要保存于琥珀色的瓶子里，同时加入百里酚防止自然氧化。当前所使用的挥发性麻醉药均不含防腐剂（*Stoelting：Pharmacology and Physiology in Anesthetic Practice*，ed 4，p 44）。

365. (D) 麻醉气体向患者的输送由一系列复杂的过程组成：从麻醉机开始，最终在大脑麻醉药分压（anesthetic partial pressure in the brain，PBr）达到峰值。任何挥发性麻醉药在血中测得的分压值或上升（开始快，然后更慢），或下降（开始快，然后更慢）。血管丰富组织大约在 12min 达到稳态（挥发性麻醉药设定于任一水平），但身体其余部分实际上只是能接近稳态而从未达到平衡（如对七氟烷来说，脂肪的平衡半衰期是 30h）。因此，稳态下真正的 0 梯度从未达到。当停用或降低吸入麻醉药浓度时，动脉分压下降并低于静脉分压。实际上，当静脉分压超过动脉分压，即意味着挥发性麻醉药已经减用（或关闭），因为当含有麻醉药的血液流经肺时，肺已经开始"清洗"这些血液。然后，如本题目所述，这些"经过清洗的新鲜血液"的吸入麻醉药肺泡分压明显降低，最后流入左心室（*Barash：Anesthesiology*，ed 7，pp 450-453）。

366. (B) 麻醉药物可能溶解于麻醉机中的橡胶和塑料组件，因此影响这些药物达到特定的麻醉浓度。受影响最大的是已经被淘汰的挥发性药物甲氧氟烷。但异氟烷和氟烷也能溶解于橡胶和塑料，只是程度较低。七氟烷、地氟烷和 N_2O 很少或几乎不能溶解于橡胶或塑料。与其他药物不同，关于七氟烷损耗的另一个问题同样重要且值得我们关注，即钡石灰（已不再使用）和钠石灰可能破坏七氟烷，且数量可以估计，但氢氧化钙石灰（Amsorb）不会破坏七氟烷（*Miller：Miller's Anesthesia*，ed 8，pp 660-661）。

367. (B) 复合物 A 是七氟烷与 CO_2 吸收剂相互反应产生的一种醚。复合物 A 对大鼠具有肾毒物，引起肾近曲小管的损伤。而对人而言，复合物 A 至少在临床使用浓度（甚至新鲜气体流量低至 1L/min）下认为不会产生肾毒性。导致复合物 A 浓度增加的因素包括使用新鲜吸收剂、使用钡石灰而不是钠石灰、吸收剂温度过高、麻醉系统中高浓度的七氟烷、紧闭循环或低流量麻醉。氢氧化钙石灰（Amsorb）不含 KOH 或 NaOH，不会与七氟烷相互反应产生复合物 A，也不会与其他挥发性药物反应产生一氧化碳（*Miller：Miller's Anesthesia*，ed 8，p 790）。

368. (D) 像动静脉瘘这样的外周左向右分流可将含麻醉药的静脉血输送到肺部。这抵消了右向左心内或肺内分流的稀释效应，可加快诱导过程。动静脉瘘所形成的麻醉药分压增高只在并存有右向左分流时才可检测到（*Miller：Basics of Anesthesia*，ed 6，p 87）。

369. (D) 每一种挥发性麻醉药都有与之正好对应的代谢产物比例。七氟烷通过细胞色素 P-450 酶的氧化途径发生 2%～5% 的代谢。同样，其他挥发性麻醉药也发生不同程度的氧化代谢。已淘汰的麻醉药甲氧氟烷会发生 50% 的代谢，造成高氟血症，部分患者必然发展为肾衰竭。氟烷是挥发性麻醉药中唯一一种在肝低氧时会代谢减少的药物（*Stoelting：Pharmacology and Physiology in Anesthetic Practice*，ed 4，pp 77-80）。

370.（A） 根据定义，麻醉回路的"洗入"是指回路组件被麻醉气体充满的过程。"洗入"总容积约为 7L，分别是：麻醉呼吸囊 3L，麻醉管路 2L，麻醉吸收室 2L。备选答案中除红外分光仪管路外均为麻醉回路中的部分组件。红外分光仪和质谱仪从吸入气中抽吸采样，但不会稀释这些气体（*Miller：Miller's Anesthesia，ed 8，pp 660-661*）。

371.（A） 增加分钟通气量是通过改变通气来加快麻醉诱导的两种方法之一。另外一种方法是增加吸入浓度，可以通过调节挥发灌输出浓度高于目标稳态浓度（高吸入浓度）以更快达到稳态，或增加新鲜气体流量以减少或消除重吸入（稀释）。使用低溶解度的麻醉药，如用七氟烷代替异氟烷，也会加速麻醉诱导。在圣迭戈进行麻醉诱导而不是在丹佛，其实就是在更高的大气压条件下实施麻醉，会减少麻醉药摄取并因此增加 F_A/F_I 的上升速度，从而加速麻醉诱导。应用正性肌力药物会增加心排血量，会增加药物摄取，减慢诱导速度（*Barash：Clinical Anesthesia，ed 7，pp 451-454；Miller：Basics of Anesthesia，ed 6，pp 84-88*）。

372.（C） 挥发性麻醉药以药动学的消除过程进行比较，地氟烷速度最快。现代吸入麻醉药肺泡分压降低 50%（衰减）的时间大致相当，均约为 5min，即与麻醉时长无关。但对于长时间的麻醉来说，80% 和 90% 衰减时间明显不同。本题目中麻醉 6h 后地氟烷衰减 90% 的时间为 14min，与七氟烷（65min）和异氟烷（86min）形成鲜明对比。也可参考 376 题的解析（*Miller：Basics of Anesthesia，ed 6，pp 88-90；Miller：Miller's Anesthesia，ed 8，pp 654-655*）。

373.（D） 在新鲜气体流量高于 250ml/min 而低于 15L/min 情况下，功能正常的挥发罐输出浓度与刻度盘的麻醉药浓度基本相同（误差很小）。本题目中 1L/min 的流率位于挥发罐的新鲜气体流量限值内。麻醉回路系统中发生的重复呼吸会造成明显的稀释效应。而吸入麻醉药的摄取本身会加重稀释的程度，但摄取本身不是这种误差产生的主要原因。摄取被认为与 F_A/F_I 比率更为有关。本题目强调麻醉机的特性及刻度盘设定与输出浓度间的关系。为达到目标浓度（如 2%），可以通过提高新鲜气体流量把系统转变为无重复呼吸的系统，也可以把挥发罐设置在比目标浓度高的刻度（也就是 overpressurization 的概念）。在控制成本的情况下，后者更为经济节约（*Miller：Basics of Anesthesia，ed 6，p 207*）。

374.（D） 如果患者未与麻醉回路断开（功能上而言），那么将会明显延迟麻醉苏醒。麻醉气体会溶解于呼吸回路的橡胶和塑料组件中。同样，钠石灰和患者自己的呼出气也可以成为麻醉药的储存场所。为了将这些影响减少甚至接近于 0，新鲜气体流量应该设置为至少 5L/min。新鲜气体通过共同气体出口输入时，并不含有挥发性麻醉药和 N_2O，因为在苏醒过程中已经关闭了挥发性麻醉药和 N_2O（*Miller：Miller's Anesthesia，ed 8，pp 660-661*）。

375.（B） 时间常数定义为容量除以流量。挥发性麻醉药的时间常数取决于组织获取麻醉药的能力（相对于组织血流量）。组织获取麻醉药的能力依赖于组织大小和组织对麻醉药的亲和力。挥发性麻醉药的脑时间常数可以通过对该麻醉药的脑/血分配系数加倍来估算。例如氟烷（脑/血分配系数为 2.6）在大脑（质量约 1500g，血流为 750ml/min）的时间常数约为 5.2min（译者注：可参考 342、375 题的解析）（*Eger：Anesthetic Uptake and Action，ed 1，pp 85-87；Miller：Basics of Anesthesia，ed 6，p 86*）。

376.（D） 这个概念主要强调：如果麻醉时间非常短，所有挥发性麻醉药半衰期值并无明显差异；如果延长挥发性麻醉药的使用时间，恢复时间的差异将会非常明显。例如，地氟烷（血/气组织系数为 0.45）吸入麻醉 1h 后，肺泡浓度减少 95% 需要 5min；七氟烷（血/气组织系数为 0.65）吸入麻醉 1h 后，肺泡浓度减少 95% 需要 18min；而 1h 的异氟烷（血/气组织系数是 1.4）麻醉，肺泡浓度减少 95% 则时间超过 30min（*Miller：Basics of Anesthesia，ed 6，pp 89-90；Miller：Miller's Anesthesia，ed 8，pp 654-655*）。

377.（D） 经过相当于 3 个时间常数的时间后，来自血管丰富组织的静脉血将含有吸入麻醉药设定浓度的 95％，但全身血液的吸入麻醉药浓度仍低于 95％。静脉血混合有来自血管丰富组织、肌肉、脂肪及血管贫乏组织的血液，在三个时间常数时点将低于 95％水平（译者注：本题目中的时间常数应为脑时间常数）（*Miller：Basics of Anesthesia，ed 6，pp 86-88*）。

378.（A）

379.（C）

380.（D）

381.（B） 下图对这些问题的内容进行了总结。氟烷是所列挥发性麻醉药中唯一一个在所研究的 MAC 值范围内不影响心率或全身血管阻力的药物。七氟烷在低于 1MAC 时减慢心率，高于 1MAC 后产生剂量依赖性的心率增加（*Miller：Basics of Anesthesia，ed 6，pp 90-92*）。

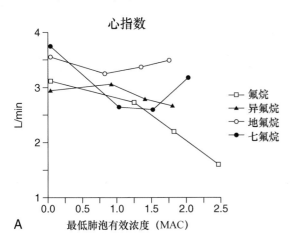

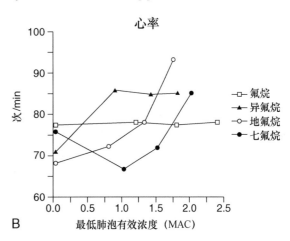

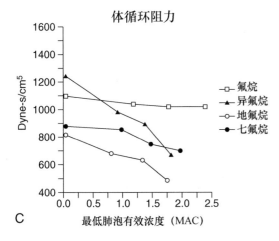

第二部分
临床麻醉学

第 5 章
血制品、输血和液体治疗

（陈惠群　张鸿飞译　周祥勇　韩宁审校）

说明（382～415 题）：本部分的每个问题后分别有四个备选答案，请选择其中一个最佳答案。

382. 下列治疗有助于延长的凝血酶原时间（pro-thrombin time，PT）恢复正常，**除了**
A. 重组因子Ⅷ
B. 维生素 K
C. 新鲜冰冻血浆（fresh frozen plasma，FFP）
D. 冷沉淀

383. 为避免输注后发生溶血反应，输浓缩血小板前正确的处理包括
A. 血型检测与交叉配血
B. ABO 与 Rh 血型配对
C. 仅需进行 Rh 血型配对
D. 仅需进行 ABO 血型配对

384. 最常见的遗传性凝血障碍疾病是
A. 血友病 A
B. 血友病 B
C. 血管性血友病（von Willebrand disease，vWD）
D. 凝血因子 V 缺乏

385. 1 单位浓缩血小板可升高 70kg 患者血小板的数目为
A. 2000～5000/mm³
B. 5000～10 000/mm³
C. 15 000～20 000/mm³
D. 20 000～25 000/mm³

386. 68 岁患者行腹腔镜下前列腺切除术后，在复苏室中经外周静脉缓慢输入 1 单位浓缩红细胞（red blood cells，RBCs）。输注过程中患者主诉胸壁及手臂瘙痒，但其生命体征平稳。最可能引起上述症状的抗体是由何种物质激发的
A. Rh
B. ABO
C. MN、P 和 Lewis
D. 以上都不是

387. 输入同型血后引起临床严重输血后溶血反应的概率小于
A. 1/250
B. 1/500
C. 1/1000
D. 1/10 000

388. 冰冻红细胞可储存
A. 1 年
B. 3 年
C. 5 年
D. 10 年

389. 下列哪种凝血因子的半衰期最短
A. 凝血因子 Ⅱ
B. 凝血因子 V
C. 凝血因子 Ⅶ
D. 凝血因子 Ⅸ

390. 下列选项中**不能**减少输血相关性急性肺损伤（transfusion-related acute lung injury，TRA-LI）的措施是
A. 排除女性供血者

B. 使用自体血

C. 去除白细胞

D. 储存时间<14 天的血液

391. 42 岁女性患者，麻醉后实施腹部巨大高分化血管肉瘤（22kg）切除术。切除过程中，共输入 20 单位 RBCs，6 单位血小板，10 单位冷沉淀，5 单位 FFP 和 1L 白蛋白。手术结束时，患者生命体征平稳，被送至重症监护病房。3.5h 后，患者被诊断为脓毒症，并接受抗生素治疗。引起该患者败血症最可能的原因是

A. 浓缩 RBCs

B. 冷沉淀

C. 血小板

D. FFP

392. 需常规筛查（血清学）血液中是否存在

A. 甲型肝炎

B. 严重急性呼吸综合征（severe acute respiratory syndrome，SARS）

C. 西尼罗河病毒

D. 牛海绵状脑炎（bovine spongiform encephalopathy，BSE；或疯牛病）

393. 1 岁婴儿，体重为 10kg，其全身血容量约为

A. 600ml

B. 800ml

C. 1000ml

D. 1300ml

394. 下列选项中哪一个是输血相关性感染的最常见病因

A. 人类 T 淋巴细胞病毒（human T-cell lymphotropic virus，HTLV）Ⅱ型

B. 乙型肝炎病毒

C. 丙型肝炎病毒

D. 人类免疫缺陷病毒（human immunodeficiency virus，HIV）

395. 40 岁血友病 A 患者，体重为 78kg，择期行右全膝关节成形术。实验室检查提示血细胞比容 40%，凝血因子Ⅷ水平检测为 0%，无Ⅷ因子抑制因素。为使患者Ⅷ因子水平升高至 100%，需要输入多少剂量Ⅷ因子

A. 3000 单位

B. 2500 单位

C. 2000 单位

D. 1500 单位

396. 38 岁男性患者，全身麻醉下行全结肠切除术。尿量 20ml/h 持续 2h，容量治疗充足。该患者应用 5～10mg 呋塞米的目的是

A. 抵消增加的抗利尿激素（antidiuretic hormone，ADH）的作用

B. 增加肾血流量

C. 使少尿性肾衰竭转变成非少尿性肾衰竭

D. 抵消增加的肾素的作用

397. 65 岁男性患者，因机动车事故（motor vehicle accident，MVA）被送至急诊室，收缩压为 60mmHg。共输入 4 个单位 O 型 Rh 阴性全血和 4L 生理盐水。送至手术室后，患者血型检测结果为 A 型 Rh 阳性，若术中输血，最合适的血液类型为

A. A 型 Rh 阳性全血

B. O 型 Rh 阴性 RBCs

C. A 型 Rh 阳性 RBCs

D. O 型 Rh 阴性全血

398. 决定输血前血液可保存多久的标准为

A. 循环中必须有 90% 的输入红细胞存留 24h

B. 循环中必须有 70% 的输入红细胞存留 24h

C. 循环中必须有 70% 的输入红细胞存留 72h

D. 循环中必须有 75% 的输入红细胞存留 7 天

399. 血小板需要在室温（22℃）储存的原因是

A. 脾滤过低

B. 优化血小板功能

C. 减少感染机会

D. 减少过敏反应的发生

400. 18 岁女性患者，机动车事故后休克被送至急诊室。输入 10 单位 O 型 Rh 阴性全血，输血时间大于 30min。输入 5 单位后，出血得到控制，血压升至 85/51mmHg。随后 15min，当输入剩余的 5 单位时，患者收缩压缓慢降至 60mmHg，窦性心动过速保持在 120 次/分，QT 间期由 310ms 增加至 470ms，中心静脉压由 9mmHg 增加至 20mmHg，患者呼吸浅快。引起这种情况最可能的原因是

A. 柠檬酸盐毒性

B. 高钾血症

C. 溶血性输血反应

D. 张力性气胸

401. 5 岁患儿，体重为 20kg，血细胞比容为 40%。失血量为多少时仍能保持血细胞比容在 30%
 A. 140ml
 B. 250ml
 C. 350ml
 D. 450ml

402. 男性患者，体重为 100kg，血钠浓度为 105mEq/L。若要使患者血钠浓度升至 120mEq/L，需要补充多少钠
 A. 600mEq
 B. 900mEq
 C. 1200mEq
 D. 1500mEq

403. 19 岁男性患者，体重为 70kg，因 MVA 车祸倒在血泊中，救护人员到达后固定患者颈项，保持其呼吸道通畅并建立静脉输液通道。输液前抽取 3ml 血液以测定血红蛋白并进行毒品筛查。初步评估患者已失血量为全身血容量的一半。若抽血检测血红蛋白浓度为 18 g/dl，估计此时血红蛋白浓度为
 A. 9 g/dl
 B. 11g/dl
 C. 14 g/dl
 D. 17 g/dl

404. 23 岁女性患者，因严重克罗恩病接受全胃肠外营养（total parenteral nutrition，TPN）（15% 葡萄糖，5% 氨基酸，脂肪乳）治疗 3 周，择期手术治疗。麻醉诱导及气管插管顺利。建立外周静脉通道后，拔除原有的中心静脉导管并在不同位置重新置管。手术结束时，X 线胸片提示胸腔内大量液体，此时患者动脉血压 105/70mmHg，心率 150 次/分，脉搏氧饱和度（SaO_2）96%。此时首先必须进行
 A. 放置胸腔引流管
 B. 将单腔气管内导管换为双腔气管内导管
 C. 输注多巴胺
 D. 测定血糖水平

405. 在 O 型 Rh 阴性 RBCs 供应受限的紧急情况下，O 型 Rh 阳性 RBCs 用于以下患者属合理输血，除了
 A. 60 岁女性糖尿病患者，MVA 车祸后
 B. 23 岁男性患者，上腹部枪伤
 C. 84 岁男性患者，腹主动脉瘤破裂
 D. 21 岁女性患者，孕 2 产 1，前置胎盘伴大量出血

406. 羟乙基淀粉通过影响下列哪种物质的功能而产生抗凝作用
 A. 抗凝血酶Ⅲ
 B. 凝血因子Ⅷ
 C. 纤维蛋白原
 D. 前列环素

407. 使用柠檬酸盐-葡萄糖-腺嘌呤-1（citrate phosphate dextrose adenine，CPDA-1）抗凝保存的浓缩 RBCs 在 4℃ 储存 35 天可发生以下变化，除了
 A. 血钾浓度大于 70mEq/L
 B. pH 值小于 7.0
 C. 血糖水平低于 100mg/dl
 D. P_{50}（译者注：血氧饱和度为 50% 时的氧分压）为 28mmHg

408. 用柠檬酸盐-磷酸盐-葡萄糖（citrate phosphate dextrose，CPD）保存的全血其储存期限是
 A. 14 天
 B. 21 天
 C. 35 天
 D. 42 天

409. 成人的肝作为重要器官用于
 A. 血红蛋白合成
 B. 血红蛋白分解
 C. 凝血因子Ⅷ合成
 D. 抗凝血酶Ⅲ合成

410. 监测低分子肝素（low molecular weight heparin，LMWH）抗凝作用的最佳试验为
 A. 活化部分凝血活酶时间（activated partial thromboplastin time，aPTT）
 B. 抗凝血因子Ⅹa 试验
 C. 凝血酶时间
 D. 蛇毒凝血酶试验

411. 肝素抵抗易出现在下列哪种遗传性疾病的患

者中

A. 凝血因子 V 莱顿突变

B. 凝血素 G20210A 基因突变

C. S 蛋白缺乏

D. 抗凝血酶或抗凝血酶 Ⅲ（antithrombin Ⅲ，AT3）缺乏

412. 以下物质**除了**哪项外均可治疗血管性血友病

A. 冷沉淀

B. 精氨酸去氨加压素（desmopressin，DDAVP）

C. 新鲜冰冻血浆

D. 重组 Ⅷ 因子

413. 免疫球蛋白 A（IgA）抗体因其与下列哪项相关而在输血医学中具有重要意义

A. 过敏性反应

B. 发热反应

C. 迟发型溶血反应（免疫性血管外反应）

D. 诊断 TRALI 反应

414. 输血相关性死亡的最常见原因为

A. TRALI

B. 非 ABO 血型溶血性输血反应

C. 微生物感染

D. 过敏反应

415. 腹部大手术中使用下列何种药物进行的液体复苏治疗与获得**最佳**存活数据有关

A. 5％白蛋白

B. 6％羟乙基淀粉

C. 右旋糖酐 70

D. 以上都不是

说明（416～417 题）：下列每组问题后有几项表述，请从其中选出与问题最有关联的一项。

416. 下列过程中的哪一项可减少巨细胞病毒（CMV）通过输注 RBCs 向易感者传播的可能性

417. 以下哪个过程旨在减少受血者罹患移植物抗宿主病（GVHD）

A. 洗涤红细胞

B. 去白细胞的红细胞

C. 射线辐照

D. 血制品在 Adsol 中储存

参考答案、解析及参考文献

382.（A） PT 和 aPTT 试验常用于评估凝血因子功能。PT 试验主要用于检测外源性凝血途径中的因子Ⅶ及共同通路中的因子Ⅰ、Ⅱ、Ⅴ、Ⅹ。aPTT 试验主要用于检测内源性凝血途径中的因子Ⅷ、Ⅸ及共同通路中的因子Ⅰ、Ⅱ、Ⅴ、Ⅹ。PT 延长虽然与凝血因子Ⅰ、Ⅱ、Ⅴ、Ⅶ、Ⅹ功能障碍均相关，但对Ⅶ因子缺乏更敏感，而对凝血因子Ⅰ或Ⅱ缺乏敏感性差。事实上，PT 在纤维蛋白原（凝血因子Ⅰ）水平小于 100mg/dl 时才会延长，在凝血因子Ⅱ（凝血酶原）水平为正常含量的 10% 时仅延长 2s。凝血因子Ⅱ、Ⅶ、Ⅸ、Ⅹ为维生素 K 依赖性因子，使用香豆素类药物治疗时会阻碍其形成。补充凝血因子Ⅷ并不能治疗 PT 延长（*Miller：Miller's Anesthesia，ed 8，pp 1872-1874；Barash：Clinical Anesthesia，ed 7，pp 415-416*）。

383.（C） 浓缩血小板包含较多数量的血浆、白细胞（WBCs）及相对较少的红细胞（RBCs）。虽然更提倡输入 ABO 同型血小板（血小板存活更好，后续输注红细胞时交叉配血更易成功），但我们注意到紧急情况下输入 ABO 非相容性血小板通常也能得到确切的止血效果。虽然血小板中仅含有少量的红细胞，但若将 Rh 阳性浓缩血小板输给 Rh 阴性患者，其中的红细胞也能引起 Rh 免疫反应。因此，除非不再考虑分娩，否则血型为 Rh 阴性的妇女只能输注 Rh 阴性血小板（*Miller：Miller's Anesthesia，ed 8，p 1860；Hoffman：Hematology，ed 6，p 1655*）。

384.（C） 凝血功能障碍可由遗传性或获得性病因引起。在遗传性凝血功能障碍疾病中，血管性血友病（vWD）最为常见，发病率约 1/500～1/100。血友病 A（因子Ⅷ缺乏）及血友病 B（因子Ⅸ缺乏或 Christmas 病）均为 X 染色体隐性遗传病。男性发病率血友病 A 约为 1/10 000～2/10 000，血友病 B 为 1/100000。凝血因子Ⅴ、Ⅶ、Ⅹ及纤维蛋白原（因子Ⅱ）缺乏为非常罕见的常染色体隐性遗传病（*Miller：Miller's Anesthesia，ed 8，p 1872；Barash：Clinical Anesthesia，ed 7，p 432*）。

385.（B） 70kg 患者，输注 1 单位浓缩血小板可提高血小板数目约 5000～10 000/mm³，每单位至少包含血小板数量 5.5×10^{10}（*Miller：Miller's Anesthesia，ed 8，pp 1840，1860；Barash：Clinical Anesthesia，ed 7，p 421*）。

386.（D） 这是一例典型的过敏反应，题中其余选项均为溶血性反应可能出现的症状。过敏反应是一种非溶血性输血反应，由供血中的外源性蛋白引起。其发病率为 3%，主要表现有荨麻疹、红斑、瘙痒、发热，亦可出现呼吸系统症状。一旦出现过敏反应，应立即停止输血并给予包括抗组胺治疗在内的支持治疗。若症状缓解且未出现溶血反应的体征（血浆或尿液中无游离血红蛋白）或严重的过敏反应，可继续输血（*Miller：Miller's Anesthesia，ed 8，p 1853；Barash：Clinical Anesthesia，ed 7，p 425*）。

387.（C） 溶血性输血反应多因医疗文书记录错误所致。可通过三种主要的血液相容性检测试验来降低溶血性输血反应的发生：ABO 及 Rh 血型鉴定，抗体筛查和交叉配血。ABO 及 Rh 血型正确，发生非相容性输血的概率小于 1/1000；若增加抗体筛查，则概率可小于 1/10 000。最安全的方法为实施交叉配血（*Miller：Miller's Anesthesia，ed 8，p 1840*）。

388.（D） 血制品常以液体形式保存在 4℃ 条件下，也可冰冻以延长储存时间。但因冰冻血液储存额外增加费用，此方法主要用于稀有血型及自体血储存。血液采集后加入低温保护剂（如甘油），冷冻后储存在 -65℃（使用 40% 的甘油）或 -120℃（使用 20% 的甘油）。目前，美国食品与药品管理局（FDA）规定冰冻血液的使用最高年限为从采集时起 10 年（*Barash：Clinical Anesthesia*，*ed 7*，*p 416*）。

389. (C) 凝血因子Ⅶ是四种维生素 K 依赖性凝血因子（Ⅱ、Ⅶ、Ⅸ 和 Ⅹ）之一，在所有凝血因子中其半衰期最短（4~6h），也是严重肝衰竭、接受华法林（香豆素类）抗凝治疗及维生素 K 缺乏患者最先缺乏的凝血因子。PT 对凝血因子Ⅶ减少最敏感（*Barash：Clinical Anesthesia*，*ed 7*，*pp 411-412*）。

390. (C) 输血相关性急性肺损伤（TRALI）在成分输血后 6h 内出现，患者表现伴有双肺急性浸润和低氧血症（$PaO_2/FiO_2 \leqslant 300mmHg$ 或呼吸空气下脉搏血氧饱和度 $\leqslant 90\%$，无左心房高压）的非心源性肺水肿。TRALI 的病理学改变较复杂，可能与继发于肺内中性粒细胞活化与隔离所致的低压性肺水肿有关。血制品保存时间长（>14 天）、供血者为女性（特别是多胎患者）将增加 TRALI 的发生，手工富集血小板（与机采血小板相比）也更易引起 TRALI。有趣的是，白细胞虽参与了这一活化过程，然而白细胞减少似乎并未显著降低 TRALI 的发生，但确实可减少发热反应的发生率并降低感染 CMV 的风险，同时可减小白细胞诱导的免疫调节作用。TRALI 不良反应的治疗为支持疗法（*Barash：Clinical Anesthesia*，*ed 7*，*pp 417-428*；*Miller：Basics of Anesthesia*，*ed 6*，*p 376*；*Miller：Miller's Anesthesia*，*ed 8*，*p 1859*）。

391. (C) 问题中所列 5 种血制品中，血小板最有可能引起细菌性脓毒血症。血小板相关性脓毒症发生率约为 1/12 000。细菌可能来源于供者的血液或血液在采集、加工及储存过程受到的污染。如果血小板冷藏后再复温，有可能会降低其效能。因为血小板是在室温（20~24℃）下储存，因此细菌易于存活并繁殖。所列其他血制品均需要冷藏，全血及浓缩红细胞为 4℃（冷冻时温度更低），FFP 及冷沉淀需在 -70℃ 冷冻。白蛋白经加热灭菌，无菌处理后可在常温下安全储存（*Miller：Miller's Anesthesia*，*ed 8*，*pp 1859-1860*；*Barash：Clinical Anesthesia*，*ed 7*，*pp 423-425*）。

392. (C) 甲型肝炎传播较罕见，因为没有病毒携带状态且甲型病毒性肝炎病情一般较轻，因此对其单独进行筛查（非血清学）已成为历史。其他多种感染源传播的减少得益于近代出现的核酸检测技术（见表 5-1）。目前无法对疟疾、锥虫病（Chagas）、SARS、变种克雅病或疯牛病实施常规筛查（*Miller：Miller's Anesthesia*，*ed 8*，*pp 1856-1858*；*Barash：Clinical Anesthesia*，*ed 7*，*pp 415-416*）。

表 5-1　筛查血中感染源的试验方法，2008

病毒	RNA 杂交检测技术	检测抗体
人类免疫缺陷病毒（HIV）	核酸检测技术	HIV-1，HIV-2
丙型肝炎病毒（HCV）	核酸检测技术	HCV
乙型肝炎病毒（HBV）		HBV
人类 T 淋巴细胞病毒（HTLV）		HTLV-1，HTLV-2
西尼罗河病毒	核酸检测技术	

393. (B) 血容量随年龄增加而减少。早产儿的血容量为 100~120ml/kg，足月儿约为 90ml/kg，婴儿（3~12 个月）约为 80ml/kg，>1 岁的儿童约为 70ml/kg，而成年人约为 65ml/kg。这个体重为 10kg 的 1 岁婴儿，估计血容量约为 800ml（*Barash：Clinical Anesthesia*，*ed 7*，*p 1246*）。

394. (B) 在美国，输入 1 单位经检测的血液发生输血相关性感染的风险各项研究结果不一。去白细胞血液甚少引起巨细胞病毒（CMV）感染，感染乙型肝炎病毒的概率为 1/205 000，丙型肝炎病毒为 1/1 935 000，HIV 为 1/2 135 000，HTLV-Ⅱ 为 1/2 993 000，西尼罗河病毒＜1/1 100 000。因此，美国现今最常见输血相关性感染为乙型肝炎病毒。梅毒病原体在 4℃ 无法存活，因此不能经全血、浓缩 RBCs、FFP 或冷沉淀传播，可能经血小板（常温下储存）传播（*Miller*：*Miller's Anesthesia*，*ed 8*，*pp 1856-1858*）。

395.（A） 最常见的血友病是血友病 A，为 X 连锁隐性疾病，会造成凝血因子Ⅷ活性降低。男性中的发病率为 1/5000，该疾病可分为：重度（Ⅷ因子活性＜1％），中度（Ⅷ因子活性为 1％～4％），轻度（Ⅷ因子活性 5％～30％）。轻度血友病患者较少出现自发性出血，实验室检查血小板数目与 PT 正常，但 aPTT 延长。血友病 A 患者术前准备的首要目标是增加血中凝血因子Ⅷ的活性，以达到能充分止血的水平（即 50％～100％），随后使Ⅷ因子活性＞40％维持 7～10 天。1 单位Ⅷ因子相当于 1ml Ⅷ因子活性为 100％ 的正常血浆。首先计算患者血容量及血浆量，然后计算出需要提升Ⅷ因子水平所需的活性量，从而确定首次使用剂量。本病例中，患者血容量为 78kg× 65ml/kg（约为 5000ml）。因红细胞容量为 40％（即血细胞比容为 40％），血浆容量为 60％，即 5000ml× 0.6（3000ml）。若要使此患者Ⅷ因子活性从 0％ 提升到 100％，需要输入 3000 单位Ⅷ因子（若只需将活性升至 40％，则 3000ml 血浆×0.4 ＝1200 单位）。另外，因Ⅷ因子的半衰期为 12h，12h 后约有 1500 单位Ⅷ因子存活，合适的起始输入速度为 12h 内输入 1500 单位或 125 单位/h。补充凝血因子Ⅷ可选择浓缩Ⅷ制剂或冷沉淀（约 10 单位/ml）。存在Ⅷ因子抑制因素的患者（10％～20％ 的血友病患者）则需要更多的Ⅷ因子。所有血友病患者均需请血液科专家进行专科会诊，并定期监测Ⅷ因子水平（*Marx*：*Rosen's Emergency Medicine*，*ed 8*，*p 1614*）。

396.（A） 手术相关的疼痛刺激及正压机械通气均可引起血清中 ADH 含量增加，术中应用小剂量呋塞米（如 0.1mg/kg）可中和其效应（*Miller*：*Miller's Anesthesia*，*ed 8*，*p 1773*；*Barash*：*Clinical Anesthesia*，*ed 7*，*pp 344-345*）。

397.（B） 因输入的红细胞不含引起溶血反应的抗原，O 型 Rh 阴性血也被称为"万能供血"。O 型 Rh 阴性血的血浆中存在抗 A、抗 B 抗体，因此与全血（富含血浆）相比，紧急情况下应首选输入浓缩红细胞（含少量血浆）。然而，如果患者输入≥2 单位 O 型 Rh 阴性且未经交叉配血的全血后，血型检测显示为 A、B 或 AB 血型，此时输入与自身血型相同的血液可能导致严重的 RBCs 血管内溶血，因此不提倡此种做法。此时，推荐输入 O 型 Rh 阴性全血，O 型 Rh 阴性 RBCs 更佳。对于男性患者或无生育要求的老年女性患者，在 O 型 Rh 阴性血稀缺及预期需大量输血的情况下，可输入 O 型 Rh 阳性全血。仅在已检测确定患者体内因输血产生的抗 A、抗 B 抗体滴度足够低后，方可输入与自身血型相符的血制品（*Miller*：*Miller's Anesthesia*，*ed 8*，*p 1840*）。

398.（B） 输血储存相关的要求强调，输血成功的标准为输血后至少 70％ 的红细胞在循环中存活 24h。输血后存活超过 24h 的红细胞显示的才是正常的生存时间（*Miller*：*Miller's Anesthesia*，*ed 8*，*p 1841*）。

399.（B） pH＜6.0 或低温条件下如 4℃（血液储存温度），血小板可出现不可逆的形变。血小板的最佳储存温度为 22±2℃ 或室温。但血小板在此温度条件下储存有两个主要问题：首先，血小板代谢会引起 pH 下降；其次，细菌可能滋生，从而可能引起败血症甚至死亡。为尽可能减少上述问题的发生，血小板在 22℃ 下的储存时限为 5 天（*Miller*：*Miller's Anesthesia*，*ed 8*，*pp 1859-1861*；*Barash*：*Clinical Anesthesia*，*ed 7*，*pp 417-418*）。

400.（A） 除非紧急情况下需要快速输血及扩容，现在甚少应用全血。储存血中含有可与离子钙相结合的抗凝剂柠檬酸盐。快速输入全血时［如＞50ml/(70kg・min)］，柠檬酸盐与钙结合，引起离子钙浓度一过性降低。离子钙的突然降低可导致 QT 间期延长、左心室舒张末压力升高及动脉压降低。停止输血 5min 内，离子钙水平即可恢复正常。每单位全血的容量为 500ml，该患者输入 10 单位或 5000ml 全血的时间虽然超过 30min，然而在后 15min 内却输入了 5 单位全血，其平均输血速度大大超过了 160ml/min（*Miller：Miller's Anesthesia，ed 8，pp 1840-1841*）。

401. (C) 5 岁患儿，体重为 20kg，估测血容量（EBV）为 70ml/kg，即 1400ml。可用下列公式计算来确定可接受的血液丢失量：最大允许失血量（ml）＝$EBV \times (Hct_s - Hct_1)/Hct_s$，EBV 为估测血容量，$Hct_s$ 为最初的血细胞比容，Hct_1 为最低的可接受的血细胞比容。此患者最大允许失血量＝$1400 \times (40-30)/40 = 1400 \times (10/40) = 350ml$，此时患者需晶体液（3ml/失血量 ml）扩容。也可参考问题 393（*Barash：Clinical Anesthesia，ed 7，p 1246*）。

402. (B) 正常血清钠离子浓度为 135～145mEq/L，低于 135mEq/L 则为低钠血症。临床症状不仅与钠浓度相关，还与钠离子下降速度相关。低钠血症甚少因全身钠离子缺乏所致，而多与全身水过量有关（如经尿道前列腺切除术中见到的灌洗液吸收综合征、抗利尿激素分泌异常综合征）。低钠血症还可由钠的过度丢失引起，如大量出汗、呕吐、腹泻、烧伤及利尿剂的使用。血清钠快速下降至低于 120mEq/L 时，可出现脑水肿引发的神经系统症状（烦躁、乏力、嗜睡、抽搐、昏迷），低于 100mEq/L 时，可出现循环系统症状（室性心动过速、室颤）。治疗严重低钠血症包括限制水摄入、使用利尿剂，亦可应用高渗盐水（3% NaCl）。补钠剂量可通过与全身水含量（TBW＝体重×0.6）与期望增加的钠浓度相乘获得，计算公式为：Na^+ 剂量＝体重×0.6×（预期 Na^+ 浓度－当前 Na^+ 浓度）。该患者需补充的剂量为 100（kg）×0.6×（120mEq/L－105mEq/L）＝900mEq。3% NaCl 输入速度不应超过 100ml/h，纠正过快可能导致脑桥中央髓鞘溶解症。当 Na^+ 浓度达到 120mEq/L 时，后续治疗通常包含限制水摄入和使用利尿剂（*Miller：Miller's Anesthesia，ed 8，p 1773*）。

403. (D) 晶体液在血管中的存留半衰期为 20～30min，胶体液为 3～6h。为维持有效血管内容量，1ml 失血量需补充 3～4ml 晶体液或 1ml 胶体液。本病例中，由于血液是在输液前抽取，其血红蛋白浓度应与车祸前即刻相似（*Butterworth：Morgan & Mikhail's Clinical Anesthesiology，ed 5，pp 1161-1164*）。

404. (D) 突然停止 TPN（包含 10%～20% 的葡萄糖）可引起严重低血糖反应，该患者出现的心动过速提示可能发生了低血糖。若要避免严重低血糖引起神经损害，快速诊断并治疗至关重要。当中心静脉导管用于 TPN 时，在输入高渗液体前均应进行正确地检查（*Miller：Miller's Anesthesia，ed 8，p 1782*）。

405. (D) 紧急情况下需立即大量输血及血库缺少 O 型 Rh 阴性血时，血型未知前可为男性患者或已过生育年龄的女性患者输入 O 型 Rh 阳性血。对于此类患者，因等待血型鉴定而延迟输血所造成的伤害可能高于 Rh 血型不符所引起的输血反应。然而，对于可能怀孕的女性患者，不建议输入 Rh 阳性 RBCs（除非无法获得 Rh 阴性 RBCs），因为 Rh 阴性血患者输入 Rh 阳性 RBCs 后将引起同种免疫反应，这些女性患者将来一旦怀有 Rh 阳性胎儿，可能导致新生儿溶血症。

注解：与 Rh 阴性全血相比，更倾向于使用红细胞，因为全血血浆中包含大量的抗 A、抗 B 抗体（*Turgeon：Clinical Hematology，ed 1，pp 50-51*）。

406. (B) 羟乙基淀粉和右旋糖酐 70（葡萄糖聚合体平均分子量为 70 000）为胶体液，用以血管内容量扩充，均可导致过敏反应、影响凝血功能，并可导致血容量过多。与右旋糖酐不同，羟乙基淀粉在每日最大推荐剂量（20ml/kg）内不会影响交叉配血。两种胶体液输入时均不需使用过滤器。

羟乙基淀粉可显著降低 vWF 水平及糖蛋白 IIb/IIIa 的有效性，并可直接与纤维蛋白凝块

相结合 (*Miller：Miller's Anesthesia*，*ed 8*，*p 1783*)。

407.（D） RBCs 在 4℃冷藏以降低细胞代谢。CPDA-1 是加入血中的一种常用抗凝保存液，包含柠檬酸盐、磷酸盐、葡萄糖和腺嘌呤。柠檬酸盐用于结合钙离子起到抗凝剂的作用。磷酸盐为缓冲液。葡萄糖作为细胞代谢的能量来源，要在献血当天使血糖水平＞400mg/dl。血糖在第 35 天时下降至 100mg/dl 以下；腺嘌呤作为底物来源以便细胞产生三磷酸腺苷。第 35 天时库存血的其他生化改变还包括：pH 值下降至约 6.7，血钾由献血时的 4mEq/L 升至 76mEq/L。2,3-二磷酸甘油酸盐浓度下降至 1μM/ml 以下，导致氧解离曲线左移，促进血红蛋白与氧结合。氧解离曲线左移使 P_{50}（译者注：P_{50} 为血氧饱和度为 50％时的氧分压）小于（不高于）正常值 26mmHg (*Miller：Miller's Anesthesia*，*ed 8*，*pp 1841-1842*)。

408.（B） 许多保护液可用于保存全血与 RBCs。枸橼酸葡萄糖、CPD 和柠檬酸-磷酸-双葡萄糖（CP2D）均可使血液具有 21 天的保存期。1978 年，FDA 批准在 CPD 中加入腺嘌呤，进一步将血液的保存期延长了 2 周，即 CPDA-1 的保质期限可达 35 天。这些保护液主要用于保存全血，然而当成份输血更为普遍时，我们注意到在通过分离血浆制备压缩红细胞时，大量的腺嘌呤与葡萄糖也一并被移除了。通过向 CPD 或 CP2D 保存的、血浆已经被分离的全血中加入添加剂（主要包括腺嘌呤、葡萄糖和盐水），如今浓缩 RBCs 已可被保存达 42 天。目前美国使用的三种不同的添加剂分别为 Adsol（AS-1）、Nutricel（AS-3）与 Optisol（AS-5）(*Miller：Miller's Anesthesia*，*ed 8*，*p 1841*)。

409.（D） 肝可合成除凝血因子Ⅲ（组织凝血活酶）、凝血因子Ⅳ（钙离子）和凝血因子Ⅷ（vW 因子）之外的大多数凝血因子。肝还可合成凝血调节蛋白 C、蛋白 S 及抗凝血酶Ⅲ。胎儿 RBCs 只由肝生成，而成年人 80％ RBCs 由骨髓生成，只有 20％由肝生成。血细胞主要由网状内皮系统分解代谢 (*Hemmings：Pharmacology and Physiology for Anesthesia*，*ed 1*，*p 477*；*Miller：Basics of Anesthesia*，*ed 6*，*p 456*)。

410.（B） 低分子肝素（LMWH）是普通肝素（UFH）解聚或裂解为小片段产生。UFH 和 LMWH 的抗凝机制复杂且存在差异。UFH 结合并活化抗凝血酶（优于 LMWH），很容易通过 aPTT 来被监测。而临床常规剂量的 LMWH，并不延长 aPTT。另外，LMWH 使Ⅹa 因子失活的能力更强并可通过抗Ⅹa 因子水平来监测（并不常用，因为 LMWH 预防剂量的效果判断比较容易）。应用大剂量 LMWH 时，常需监测抗Ⅹa 因子水平。凝血酶时间用以评估凝血酶将纤维蛋白原转化为纤维蛋白的能力，其延长与纤维蛋白原、肝素及纤维蛋白裂解片段（FDPs）降低相关。蛇毒凝血酶试验是在血浆中加入蛇毒凝血酶，等待血凝块形成，其时间延长与存在狼疮样抗凝物质、FDPs、纤维蛋白原缺乏或异常相关，不受肝素影响 (*Miller：Miller's Anesthesia*，*ed 8*，*pp 1872-1874*；*Barash：Clinical Anesthesia*，*ed 7*，*p 439*)。

411.（D） 该问题中的四个选项是五种与高凝状态有关的主要遗传性疾病中的四种，它们可通过增加血栓蛋白（如凝血因子Ⅴ莱恩突变，凝血素 G20210A 基因突变）或减少内在抗凝蛋白（如抗凝血酶缺乏，蛋白 C 缺乏，蛋白 S 缺乏）来增加血栓形成的可能。如出现肝素抵抗（常规剂量肝素无法产生延长部分凝血酶原时间或活化凝血时间的作用），血栓也可以形成且不易被发现，如体外循环期间。这可能是肝素与血浆蛋白过度结合或抗凝血酶数量不足的结果。因为肝素与抗凝血酶结合并加强其活性，所以抗凝血酶量不足时将表现出肝素抵抗。可使用特异性浓缩 ATⅢ（ThrombateⅢ）或 FFP 行 AT3 替代来治疗 AT3 缺乏。建议先天性 AT3 缺乏患者在心脏手术前要行替代治疗使抗凝血酶活性达 100％ (*Miller：Miller's Anesthesia ed 8*，*pp 1871-1872，1876-1877*；*Young：Clinical Hematology*，*ed 1*，*pp 1116-1118*)。

412.（D） vWD 是最常见的影响血小板功能的遗传病，由血管性假血友病因子（vWF）缺乏或功能障碍所致。vWF 由血管内皮细胞和血小板生成，有两个主要功能：作为黏附蛋白使血小板在血管损伤处聚集，并有助于保护凝血因子Ⅷ不被灭活和清除。vWD 患者存在出血时间延长和凝血因子Ⅷ数量减少，而血友病 A 患者也存在凝血因子Ⅷ减少，但出血时间正常。1 型 vWD 最为常见（60%～80%），与有效 vWF 释放减少导致循环血浆中 vWF 数量减少相关。2 型 vWD（20%～30%）包括多个亚型，与 vWF 功能障碍相关。3 型 vWD 最少见（1%～5%），但最严重，几乎没有 vWF 且凝血因子Ⅷ，水平也非常低（正常的 3%～10%）。vWD 的治疗包括可促进有效 vWF 释放的 DDAVP 或包含 vWF 和凝血因子Ⅷ的血制品（如冷沉淀、FFP、浓缩Ⅷ因子）。不能使用重组Ⅷ因子，因其不含有 vWF（*Miller：Miller's Anesthesia，ed 8，pp 1123，1872；Barash：Clinical Anesthesia，ed 7，p 433*）。

413.（A）虽然输血后过敏反应较常见（高达 3%），但真正的非溶血性过敏反应罕见。发生过敏反应时（多为仅输入几毫升血液或血浆后），常见症状与体征包括呼吸困难、支气管痉挛、喉头水肿、胸痛、低血压及休克。由于遗传性 IgA 缺乏的患者因既往输血或怀孕后体内产生了 IgA 抗体，因此输入外源性 IgA 蛋白后就会引起此类反应。治疗措施为停止输血、应用肾上腺素及激素。如需继续输血，则应输入洗涤 RBCs 或取自"IgA 缺乏供血者"的 RBCs（*Miller：Miller's Anesthesia，ed 8，p 1853；Barash：Clinical Anesthesia，ed 7，p 426*）。

414.（A）2005 年至 2006 年，美国经 FDA 确认的输血相关致死性事件 125 例。最常见的原因依次为 TRALI（51%）、非 ABO 血型溶血性输血反应（20%）、微生物感染（12%）、ABO 血型溶血性输血反应（7%）、输血相关性循环过负荷引起的死亡（TACO）（7%）和其他（2%）。从 2004 年 3 月起，血小板输注时开始实施强制性微生物检测，这使得因输入微生物污染的单采血小板而引起死亡的病例有所下降。考虑到美国每年（以 2004 年为例）血制品的使用量高达 2900 万份，而报导的死亡率极低（www. fda. gov/cber/blood/fatal/0506. htm；*Miller：Miller's Anesthesia，ed 8，pp 1855-1860；Barash：Clinical Anesthesia，ed 7，pp 425-427*）。

表 5-2　美国输血相关性死亡事件，2004—2006

死亡原因	2004—2006	每年发生例数
TRALI	86	29
其他反应（非 ABO 血型溶血性输血反应、过敏反应）	67	22
微生物污染	20	7
ABO 血型溶血性输血反应	15	5
可能与输血有关	31	10

TRALI，输血相关性急性肺损伤。

From Miller RD：Miller's Anesthesia，ed 7，Philadelphia，Saunders，2011，Table 55-6

415.（D）给予何种液体及给予多少量最为合适，目前尚存在争议。多数学者建议外伤性患者开始液体治疗时应选择等渗晶体液，因其费用低于 5% 白蛋白、6% 羟乙基淀粉和右旋糖酐 70。目前尚没有哪种液体较其他液体有明显的优势（*Miller：Miller's Anesthesia，ed 8，p 1800；Barash：Clinical Anesthesia，ed 7，pp 338-339*）。

416.（B）CMV 在免疫功能正常的人群中传播能力较弱且具有自限性，但免疫功能不全的患者（如早产儿、器官移植及骨髓移植患者、获得性免疫缺陷综合征患者）感染 CMV 可能引发严重反应甚至危及生命。去除白细胞可减少 CMV 的传播，但最佳做法为选用 CMV 血清学检测阴性者的供血。

417.　**（C）** GVHD 是一种常出现在免疫功能不全患者中的致死性疾病，由供体的淋巴细胞对受体产生免疫反应引起。含有大量淋巴细胞的血制品包括 RBCs 及血小板。输入 FFP 和冷沉淀则可能相对安全。虽然来自直系亲属并去除白细胞的供血可减少 GVHD 的发生，但只有经射线辐照（可灭活供者的淋巴细胞）后的血制品才可预防 GVHD 的发生（*Miller：Miller's Anesthesia，ed 8，p 1858；Barash：Clinical Anesthesia，ed 7，p 428*）。

第 6 章

全身麻醉

（董大龙　叶　繁译　祖剑宇　韩　宁审校）

说明（418～546 题）：本部分的每个问题后分别有四个备选答案，请选择其中一个最佳答案。

418. 一位 78 岁的患者，伴有高血压和成年型糖尿病，服用氯磺丙脲（Diabinese）治疗，拟择期行胆囊切除术。入院当天，患者血糖值为 270mg/dl，在口服常规剂量的氯磺丙脲基础上追加 15U 的胰岛素皮下注射（subcutaneously，SQ）。入院 24h 后术前晚禁食，患者在未服用每日常规剂量氯磺丙脲的情况下被接入手术室（operating room，OR）并实施麻醉，检测患者血糖值为 35mg/dl。**最可能**的解释是

A. 胰岛素

B. 氯磺丙脲

C. 血容量不足

D. 全身麻醉的影响

419. 下列说法**正确**的是

A. 地布卡因是酯类局部麻醉药

B. 地布卡因值 20 为正常

C. 地布卡因值代表正常假性胆碱酯酶的数量

D. 以上说法均错误

420. 一位 56 岁患者，既往有肝病和骨髓炎病史，拟行胫骨清创术。麻醉诱导和气管插管后行清创探查，总失血量为 300ml。术毕患者带气管导管进入恢复室，收缩压降至 50mmHg，心率 120 次/分，动脉血气（arterial blood gases，ABGs）结果为 PaO_2 103mmHg，$PaCO_2$ 45mmHg，pH 7.3，血氧饱和度为 97%（FiO_2＝100%）。混合静脉血气分析结果为 PvO_2 60mmHg，$PvCO_2$ 50mmHg，pH 7.25，以下哪个诊断最符合上述临床体征

A. 血容量不足

B. 充血性心力衰竭（congestive heart failure，CHF）

C. 心脏填塞

D. 脓毒症合并急性呼吸窘迫综合征

421. 正常气管的毛细血管压力是

A. 10～15mmHg

B. 15～20mmHg

C. 25～30mmHg

D. 35～40mmHg

422. 使用依诺肝素（Lovenox，1mg/kg，2 次/天）治疗深静脉血栓患者，接受单次蛛网膜下腔阻滞麻醉前至少要停用该药多少小时

A. 6h

B. 12h

C. 24h

D. 48h

423. 全身麻醉患者，最可能损伤的周围神经是

A. 尺神经

B. 正中神经

C. 桡神经

D. 腓总神经

424. 下面哪项是对可待因镇痛作用弱的最合理解释

A. 缺乏 CYP2D6 酶

B. VKORC1 基因多态性

C. 细胞色素酶 CYP3A4 基因多态性

D. μ 受体缺乏

425. 一位 62 岁患者，左冠状动脉前降支中段放置裸金属支架，拟于全身麻醉下择期行肩袖修复术。手术前 6 周放置支架，患者使用双抗

疗法（阿司匹林和氯吡格雷）抗凝。该患者手术前抗凝的最佳方案为

A. 继续两种药物抗凝至手术当日

B. 术前 7～10 天停用两种药物抗凝

C. 停用阿司匹林，继续服用氯吡格雷

D. 停用氯吡格雷，继续服用阿司匹林

426. 下列哪种眼部疾病的患者术中出现低血压时发生视网膜损伤的风险最大

A. 斜视

B. 开放性眼外伤

C. 青光眼

D. 高度近视

427. 纳曲酮是

A. 一种具有局部麻醉药特性的麻醉学镇痛药物

B. 一种类似于纳布啡的阿片受体激动-拮抗剂

C. 一种比纳洛酮作用时间更短的纯阿片受体拮抗剂

D. 一种阿片类受体拮抗剂，用于海洛因成瘾者的脱毒治疗

428. 下面哪项是麻醉后恢复室中低氧血症发生的最常见机制

A. 肺通气/血流比例失调

B. 肺换气不足

C. 含氧量低的气体混入

D. 心内分流

429. 甲状腺全切术中误将甲状旁腺切除，可导致继发性甲状旁腺功能减低。患者术后多久出现典型低钙血症的症状

A. 1～2h

B. 3～12h

C. 12～24h

D. 24～72h

430. 以下哪根神经损伤会导致腕下垂

A. 桡神经

B. 腋神经

C. 正中神经

D. 尺神经

431. 支气管扩张最常见的病因是

A. 吸烟

B. 空气污染

C. α_1-抗胰蛋白酶缺乏

D. 反复支气管感染

432. 一位 6 岁患儿，行扁桃体切除术后被送到麻醉后恢复室。术中使用异氟烷、芬太尼、N_2O 实施麻醉，在患儿苏醒、拔出气管导管前 20min 给予氟哌利多。由于患者出现眼球异常运动，遂呼唤麻醉医师至恢复室，见患儿眼球上翻，颈部扭曲、僵硬。此时最合适的处理药物为

A. 丹曲林

B. 地西泮

C. 格隆溴铵

D. 苯海拉明

433. 一位 32 岁陆军军官，经过 8h 全麻下的剖腹探查术后出现左手拇指和小指不能对掌。通过外周静脉进行麻醉诱导，患者入睡后于肘静脉处置入第二条静脉通路。哪根神经受损最可能出现上述症状

A. 桡神经

B. 尺神经

C. 正中神经

D. 肌皮神经

434. 嗜铬细胞瘤**最可能**合并下列哪种疾病

A. 胰岛素瘤

B. 垂体瘤

C. 原发性醛固酮增多症（Conn 综合征）

D. 甲状腺髓样癌

435. 空腹患者服用下面哪种口服降糖药物不会产生低血糖

A. 格列本脲（优降糖）

B. 格列吡嗪（格列吡嗪）

C. 甲苯磺丁脲（甲糖宁）

D. 二甲双胍（格华止）

436. 震颤性谵妄（delirium tremens, DTs）发作通常发生在酒精戒断后的

A. 8～24h

B. 24～48h

C. 2～4 天

D. 4～7 天

437. 一位 78 岁退休矿工，患有气管内肿瘤，拟行

择期气管切除术。下面哪项为气管切除术的相对禁忌证

A. 存在基础肺疾病，术后需机械通气

B. 肿瘤位于隆嵴处

C. 已确定有肝转移

D. 存在曾有 CHF 病史的缺血性心脏病

438. 一位 78 岁患者，患有多发性骨髓瘤，因高钙血症收治入重症监护治疗病房（intensive care unit，ICU）。对于此类高钙血症（血钙水平为 14～16mg/dl）患者，麻醉的主要风险是

A. 凝血功能障碍

B. 心律失常

C. 低血压

D. 喉痉挛

439. 一位 85 岁的老年痴呆男性患者，患有缺血性肠病，全身麻醉诱导前患者主诉其忘带了绿色盖子的眼药水并强调，如果未每天使用该药物将会失明。这个绿盖子的眼药水是

A. 用于防止眼睛干燥的氯化钠滴眼液

B. 抗生素滴眼液

C. 类固醇类药物

D. 用于缩瞳的药物

440. 一位正常健康的 3 岁儿童遭遇车祸，紧急送入 OR。需要计算药物剂量，但体重未知。估算该患儿体重是多少

A. 8kg

B. 10kg

C. 12kg

D. 14kg

441. 一位 62 岁男性患者，因硬膜下血肿急诊行开颅手术。患者两年前因Ⅲ度房室传导阻滞放置心脏起搏器（VVI），入 OR 前静脉注射万古霉素 1g。静脉推注丙泊酚 160mg 行全麻诱导，面罩给氧过度通气至 $PaCO_2$ 25mmHg，气管插管前患者心率从 70 次/分降至 40 次/分，心电图Ⅱ导联的起搏器峰值消失，此患者心动过缓**最可能**的原因为

A. 低碳酸血症

B. 万古霉素过敏反应

C. 丙泊酚副作用

D. 起搏器电池故障

442. 一位 28 岁肥胖患者，全身麻醉下行急诊阑尾切除术，术后 18h 听诊双下肺呼吸音减弱。下列预防术后肺部并发症的措施哪项有效性最差

A. 咳嗽

B. 主动深呼吸

C. 使用最大肺活量法（forced vital capacity，FVC）

D. 使用强化吸气锻炼法

443. 当脑血流量（cerebral blood flow，CBF）低于以下哪个值时脑电图（electroencephalogram，EEG）会开始出现脑缺血的改变

A. 6ml/（100g·min）

B. 15ml/（100g·min）

C. 22ml/（100g·min）

D. 31ml/（100g·min）

444. 一位 67 岁患者，行腹主动脉瘤破裂修补术后 2 天在 ICU 接受机械通气治疗。为使 PaO_2 维持在 60～65mmHg，机械通气中给予 $10cmH_2O$ 的呼气末正压（positive end-expiratory pressure，PEEP）。PEEP 前该患者平均血压为 110/65mmHg，设置 PEEP 后血压缓慢降至 95/50mmHg。该患者出现血压降低最合理的解释是

A. 张力性气胸

B. 静脉回心血量减少

C. 右心室后负荷增加

D. 左心室后负荷增加

445. 氯吡格雷的作用机制是

A. 二磷酸腺苷（Adenosine diphosphate，ADP）受体阻滞剂（P2Y12）

B. 血小板糖蛋白Ⅱb/Ⅲa 拮抗剂

C. 环氧化酶 COX-1 和 COX-2 抑制剂

D. 直接凝血酶抑制剂

446. 下列哪项与最低肺泡有效浓度（minimum alveolar concentration，MAC）密切相关

A. 血/气分配系数

B. 油/气分配系数

C. 蒸汽压

D. 脑/血分配系数

447. 一位 15 岁体重为 65kg 的 Cushing 病患者，拟于全身麻醉下行经蝶骨垂体瘤切除术。静脉注射丙泊酚及维库溴铵（0.20mg/kg）行

全麻诱导气管插管，异氟烷、N_2O、O_2 吸入麻醉维持，静脉注射甘露醇 1g/kg 降低颅内压。手术结束，患者拔除气管导管后送入 ICU，6h 后尿量为 8.3 L，血清钠浓度为 154mEq/L，血清钾浓度为 4.8mEq/L，血糖 160mg/dl。尿比重为 1.002，渗透压为 125mOsm/L。该患者有大量尿的最可能原因是

A. 甘露醇的渗透性利尿作用

B. 盐皮质激素的活性过度增强

C. 高血糖

D. 中枢性尿崩症

448. 患者患有下列哪种神经系统疾病时东莨菪碱不应作为术前用药

A. 帕金森病

B. 阿尔兹海默症

C. 多发性硬化症

D. 嗜睡症

449. 一位 63 岁男性患者，拟于全身麻醉下择期行右半结肠切除术，静脉注射丙泊酚 2mg/kg、芬太尼 100μg 麻醉诱导，予 1.5mg/kg 琥珀酰胆碱静注后实施气管插管，以异氟烷和 N_2O 吸入维持。当 TOF 四个成串刺激回到基线值时，静脉注射维库溴铵 10mg。庆大霉素 80mg 和头孢唑林 1g 静脉注射作为预防性治疗。在手术即将结束，尺神经的四个成串刺激中，拇指的四次刺激可引出两次收缩，静脉注射新斯的明 0.05mg/kg 及阿托品 0.015mg/kg 拮抗肌松。但在切口完全缝合之前，患者开始体动，于是又给予琥珀酰胆碱 40mg 静脉注射。15min 后，停用所有麻醉药物，以 100% O_2 通气，但患者仍然没有自主呼吸。最可能的原因是

A. 芬太尼

B. 再箭毒化

C. 琥珀酰胆碱

D. 庆大霉素

450. 一位 53 岁的女性患者，因子宫内膜癌拟在地氟烷全身麻醉下行开腹子宫切除术。麻醉后第 1h 尿量为 100ml，出血量极少。当患者处于 Trendelenburg 体位时，尿量下降至几乎为零。关于尿量突然下降的最可能原因是

A. 尿液汇集在膀胱顶部

B. 中心静脉压升高

C. 手术刺激导致的抗利尿激素（antidiuretic hormone，ADH）增加

D. 低血容量

451. 下面哪种疾病与肺一氧化碳弥散量（D_{LCO}）的下降**无关**

A. 肺气肿

B. 肥胖

C. 肺栓塞

D. 贫血

452. 甲状腺术后并发症**除**以下哪项**外**均有可能导致上呼吸道梗阻

A. 颈部血肿

B. 手足抽搐

C. 双侧喉上神经损伤

D. 双侧喉返神经损伤

453. 全身麻醉中，恶性高热（malignant hyperthermia，MH）**最**敏感的早期临床表现是

A. 心动过速

B. 高血压

C. 发热

D. P_ECO_2 增高

454. 一位 78 岁女性患者，全身麻醉下行右半结肠切除术，手术历时 3h。手术结束时患者血压 130/85mmHg，心率 84 次/分，核心温度为 35.4℃，红外光谱仪测定 P_ECO_2 38mmHg。该患者出现呼吸抑制时间延长，下面哪项原因**最不可能**

A. 肌松剂残余

B. 麻醉性镇痛药物过量

C. 不明原因的阻塞性肺疾病和基础 $PaCO_2$ 增高

D. 术中持续过度通气

455. 一位 68 岁的女性患者，有严重的风湿性关节炎，择期腹部手术前行肺功能评估。第 1 秒用力呼气量（forced expiratory volume in 1second，FEV_1）和 FVC 在正常范围，但最大通气量（maximum voluntary ventilation，MVV）只有预测值的 40%。对该患者行进一步肺功能评估应检查

A. 在室内空气条件下检查 ABGs

B. 测定流量-容积环

C. 测定峰值流量值

D. 进行通气/灌注扫描

456. 评估患者是否适合从门诊手术室离院需要使用麻醉后离院评分系统（postanesthetic discharge scoring system，PADSS），下列哪项**不是**该系统的组成部分

A. 饮水

B. 下床活动

C. 无恶心呕吐

D. 疼痛控制

457. 一位 19 岁的男性患者，既往体健，急诊行下颌骨骨折修复术。手术开始 2h 后，观察到患者体温从诱导时的 37℃ 上升到 38℃。下面哪个信息对排除患者发生 MH 没有帮助

A. 心率和血压正常

B. 6 个月前行咖啡因-氟烷挛缩试验阴性

C. 患者 16 岁时有氟烷和琥珀酰胆碱全身麻醉史，未发生异常

D. 患者体温达到 38℃ 时，动脉血气结果正常

458. 下列哪一类药物通过特异性干扰白三烯途径治疗哮喘

A. 氟替卡松（Flovent）

B. 异丙托溴铵（定喘乐，Atrovent）

C. 曲安西龙（曲安奈德，Azmacort）

D. 孟鲁司特钠（顺尔宁，Singulair）

459. 一位 68 岁体重为 100kg 的患者，全身麻醉下行经尿道前列腺切除术。术后在恢复室里患者出现躁动和意识不清，测定血清钠为 110mEq/L。为使血清钠离子浓度达到 120mEq/L，需要补充多少 mEq 的钠

A. 300mEq

B. 400mEq

C. 500mEq

D. 600mEq

460. 琥珀酰胆碱静脉注射后出现牙关紧闭症状的患者中，发生 MH 的比例为

A. 低于 50%

B. 50%

C. 75%

D. 85%

461. 一位 45 岁男性患者，急诊行腹主动脉瘤破裂修补术。使用氯胺酮 2mg/kg 静脉注射行全麻诱导，静脉注射琥珀酰胆碱 1.5mg/kg，气管插管后即刻患者血压从 110/80mmHg 降至 50/20mmHg。此患者突然出现血压剧烈下降的最可能原因是

A. 血容量不足

B. 氯胺酮对心肌的直接抑制作用

C. 直接喉镜引起的迷走神经反射

D. 琥珀酰胆碱介导的组胺释放引起小动脉舒张

462. 细胞膜对下列哪种离子的通透性出现广泛异常与 MH 有关

A. 钠

B. 钾

C. 钙

D. 镁

463. 一位 25 岁男性睾丸癌患者，全身麻醉下择期行剖腹探查术，已经接受博来霉素（bleomycin）治疗转移癌。因为博来霉素存在肺毒性，应重点考虑

A. 避免使用 N_2O

B. 术前应进行肺功能检查

C. 患者应行低频率通气，吸气呼气比（inspiratory-to-expiratory，I∶E）为 1∶3

D. FiO_2 应该小于 0.3

464. 一位 39 岁女性肥胖患者，全身麻醉下经腹全子宫切除术。麻醉诱导过程平稳，在手术初始 15min，吸入 50% O_2 和 50% N_2O，SaO_2 为 98%。外科医生要求停用 N_2O（改为 50% O_2 + 50% N_2），头部屈曲，头低足高位（Trendelenburg 体位）以充分暴露术野，SaO_2 下降至 90%。出现 SaO_2 下降最可能的原因是

A. 弥散性缺氧

B. 功能残气量（functional residual capacity，FRC）减少

C. 气管导管进入主支气管

D. 心排血量减少

465. 玻璃体腔内注射六氟化硫（sulfur hexafluoride）和空气多久后可以使用 N_2O 而不会有增加眼内压的风险

A. 1h

B. 24h

C. 10 天

D. 1 个月

466. 一位 54 岁女性患者，全身麻醉下行全甲状腺切除术。术后患者清醒，吸干净口腔及咽部且喉反射完全恢复后，拔出气管导管。2 天后，因为患者有严重喘鸣和上呼吸道梗阻请麻醉医师会诊。该患者发生这种呼吸道阻塞的最可能原因是

A. 喉返神经损伤

B. 血肿

C. 气管软化

D. 低钙血症

467. 一位 27 岁的肥胖女性患者，拟于全身麻醉下行足部手术。患者 3 年前行甲状腺次全切除术，平素服用左甲状腺素（Synthroid）。评估该患者甲状腺功能是否正常，下面哪项实验室检查**最**有意义？

A. 血清总甲状腺素（T_4）

B. 血清总三碘甲状腺原氨酸（T_3）

C. 促甲状腺激素（thyroid-stimulating hormone，TSH）

D. 三碘甲状腺原氨酸树脂摄取率

468. 一位 85 岁患者，除白内障外无其他特殊疾病，拟于蛛网膜下腔阻滞麻醉下行经尿道前列腺电切术。手术进行 20min 时，患者烦躁不安。20min 后，血压从 110/70mmHg 升高至 140/90mmHg，心率从 90 次/分降至 50 次/分，患者出现呼吸困难。患者出现上述症状最可能的原因是

A. 容量超负荷

B. 低钠血症

C. 麻醉阻滞平面过高

D. 膀胱穿孔

469. 一位 17 岁患者，超过 30% 的体表面积Ⅲ度烧伤。伤后 12 天，拟行清创和植皮手术。与正常患者相比，该患者麻醉中使用去极化和非去极化肌松药，以下说法**正确**的是

A. 对去极化肌松药和非去极化肌松药的敏感性均增加

B. 对去极化肌松药和非去极化肌松药的敏感性均降低

C. 对去极化肌松药敏感性增加而非去极化肌松药的敏感性降低

D. 对去极化肌松药敏感性降低而非去极化肌松药的敏感性增加

470. 患者在全身麻醉下行腮腺切除术，下列**除哪项外**均可用于面神经功能的评估

A. 牙关紧闭

B. 眼睛闭合

C. 嘴唇缩拢

D. 眉毛上扬

471. 一位 65 岁患者，既往有慢性阻塞性肺疾病和冠心病（coronary artery disease，CAD）病史，在地氟烷吸入麻醉下顺利行腹腔镜肾切除术。术后入恢复室，动脉血气分析结果显示：PaO_2 60mmHg，$PaCO_2$ 50mmHg，pH 值 7.35，Hb 8.1g/dl。以下哪项措施会最大程度增加心肌氧供

A. 紧闭面罩下吸入 100% 的氧气

B. 文丘里（Venturi）面罩下给予 35% 氧气吸入

C. 给予一次剂量 $NaHCO_3$（译者注：原文为 HCO_3，修改为 $NaHCO_3$）

D. 输注 2U 浓缩红细胞（red blood cells，RBCs）

472. 围术期即刻发生过敏反应最常见的原因是使用了

A. 骨骼肌松弛药

B. 局部麻醉药

C. 抗生素

D. 阿片类药物

473. Huntington 舞蹈病患者慎用琥珀酰胆碱的原因为

A. MH 风险增加

B. 钾离子过度释放

C. 可能有血浆假性胆碱酯酶浓度降低

D. 琥珀酰胆碱和吩噻嗪类药物之间可能存在不良作用

474. 下面哪项**不会**导致眼内压增加

A. $PaCO_2$ 从 35mmHg 增加至 40mmHg

B. 琥珀酰胆碱 100mg IM

C. 咳嗽引起静脉压急剧升高

D. 给予从眼球离断眼肌的患者琥珀酰胆碱
100mg IV

475. 呼吸暂停-低通气指数为 30 意味着
A. 低通气是呼吸暂停发作的 30 倍
B. 每一个睡眠周期中，呼吸暂停/低通气的
发生次数是 30 次
C. 呼吸暂停和低通气的发作为每小时 30 次
D. 呼吸暂停/低通气发作持续 30s

476. 下列哪项术前肺功能检测与肺切除手术风险
的增加**无关**
A. FEV_1 小于 50%FVC
B. FEV_1 小于 2L
C. 最大呼气量小于预计值的 50%
D. 残气量/总肺容量（total lung capacity,
TLC）小于 50%

477. 一位 26 岁男性患者，吸入异氟烷全身麻醉下
行急诊剖腹探查术，脉搏氧饱和度仪显示
SaO_2 为 89%，ABGs 显示 PaO_2 为
77mmHg，该患者核心温度为 35℃。PaO_2
的校正值应该是多少
A. 68mmHg
B. 72mmHg
C. 77mmHg
D. 86mmHg

478. 一位 27 岁男性患者，既往有克罗恩病史 10
年，全身麻醉下择期行直肠脓肿引流术。术
前服用泼尼松、柳氮磺胺吡啶（sul-
fasalazine）、维生素 B_{12} 等药物；无过敏史及
其他特殊疾病史。麻醉诱导前，该患者出现
中心性发绀，血氧饱和度仪显示 SaO_2 为
89%，给予 100%O_2 吸入 2min 后 SaO_2 并无
好转。ABGs 显示 PaO_2 490mmHg，$PaCO_2$
32mmHg，pH 7.43，SaO_2 89%。引发上述症
状的最可能原因是
A. 存在硫化血红蛋白
B. 存在高铁血红蛋白
C. 存在氰化血红蛋白
D. 存在碳氧血红蛋白

479. 低分子肝素（low-molecular-weight heparin,
LMWH）
A. 同普通肝素一样可引起肝素诱导性血小板
减少症（heparin-induced thrombocytope-

nia，HIT）
B. 应当采用部分凝血活酶时间（partial
thromboplastin time，PTT）监测其临床
效应
C. 可以被鱼精蛋白充分逆转
D. LMWH 的血浆半衰期比普通肝素长

480. 如果某患者的血肌酐值 1.0，其相应的肾小
球滤过率（glomerular filtration rate，GFR）
为 120ml/min，那么当血肌酐为 4.0 时，与
其相对应的 GFR 应该为
A. 20ml/min
B. 30ml/min
C. 40ml/min
D. 50ml/min

481. 唐氏综合征（21 三体综合征）患者，以下疾
病发病率均增加，**除了**
A. 恶性高热
B. 先天性心脏病
C. 气道狭窄
D. 枕寰枢椎不稳

482. 一位 55 岁男性患者，拟在全身麻醉下行腹腔
镜胆囊切除术。患者既往有吸烟史（40 包/
年）和 CHF 病史。术前给予甲氧氯普胺和东
莨菪碱，采用氯胺酮行全身麻醉诱导，手术
过程顺利。但术后恢复室时患者抱怨不能近
距离看物体，发生这种情况**最有可能**的原
因是
A. 氯胺酮麻醉引起的急性谵妄
B. 东莨菪碱的作用
C. 头低足高位的影响
D. 角膜擦伤

483. 以下均为 MH 和抗精神病药物恶性综合征的
临床表现，**除了**
A. 全身肌肉强直
B. 高热
C. 丹曲林治疗有效
D. 给予维库溴铵后发生弛缓性瘫痪

484. 一位 23 岁男性患者，发生机动车交通事故，
全身麻醉下行双下肢骨折切开复位内固定术。
术中输入 Rh 阴性 AB 型浓缩 RBCs 7U 及 3U
血小板。术毕拔除气管导管后患者被送入
ICU。术后患者主诉气短，同时发现低氧血

症。体温为 38℃，心率为 146 次/分，血压
为 105/69mmHg，呼吸频率为 36 次/分。此
外，患者颈部、胸部和肩膀出现细小出血点。
引起上述症状和体征最有可能的原因是

A. 肺栓塞

B. 浓缩 RBCs 输血反应

C. 输血相关性急性肺损伤（Transfusion-re-
lated acute lung injury，TRALI）反应

D. 脂肪栓塞

485. 瑞芬太尼的代谢主要通过

A. 肾

B. 肝

C. 非特异性酯酶

D. 假性胆碱酯酶

486. 一个肌张力良好且哭声响亮的足月儿，出生
后 5min，室内空气条件下血氧饱和度为
83％，此时应采取的**最恰当**措施是

A. 用 100％浓度的氧气面罩加压给氧

B. 气管插管后纯氧通气

C. 自主呼吸吸入纯氧

D. 继续观察

487. 患者接受体外冲击波碎石将增加下列哪种
风险

A. 静脉空气栓塞

B. 气胸

C. 手术结束时由区域麻醉引起的低血压

D. 蛛网膜下腔阻滞麻醉硬膜刺破后头痛

488. 全身麻醉后接收门诊患者住院治疗，最常见
的原因是

A. 恶心、呕吐

B. 排便无力

C. 不能走动

D. 伤口疼痛

489. 一位 37 岁的男性患者，患有重症肌无力，在
出现肌无力和渐进性呼吸困难 2 天后来到急
诊室，此时患者躁动和神志恍惚。室内空气
条件下 ABGs 示：PaO_2 60mmHg，$PaCO_2$
51mmHg，HCO_3^- 25mEq/L，pH 值 7.3，
SaO_2 90％。患者呼吸频率为 30 次/分，潮气
量（tidal volume，V_T）为 4ml/kg。静脉注
射依酚氯铵（译者注：抗胆碱酯酶药）2mg
后，V_T 下降至 2ml/kg。此时最应采取什么
措施

A. 气管插管和机械通气

B. 重复给予依酚氯铵的试验剂量

C. 给予新斯的明

D. 给予阿托品对抗胆碱能危象

490. 关于曲马朵（Ultram）的陈述**错误**的是

A. 昂丹司琼可部分干扰曲马朵的镇痛功能

B. 曲马朵与服用选择性 5-羟色胺再摄取抑制
剂（selective serotonin reuptake inhibi-
tors，SSRIs）患者的癫痫发作有关

C. 对于痛不欲生的患者来说相对安全

D. 纳洛酮可部分拮抗其镇痛作用

491. 统计假设检验中，如果 P 值小于预定的 α 值，
下面哪项情况最有可能

A. 观察到的结果不可能是无效假设

B. 观察到的结果不可能是备择假设

C. 样本量太小

D. 设定的检验效能过低

492. 一位 72 岁男性患者，急诊行腹主动脉瘤修复
术。在肾动脉阻断夹松开的第 1 小时，患者
尿量只有 10ml。静脉给予呋塞米 20mg 后，
尿量增加至 100ml/h，尿 $[Na^+]$ 为 43mEq/
L，尿渗透压为 210mOsm/L。引起最初尿量
减少最可能的原因是

A. ADH 增加

B. 肾灌注不足

C. 急性肾小管坏死

D. 不能分辨原因

493. 一位 25 岁男性患者，既往体健，麻醉下行矢
状劈开截骨术。全身麻醉诱导使用丙泊酚、
氢吗啡酮、维库溴铵，麻醉维持使用 2.1％
七氟烷、50％ N_2O。麻醉诱导后，用 4％利
多卡因和 1％去氧肾上腺素滴鼻，经右侧鼻
孔插入气管导管。术毕患者苏醒前，外科医
生对患者进行双侧下颌神经阻滞。给予新斯
的明和格隆溴铵拮抗。患者苏醒后，右侧瞳
孔 8mm，左侧瞳孔 3mm，其他检查结果无明
显异常。瞳孔扩大的最可能原因是

A. 右侧星状神经节阻滞

B. 利多卡因误入右眼

C. 去氧肾上腺素误入右眼

D. 格隆溴铵的作用

494. 在加利福尼亚的圣迭戈市，一位 40 岁男性患者，在全麻下接受左腹股沟疝修补术。N_2O 吸入 3 L/min，氧气 1L/min，异氟烷吸入浓度为 0.85%。该患者目前的 MAC 是多少
　　A. 0.8
　　B. 1.25
　　C. 1.50
　　D. 1.75

495. 一位 24 岁体重为 140kg 的男性患者，既往体健。拟于全身麻醉下择期行声带手术。与理想体重（70kg）相比，关于该患者实际体重（140kg）的心排血量表述哪项正确
　　A. 心排血量相同
　　B. 心排血量增加 10%
　　C. 心排血量增加 50%
　　D. 心排血量增加 1 倍

496. 非诺多泮（fenoldopam）可替代下面哪种药物
　　A. 肾上腺素
　　B. 去氧肾上腺素
　　C. 硝普钠
　　D. 多巴胺

497. 一位 58 岁血友病患者，拟行全膝关节置换术，其Ⅷ因子水平为正常的 35%。术前应采取的最佳治疗是
　　A. 补充足够的冷沉淀物使Ⅷ因子达到正常的 50%
　　B. 补充浓缩Ⅷ因子使其达到 100%正常水平
　　C. 输新鲜冰冻血浆使Ⅷ因子达到 100%正常水平
　　D. 以上各项均不是

498. 一位 16 岁男孩，拟行智齿拔除术，其舅舅患有 A 型血友病。以下哪项是 A 型血友病最佳的筛查试验
　　A. PTT
　　B. 凝血酶原时间（prothrombin time，PT）
　　C. 凝血酶时间
　　D. 出血时间

499. 4 个成串刺激比 5 个或更多个肌颤搐更适于判定神经肌肉阻滞的程度，其原因是
　　A. 大于 4 个肌颤搐后比较难度增大
　　B. 4 个肌颤搐提示阻滞程度在有效临床范围

（即阻滞 75%～100%）
　　C. 4 个颤搐刺激后出现强直后易化
　　D. 4 个肌颤搐后的颤搐强度并未进一步衰减

500. 一位 57 岁男性患者，于全身麻醉下行右眼球摘除术。患者既往无心脏病病史。术中心电图Ⅱ导联显示 ST 段抬高 5mm 并出现完全性传导阻滞。最有可能受累的冠状动脉分支为
　　A. 冠状动脉回旋支
　　B. 右冠状动脉
　　C. 冠状动脉左主干
　　D. 冠状动脉左前降支

501. 下面每一项均可增加挥发性麻醉药的 MAC 值，**除了**
　　A. 可卡因
　　B. 甲状腺功能亢进
　　C. 高钠血症
　　D. 三环类抗抑郁药

502. 一位 37 岁患者，既往有躁狂和抑郁症病史，择期行胫骨内髓内针取出术。下面关于锂疗法的潜在不良反应哪项**不正确**
　　A. 长期服用可能和肾性尿崩症相关
　　B. 应用锂剂的患者给予琥珀酰胆碱可能导致高钾血症
　　C. 长期治疗可能和甲状腺功能减退有关
　　D. 维库溴铵的作用时间可能延长

503. 转移性类癌切除术患者麻醉后发生低血压，哪种药物处理最佳
　　A. 肾上腺素
　　B. 麻黄碱
　　C. 垂体后叶加压素（DDAVP）
　　D. 奥曲肽（Octreotide）

504. 一位 75 岁男性患者，因前列腺癌择期行睾丸切除术。选择蛛网膜下腔阻滞麻醉，那么为满足手术需要麻醉平面至少要达到什么水平
　　A. T_4
　　B. T_{10}
　　C. L_3
　　D. S_1

505. 一位 31 岁患者，因机动车事故后被送入 ICU，实施呼吸机治疗 24h 后患者对任何刺激无睁眼，无言语和运动反应。该患者 Glasgow 昏迷评分（Glasgow Coma Scale）为

A. 0

B. 1

C. 2

D. 3

506. 合并以下哪种疾病的糖尿病患者在围术期更易发生低血糖

A. 肾病

B. 大剂量泼尼松治疗的类风湿性关节炎

C. 特布他林吸入剂和氨茶碱治疗的慢性阻塞性肺疾病

D. 用锂剂治疗的躁狂抑郁症

507. 下面哪种情况最有可能与脉搏血氧饱和度（双波）测量的假性升高有关

A. 胎儿氧血红蛋白

B. 碳氧血红蛋白

C. 亚甲蓝

D. 荧光素

508. 下列关于临床工作质量与睡眠剥夺的描述，其中**错误**的是

A. 凌晨 2 点至 7 点时间段工作被认为是易出问题的时段

B. 值夜班后医生发生机动车事故的概率增加

C. 模拟研究麻醉科住院医师的睡眠剥夺情况，结果发现临床工作质量未见明显降低

D. 2003 年 7 月开始限制住院医师的工作时间后，与那些住院医师少的医院相比，住院医师数量多的医院患者死亡率降低程度更小

509. 加巴喷丁（Neurontin）可用于治疗慢性疼痛，下列与其属于同类的药物是

A. 卡马西平

B. 丙咪嗪

C. 可乐定

D. 氟西汀（百忧解，Prozac）

510. 一位 72 岁男性患者，既往有吸烟、高血压、CHF 病史，拟于镇静下行结肠镜检查。结肠镜检前晚进行肠道准备，患者忘记服用美托洛尔和赖诺普利。镜检结束时，患者血氧饱和度为 83%，血压为 175/85mmHg，ECG 显示窦性心律，心率为 120 次/分。双肺可闻及明显啰音，行气管插管。超声心动图显示

心室射血分数（ejection fraction，EF）为 80%。以下哪项治疗对患者的帮助**最小**

A. PEEP

B. 呋塞米

C. 增加 FiO_2

D. 艾司洛尔

511. 一位 47 岁病态肥胖患者，在接受 6h 3 个节段的椎板切除和融合手术后，出现双目失明（仅有光感）。术中共输注 6U 红细胞，5L 乳酸林格液，平均动脉压为 50～60mmHg。与该患者视力丧失关系**最密切**的结构是

A. 视网膜中央动脉

B. 视神经

C. 视网膜

D. 大脑皮层

512. 以下关于术后寒战的描述**除哪项外**均正确

A. 可显著增加代谢和氧耗量

B. 可用哌替啶治疗

C. 可用氟哌利多治疗

D. 无低体温时一般不发生

513. 高钾血症的心电图（electrocardiographic，ECG）改变包括

A. P 波波幅增高

B. PR 间期缩短

C. T 波狭窄高尖

D. U 波波幅增加

514. 一位 24 岁患者，全身麻醉下行踝关节骨折切开复位内固定术。喉罩（laryngeal mask airway，LMA）通气下吸入七氟烷、N_2O 和 O_2 实施全身麻醉。麻醉药蒸发器调至 2%，患者出现自主呼吸，但吸气活瓣没有完全关闭。活瓣故障最可能的结果是导致下列哪种气体吸入浓度增加

A. N_2O

B. CO_2

C. O_2

D. 以上皆是

515. 以下**除哪项外**均符合经蝶骨垂体切除术的肢端肥大症患者的临床特征

A. 舌体和会厌肥大

B. 声门狭窄

C. 鼻甲增大

D. 由于阻塞性睡眠呼吸暂停（obstructive sleep apnea，OSA）时常发生，术后应采用持续性气道正压（continuous positive airway pressure，CPAP）

516. 阿曲库铵过敏反应发生后 1～2h，可通过测定血浆中的哪种物质水平得以证实
A. 纤溶酶
B. 劳丹碱
C. 组胺
D. 缓激肽

517. 与恶性高热诊断**不一致**的是
A. PaCO$_2$ 150mmHg
B. MVO$_2$ 50mmHg
C. pH 6.9
D. 临床症状发生于术后 1h

518. 一位 52 岁商业经理，在吸入异氟烷全身麻醉下行根治性前列腺切除术，手术顺利。患者由于抑郁症一直在服用氟西汀（Prozac），那么在术后疼痛管理时使用下列哪种镇痛药最适合
A. 羟考酮加阿司匹林（复方羟考酮，Percodan）
B. 氢可酮加对乙酰氨基酚（维柯丁，Vicodin）
C. 可待因加对乙酰氨基酚（泰诺林泰勒宁 3 号，Tylenol No.3）
D. 氢吗啡酮（盐酸氢吗啡酮，Dilaudid）

519. 一位 50 岁体重为 125kg 的男性患者，全身麻醉下行颈椎前路融合术。机械通气的气道峰压为 20cmH$_2$O，SpO$_2$ 为 99%。1h 后气道峰压上升至 40cmH$_2$O，红外光谱仪上显示 PaCO$_2$ 为 38mmHg，SpO$_2$ 降至 88%，血压和心率无变化。引起上述改变**最可能**的原因是
A. 主支气管插管
B. 血栓性肺栓塞
C. 张力性气胸
D. 静脉空气栓塞

520. 肝移植时血流动力学最不稳定的阶段是
A. 麻醉诱导期
B. 解剖分离期
C. 无肝期

D. 再灌注期

521. 下面哪种药物可能延长非去极化肌松药的作用时间
A. 氢化可的松
B. 地尔硫革
C. 克林霉素
D. 以上皆可

522. 多数研究发现，成人发生术后恶心呕吐（postoperative nausea and vomiting，PONV）的最重要独立预测因素是
A. 女性
B. PONV 史
C. 偏头痛病史
D. 吸烟史

523. 历时 3h 的结肠手术即将结束时，外科医师诉肌肉不松弛，置于不同位置的两个颤搐刺激监测显示四个成串刺激只有一个颤搐。血气分析结果显示 pH 6.9、CO$_2$ 82、K$^+$ 4.6。此时最恰当的做法是
A. 追加维库溴铵
B. 给予碳酸氢盐
C. 增加分钟通气量
D. 给予丹曲林

524. 一位 22 岁妊娠女性患者，孕 24 周，全身麻醉下急诊行经腹腔镜胆囊切除术，使用七氟烷和罗库溴铵。苏醒前使用格隆溴铵和新斯的明拮抗肌松，3min 后，胎心率降至 88 次/分。引起胎心率下降最可能的原因是
A. 胎头受压
B. 子宫胎盘功能不全
C. 胎儿缺氧
D. 拮抗剂的作用

525. 一位 43 岁女性患者，因终末期肝病住进 ICU。下列哪项治疗**最不可能**改善肝性脑病（hepatic encephalopathy，HE）相关症状
A. 富含氨基酸的全肠外营养（total parenteral nutrition，TPN）
B. 新霉素
C. 乳果糖
D. 氟马西尼

526. 酮咯酸禁用于脊柱侧弯手术的患者，是因为

A. 肾功能的影响

B. 术后出血的风险

C. 对骨愈合的影响

D. 对肺功能的影响

527. 下列选项均是引起镰状细胞性贫血患者镰状细胞形成的原因，**除了**

A. 吸入一氧化氮

B. 脱水

C. 代谢性酸中毒

D. 低体温

528. 以下哪项最可能预测发生成人睡眠呼吸暂停

A. 颈围

B. 小颌畸形

C. 体重

D. 体重指数（body mass index，BMI）

529. 根据美国麻醉医师协会（American Society of Anesthesiologists，ASA）内部赔偿工作小组的统计，与麻醉医师有关的数量最大的医疗事故索赔与哪项有关

A. 眼损伤

B. 脑损害

C. 神经损伤

D. 死亡

530. 心脏再同步化治疗

A. 可用于短 QRS 综合波

B. 冠状动脉疾病患者禁用

C. 需要植入起搏器

D. 通常与双相除颤器一同使用

531. X 综合征的基本特征是

A. 高血压

B. 病态肥胖症

C. 低血糖

D. 胰岛素抵抗

532. 一位 65 岁胰腺癌患者，住院接受疼痛治疗，每天静脉注射 30mg 吗啡可达到良好镇痛效果。根据这种情况，该患者出院时每日等效剂量的口服吗啡应该是多少

A. 10mg

B. 30mg

C. 90mg

D. 120mg

533. 一位 64 岁患者，经过 7h 整容手术后被送入麻醉恢复室，患者全程吸入 1.7% 七氟烷。在关闭蒸发器的即刻，七氟烷在血管丰富组织（vessel-rich group，VRG）、肌肉组织（muscle group，MG）、脂肪或血管不丰富组织（vessel-poor group，VPG）中的浓度变化，下列哪一项描述正确

A. VRG：下降；MG：下降；VPG：升高

B. VRG：下降；MG：升高；VPG：升高

C. VRG：升高；MG：下降；VPG：下降

D. 三个效应室（VRG、MG 和 VPG）均下降

534. 氧疗的危害包括

A. 早产儿视网膜病变

B. 支气管肺发育不良

C. 吸收性肺不张

D. 以上都是

535. 下面哪个神经**不是**从脑神经发出

A. 耳大神经

B. 眶下神经

C. 滑车上神经

D. 眶上神经

536. 一位急诊行蛛网膜下腔出血血肿清除及大脑中动脉瘤夹闭术的 45 岁女性患者，手术 5 天后，6h 内出现渐进性精神状态恶化，**最可能**的原因是

A. 脑水肿

B. 动脉瘤夹位置不当

C. 脑出血复发

D. 血管痉挛

537. 博来霉素治疗睾丸癌三个疗程后的易损期是

A. 1 个月

B. 1 年

C. 终生

D. 只用了三个疗程没有易损期

538. 儿童中最常见的心脏不良事件是

A. 低血压

B. 心动过缓

C. 心动过速

D. 二联律

539. 下列均为面罩通气困难的预测因素，**除了**

A. 留有胡须

B. BMI 大于 26

C. 牙齿存在

D. 年龄大于 55

540. 筋膜室综合征患者，下列哪项临床症状最晚出现

A. 无脉

B. 疼痛

C. 感觉异常

D. 麻痹

541. 与成人相比，婴儿蛛网膜下腔阻滞麻醉时每千克体重的用药剂量和作用时间描述**正确**的是

A. 剂量更大和作用时间更长

B. 剂量更大和作用时间更短

C. 剂量更大和作用时间相同

D. 剂量更小和作用时间更长

542. 6 号气管导管表示

A. 6mm 内径（internal diameter，ID）

B. 6mm 外径

C. 6mm 外周周长

D. 6mm 内周周长

543. 如果患者因一个金属物被困在磁共振成像（magnetic resonance imaging，MRI）扫描仪中，工程师决定停止机器运行（淬火）。此时该患者面临的最大隐患是

A. 热

B. 寒冷

C. 火

D. 噪声

544. 一位昏迷的 25 岁男性黑人患者被送入急诊室，吸氧状态下 SpO_2 为 98%。同时动脉血气分析显示：PaO_2 为 190mmHg，pH 为 7.2，SaO_2 为 90%。对于数值间存在的差异，正确解释为

A. 高铁血红蛋白（Hb Met）

B. 镰状细胞血红蛋白

C. 碳氧血红蛋白（HbCO）

D. 血红蛋白右移

545. 脊柱侧弯矫正术中采用体感诱发电位（somatosensory evoked potential，SSEP）监测，以下**除哪项外**均为 SSEP 延迟和幅度下降的原因

A. 脊髓前动脉缺血综合征

B. 输注丙泊酚 $[200\mu g/(kg \cdot min)]$

C. 低血压

D. 2MAC 异氟烷麻醉

546. 以下哪种情况给予阿托品后反应**最大**

A. 糖尿病自主神经病变

B. 脑死亡

C. 心脏移植后

D. 高位（C_8）脊髓麻醉

说明（547～566 题）：下列每组问题后有几项表述，请从其中选出与吸入麻醉药特性最相符的一项，选项 A～D 可选择一次、多次，也可不选。

（问题 547～554）

547. 所有皮肤病变出现在同一阶段和同一时间

548. 使用 60 天环丙沙星预防患者接触感染

549. 无传染性

550. 治疗可能包括链霉素、庆大霉素或四环素

551. 以三价马抗毒素血清治疗

552. 有三种主要类型：皮肤型、胃肠道型和呼吸道型

553. 如果暴露 4 天内给予疫苗，可防止或明显减轻症状

554. 出血热

A. 天花

B. 炭疽病

C. 鼠疫

D. 肉毒杆菌

E. 埃博拉病毒

（问题 555～560）

555. FEV_1/FVC 比值下降

556. 肺总顺应性下降

557. TLC 增加

558. FRC 减少

559. FEV_1 降低，FEV_1/FVC 正常

560. 由于肺弹性回缩力下降，肺顺应性增加

    A. 肺气肿

    B. 慢性支气管炎

    C. 限制性肺疾病

    D. 肺气肿和慢性支气管炎

    E. 肺气肿和肺限制性疾病

（问题 561～566）

561. 膝关节以下肌肉肌力全部减退

562. 足下垂：足趾不能背伸

563. 伸膝关节的肌肉肌力减退

564. 腿内收无力；大腿内侧感觉减退

565. 截石位的患者最常引起

566. 大腿外侧麻木

    A. 坐骨神经损伤

    B. 腓总神经损伤

    C. 股神经损伤

    D. 闭孔神经损伤

    E. 股外侧皮神经损伤

参考答案、解析及参考文献

418. **（B）** 当胰岛素依赖型糖尿病和非胰岛素依赖型糖尿病患者准备手术时需要特殊考虑。老年患者在禁食状态下进入手术室，早晨并未服用治疗糖尿病的药物。氯磺丙脲是最长效的磺酰脲类药物，持续时间长达 72h。因此，谨慎的做法是：在麻醉诱导前和术中定期监测血糖。普通胰岛素 SQ 后 2～3h 到达峰值效果并持续作用约 6～8h，因此在使用 24h 后血糖浓度不会低至 35mg/dl（*Stoelting：Pharmacology and Physiology in Anesthetic Practice*，*ed 4*，*pp 479*，*483-484*）。

419. **（D）** 地布卡因为酰胺类局麻药，抑制约 80% 假性胆碱酯酶。在非典型假性胆碱酯酶杂合子的患者，酶的活性抑制 40%～60%。在非典型假性胆碱酯酶纯合子的患者，酶活性只抑制 20%。地布卡因指数是假性胆碱酯酶的定性评估。对于任何怀疑患有假性胆碱酯酶异常的患者均应定量及定性测定酶活性（*Miller：Basics of Anesthesia*，*ed 6*，*p 149*）。

420. **（D）** 广义的低血压大致可分为两种主要类型：心排血量减少和全身血管阻力降低。血流量或心排血量降低的原因可进一步细分为与心率下降有关的问题（如心动过缓与每搏量下降的问题）。混合静脉血氧分压正常为 40mmHg。混合动静脉血氧增加可由许多因素所致，包括高心排血量、脓毒症、心内左向右分流、外周有害物质的摄取（如氰化物）、氧耗量降低（如低温）及采样错误。本题目中的其他选项均使心排血量减少，与给出的数据结果不一致（*Butterworth：Morgan & Mikhail's Clinical Anesthesiology*，*ed 5*，*pp 360-361*）。

421. **（C）** 对于气管插管（带套囊的导管）的患者要注意并牢记气管的毛细血管小动脉压力（25～35mmHg）。如果气管导管套囊压力大于毛细血管压力，将导致组织缺血。持续缺血可导致气管环破坏及气管软化塌陷。气管插管超过 48h 的患者建议使用低压套囊的气管导管，从而将气管组织缺血的发生概率降低至最低（*Miller：Miller's Anesthesia*，*ed 8*，*pp 1665-1667*）。

422. **（C）** 依诺肝素、达替肝素和阿地肝素为低分子量肝素（low-molecular-weight heparins，LMWHs）。由于抗凝治疗的患者在接受椎管内麻醉时有发生脊髓和硬膜外血肿的可能，建议慎用。LMWH 的血浆半衰期比普通肝素长 2～4 倍，这些药物通常用于预防深静脉血栓形成，可大剂量使用来治疗深静脉血栓，也可用于华法林（香豆素，Coumadin）长期抗凝患者的"桥接治疗"（说明书外使用）。对于准备手术的患者，需停用华法林改用 LMWH。对于大剂量依诺肝素（1mg/kg，2 次/天）治疗的患者，建议在单次蛛网膜下腔阻滞麻醉前至少要停用 24h（*Miller：Miller's Anesthesia*，*ed 8*，*p 1691*；*Barash：Clinical Anesthesia*，*ed 7*，*p 929*；*Third Consensus Conference on Neuraxial Anesthesia and Anticoagulation*，*Jan-Feb 2010*；*http：//www.asra.com/publications-anticoagulation-3rd-edition-2010.php*）。

423. **（A）** 外周神经损伤的主要机制是牵拉或压迫所致的神经缺血。全身麻醉患者发生周围神经损伤的风险增加，因为患者麻醉中处于无意识状态，不能像清醒患者那样可以主诉所不能忍受的不适体位，并且麻醉造成的肌张力降低使其更易处于不适体位。因尺神经从肱骨内上髁的后下方通过，更易受损。尺神经可能在肱骨内上髁和手术台的锋利边缘之间受压，导致短暂或永久性的缺血或神经损伤（*Miller：Basics of Anesthesia*，*ed 6*，*pp 310-312*）。

424. **（A）** 口服可待因的前体（甲基吗啡）必须代谢为吗啡方能发挥药理作用。约 7%～10% 的白人具有 CYP2D6 酶的无活性变构体，该酶在体内代谢可待因。这些患者和具有正常酶而酶被抑制（例如与奎尼丁同时服用）的患者一样，可待因不产生镇痛作用，而吗啡会产生预期的镇痛效果。

羟考酮代谢为羟吗啡酮及氢可酮代谢成氢吗啡酮也需要 CYP2D6 酶。此外，部分患者 CYP2D6 酶具有多态性，使可待因代谢加速而导致吗啡中毒（*Miller*：*Miller's Anesthesia*，*ed 8*，*pp 574-575*）。

425. **（D）** 对于已行经皮冠状动脉介入治疗（percutaneous coronary intervention，PCI）的患者，不管是否放置支架，通常均需要终生行双联抗血小板治疗（通常为阿司匹林和氯吡格雷），以防止出现血管再狭窄或支架部位急性血栓形成。必须经过心脏科医生会诊后才可停用这些药物。因此，对于可能导致出血的择期手术应做如下延期调整：未放置支架的球囊成形术后至少两周；放置金属裸支架的手术后 6 周；放置药物洗脱支架后 12 个月。此后停用氯吡格雷，手术后应尽快恢复使用氯吡格雷（阿司匹林通常持续使用）。紧急情况下，当患者正服用氯吡格雷时，需要输注血小板（输注血小板有效性取决于最后一次氯吡格雷剂量——在使用最后一次剂量的氯吡格雷 4h 后血小板有效，但 24h 后效果更佳）（*Hines*：*Stoelting's Anesthesia and Co-Existing Disease*，*ed 6*，*pp 13-14*；*Miller*：*Basics of Anesthesia*，*ed 6*，*pp 168-170*）。

426. **（C）** 视网膜的血流量会因平均动脉压降低或眼内压升高而减少。由于青光眼患者的眼内压升高，更易发生血流量减少和淤滞。持续性低血压期间，此类患者视网膜动脉血栓的发生率增加（*Hines*：*Stoelting's Anesthesia and Co-Existing Disease*，*ed 6*，*pp 253-254*；*Miller*：*Basics of Anesthesia*，*ed 6*，*p 487*）。

427. **（D）** 纳洛酮（Narcan）是所有阿片类受体的竞争性抑制剂，但对 μ 受体亲和力最大。其作用时间相对较短（消除半衰期约 1h），因此在使用纳洛酮时必须警惕拮抗长效麻醉性镇痛药物时出现再阿片化的可能。纳曲酮（ReVia）是羟吗啡酮的 N-环丙基衍生物，半衰期长达 8～12h，目前只有口服制剂，用于拮抗既往进行过脱毒治疗的成瘾者因注射海洛因产生的欣快感。纳美芬（Revex）是另一种阿片类受体拮抗剂，可以口服或胃肠外给药，其作用时间更长（消除半衰期为 8.5h）（*Miller*：*Miller's Anesthesia*，*ed 8*，*pp 906-907*；*Butterworth*：*Morgan & Mikhail's Clinical Anesthesiology*，*ed 5*，*p 290*）。

428. **（A）** 麻醉后恢复室中引起术后低氧血症最常见的原因是由于小气道塌陷和肺膨胀不全使肺容积减少而导致通气/血流比例失调。术后通气/血流比例失调的危险因素有老年患者、慢性阻塞性肺疾病、肥胖、腹内压增加、制动。供 O_2 使 PaO_2 保持在 80～100mmHg 范围内，血氧饱和度达 95%。其他可使肺容量恢复的措施包括肥胖患者保持坐位、咳嗽、深呼吸（*Barash*：*Clinical Anesthesia*，*ed 7*，*pp 1566-1567*）。

429. **（D）** 甲状腺切除术后出现呼吸道梗阻常见于术后血肿、气管压迫、气管软化、双侧喉返神经损伤或误切甲状旁腺引起低钙血症。尽管低钙血症所致的呼吸道症状在术后 1～3h 发生，但通常不会发展，直至术后 24～72h。由于喉部肌肉对低钙血症非常敏感，早期症状包括吸气性喉鸣、呼吸困难，最终发生喉痉挛。治疗方法包括静脉注射葡萄糖酸钙或氯化钙（*Miller*：*Basics of Anesthesia*，*ed 6*，*p 634*；*Barash*：*Clinical Anesthesiology*，*ed 7*，*p 1330*）。

430. **（A）** 桡神经损伤表现为拇指外展乏力、掌指关节不能伸展、腕下垂、拇指和示指感觉麻木。桡神经从桡神经沟后缘中间和较低部分之间绕过肱骨，由于桡神经包绕着肱骨，肱骨和手术床压迫可导致神经损伤（*Barash*：*Clinical Anesthesia*，*ed 7*，*pp 808*，*949*）。

431. **（D）** 支气管扩张是阻塞性肺疾病之一，表现为肺功能检测时 FEV_1 降低。其特征为支气管的永久扩张，并包含有脓性分泌物。病变的支气管黏膜内血管丰富，咯血概率增加。此类患者中也可能存在通过肺循环和支气管动脉的侧支循环，如果这些血管与肺循环相连，最终可导致肺动脉高压甚至肺源性心脏病。慢性支气管感染病史的患者可发展为支气管扩张（*Hines*：*Stoelting's Anesthesia and Co-Existing Disease*，*ed 6*，*pp 195-196*）。

432.（D） 部分患者使用多巴胺受体阻断药可导致急性张力障碍性反应，使用氟哌利多患者发病率约为 1%。治疗为给予可透过血脑屏障的抗胆碱能药物，如苯海拉明、苯扎托品。虽然格隆溴铵也属于抗胆碱能药物，但其不能透过血脑屏障，此种情况治疗无效（*Miller：Miller's Anesthesia，ed 8，p 2963；Stoelting：Pharmacology and Physiology in Anesthetic Practice，ed 4，p 414*）。

433.（C） 正中神经在肘窝处最易受损，因静脉注射药物渗出对神经组织产生毒性作用，或肘正中静脉、贵要静脉穿刺置管时直接损伤。正中神经的感觉功能支配范围为桡侧 3 个手指和无名指 1/2 手指掌面和手掌部分，运动功能支配拇短展肌、拇短屈肌和拇指对掌肌（*Miller：Basics of Anesthesia，ed 6，p 313*）。

434.（D） 嗜铬细胞瘤属于内分泌系统肿瘤（与儿茶酚胺释放有关），90% 的患者为高血压，90% 的肿瘤起源于单侧肾上腺髓质，90% 的嗜铬细胞瘤为良性。该疾病罕见（在成人高血压患者中发病率 <0.1%），高血压患者存在嗜铬细胞瘤时，常有出汗、心动过速和头痛，其他症状包括心悸、震颤、体重减轻、高血糖症、低血容量，部分病例出现扩张型心肌病和 CHF。嗜铬细胞瘤导致的死亡与心脏问题（如心肌梗死、CHF）或颅内出血有关。大约 5% 的病例，嗜铬细胞瘤为常染色体显性遗传方式，并可与其他内分泌疾病如甲状腺髓样癌和甲状旁腺功能亢进共存，这种疾病并存状态称为多发性内分泌腺瘤病（multiple endocrine neoplasia，MEN）Ⅱ型或ⅡA型（Sipple 综合征）。MEN ⅡB 型由嗜铬细胞瘤、甲状腺髓样癌和口腔黏膜神经瘤组成。脑视网膜血管瘤病（von Hippel-Lindau disease）包括神经系统（即视网膜或小脑）的血管瘤，其中 10%～25% 患者也患有嗜铬细胞瘤。平均大小的嗜铬细胞瘤含有 100～800mg 的去甲肾上腺素（*Barash：Clinical Anesthesia，ed 7，pp 1339-1340；Hines：Stoelting's Anesthesia and Co-Existing Disease，ed 6，pp 392-395*）。

435.（D） 用来控制 2 型糖尿病患者（β 细胞相对不足和胰岛素抵抗）高血糖的口服降糖药物包括四个主要药物类别：

1. 刺激胰岛素分泌的药物（存在低血糖风险）
   a. 磺脲类
      i. 第 1 代（氯磺丙脲，妥拉磺脲，甲苯磺丁脲）
      ii. 第 2 代（格列美脲，格列吡嗪，格列本脲）
   b. 氯茴苯酸类（瑞格列奈，那格列奈）
2. 降低肝糖原异生的药物（无低血糖风险）
   a. 双胍类（二甲双胍）
3. 改善胰岛素敏感性的药物（无低血糖风险）
   a. 噻唑烷二酮类（罗格列酮，吡格列酮）
   b. 格列酮类
4. 延缓碳水化合物吸收的药物（无低血糖风险）
   a. α-葡萄糖苷酶抑制剂（阿卡波糖，米格列醇）

只有刺激胰岛素分泌的药物存在导致低血糖的风险。

基础治疗通常为使用第 2 代磺脲类药物（比第 1 代更有效，副作用更小）或双胍类药物（*Brunton：Goodman & Gilman's The Pharmacological Basis of Therapeutics，ed 12，pp 1255-1270；Hines：Stoelting's Anesthesia and Co-Existing Disease，ed 6，pp 376-380；Stoelting：Pharmacology and Physiology in Anesthetic Practice，ed 4，pp 481-485*）。

436.（C） 戒酒后 6～8h 由于血清中的酒精含量大幅下降而出现早期轻度症状，但约 5% 的患者会发生 DTs。DTs 是一种在酗酒者中断饮酒后 2～4 天发生的危及生命的紧急医疗状况，症状包括幻觉、激惹、高热、心动过速、高血压或低血压及癫痫大发作。严重的酒精戒断治疗包括补液、补充电解质、静脉补充维生素（特别是补充维生素 B_1）。积极应用苯二氮䓬类药物防止癫痫发作（每 5min 使用 5～10mg 的地西泮直至患者达到镇静状态，但并未意识消失）。β 受体阻滞剂用于抑制交感神经系统的过度兴奋，利多卡因可用于治疗心律失常（*Hines：Stoelting's Anesthesia and Co-Existing Disease*，ed 6，p 544）。

437.（A）气管手术适用于气管肿瘤或之前存在外伤致气管狭窄或软化的患者。80% 的手术涉及到分段切除后与主气管吻合，10% 涉及到切除后植入物修复重建，另外 10% 涉及到置入 T 型管支架。这些手术操作往往非常复杂，术中需要外科医生和麻醉医生持续交流。所有计划接受选择性气管切除术的患者均需要接受术前肺功能检查。对于严重肺部疾病患者术后需机械通气治疗时，气管切除术属于相对禁忌证，因为正压通气可能导致伤口裂开（*Miller：Miller's Anesthesia*，ed 8，pp 1987-1988）。

438.（B）高钙血症与诸多症状和体征相关，包括高血压、心律失常、QT 间期缩短、肾结石、癫痫发作，恶心呕吐、乏力、抑郁、人格改变、精神错乱，甚至昏迷。通常情况下患者总血清钙水平为 12mg/dl 或更低，除生理盐水补液以外，不需要其他干预措施。高血钙水平可能与临床症状有关，并应在麻醉前进行治疗。由于部分患者对洋地黄极为敏感，任何高钙血症患者使用洋地黄注射均应谨慎（*Miller：Miller's Anesthesia*，ed 8，p 1794；*Barash：Clinical Anesthesia*，ed 7，pp 354-355）。

表 6-1　正常钙离子水平

	血清钙	血清游离钙
传统单位（mEq/L）	4.5～5.5mEq/L	2.1～2.6mEq/L
传统单位（mg/dl）	9.0～11.0mg/dl	4.25～5.25mg/dl
SI 单位（mmol/L）	2.25～2.75mmol/L	1.05～1.30mmol/L

439.（D）红盖子滴眼液引起瞳孔扩大，应慎用于闭角型青光眼。绿盖子眼药水导致瞳孔缩小，瞳孔收缩有助于保持青光眼患者房水通路开放，有助于预防青光眼的急性发作。透明或白色盖子的眼药水不改变瞳孔大小。

440.（D）生长曲线显示，正常 40 周的足月新生儿体重约 3.5kg，婴儿 5 个月时体重就会翻倍，1 岁后达到 3 倍于出生体重。因此，1 岁儿童平均体重 10kg（22lb），从 1 至 6 岁每年增加约 2kg，即 2 岁儿童体重 12kg，3 岁重 14kg，4 岁重 16kg，5 岁重 18kg，6 岁的重 20kg。从 6 岁至 10 岁，儿童体重每年增加约 3 kg（译者注：2～10 岁，体重＝年龄×2＋8）（*Davis：Smith's Anesthesia for Infants and Children*，ed 8，pp A6-A13）。

441.（A）OR 中引起起搏器急性功能障碍的原因有多种，包括阈值改变、抑制、发生器故障、导线或电极的移位或断裂。肌电位可能抑制 VVI 心脏起搏器，因此使用琥珀酰胆碱可抑制 VVI 起搏器。同样，电刀可通过电磁干扰抑制 VVI 心脏起搏器，如果发生这种情况（在大多数情况下取决于制造商），应该在起搏器上放置磁铁将其转换为 VOO 起搏器，以消除进一步抑制的可能。术前应评估心脏起搏器的状况以避免电机故障。除非外科医生在电极附近操作，否则发生导线断裂或移动的可能性不大。急性阈值的变化几乎均与血清钾浓度的变化有关。本例患者因换气过度导致呼吸性碱中毒，血清钾向细胞内移动，结果导致心脏起搏器阈值升高，阻止心室夺获（*Miller：Miller's Anesthesia*，ed 8，p1476；*Thomas：Manual of Cardiac Anesthesia*，ed 2，pp 382-383）。

442.（C）旨在增加肺功能残气量（functional residual capacity，FRC）的疗法可用于降低术后肺部并发症。用力呼气对抗可导致气道关闭，对此患者无益（*Miller：Miller's Anesthesia*，ed 8，pp

447，2932-2934）。

443. **（C）** 人脑在 CBF 降低至正常 50ml/（100g·min）以下时仍可维持神经元的功能。由于 O_2 输送与 CBF 直接相关，如果 CBF 显著降低，脑缺血导致 EEG 发生相应变化。然而 CBF 储备能力强，只有降至大约 22ml/（100g·min）时，脑缺血方能导致 EEG 异常。当 CBF 降至 15ml/（100g·min），EEG 变成等电位直线。直至 CBF 降至 6ml/（100g·min）时，才会发生不可逆的细胞膜损伤和细胞坏死。当 CBF 降至 6～15ml/（100g·min）时，大脑会出现缺血半暗带（半影区），几小时后大脑将出现不可逆的细胞膜损伤（*Miller：Miller's Anesthesia，ed 8，p 410*）。

444. **（B）** 呼气末正压（positive end-expiratory pressure，PEEP）是在整个呼吸循环过程中维持正压通气。当 FiO_2 在 0.50 或以上，PaO_2 无法维持在 60mmHg 以上时，推荐使用 PEEP。尽管相关机制尚未完全明确，PEEP 被认为可增加动脉氧合、增加肺顺应性及功能残气量，主要通过将之前塌陷但存在灌注的肺泡膨开，从而降低分流、改善通气/灌注血流比值。PEEP 通气的一个重要不良影响是引起静脉血液回流减少、左心室充盈量下降、每搏量和心排血量减少，最终导致动脉血压降低，这些作用在血容量减低时更明显。PEEP 通气可能产生的其他副作用包括气胸、纵隔气肿、皮下气肿（*Miller：Miller's Anesthesia，ed 8，pp 3077-3078；Miller：Basics of Anesthesia，ed 6，p 667*）。

445. **（A）** 血小板包含两个嘌呤受体（P2Y1 和 P2Y12）。氯吡格雷（波立维，Plavix）属于前体药，是血小板 P2Y12 受体的不可逆抑制剂，可阻断 ADP 受体，抑制血小板活化、聚集和脱颗粒。氯吡格雷抑制 ADP 诱导的血小板聚集作用存在明显个体差异，且部分患者对其作用产生抵抗。糖蛋白 Ⅱb/Ⅲa 受体抑制剂阻断纤维蛋白与血小板糖蛋白 Ⅱb/Ⅲa 受体的结合（血小板聚集的最终通路），包括静脉注射药物阿昔单抗、依替巴肽和替罗非班。阿司匹林、萘普生、布洛芬通过抑制血小板 COX1 及抑制血小板聚集释放 ADP。选择性 COX-2 抑制剂如塞来考昔、帕瑞考昔、伐地考昔不影响血小板功能，因为仅 COX-1 抑制剂影响血小板功能。直接凝血酶抑制剂可抑制血小板功能，包括注射药物水蛭素、阿加曲班、重组水蛭素、地西卢定、比伐卢定和替加色罗及口服药物达比加群、希美加群（*Brunton：Goodman & Gilman's The Pharmacological Basis of Therapeutics，ed 12，pp 859-871；Miller：Basics of Anesthesia，ed 6，pp 358-359；Stoelting：Pharmacology and Physiology in Anesthetic Practice，ed 4，pp 277-281，516-518*）。

446. **（B）** 粗略估计，将任何吸入麻醉药的 MAC 值除 150（即 150/MAC），获得的商将约等于油/气分配系数。例如，氟烷的 MAC 值（0.75）除 150，商将是 200，非常接近于氟烷实际的油/气分配系数（224）。同样，恩氟烷的 MAC 值（1.68）除 150，商将是 89，与恩氟烷的油/气分配系数（98）非常相似。具有高油/气分配系数的麻醉药（即脂溶性药物）MAC 值较低，这一事实支持 Meyer-Overton 理论（临界体积假说）（*Stoelting：Pharmacology and Physiology in Anesthetic Practice，ed 4，p 29*）。

447. **（D）** 尿崩症的特点是高钠血症、血浆高渗透压、多尿、低渗性尿液。任何颅内手术后均可能发生尿崩症，特别是垂体手术。尿崩症可能在术中发生，但通常在手术后 4～12h 出现。开始可静脉滴注半生理盐水和 5% 葡萄糖用于补液。尿崩症的治疗药物是醋酸去氨加压素［合成 1-脱氨基-8-D-精氨酸加压素（DDAVP）］，一般在尿量大于 350～400ml/h 时开始使用。意识清楚患者，没有必要给予 DDAVP，因为患者可增加口服补液来应对多尿，但对昏迷患者使用 DDAVP 非常必要。去氨加压素（DDAVP）可通过 SQ、IV 或经鼻给药。幸运的是，手术和头部外伤导致的尿崩症通常是暂时的（*Hines：Stoelting's Anesthesia and Co-Existing Disease，ed 6，pp 404-405；Barash：Clinical Anesthesia，ed 7，p 1013*）。

448.（B）阿尔茨海默病的主要特征是进行性痴呆。通常发生在 60 岁以后，多达 20% 年龄超过 80 岁的患者受其影响。除了年龄，其他危险因素包括严重的头部外伤（如拳击伤）、唐氏综合征、父母或兄弟姐妹发病。这种疾病的生化特征是大脑中的乙酰胆碱转化酶降低，酶活性的降低和认知功能下降之间存在较强的相关性。有趣的是，抗胆碱能药物东莨菪碱或阿托品（但非格隆溴铵，不通过血-脑屏障）可导致类似于阿尔茨海默病的早期症状，即意识错乱。相反，能够穿透血脑屏障的抗胆碱酯酶药，如多奈哌齐（安理申）、加兰他敏、利斯的明（艾斯能）和他克林可用于治疗阿尔茨海默病患者。毒扁豆碱对部分患者也有效。因此，使用东莨菪碱作为阿尔茨海默病患者的术前用药并非明智之举（*Hines：Stoelting's Anesthesia and Co-Existing Disease，ed 6，p 245；Butterworth：Morgan & Mikhail's Clinical Anesthesiology，ed 5，pp 619-620*）。

449.（C）任何全身麻醉结束时，患者能拔管的前提是自主呼吸恢复。持续呼吸停止的鉴别诊断包括肌肉松弛剂（拮抗不足或者假性胆碱酯酶缺乏）、吸入麻醉药、麻醉性镇痛药物、高碳酸血症、双侧膈神经的损害、可能存在中枢神经系统（central nervous system，CNS）问题。琥珀酰胆碱由假性胆碱酯酶水解成氯琥珀酰胆碱和胆碱，通过血浆胆碱酯酶进一步水解成琥珀酸和胆碱。所有用于逆转非去极化肌松剂的胆碱酯酶抑制剂也抑制假性胆碱酯酶。对已用胆碱酯酶抑制剂的患者注射琥珀酰胆碱将导致琥珀酰胆碱的作用时间延长，因为其水解代谢受到影响。因此琥珀酰胆碱是该患者手术结束时呼吸暂停的最可能原因（*Stoelting：Pharmacology and Physiology in Anesthetic Practice，ed 4，p 218*）。

450.（A）排尿完全或几乎完全停止提示肾后性梗阻。然而在没有明显出血情况下，有时也应考虑少尿是因为尿液汇集在膀胱顶部（*Miller：Miller's Anesthesia，ed 8，pp 556-557*）。

451.（B）D_L 定义为肺的弥散能力。使用无毒性、低浓度的一氧化碳测量 D_L 时，称为 D_{LCO}。D_{LCO} 的正常值是 20～30ml/（min·mmHg），受肺循环内血容量（血红蛋白）的影响。因此，与肺循环血容量减少有关的疾病（如贫血、肺气肿、血容量不足、肺动脉高血压）表现有 D_{LCO} 降低，氧中毒及肺水肿时 D_{LCO} 也下降。导致 D_{LCO} 增加的情况包括仰卧位、运动、肥胖及心脏左向右分流（*Barash：Clinical Anesthesia，ed 7，pp 369-370，373-374；Miller：Miller's Anesthesia，ed 8，p 365*）。

452.（C）甲状腺外科手术患者由于多种原因会导致气道阻塞危险。因为甲状腺贴近气管，故术后出血足以造成巨大血肿压迫气管，导致呼吸道梗阻。永久性甲状旁腺功能减退是其中少见的并发症，可引起低钙血症，导致进行性喘鸣及喉痉挛。甲状腺手术后最常见的神经损伤是支配外展肌纤维的喉返神经损伤，单侧喉返神经神经损伤仅表现为声音嘶哑，然而如果双侧神经损伤则可导致吸气时气道阻塞。甲状腺手术也可能发生喉返神经内收肌纤维的损伤，由于不能对抗外展肌纤维，声门开放，患者存在极大的误吸风险。喉上神经包括外侧支和内侧支，外侧支可支配环甲软骨肌（该肌使声带处于紧张状态），内侧则支配声带以上咽部的感觉。双侧喉上神经损伤会导致声音嘶哑，患者可能会误吸，但不会导致气道梗阻（*Miller：Basics of Anesthesia，ed 6，p469*）。

453.（D）MH 是一种临床综合征，可能起病迅速或需要数小时才出现症状，部分患者入恢复室才表现出临床症状。临床表现包括高血压、心动过速、呼吸性酸中毒、代谢性酸中毒、肌肉僵硬、肌红蛋白尿、发热。然而，仅仅凭某个临床表现诊断 MH 并不可靠。因为 MH 是一种代谢紊乱，第一个敏感特征是 CO_2 生成增加，同时伴有呼吸性酸中毒，这是该综合征最早期的可靠特征（*Barash：Clinical Anesthesia，ed 7，pp 612，622-624*）。

454.（D）过度通气使 $PaCO_2$ 降至 20mmHg 或使用更高的通气量超过 2h，促使 HCO_3^- 主动转运出 CNS，导致患者在较低（非较高）$PaCO_2$ 下出现自主呼吸。其他选项应包括在呼吸暂停的鉴别诊断中（*Hines：Stoelting's Anesthesia and Co-Existing Disease，ed 5，pp 359-361；Miller：Basics of Anesthesia，ed 6，pp 62-64，340；Barash：Clinical Anesthesia，ed 7，pp 271-273*）。

455.（B） 最大通气量（maximum voluntary ventilation，MVV）是非特异性肺功能试验，用于检测呼吸肌的耐受力，间接反映胸、肺顺应性及呼吸道阻力，吸气和呼气功能受损可导致 MVV 下降。该患者 FEV_1 正常，强烈提示通气损伤发生在吸气相。测定流量-容量环是非常有效的验证试验（*Barash：Clinical Anesthesia，ed 7，pp 1033-1034*）。

456.（A） 患者从门诊手术中心安全离院的指南包括：生命体征稳定、行走时不伴头晕、疼痛控制良好、无恶心呕吐，手术出血最少。PADSS 是一个客观评估患者从手术中心离院的工具，包括以上 5 个标准。患者出院前饮水及排泄的要求存在争议，并不作为判断标准包括在 PADSS 中（*Barash：Clinical Anesthesia，ed 7，pp 1560-1561*）。

457.（C） 恶性高热（malignant hyperthermia，MH）仅依据临床表现诊断非常困难，其表现可呈暴发性，亦可不易觉察；可在诱导后立即发生，也可能在进入恢复室后或更晚出现。MH 是一种代谢紊乱，包括高血压、心动过速、心律失常、呼吸性酸中毒、代谢性酸中毒、肌肉僵硬、横纹肌溶解、发热。与人们对这种疾病名称的认识相反，发热通常是晚期表现。其他疾病也可能出现类似恶性高热的表现，包括酒精戒断、可卡因的急性毒性、菌血症、嗜铬细胞瘤、甲状腺功能亢进、神经精神恶性综合征（neuroleptic malignant syndrome）。仅有体温升高而血气、心率、血压均正常，且缺乏肌肉溶解的证据，发生 MH 的可能性甚微。如果患者先前接受肌肉活检和咖啡因-氟烷肌挛缩测试结果为阴性，尽管存在假阴性的可能性，MH 也极其罕见。之前的麻醉史未发生 MH，不能保证患者以后不发生 MH。对于 MH 敏感个体，在最初接受麻醉药时未引起 MH，但在随后的麻醉过程中可发展为暴发性 MH，此种情况并非罕见（*Barash：Clinical Anesthesia，ed 7，pp 622-624*）。

458.（D） 哮喘是一种炎症性疾病，可导致支气管高敏反应和支气管痉挛。治疗首先针对潜在的炎症成分，对症使用支气管扩张药。因为白三烯可发挥炎症介质的作用，所以白三烯通路的抑制剂，如齐留通（zileuton）和白三烯受体拮抗剂孟鲁司特（顺尔宁，Singulair）可用于治疗哮喘。齐留通和孟鲁司特只有口服剂型，而选项中的其他药物为吸入用药。氟替卡松（fluticasone）和曲安奈德（triamcinolone）是具有抗炎作用的糖皮质激素。异丙托溴铵（ipratropium）是一种季铵化合物，通过将异丙基群引入阿托品的 N 原子而形成，并产生类似阿托品的效果。该药物一个意外发现是其对黏膜纤毛的清除作用相对缺乏，对有呼吸道疾病特别是副交感神经兴奋性增加的患者有益。沙美特罗（salmeterol）是选择性 β_2 肾上腺素能药物（*Hardman：Goodman & Gilman's The Pharmacological Basis of Therapeutics，ed 11，pp 721-725，730-731；Stoelting：Pharmacology and Physiology in Anesthetic Practice，ed 4，pp 271，427*）。

459.（D） 由于膀胱冲洗液的吸收可使血清钠离子浓度急剧降低，但除非血钠水平低于 120mEq/L，否则很少引起症状。达到该水平时可发生组织水肿并出现神经系统临床症状（如坐立不安、恶心、困惑、癫痫、昏迷）或 ECG 改变（如 QRS 波增宽、ST 段抬高、室性心动过速或室颤）。治疗血清钠离子浓度的轻度降低（如 120～135mEq/L，且没有神经症状或 ECG 改变）可通过限制补液量和（或）使用利尿剂如呋塞米。当血钠水平低于 120mEq/L 且出现神经症状或 ECG 发生变化时，需要给予氯化钠。为了计算钠的需要量，用患者总体液量（即 0.6×体重＝TBW）乘以预期血钠变化量。本病例中，TBW 是 60L（0.6×100kg），血钠变化量为 10mEq（120mEq/L －110mEq/L），因此 60L×10mEq/L＝600mEq。建议谨慎补钠，因为过快补钠可能会导致 CNS 脱髓鞘病变。推荐使用 3％氯化钠（513mEq/L）输注速度为 1～2ml/（kg·h）。应该至少每小时监测血清钠水平直至血清钠超过 120mEq/L（*Barash：Clinical Anesthesia，ed*

7，*pp 341-344*）。

460.（A） 使用琥珀酰胆碱后牙关紧闭（咬肌痉挛）的特征性表现为肢体肌肉保持松弛但颌肌僵硬。牙关紧闭在某些患者可能预示 MH 的开始，但也存在诸多诱因，也可发生于正常患者。既往认为应用琥珀酰胆碱后发生牙关紧闭症的患者，50％将发生 MH。然而最近证据表明其发生率更低。若患者在使用琥珀酰胆碱后出现咬肌痉挛，最妥善的做法为取消手术。若不能取消手术，应该使用不会诱发 MH 的麻醉药物，同时麻醉医师应密切关注 MH 可能发生的任何征象（*Miller*：*Miller's Anesthesia*，*ed 8*，*p 1296*）。

461.（B） 氯胺酮是一种特殊的静脉麻醉药，通常有心脏兴奋作用，表现为心率、平均动脉压、心排血量的增高，被认为具有中枢介导的交感神经系统兴奋作用，但该效应与剂量无关。在离体兔和犬的心脏及活体犬实验中，已证实氯胺酮可产生心肌抑制作用。然而，临床中氯胺酮的心肌抑制作用往往被交感神经系统的兴奋作用所掩盖。当全身儿茶酚胺耗竭或患者处于深麻醉状态下时，氯胺酮的心肌抑制作用可能占主导地位（*Stoelting*：*Pharmacology and Physiology in Anesthetic Practice*，*ed 4*，*p 172*）。

462.（C） 正常肌细胞去极化时可导致肌浆网释放钙离子，细胞内钙离子浓度的增加使肌肉收缩。然后，钙离子通过钙通道快速泵回肌浆网，导致肌肉松弛。钙离子的释放和重吸收过程均需要消耗能量［即水解三磷酸腺苷（adenosine triphosphate，ATP）］。丹曲林是 MH 的治疗药物，阻碍肌浆网钙离子释放而不影响其重吸收过程。MH 被认为是对细胞内钙调控能力下降，阻止肌肉松弛（*Barash*：*Clinical Anesthesia*，*ed 7*，*pp 622-624*）。

463.（D） 使用博来霉素的患者约 4％会发生肺毒性反应，表现为严重的肺纤维化和低氧血症，其中约 1％～2％的患者死于严重的肺毒性反应。老年、使用剂量超过 200～400mg、有肺部并存疾病及最近曾使用博来霉素的患者，其发生肺毒性反应的风险更高。此外有证据表明，术前使用放疗及术中吸入高浓度 O_2（即吸入氧浓度＞30％）时增加肺毒性的风险。临床表现为患者出现渐进性呼吸困难、干咳和低氧血症，肺功能测试表现为与限制性肺疾病一致的气体流量和肺容积的变化。若出现双侧弥漫性肺间质浸润的影像学证据，肺纤维化通常不可逆转（*Stoelting*：*Pharmacology and Physiology in Anesthetic Practice*，*ed 4*，*pp 564-565*）。

464.（C） 头部屈曲可以使气管导管滑向气管隆嵴 1.9cm，部分患者会将气管内插管变成支气管内插管。头部后仰则具有相反的效果，使气管导管向外滑出 1.9cm，导致部分患者导管脱出。头部转向一侧可以使气管导管尖端远离隆嵴约 0.7cm。头低脚高位可以使纵隔向头部移位，同样可使气管导管向远端移位（*Miller*：*Basics of Anesthesia*，*ed 6*，*p 242*）。

465.（C） 对于视网膜剥离患者，有时要将六氟化硫注入玻璃体以便机械性地促进视网膜重新附着。为了防止气泡大小变化，在注入六氟化硫前 15min 应给予患者 100％ O_2。如果此类患者 10 天内实施全身麻醉，应避免使用 N_2O，因为 N_2O 可扩散到气泡中，增加眼内压，可能导致失明（*Barash*：*Clinical Anesthesia*，*ed 7*，*pp 1391-1392*）。

466.（D） 低钙血症表现为喉痉挛或喉喘鸣，通常发生于全甲状腺切除术后 24～96h 内。建立人工气道后，应通过静脉注射葡萄糖酸钙或氯化钙给予治疗（*Barash*：*Clinical Anesthesia*，*ed 7*，*pp 352-353*，*1330*）。

467.（C） 因为 T_3 和 T_4 水平可通过负反馈机制调节垂体前叶释放 TSH，TSH 血浆浓度正常表明甲状腺功能正常。甲状腺功能减退的患者可选择左甲状腺素钠（T_4）进行药物治疗。左甲腺原氨酸钠（三碘甲状腺氨酸，T_3）和干甲状腺片为替代治疗药物（*Barash*：*Clinical Anesthesia*，*ed 7*，*p 1328*；*Hines*：*Stoelting's Anesthesia and Co-Existing Disease*，*ed 6*，*pp 389-390*）。

468.（A） 在经尿道前列腺电切除术中，由于前列腺静脉窦开放，大量灌洗液吸收。平均每分钟会有 $10\sim$ $30ml$ 液体吸收，长时间下可达几升，导致高血压、反射性心动过缓、肺充血。当血清 Na^+ 水平大于 $120mEq/L$ 时，治疗包括限制补液和应用袢利尿剂如呋塞米。液体吸收很少会造成严重低钠血症（$[Na^+]$ $<120mEq/L$）。严重低钠血症病例，可通过静脉缓慢输注 3% 氯化钠（除了使用袢利尿剂和限制液体外），直至钠离子水平达到 $120mEq/L$（*Barash：Clinical Anesthesia，ed 7，pp 1428-1429*）。

469.（C） 对于烧伤患者，如果在烧伤 24h 或之后使用琥珀酰胆碱，存在钾离子大量释放和潜在心搏骤停的风险，这种风险持续至烧伤痊愈。琥珀酰胆碱的敏感性增高被认为与接头外受体增加有关，导致患者非去极化神经肌肉阻断剂的需求增加（*Barash：Clinical Anesthesia，ed 7，p 1523*）。

470.（A） 面神经（第七对脑神经）在腮腺实质内走行，腮腺手术中可能损伤。面神经支配泪腺、颌下腺和舌下腺、舌体前 2/3 的感觉，并支配所有面部表情肌（包括眼轮匝肌——闭眼；口轮匝肌——嘴唇闭合；额肌——眉毛上提）。

三叉神经（第五脑神经）支配咀嚼肌（咬肌、颞肌、内侧和外侧翼状肌），用于咬紧牙齿（*Miller：Basics of Anesthesia，ed 6，p 497；Orient：Sapira's Art and Science of Bedside Diagnosis ed 4，pp 533-537*）。

471.（D） 1g 血红蛋白可结合 $1.34ml$ O_2。本题中的其他选项均不能像输血一样增加患者携氧能力（*Stoelting：Pharmacology and Physiology in Anesthetic Practice，ed 4，pp 787，849*）。

472.（A） 手术/麻醉管理期间众多常用药物可能引发过敏反应（如吗啡、丙泊酚、局部麻醉剂、抗生素和鱼精蛋白及手术期间使用的其他材料，如血管移植材料、木瓜凝乳蛋白酶和乳胶）。可能除苯二氮䓬类和氯胺酮外，几乎所有静脉药物均有过敏反应的报道。血压突然下降伴随心率加快且超过正常值 30% 时，应考虑发生了过敏反应。围术期大于 60% 的药物过敏反应由肌肉松弛剂引起。麻醉相关的过敏反应有 15% 与乳胶过敏有关，有时候过敏反应最初归因于其他物质。有乳胶过敏危险的患者包括医护人员和脊柱裂患者。多数过敏反应在用药 $5\sim10min$ 后发生，但乳胶过敏的典型表现通常超过 $30min$ 才会出现（*Hines：Stoelting's Anesthesia and Co-Existing Disease，ed 6，pp 525-529*）。

473.（C） 报道发现 Huntington 舞蹈病患者的假性胆碱酯酶水平降低，因此此类患者中使用琥珀酰胆碱的作用时间可能延长，同时也有建议认为其对非去极化肌肉松弛剂的敏感性也增加（*Hines：Stoelting's Anesthesia and Co-Existing Disease，ed 6，p 247*）。

474.（A） 正常眼内压为 $10\sim22mmHg$。一般情况下，除了氯胺酮以外，静脉麻醉药均可降低眼内压。此外，非去极化型肌松药、吸入麻醉药、麻醉性镇痛药物、碳酸酐酶抑制剂、渗透性利尿剂、低体温等也降低眼内压。$PaCO_2$ 升高超出生理范围（如肺通气不足）和低氧血症等可升高眼内压。去极化肌松药如琥珀酰胆碱静注或肌注均可增加眼内压，给予琥珀酰胆碱前预注非去极化肌松药可降低眼内压升高的程度。琥珀酰胆碱引起眼内压增加的机制是药物导致的睫状肌麻痹而非眼外肌收缩，即使切开眼内肌肉仍会发生。咳嗽或呕吐时眼内压升高最大，可能增加 $35\sim50mmHg$，这种眼内压剧烈增加的机制可能与静脉压增高有关。动脉血压或 $PaCO_2$ 在正常生理范围内变化时，眼内压似乎没有变化（*Barash：Clinical Anesthesia，ed 7，pp 1375-1376；Miller：Basics of Anesthesia，ed 6，pp 487-488*）。

475.（C） 呼吸暂停-低通气指数（AHI）是用于量化每小时呼吸暂停或低通气发作次数的指标。呼吸暂停的定义为呼吸停止时间超过 10s。低通气的定义为气道气流下降大于 50%，或下降程度足以导致氧饱和度下降 4%。AHI 大于 30 意味着严重的 OSA（*Miller：Miller's Anesthesia，ed 8，p 2203；Lobato：Complications in Anesthesiology，p 625*）。

476. （D）任何拟行肺切除术的患者均应接受一系列的术前肺功能试验。测试分三阶段，基于此问题所列出的测试项属于肺功能测试的第一阶段，属于全肺测试。残气量与 TLC 的比值≥50%（不是 <50%）将意味着手术风险增高。如果任何一项初期全肺测试结果低于可接受的限度，应进行第二阶段测试，即对单侧肺的肺功能分别进行评估。在二期肺功能测试中，术后 FEV_1 预计值应该高于 0.85L。如果肺功能的第二级标准仍然不能满足要求但仍考虑肺切除时，则需要进行第三阶段的测试。在第三阶段测试中，肺切除前准备套囊堵塞拟切除侧肺的肺动脉，以模拟肺切除术后情况，与肺切除后不良预后相关的测试结果包括：平均肺动脉压大于 40mmHg、$PaCO_2$ 大于 60mmHg 或 PaO_2 小于 45mmHg（*Miller：Miller's Anesthesia，ed 8，pp 1943-1945，1981-1982*）。

477. （A）患者体温比电极上的温度（37℃）每低 1 摄氏度，PaO_2 的实际测量值约减少 6%。因为该患者体温比电极低 2℃，所以预计减少 12%（9mmHg）（77mmHg－9mmHg＝68mmHg）（*Miller：Basics of Anesthesia，ed 6，p. 338*）。

478. （A）中心性发绀的两个主要原因是动脉血氧饱和度降低和血红蛋白异常（如高铁血红蛋白症和硫化血红蛋白症）。柳氮磺胺吡啶（Azulfidine）可导致硫化血红蛋白的形成。硫化血红蛋白（类似于高铁血红蛋白）导致高 PaO_2 情况下呈低氧饱和度。对于硫化血红蛋白症无治疗办法，只有等待红细胞破坏（*Hines：Stoelting's Anesthesia and Co-Existing Disease，ed 6，pp 296，415*）。

479. （D）普通肝素是一种高度硫酸化葡萄糖胺聚糖混合物，其分子量为 5000～30 000 道尔顿。普通肝素起效迅速，血浆半衰期为 0.5～2h，且能完全被鱼精蛋白逆转。临床上，通常使用 aPTT 测试监控抗凝，即目标为延长至对照值的 1.5～2 倍。当体外循环的患者使用普通肝素时，肝素剂量更高，监测采取活化凝血时间或 ACT 试验（体外循环时 ACT＞400s 通常认为安全）。LMWHs 分子量为 4000～5000 道尔顿，起效时间为 20～60min，血浆半衰期为 4.5h，只能被鱼精蛋白部分逆转（65%）。LMWHs 的抗凝效果无法监测，因为 PT 和 aPTT 通常不受影响。相比普通肝素，LMWHs 发生 HIT 的风险更小（*Miller：Basics of Anesthesia，ed 6，pp 357-358；Miller：Miller's Anesthesia，ed 8，pp 1872-1873*）。

480. （B）血清肌酐与 GFR 成反比。随着肌酐增加 4 倍，肾小球滤过率则降低 4 倍，即 120/4＝30ml/min（*Lobato：Complications in Anesthesiology，p 433；Miller：Miller's Anesthesia，ed 8，pp 558-559*）。

481. （A）21 三体或唐氏综合征是最常见的人染色体综合征，其先天性甲状腺功能减退的发生率增加。唐氏综合征中 1/4 儿童及许多成人气管比预计狭窄，需要小 1～2 个型号的气管导管。因为枕寰枢椎不稳定性的发生率约占 15%～20%，插管时应避免患者颈部不必要的弯曲和拉伸。因为半脱位相对少见，所以不必对所有唐氏综合征患者行常规颈部影像学检查。唐氏综合征的儿童中超过 40% 有先天性心脏病（如心内膜垫缺损、室间隔缺损、法洛四联症、动脉导管未闭）。尽管某些儿童存在肌张力减退，但恶性高热的发生率并未增加（*Baum：Anesthesia for Genetic，Metabolic，and Dysmorphic Syndromes of Childhood，ed 2，pp 105-107；Hines：Stoelting's Anesthesia and Co-Existing Disease，ed 6，pp 634-635*）。

482. （B）东莨菪碱是一种抗胆碱能药，可导致瞳孔放大和睫状肌麻痹，可能导致患者眼睛不能适应性调节（*Stoelting：Basics of Anesthesia，ed 6，p 76*）。

483. （D）抗精神病药物恶性综合征是一种潜在的致命性疾病，使用精神抑制药（安定药）治疗的患者发生率为 0.5%～1%。这种疾病多见于青年男性，于用药后 1～3 天发生，呈渐进式进展，特征性表现为：①高热；②骨骼肌僵直；③表现为血压及心率发生变化的自主神经不稳定状态；④意识水平变化。其死亡率约为 20％～30％。这些患者中，转氨酶及肌酸磷酸激酶的水平常升高，主要治疗措施为生命支持及使用丹曲林。该综合征与 MH 有诸多相似之处，主要区别在于该病患者使用非去极化肌松药（如维库溴铵或顺阿曲库铵）会引起弛缓性麻痹，而 MH 患者使用时不会发生（*Hines*：*Stoelting's Anesthesia and Co-Existing Disease*，*ed 6*，*pp 540*，*635-640*）。

484.（D）脂肪栓塞的典型体征包括心动过速、呼吸困难、意识模糊、发热且上半身常出现斑疹。脂肪栓塞更常发生于长骨骨折（如股骨和胫骨）后 12～72h 内（*Hines*：*Stoelting's Anesthesia and Co-Existing Disease*，*ed 6*，*pp 213-214*）。

485.（C）瑞芬太尼是一种超短效镇痛药，是哌啶类（如芬太尼）衍生物，化学结构内的酯键容易被血浆内特异性酯酶组织内酯酶迅速降解。瑞芬太尼的消除半衰期短于 20min，因此最好连续输注使用。假性胆碱脂酶缺乏或肝、肾衰竭均不影响瑞芬太尼的快速代谢（*Barash*：*Clinical Anesthesia*，*ed 7*，*p 509*；*Stoelting*：*Pharmacology and Physiology in Anesthetic Practice*，*ed 4*，*p 114*）。

486.（D）哭声响亮及肌张力良好的足月儿不需要吸氧，吸氧只取决于 5min 内氧饱和度。胎儿娩出后胎儿肺会经历一个从充满液体的器官向一个充满气体的器官快速转变的过程。随着肺不张区域的复张，氧饱和度升高。下表显示随时间变化而可接受的动脉导管前血氧饱和度。

表 6-2

分钟	动脉导管前的血氧饱和度
1	60％～65％
2	65％～70％
3	70％～75％
4	75％～80％
5	80％～85％
10	85％～95％

Data from Kattwinkel J et al：*Neonatal resuscitation*：*2010 American Heart Association Guidelines for Cardiopulmonary Resuscitation and Emergency Cardiovascular Care*，*Pediatrics 126*：*e1400-e1413*，*2010*

487.（C）体外冲击波碎石术在全麻和硬膜外腔阻滞麻醉下均可完成。当患者浸泡于不锈钢浴盆中，外周静脉血管会受到来自静水压的压力，造成前负荷的增加；当患者从浴盆中出来时会引起相反结果。接受硬膜外腔阻滞麻醉的患者从浴盆中出来时，因为硬膜外腔阻滞麻醉诱导的交感神经阻断，造成低血压的发生率增加（*Miller*：*Basics of Anesthesia*，*ed 6*，*p 627*）。

488.（A）恶心呕吐是造成门诊全麻患者非预期住院治疗或在恢复室内停留时间延长（包括成人和儿童）的主要原因；另外两个延长恢复室内停留时间的原因为疼痛和嗜睡（*Barash*：*Clinical Anesthesia*，*ed 7*，*pp 854*，*856*）。

489.（A）胆碱能危象可通过静脉注射小剂量抗胆碱酯酶药与肌无力危象相区别。胆碱能危象患者会有典型的毒蕈碱样症状（如流涎、心动过缓、瞳孔缩小）和重度肌无力。使用依酚氯铵后该患者 V_T 降低，可以诊断为胆碱能危象。尽管需要使用阿托品治疗胆碱能症状，但同时也会加重肌无力症状，因此这类患者需要气管插管直至肌张力恢复（*Hines*：*Stoelting's Anesthesia and Co-Existing Disease*，*ed 6*，*p 450*）。

490.（C）曲马朵是中枢性镇痛药，属于人工合成的可待因类似物。曲马朵可用于轻至中度疼痛的治疗，但对重度或慢性疼痛的效果不如吗啡和哌替啶。其用于围术期镇痛的弊端之一在于恶心、呕吐发生率高。曲马朵的镇痛机制复杂，它是一种弱的 μ 受体激动剂，抑制 5 羟色胺和去甲肾上腺素的再摄取并增强 5 羟色胺的释放。曲马朵的镇痛效果不能被纳洛酮完全逆转，但引起的呼吸抑制和镇静作用可被逆转。昂丹司琼作为一种 5 羟色胺拮抗剂，可部分减弱曲马朵的镇痛作用。因为曲马朵的弱 μ 受体激动作用，与其他强效镇痛药相比，其很少引起躯体依赖。据报道，单独使用曲马朵的患者可发生癫痫，因此对于服用了降低癫痫发作阈值药物（如三环类抗抑郁药和 SSRIs）的患者，应谨慎使用曲马朵。曲马朵还有一定的单胺氧化酶（monoamine oxidase，MAO）抑制作用，因此不应用于服用单胺氧化酶 MAO 抑制剂的患者。另外需要警惕的是，对有抑郁或自杀倾向的患者应慎用。据报道，不论是单独使用还是与包括酒精在内的其他中枢神经系统镇静药联合使用，过量使用曲马朵均可造成患者 1h 内的死亡率增加，因此对有抑郁或自杀倾向的患者不推荐使用曲马朵，此类患者最好使用非麻醉性镇痛药（*Hardman：Goodman & Gilman's The Pharmacological Basis of Therapeutics，ed 10，p 590；Physicians' Desk Reference 2009，ed 63，pp2428-2431；Stoelting：Pharmacology and Physiology in Anesthetic Practice，ed 4，p 117*）。

491.（A） 无效假设是指两组数据间没有区别，而备择假设是指两组数据相反或存在差别。P 值来源于检验统计量。如果实际上无效假设为真，且不存在差异，则 P 值是可以观察到的差异的可能性。如果 P 值小于预定的显著性水平（通常设定为 α 值＝0.05），拒绝无效假设（没有区别），说明观察到的差异具有统计学意义（$P < 0.05$）。两组间可被发现的差异不太可能偶然发生（计算为小于 1/20 的概率），或无效假设为真。当 P 值小于 α，但实际上组间没有差异，这种错误被称为第一类错误。

另外，如果发现没有明显统计学差异（P 值＞α），认为无效假设（不存在差异）为真。如果我们接受无效假设，但实际上备择假设（存在差异）为真，则发生第二类错误。第二类错误与研究的检验效能相关。检验效能是指当特定的备择假设（存在差异）正确时，拒绝无效假设（不存在差异）的概率。检验效能与组间可检测差异的大小、数据的变异度、α 水平和样本量的大小有关。通常将检验效能设为 0.8，这意味着可以接受无效假设（不存在差异）正确的概率为 80%，或者存在 20% 的概率出现数据确实存在差异但未观察到。扩大样本量可使存在的差异更容易被观察到，提高统计分析的检验效能（*Miller：Miller's Anesthesia，ed 8，pp 3250-3251*）。

492.（D） 在不使用利尿剂的情况下出现少尿，如果尿钠浓度升高大于 40mEq/L 且尿渗透压低于 400mOsm/L 则强烈提示为原发性肾疾病（如急性肾小管坏死）。反之，如尿钠浓度小于 20mEq/L 且尿渗透压高于 400mOsm/L 则提示为肾前性原因所致。使用呋塞米、甘露醇或多巴胺会干扰诊断（*Hines：Stoelting's Anesthesia and Co-Existing Disease，ed 6，pp 335-338；Miller：Basics of Anesthesia，ed 6，pp 450-452*）。

493.（C） 昏迷患者出现单侧瞳孔扩大预示着问题比较严重，需密切关注；但对清醒患者进行神经系统检查无异常时，单侧瞳孔扩大常无需过分担忧。下颌神经阻滞通常在下颌的磨牙后下颌神经周围使用 2% 利多卡因 2ml 注射。即使进针方向偏离较大也不会到达星状神经节阻滞，一旦靠近星状神经节，会引起 Horner 综合征（瞳孔缩小、上睑下垂、无汗、面部血管舒张）。睫状神经节位于视神经和眼外直肌之间、眼眶后约 1cm 的地方，睫状神经节阻滞可造成同侧瞳孔扩大，但朝向下颌骨方向进针几乎不可能造成睫状神经节阻滞。因为格隆溴铵不能通过血脑屏障，所以不会引起瞳孔扩大。眼内直接滴入利多卡因不会引起瞳孔扩大，但眼内滴入去氧肾上腺素则可以导致。当进行鼻孔表面麻醉时均需注意避免将局麻药（有或无血管活性药物）喷入眼睛（*Stoelting：Pharma-cology and Physiology in Anesthetic Practice，ed 4，p 304*）。

494.（C） MAC 是指在海平面（如圣迭戈），使 50% 的患者对切皮刺激无体动反应时吸入麻醉药的最低肺泡浓度。1.3MAC 可以使 95％的患者切皮无反应。本题目中，总气流量为 4L/min（1L/min ＋3 L/min），75％为 N_2O。N_2O 的 MAC 值为 104％，该患者吸入 0.75MAC 的 N_2O。异氟烷的 MAC 值为 1.15，0.85％浓度的异氟烷相当于 0.75MAC。因为 MAC 可以叠加，所以总 MAC 值为 1.5（*Barash：Clinical Anesthesia*，*ed 7*，*pp 458-459*；*Miller：Basics of Anesthesia*，*ed 6*，*p 82*）。

495. **（D）** 体重每增加 1kg，心排血量增加约 100ml/min。据估计，每千克脂肪组织约含血管长度为 3 千米。肥胖患者心排血量的增加主要来源于心室舒张及每搏量增加（静息时心率并不增加）（*Hines：Stoelting's Anesthesia and Co-Existing Disease*，*ed 6*，*p 318*；*Miller：Basics of Anesthesia*，*ed 6*，*pp 83-84*）。

496. **（C）** 非诺多泮（Corlopam）是一种选择性多巴胺-1 受体激动剂，具有明显的血管舒张作用。其与 α_2 受体有中度亲和力，但与多巴胺-2、α_1、β、5-羟色胺 1（5-hydroxytryptamine type 1，5-HT_1）及 5-HT_2 受体没有亲和力。非诺多泮主要通过静脉输注用于重度高血压患者（尤其是合并有肾功能减低）。可作为硝普钠的替代品，与硝普钠相比具有无硫氰酸盐毒性、无反跳现象、无冠脉窃血等优点，但含有亚硫酸氢钠，因此禁用于已知对亚硫酸盐过敏的患者。多培沙明（Dopacard）是一种人工合成的多巴胺类似物，有多巴胺及 β_2 受体的内在活性，作为正性肌力药使用（*Miller：Miller's Anesthesia*，*ed 8*，*pp 367-368*）。

497. **（B）** 理想情况下，择期手术前患者Ⅷ因子应补充到 100％正常值，以确保术中不会低于正常值的 30％。对于外科大手术而言，Ⅷ因子浓度至少应大于正常值的 30％。Ⅷ因子的消除半衰期为 12h。对血友病患者而言，输注新鲜冰冻血浆不再被认为是有效的治疗方法，而输注浓缩Ⅷ因子和冷沉淀可达到上述治疗目的（*Hines：Stoelting's Anesthesia and Co-Existing Disease*，*ed 6*，*p 421*）。

498. **（A）** A 型血友病与Ⅷ因子水平下降有关。PTT 反映内源性凝血功能，几乎所有患者（但绝大多数病情较轻）均会延长。PTT 的正常值为 25～35s。血小板计数、PT 和出血时间均正常（可参考 395 题的解析）（*Hines：Stoelting's Anesthesia and Co-Existing Disease*，*ed 6*，*p 421*；*Barash：Clinical Anesthesia*，*ed 7*，*pp 433-434*）。

499. **（D）** 传统的外周神经刺激器可发出间隔 0.5s、频率为 2Hz 的四个成串刺激。其设计原理为连续刺激可造成乙酰胆碱储存的耗竭。四个成串刺激后，颤搐高度不会进一步衰减（*Miller：Basics of Anesthesia*，*ed 6*，*p 156*）。

500. **（B）** 下壁心肌缺血由右冠状动脉堵塞或痉挛引起。90％患者房室结的血供来源于右冠状动脉，因此右冠状动脉病变受累的严重 CAD 患者可发生完全性房室传导阻滞（*Hines：Stoelting's Anesthesia and Co-Existing Disease*，*ed 6*，*pp 24-25*）。

501. **（B）** MAC 受多种疾病、一般状况、药物和其他因素等影响。能增加 CNS 儿茶酚胺的药物（如 MAO 抑制剂、三环类抗抑郁药、急性安非他明口服中毒、可卡因）可增加 MAC。其他增加 MAC 的因素包括高热、高钠血症、先天性红发患者、婴儿。有趣的是婴儿 MAC 值高于新生儿、儿童和成人。甲亢等甲状腺功能异常并不影响 MAC 值。降低 MAC 值的因素有麻醉性镇痛药物、静脉麻醉药、局麻药（可卡因除外）、镇静药、年龄（年龄每增加 10 岁降低 6％）、低体温、缺氧、重度贫血（如 Hb＜5g/L）。下表列举了 MAC 的影响因素（*Barash：Clinical Anesthesia*，*ed 7*，*pp 458-459*；*Butterworth：Morgan & Mikhail's Clinical Anesthesiology*，*ed 5*，*p 164*；*Miller：Basics of Anesthesia*，*ed 6*，*p 82*）。

表 6-3　影响最低肺泡有效浓度（MAC）的生理和药理因素

对 MAC 无影响	使 MAC 增加	使 MAC 降低
麻醉时间	增加 CNS 儿茶酚胺的药物（单胺氧化	CNS 抑制剂（麻醉性镇痛药物，静脉
手术方式	酶抑制剂、三环类抗抑郁药、急性苯	麻醉药，长期使用安非他明）
甲状腺功能亢进	丙胺中毒、可卡因、麻黄碱）	急性酒精的使用
甲状腺功能减低	慢性酒精滥用	高钠血症
性别	体温过高	低钠血症
高钾血症	体温过低	年龄增加
	小儿	怀孕
	先天性红发	缺氧

CNS，中枢神经系统

502.（B） 长期接受锂剂治疗的躁狂抑郁症患者可能与肾性尿崩症有关。因为锂离子可抑制甲状腺素释放，约 5％的患者会引起甲状腺功能减退。锂离子几乎 100％经肾排泄。重吸收发生在近曲小管，与肾小球滤过液对钠浓缩程度负相关。因此，使用利尿剂（主要是噻嗪类，而不是袢利尿药）可能导致锂中毒。锂离子有镇静作用，可减少静脉和吸入麻醉药的用量。其能延长泮库溴铵和琥珀酰胆碱的作用时间，但与琥珀酰胆碱使用后的钾离子大量释放无关（*Brunton：Goodman & Gilman's The Pharmacological Basis of Therapeutics*，*ed 12*，*pp 448-449*；*Hines：Stoelting's Anesthesia and Co-Existing Disease*，*ed 6*，*p 539*）。

503.（D） 无论肠嗜铬细胞位于哪个位置，均可能出现类癌肿瘤。大多数（>70％）来源于肠，约 20％来源于肺。来源于胃肠道的肿瘤约 50％发生于阑尾，25％发生于回肠，20％发生于直肠。最初认为这些肿瘤不会转移，被称为"类癌"，但现在发现事实并非如此。非转移性肿瘤释放的激素通过门静脉到达肝并迅速被灭活，但一旦转移灶到达肝，释放的激素可以进入全身循环引起一系列症状和体征，成为"类癌综合征"。临床症状包括皮肤潮红、腹痛、呕吐、腹泻、低血压或高血压、支气管痉挛、高血糖等。体内的天然激素如生长抑素能抑制肿瘤释放 5 羟色胺及其他血管活性物质。但注射用生长抑素半衰期仅有 3min，所以必须连续输注。奥曲肽为人工合成的生长抑素类似物，半衰期为 2.5h，通常皮下或静脉给药用于治疗类癌综合征（如低血压、高血压、支气管痉挛）。然而治疗因类癌综合征引起的低血压与其他原因引起的低血压存在较大区别，因为麻黄碱、肾上腺素、去甲肾上腺素可引起肿瘤释放血管活性物质，加重低血压。治疗这种低血压的最佳方法为补液和静注奥曲肽或生长抑素。高血压的治疗措施为加深麻醉或使用奥曲肽、生长抑素或拉贝洛尔。支气管痉挛的治疗方法为静注奥曲肽、生长抑素或吸入用异丙托溴铵。此类患者麻醉中应避免使用引起释放组胺和其他血管活性物质的药物，从而避免引起类癌综合征。丙泊酚或依托咪酯均为适合的麻醉诱导药物，麻醉维持可使用吸入麻醉药（如异氟烷、七氟烷或地氟烷）和（或）氧化亚氮。维库溴铵、顺阿曲库铵和罗库溴铵可安全用于此类患者，芬太尼、舒芬太尼、阿芬太尼、瑞芬太尼和苯二氮䓬类药物亦可安全使用。5 羟色胺阻断剂昂丹司琼是一种较理想的止吐药（*Hines：Stoelting's Anesthesia and Co-Existing Disease*，*ed 6*，*pp 297-298*）。

504.（B） 睾丸的神经支配起源于 T_{10} 脊髓节段，因此，任何涉及睾丸操作或牵拉均应保证足够的麻醉效果。硬膜外腔或蛛网膜下腔阻滞麻醉均应达到 T_{10} 阻滞平面（*Barash：Clinical Anesthesia*，*ed 7*，*p 916*）。

505.（D） Glascow 昏迷评分包括三个方面：睁眼反应，最高评分为 4 分；言语反应，最高评分为 5 分；运动反应，最高评分为 6 分。评分越高，反应越好；每项最低评分 1 分。轻度颅脑损伤评分为 13～15 分；中度颅脑损伤为 9～12 分；重度颅脑损伤为 3～8 分。本例严重颅脑外伤患者对刺激没有任何反应，Glascow 昏迷评分应为 3 分（*Barash*：*Clinical Anesthesia*，*ed 7*，*p 1018*）。

506. （A） 胰岛素主要经肝、肾代谢，其中肾功能不全者比肝功能不全者对胰岛素的代谢影响更大。事实上，因肾疾病患者有时会出现胰岛素作用时间延长（*Stoelting*：*Pharmacology and Physiology in Anesthetic Practice*，*ed 4*，*p 478*）。

507. （B） 大部分脉搏血氧饱和度仪发出两种不同波长的光：660nm 红光和 940nm 红外光。碳氧血红蛋白可吸收 660nm 光波，与氧合血红蛋白非常相似。因此，当血中有碳氧血红蛋白时可造成 SaO_2 假性升高。血红蛋白 F（胎儿氧血红蛋白）、胆红素、荧光素对 SaO_2 没有影响。亚甲蓝、靛胭脂、靛青绿可降低脉搏血氧饱和度仪检测的 SaO_2。高铁血红蛋白可等量吸收红光和红外光，因此 SaO_2 持续为 85％（*Barash*：*Clinical Anesthesia*，*ed 7*，*pp 702-703*；*Miller*：*Basics of Anesthesia*，*ed 6*，*p 327*）。

508. （D） 1984 年 3 月 4 日，18 岁的大学一年级新生 Libby Zion 因高烧、脱水、寒战入住纽约一家医院并于 1 天内死亡。大家普遍认为她的死亡原因是药物相互作用，当时患者正在因抑郁服用苯乙肼并使用哌替啶镇静。药物相互作用导致 5 羟色胺综合征，使其更加焦虑，夜间体温升至 42℃（107°F），发生心搏骤停后复苏失败。在她体内检测到可卡因，也可能是造成患者死亡的原因。这个病例被用于举例说明管理她的实习医生和住院医生处于过度负荷工作状态。这一事件最终促使《纽约州健康法案》第 405 章的诞生，即著名的《Libby Zion 法》。此法案规定住院医生每周工作时间不能超过 80h。2003 年，美国毕业后医学教育鉴定委员会（Accreditation Council for Graduate Medical Education，ACGME）在医疗培训中采纳了该条例。此后，临床医生疲劳工作的情况得到广泛研究。最易疲劳的时段为凌晨 2 点～7 点之间，下午 3 点左右也有短暂的疲劳期。独自骑摩托车（译者注：夜班后）易在早晨发生事故。已有睡眠剥夺的模拟研究表明能影响精神运动性行为和情绪，但并未影响临床工作质量。颁布 2003 年法案前后两年时间内患者死亡率无差异，并且大型教学医院（被认为受影响最大）和小型教学医院的死亡率也无差别（*Lerner*：*A Life-Changing Case for Doctors in Training*，*New York Times*，*August 14*，*2011*；*Miller*：*Miller's Anesthesia*，*ed 8*，*p 3239*；*New York State Department of Health Code*，*Section 405*，*known as the Libby Zion Law*）。

509. （A） 加巴喷丁是一种抗惊厥药，属于具有中枢活性的 γ-氨基丁酸（γ-aminobutyric acid，GABA）激动剂，但与 GABA 受体并未发生作用。其镇痛机制尚不清楚，可能与抑制电压门控性钙离子通道并增强 GABA 释放有关。卡马西平减慢电压门控钠离子通道的恢复速度，但也属于抗惊厥药物，可用于治疗三叉神经痛（*Benzon*：*Essentials of Pain Medicine*，*ed 3*，*pp 123-129*）。

510. （B） 评估此心力衰竭患者（如啰音）时注意到 EF 值高（如 80％）、后负荷高（如收缩压升高）及心率快（如 120 次/分）。虽然有弥漫性啰音（通常提示存在前负荷高和液体超负荷），但患者已做肠道准备，实际上处于脱水状态，左心室充盈不足。为代偿低充盈量，心率增加。心力衰竭患者射血分数正常（normal ejection fraction，HF-NEF），以前称为舒张型心力衰竭，存在左心衰竭的表现。为更好理解这个问题，可假设心脏是一个液压泵，不仅需要有效排空（收缩期），且需要有效充盈（舒张期）。所以在这种情况下，本例患者的主要治疗目标是降低心率，使左心室有足够的充盈时间（使用 β 受体阻滞剂如艾司洛尔）和更好氧合（如增加 FiO_2 和加用 PEEP）。利尿剂（如呋塞米）将加重病情。左心室未能有效充盈的其他情况包括室壁顺应性降低（如长期高血压、主动脉瓣狭窄、室壁纤维化导致的室壁增厚）、充盈空间较少（如心脏压塞）、心房驱血能力丧失（如心房颤动）、瓣膜狭窄（如二尖瓣狭窄）（*Miller*：*Basics of Anesthesia*，*ed 6*，*p 172*；*Butterworth*：*Morgan & Mikhail's Clinical Anesthesiology*，*ed 5*，*pp 419-421*）。

511. **(B)** 非眼部手术相关的围术期患者视力丧失罕见，可能与角膜外伤、视网膜动脉阻塞、视网膜静脉阻塞、视神经缺血或大脑皮层疾病有关。虽然罕见视力丧失，但在俯卧位脊柱手术病例中发生率最高可达 1%，最常见原因为缺血性视神经病变。原因尚不清楚，可能涉及多方面。相关因素包括术中长时间低血压、贫血（血红蛋白<80g/L）、术中大量出血、手术时间延长、面部水肿，在男性和周围血管疾病、糖尿病和吸烟患者中更为多见（*Miller：Miller's Anesthesia，ed 8，pp 3011-3012*）。

512. **(D)** 所有类型全身麻醉恢复过程中均可能发生术后寒战或麻醉后震颤。如果不能解决，寒战可增加代谢率和耗氧量（100%~200%），也会增加心排血量和分钟通气量。虽然寒战通常发生于体温下降的患者，也可能发生在麻醉后正常体温的患者。麻醉后寒战的最佳治疗是吸氧、保温和（或）使用哌替啶静脉注射等。其他不常用的药物治疗包括使用可乐定、硫酸镁、氯化钙、氯丙嗪、氟哌利多及其他阿片类药物（如布托啡诺）。尽管患者术后核心体温低，但在患者脸部、头部、颈部、胸部和腹部应用辐射加热可在数分钟内消除颤抖（*Butterworth：Morgan & Mikhail's Clinical Anesthesiology，ed 5，pp 1185，1264；Miller：Basics of Anesthesia，ed 6，p 643*）。

513. **(C)** 高钾血症的 ECG 表现包括 T 波缩窄高尖（高钾血症最早的表现）、P 波振幅降低、PR 间期延长、QRS 间期增宽。个别情况下 ECG 可出现为正弦波及心律失常（如窦性停搏、室上性心动过速、心房颤动、室性早搏、室性心动过速、心室颤动）。低血钙可增强这些改变，静脉注射钙剂可迅速纠正部分 ECG 改变。U 波振幅增大提示有低钾血症，而非高钾血症（*Miller：Miller's Anesthesia，ed 8，pp 1205-1206*）。

514. **(B)** 如果吸气活瓣被卡在开启位置，仅在呼气时"失灵"，因为在吸气阶段该活瓣默认为开放状态。在呼气阶段呼出的气体将通过呼气活瓣进入回路呼出端后排出（正确路径），部分呼气也通过吸气活瓣进入回路吸气端（错误路径）。进入吸气回路的呼出气体（旧的气体）再次被患者吸入，刚呼出的气体再次返回患者肺部与"新"的气体混合吸入，结果导致氧气、七氟烷和 N_2O 均被稀释，但患者重复吸入 CO_2。因此，吸气活瓣卡住时只有 CO_2 吸入浓度增加（正常吸入 CO_2 为零）（*Miller：Basics of Anesthesia，ed 6，p 208*）。

515. **(D)** 肥大的舌体和会厌会造成患者上呼吸道梗阻，使声门暴露更困难。声带肥大可使声门开口狭窄。此外，25% 的肢端肥大症患者，其肿大的甲状腺压迫气管后可能出现声门下狭窄，与面部肿大的患者相比，需要选择较小型号的气管导管。由于鼻甲肥大，经鼻插管可能更困难。经蝶窦垂体切除术后患者，应禁忌使用 CPAP（*Barash：Clinical Anesthesia，ed 7，p 1351；Hines：Stoelting's Anesthesia and Co-Existing Disease，ed 6，p 404*）。

516. **(A)** 免疫介导的过敏反应有四种类型。过敏反应是一种包括肥大细胞和嗜碱性粒细胞参与的 IgE 介导的 I 型免疫反应。类过敏反应表现与过敏反应类似，但并非免疫介导。类胰蛋白酶是中性蛋白酶，正常情况下储存于肥大细胞内，发生过敏反应（非类过敏反应）时类胰蛋白酶被释放而进入体循环。需要在怀疑发生过敏反应 1~2h 内检测类胰蛋白酶水平。过敏反应发生 30~60min 后血浆组胺恢复至基线水平。劳丹碱是阿曲库铵的正常代谢产物（*Hines：Stoelting's Anesthesia and Co-Existing Disease，ed 6，pp 523-524；Butterworth：Morgan & Mikhail's Clinical Anesthesiology，ed 5，pp 1217-1221*）。

517. **(B)** MH 主要表现为高代谢状态（可达正常代谢的 10 倍）。临床症状包括心动过速、呼吸急促、低氧血症、高碳酸血症（如 $PaCO_2$ 为 100~200mmHg）、代谢性和呼吸性酸中毒（如 pH 为 6.80~7.15）、高钾血症、低血压、肌肉僵硬、注射琥珀酰胆碱后出现牙关紧闭、体温上升。混合静脉血氧压力可能很低。临床表现多样化，而某些症状可能直到术后才表现出来（*Hines：*

Stoelting's Anesthesia and Co-Existing Disease，ed 6，pp 635-640）。

518.（D） 选择性 5 羟色胺再吸收抑制剂（SSRI）氟西汀是对细胞色素 P-450 酶 CYP3A4 和 CYP2D6 最有效的抑制剂。CYP2D6 促进可待因向吗啡的转换，意味着当转化减少时"正常"剂量药物反应会低于预期。羟考酮和氢可酮由 CYP2D6 代谢为活性形式，而这些药物"正常"剂量的反应也会比低于预期。因此，可待因、羟考酮和氢可酮不适合用于服用 SSRI 的患者镇痛。CYP3A4 代谢芬太尼、舒芬太尼和芬太尼。瑞芬太尼通过非特异性血浆酯酶代谢（*Miller：Basics of Anesthesia*，ed 6，p 37）。

519.（A） 支气管内插管的并发症包括胸廓起伏不对称性、单侧呼吸音、气道峰压升高、ABGs 异常（如低氧血症）。支气管内插管通常多为有目的性插管（例如开胸手术使用双腔气管导管），但如果单腔管插管误入一侧支气管时，随着时间的延长，可能导致肺不张、缺氧、肺水肿。气道峰压增加也可发生在以下情况如呼吸道阻塞（气管导管扭曲、分泌物、气囊充气过度）、支气管痉挛、V_T 增加、胸壁肌肉张力增加（麻醉性镇痛药品或咳嗽引起的胸壁强直）、张力性气胸。如果发生张力性气胸，通常会出现低血压。本病例中肺栓塞不会导致气道峰压上升（*Lobato：Complications in Anesthesiology*，pp 101-102）。

520.（D） 虽然血流动力学不稳定可发生在肝移植的任何阶段，但主要发生在再灌注初始阶段，当血管夹从移植肝血管上移走，血管开放，此时心血管系统不稳定最显著。此时临床表现为复杂性低血压、心肌收缩力下降、心律失常、高钾性心搏骤停。这个术中关键时刻应准备肾上腺素、阿托品、钙剂和碳酸氢钠及血液制品（*Miller：Miller's Anesthesia*，ed 8，pp 2281-2282；*Miller：Basics of Anesthesia*，ed 6，p 584）。

521.（D） 代谢和生理因素及某些药物可延长非去极化神经肌肉阻滞剂的作用。代谢和生理因素包括呼吸性酸中毒、重症肌无力综合征、肝/肾衰竭、低血钙、低体温和高镁血症。吸入麻醉药和局部麻醉药、糖皮质激素及多种抗生素〔如多黏菌素、氨基糖苷类、林可霉素（即克林霉素）、甲硝唑（Flagyl）〕、钙通道阻滞剂、丹曲林钠、呋塞米均可延长非去极化神经肌肉阻滞剂的作用（*Miller：Basics of Anesthesia*，ed 6，pp 633-634）。

522.（A） PONV 位居患者术后最常见不良症状的第二位（术后疼痛位于第一位）。许多 PONV 独立预测因子的成人前瞻性研究发现，女性是 PONV 的最强预测因素，术后需要止吐治疗。有趣的是，虽然患者在抽第一支香烟时常感到恶心，但与不吸烟者相比，吸烟者 PONV 发生率降低。PONV 的其他预测因素包括不吸烟者、既往有 PONV 史、偏头痛史、术后使用麻醉性镇痛药物、手术时间较长、使用 N_2O 和使用挥发性麻醉药（*Miller：Miller's Anesthesia*，ed 8，pp 2947-2954）。

523.（D） 罕见的肌肉疾病可能导致麻醉药相关的严重并发症。MH 是肌肉疾病的最重要表现，被认为与使用琥珀酰胆碱或强效挥发性麻醉药后引起的肌浆网钙调控改变有关（最有可能是 Ryanodine 受体突变介导）。因为 MH 是一种肌肉代谢异常，所以在挥发性麻醉药或琥珀酰胆碱使用后可能表现有肌肉强直。此时任何肌松药均不会使肌肉松弛，而琥珀酰胆碱禁用。患者有呼吸性和代谢性酸中毒，应采用 100% O_2 通气，明显增加分钟通气量，使用碳酸氢钠；然而停用诱发药物并注射丹曲林最重要（*Hines：Stoelting's Anesthesia and Co-Existing Disease*，ed 6，pp 635-640）。

524.（D） 阿托品和东莨菪碱可容易通过胎盘，而格隆溴铵不易通过胎盘。虽然新斯的明不易通过胎盘，然而一旦通过胎盘剂量足够多时仍可引起宫内胎儿心动过缓，因此在孕妇非生产手术中应使用新斯的明和阿托品拮抗肌松（*Butterworth：Morgan & Mikhail's Clinical Anesthesiology*，ed 5，p 229）。

525. **(A)** 肝衰竭的患者其肝脏不能充分解毒有害化学物质。50%～70%终末期肝病患者将进展为 HE。临床症状表现为轻微混乱、嗜睡甚至昏迷。HE 病因复杂，血氨水平升高（容易测量）与其关系密切，所以治疗目标是降低血氨水平。其他毒素也可导致 HE。通常使用乳果糖（降低氨的吸收）和新霉素（通过减少产氨肠道菌群而减少氨的生成）以降低氨的水平。限制蛋白质以降低氨的生成，所以富含氨基酸的 TPN 并无益处。已经证明氟马西尼（GABA 受体拮抗剂）可使部分 HE 患者症状得到短时间逆转，提示 HE 期间 GABA 受体被部分激活。GABA 受体与 CNS 抑制性中枢神经递质有关（*Hines：Stoelting's Anesthesia and Co-Existing Disease*，*ed 6*，*p 280*；*Miller：Basics of Anesthesia*，*ed 6*，*p 457*；*Miller：Miller's Anesthesia*，*ed 8*，*p 541*）。

526. **(C)** 酮咯酸是少数批准可胃肠外使用的非甾体类消炎药（nonsteroidal anti-inflammatory drugs，NSAIDs）。虽然 NSAIDs 具有镇痛、抗炎作用而无呼吸抑制，但也可抑制血小板聚集，引起胃溃疡，与肾功能不全有关，并可能影响骨愈合。NSAIDs 禁用于脊柱融合术的患者，因为此类患者手术成功与否骨愈合至关重要（*Miller：Miller's Anesthesia*，*ed 8*，*p 2982*）。

527. **(A)** 镰状细胞性贫血是一种遗传性疾病，美国黑人的发生率约为 0.3%～1%。患者是 S 型血红蛋白的纯合子，因而其 RBCs 中的血红蛋白 70%～98% 是不稳定的 S 型血红蛋白，可导致严重溶血性贫血。促进镰状细胞形成的因素包括低氧血症、酸中毒、脱水、体温降低。吸入 NO 和其他新研发的药物可能有助于减少甚至避免镰状细胞的形成（*Butterworth：Morgan & Mikhail's Clinical Anesthesiology*，*ed 5*，*pp 1177-1180*；*Hines：Stoeling's Anesthesia and Co-Existing Disease*，*ed 6*，*pp 411-412*）。

528. **(A)** 虽然许多书籍中认为肥胖是阻塞性睡眠呼吸暂停综合征（OSA）的最常见原因，然而最近研究表明，颈围过大（>44cm）提示咽部脂肪沉积，比肥胖（BMI>30）和 OSA 的相关性更高。其他危险因素包括男性、中年、夜间饮酒或服用促进睡眠的药物（*Hines：Stoelting's Anesthesia and Co-Existing Disease*，*ed 6*，*p 320*；*Miller：Miller's Anesthesia*，*ed 8*，*pp 2203-2204*；*Miller：Basics of Anesthesia*，*ed 6*，*pp 435-436*）。

529. **(D)** ASA 内部赔偿工作小组报告，20 世纪 90 年代，有关麻醉医师医疗事故索赔的主要原因依次为死亡（22%）、神经损伤（21%）和脑损伤（10%）（*Barash：Clinical Anesthesia*，*ed 7*，*pp 100-101*）。

530. **(C)** 心脏再同步治疗（cardiac resynchronization therapy，CRT）用于心衰患者（EF<35%）和心室传导阻滞患者（QRS 波通常延长至 120～150ms）。传导延迟导致机械收缩不同步并加重心脏衰竭。CRT 需要双心室起搏，一个电极位于冠状窦部位以激活左心室。CRT 对呼吸及植入式心律转复除颤器（implantable cardioverter-defibrillator，ICD）均无影响，但许多患者可能两者都需要，因为通常左心功能差的患者也存在突然死亡的风险。此类患者大多数也存在冠心病（*Hines：Stoelting's Anesthesia and Co-Existing Disease*，*ed 6*，*p 129*；*Miller：Miller's Anesthesia*，*ed 8*，*pp 2078-2079*）。

531. **(D)** X 综合征（也称为 X 代谢综合征）的患者存在胰岛素抵抗，会导致胰岛素水平升高及其引发的代谢改变，但并不发生低血糖。相关因素为低水平的高密度脂蛋白、高血压、纤溶酶原激活物抑制剂-1 的水平的增加，而这些因素和冠心病有关。此类患者中有许多肥胖患者（*Miller：Miller's Anesthesia*，*ed 8*，*pp 2201-2203*）。

532. **(C)** 硫酸吗啡的胃肠外给药和口服给药转换比例为 1：3；因此，30mg 吗啡胃肠外用药相当于 30mg×3＝90mg 吗啡口服。美沙酮的胃肠外给药和口服给药转换比例为 1：2（*Brunton：Goodman & Gilman's The Pharmacological Basis of Therapeutics*，*ed 12*，*p 498*）。

533. **(A)** VRG 仅占人体的 10% 而要接受 75% 的心排血量。肺泡分压内压力平衡非常迅速［8～10min

（4 倍时间常数）〕。此后，MG 摄取，且在 2~4h 内接近平衡。最后达到平衡的效应室是包含脂肪在内的 VPG。达到这一平衡通常需要数小时，甚至几天。

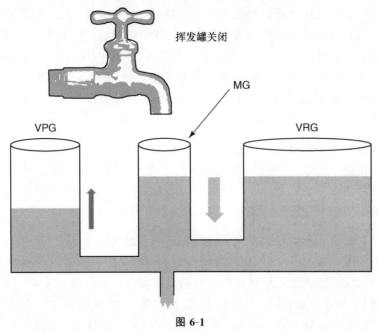

挥发罐关闭

MG

VPG   VRG

图 6-1

关闭挥发罐，肺泡（动脉）气体分压迅速下降。VRG 和 MG 中气体分压也会下降。脂肪组织数小时内仍将继续吸收挥发性麻醉药，实际上有助于患者苏醒。当挥发灌关闭时，VPG 内的气体分压低于 VRG 和 MG 内的气体分压，从而开始吸收来自于气体分压较高的 VRG 和 MG 中的麻醉药物（*Miller：Miller's Anesthesia*，*ed 8*，*pp 639*，*654-655*）。

534. (D) 44 周（孕周＋生命年龄）前的新生儿使用氧气治疗存在发生早产儿视网膜病变（晶状体后纤维组织增生）的危险，尤其是极早产儿（出生体重＜1000g 和孕龄＜28 周）。支气管肺发育不良是一种慢性肺疾病，患儿出生时即需要机械通气治疗呼吸窘迫综合征。CO_2 潴留是慢性阻塞性肺疾病患者的危险因素之一。任何接受大于 50% O_2 治疗的患儿，均存在吸收性肺不张的潜在危险，因为 O_2 快速吸收进入循环的速度大于机械通气供应 O_2 的速度。正常情况下，氮气在肺泡内发挥空间支撑的作用，从而防止肺泡塌陷。如果长时间高浓度吸氧，长时间的 O_2 浓度过高可损伤"正常肺"，可导致从轻微损伤发展气管支气管炎、肺间质水肿，直至发生肺纤维化（*Miller：Miller's Anesthesia*，*ed 8*，*pp 457-460*，*2670*；*Butterworth：Morgan & Mikhail's Clinical Anesthesiology*，*ed 5*，*pp 1287-1288*）。

535. (A) 选项中所列出的神经，除耳大神经外均来自第五脑神经（三叉神经）。眼神经（三叉神经 V_1 分支）分出滑车上、滑车下和眶上神经。眶下神经是三叉神经 V_2 分支（三叉神经上颌支）。颏神经是 V_3 分支（下颌神经）。耳大神经由 C_2、C_3 脊神经分支组成，支配外耳皮肤、乳突与腮腺（*Miller：Miller's Anesthesia*，*ed 8*，*pp 1722-1724*）。

536. (D) 蛛网膜下腔出血患者经常伴发脑血管痉挛，脑血管造影显示发生蛛网膜下腔出血患者中有脑血管痉挛者可高达 70%；但只有 30% 患者出现伴有缺血表现（如精神错乱、嗜睡、局灶性运动、语言障碍）的血管痉挛。临床血管痉挛通常发生在出血后 4~12 天，虽然可自行恢复，但也可能在几小时或几天内进展为昏迷甚至死亡。再出血往往发生更早（即 24h 内）（*Barash：Clinical Anesthesia*，*ed 6*，*pp 1585-1586*）。

537. (C) 博来霉素主要用于治疗霍奇金淋巴瘤和睾丸肿瘤。博来霉素可对核苷酸造成氧化损伤，导致 DNA 断裂。虽然使用博来霉素更常见的副作用是对皮肤和黏膜的损害，但与剂量相关的肺毒性是其最严重的副作用。肺毒性早期症状和体征包括干咳、细湿啰音，X 线片呈弥漫性浸润。约 5%～10% 的患者发展为肺毒性，约 1% 的患者死于这种并发症。多数学者认为，博来霉素肺毒性风险增高与使用剂量增加（特别是总剂量 $> 250mg$）、年龄大于 40 岁、肌酐清除率（creatinine clearance，CrCl）$< 80ml/min$、胸部放射性照射或原有肺部疾病等因素有关。虽然博来霉素的使用和高浓度氧之间可能存在联系，但具体情况尚不清楚。目前，使用博来霉素的患者应仔细评估 SpO_2，推荐使用可保证患者安全的最低 O_2 浓度（*Brunton*：*Goodman & Gilman's The Pharmacological Basis of Therapeutics*，*ed 12*，*pp 1716-1718*；*Miller*：*Miller's Anesthesia*，*ed 8*，*p 1943*；*Stoelting*：*Pharmacology and Physiology in Anesthetic Practice*，*ed 4*，*pp 555-565*）。

538. **(B)** 儿童最常见的心脏不良事件是心动过缓。来自弗吉尼亚医学院的研究对近 8000 名 4 岁以下儿童心动过缓的发生率进行观察。心动过缓最常见的原因是心脏疾病或手术、吸入麻醉，其次为低氧血症。那些有心动过缓的儿童，低血压发生率为 30%，心搏骤停或室颤发生率为 10%，死亡率为 8%。心动过速比较常见，不属于不良事件（*Davis*：*Smith's Anesthesia for Infants and Children*，*ed 8*，*pp 1232-1236*；*Barash*：*Clinical Anesthesia*，*ed 7*，*p 1245*；*Butterworth*：*Morgan & Mikhail's Clinical Anesthesiology*，*ed 5*，*p 879*）。

539. **(C)** 面罩通气是最基本的麻醉操作，但在部分患者中使用时也有难度。有呼吸道梗阻倾向的患者面罩通气会更困难，因为呼吸道组织过多（即 BMI > 26 的肥胖患者）、患者没有牙齿（即舌体更贴近上颚，面罩与面部贴合不佳）、患者打鼾（即已经存在气道阻塞的因素）。留有胡须（即更难保证面罩与面部的密闭性）、> 55 岁、面部肿瘤、面部外伤的患者使用面罩通气也会更困难。这些患者往往需要使用口咽通气道（*Miller*：*Basics of Anesthesia*，*ed 6*，*p 227*；*Miller*：*Miller's Anesthesia*，*ed 8*，*p 1651*）。

540. **(A)** 当肢体灌注不足时（如创伤或灌注不足）会发生缺氧性水肿，产生肿胀。当这种情况发生在密闭腔室内时，组织内压力上升，毛细血管灌注下降。筋膜室综合征的症状包括镇痛药无法缓解的剧烈疼痛、感觉异常、麻痹和苍白。随着骨筋膜室内神经和肌肉发生永久性损伤，可出现广泛的横纹肌溶解。因为该情况发生在组织水平，所以脉搏和毛细血管的再充盈可始终存在，治疗包括筋膜切开减压（*Barash*：*Clinical Anesthesia*，*ed 7*，*p 1514*；*Miller*：*Miller's Anesthesia*，*ed 8*，*p 2450*）。

541. **(B)** 新生儿脑脊液（cerebrospinal fluid，CSF）的容量和分布与成人不同。成人 CSF 为 $2ml/kg$，而新生儿为 $4ml/kg$。此外，新生儿 CSF 几乎一半存在于蛛网膜下腔，而成人只有约 1/4。这些因素有助于解释为什么新生儿和婴幼儿在使用蛛网膜下腔阻滞麻醉时药物剂量比成年人更大，而作用时间更短（*Miller*：*Miller's Anesthesia*，*ed 8*，*pp 2727-2728*）。

542. **(A)** 气管导管的型号大小通过内径来衡量，导管内径以 0.5mm 依次递增（*Miller*：*Basics of Anesthesia*，*ed 6*，*p 230*）。

543. **(B)** MRI 扫描仪拥有超导电流，可产生强大的磁场（最大距离可达 6m），并且磁场始终处于开放状态。房间中的任何铁磁性物体均有可能被强烈吸引到扫描仪上，造成弹击型损害。如果患者因为磁性物体飞进扫描仪而被困，MRI 技术人员必须关闭超导磁体。在磁体关闭过程中（淬火），扫描仪将变得非常冰冷（*Miller*：*Basics of Anesthesia*，*ed 6*，*p 621*）。

544. **(C)** 一氧化碳（CO）是一种无色无味的气体，与血红蛋白结合的亲和力比 O_2 强 200 倍。CO 吸入是美国死亡病例的主要原因之一。双波长（660nm 和 940nm）的脉搏血氧仪无法区分碳氧血红蛋白和氧合血红蛋白，但通过 CO 血氧检测仪即可容易区分。高铁血红蛋白明显增多会使血氧饱和度变为 85%。轻度酸血症时氧离曲线轻微右移不足以导致 PaO_2 为 190mmHg 时血氧饱和度仅有 90%。此外，脉搏血氧仪读数与 CO 血氧仪几乎相同（*Miller：Miller's Anesthesia，ed 8，pp 2679-2680；Hines：Stoelting's Anesthesia and Co-Existing Disease，ed 6，pp 554-555*）。

545. （A）监测下肢 SSEP，开始给予胫后神经一次刺激，将生成一个电脉冲并通过背根神经节进入后角（背侧），再达到后角核。二阶神经元携带电脉冲通过中线后向丘脑传递，该电脉冲通过三阶神经元到达大脑的感觉皮层，头皮电极记录脑电活动。严重低血压或信号传导通路任何部位的缺血，均可导致诱发电位幅度减小或增加延迟。挥发性麻醉药大于 0.5～0.75MAC 值时可产生类似效果。巴比妥类、苯二氮䓬类、丙泊酚和其他镇静剂也可干扰 SSEP 监测。脊髓前动脉综合征影响脊髓前部供血（运动神经），不会影响 SSEP 监测（*Miller：Basics of Anesthesia，ed 6，pp 327-328*）。

546. （D）糖尿病所致自主神经病变可明显影响自主神经系统功能，甚至使用阿托品和普萘洛尔几乎无效（因为已没有可以阻断的神经）。心脏移植后，新的心脏（供体心脏）是去神经支配，对自主神经系统阻断药物不会产生反应。根据定义，脑死亡与自主神经功能缺乏有关。高位脊髓麻醉时交感神经被完全阻断，所以普萘洛尔对心率没有影响，但迷走神经不受影响。阿托品对房颤和完全性心脏传导阻滞的患者无效（*Hines：Stoelting's Anesthesia and Co-Existing Disease，ed 6，pp 26-28，383；Miller：Basics of Anesthesia，ed 6，pp 281，585-586*）。

547. （A）

548. （B）

549. （D）

550. （C）

551. （D）

552. （B）

553. （A）

554. （E）

　　生物武器有三大类：A 类、B 类和 C 类。题目中的这些疾病均为具有高度传染性的 A 类传染病。

　　天花是由病毒引起（典型天花），世界卫生组织在 1980 年宣布消灭天花。天花潜伏期为 7～14 天，患者表现为全身乏力、头痛、发热。2～4 天后会出现特征性皮疹，所有病变在同一阶段出现（丘疹、水疱、脓疱、痂）。患者和医务人员在接触后 4 天内接种疫苗症状明显减轻。未接种疫苗的患者在不经治疗情况下死亡率大于 30%。接种过疫苗的患者死亡率相对较低，治疗包括使用药物西多福韦（cidofovir）。

　　炭疽病由需氧的革兰氏阳性芽胞杆菌（炭疽杆菌）引起，有三种主要形式：皮肤型、胃肠道型、吸入型。炭疽生化武器主要为吸入型，症状发生在接触后 1～7 天，最初表现与病毒性感冒（发烧、寒战、肌痛、干咳）类似。之后由于孢子在患者纵隔淋巴结内增殖，淋巴结肿大，胸部 X 线片可见纵隔增宽。治疗主要是使用环丙沙星，暴露人员的预防包括使用 60 天的环丙沙星。吸入性炭疽病的死亡率大于 80%。

　　鼠疫由革兰氏阴性杆菌引起（鼠疫耶尔森菌），有两种形式：腹股沟腺鼠疫和肺鼠疫。常见的腺鼠疫症状有淋巴结肿痛（腹股沟淋巴结炎炎），肿大的淋巴结直径可达 5～10cm。患者会出现发绀、休克和外周组织坏疽（黑死病）。如果肺部感染鼠疫，则形成肺鼠疫。如果不及时治疗，死亡率高达 100％，治疗主要是使用链霉素，即使已使用过庆大霉素、四环素、氯霉素。

　　肉毒杆菌中毒由肉毒杆菌毒素引起。因为该疾病是由于神经毒素引起，所以不会传染。神经毒素影响胆碱能神经元，并抑制乙酰胆碱释放。典型症状通常在暴露后 12～36h 内出现，包括急性弛缓性麻痹、唾液分泌减少，肠梗阻，尿潴留，无感觉障碍。适当的支持治疗和使用三价马抗毒素血清后死亡率将低于 5％。如果不使用抗毒素血清，患者可能需要 2～8 周才能恢复，死亡率为 5％～10％。

　　出血热病毒超过 18 种，其中包括埃博拉病毒。潜伏期为 2～21 天，患者会出现发热、肌肉痛、头痛、血小板减少及出血性并发症（瘀点、瘀斑）。埃博拉病毒感染后如未经治疗其死亡率为 90％，治疗包括使用药物利巴韦林（*Barash：Clinical Anesthesia，ed 7，pp 1543-1545；Miller：Miller's Anesthesia，ed 8，pp 2501-2502；Miller：Basics of Anesthesia，ed 6，pp 691-695*）。

555.　（D）

556.　（C）

557.　（D）

558.　（C）

559.　（C）

560.　（A）

　　肺功能检查可用于区分慢性肺部疾病患者是属于呼吸道阻塞性疾病（如哮喘、肺气肿和慢性支气管炎）还是限制性肺疾病（如肺间质纤维化、脊柱侧弯）。第 1 秒用力呼气量或 FEV_1 是指第 1 秒用力呼出的气体量，通常用于表示占用力肺活量的百分比，或 FEV_1/FVC。FEV_1/FVC 的正常值为 75％～80％。当存在呼吸道阻塞性疾病时，FEV_1 小于 70％ 时为轻度梗阻，小于 60％ 时为中度梗阻，小于 50％ 时为严重梗阻。阻塞性肺疾病患者 TLC 和 FRC 正常（哮喘）或增加（支气管炎、肺气肿）。限制性肺疾病时 FEV_1 降低，但由于 FVC 同时减少，FEV_1/FVC 正常。限制性肺疾病患者存在 TLC、FRC 和总肺顺应性均降低。肺气肿患者因为肺弹性回缩力降低而造成肺顺应性增加。

561.　（A）

562.　（B）

563.　（C）

564.　（D）

565.　（B）

566.　（E）

　　周围神经损伤的许多病例，损伤机制仍不十分清楚，但牵拉或压迫可导致神经缺血和损伤。截石位时屈髋和（或）伸膝会加重坐骨神经的牵拉。同时，腓骨头和金属支架之间可能造成腓总神经压迫，腓总神经损伤是截石位最常见的神经损伤。金属支架和摆放腿之间适当加垫可防止神经伤害发生。坐骨神经支配所有膝关节以下骨骼肌的运动功能及大腿外侧和大部分足部感觉功能。腓总神经是坐骨神经的分支，其损伤会导致因踝关节背屈功能受损及足外翻和足趾背伸功能丧失而造成足下垂。下腹部手术中过度牵拉可损伤股神经或闭孔神经。一次困难的产钳阴道分娩或大腿向腹股沟过度屈曲时，可能造成闭孔神经损伤。股神经损伤表现为膝关节伸展功能减弱（股四头肌的麻痹）和大腿前部及小腿的中间/前内侧麻木。临床表现为小腿和大腿内收无力及大腿内侧麻木，与闭孔神经损伤一致。髋关节过度向腹部屈曲可引起股外侧皮神经（仅感觉）病变，导致大腿外侧部分麻木（Miller：Miller's Anesthesia，ed 8，pp 1256-1258；Miller：Basics of Anesthesia，ed 6，pp 304，305，313，314）。

第 7 章

小儿生理与麻醉

（宋海龙　聂　偲译　张鸿飞　周祥勇审校）

567. 1 月龄婴儿，既往体健，有明确的镰状细胞贫血家族史，因腹股沟嵌顿疝送至急诊室，术前应进行下列哪项检查

A. 血红蛋白电泳

B. 外周血涂片

C. 血液科会诊

D. 以上均不是

568. 早产儿的声门水平相对于颈椎哪个节段

A. C_3

B. C_4

C. C_5

D. C_6

569. 5 月龄婴儿，拟择期行右腹股沟疝修补术。实施蛛网膜下腔阻滞麻醉，若麻醉平面过高，首要症状是

A. 低血压

B. 心动过速

C. 低氧血症

D. 心搏骤停

570. 足月儿体液占体重的百分比是

A. 45%

B. 60%

C. 75%

D. 90%

571. 不增加宫内胎儿患早产儿视网膜病变（retinopathy of prematurity，ROP）风险的前提下，孕妇可接受的最大吸入氧浓度为

A. 0.35

B. 0.50

C. 0.75

D. 1.0

572. 下面哪个患者**最不可能**发生早产儿视网膜病变

A. 足月儿，孕后年龄（postconceptual age，PCA）46 周，暴露于纯氧环境下 6h

B. 早产儿，PCA 29 周，动脉血氧分压 150mmHg 下暴露 1h

C. 早产儿，PCA 28 周，未接受氧气治疗

D. 法洛四联症青紫患儿，PCA 34 周，接受氧疗

573. 5 周龄男婴，因喷射性呕吐送急诊室。入院时患儿昏睡，呼吸频率 16 次/分，入院前 3 小时无尿。诊断为幽门狭窄，紧急入手术室行幽门环肌切开术。最合适的麻醉管理是

A. 经口放置胃管后清醒插管

B. 七氟烷吸入诱导，环状软骨压迫

C. 清醒下置入隐静脉导管或髓内针，给予氯胺酮、阿托品、罗库溴铵进行快速序贯诱导

D. 推迟手术

574. 食管闭锁（esophageal atresia，EA）或气管食管瘘（tracheoesophageal fistula，TEF）**最常见**的类型是

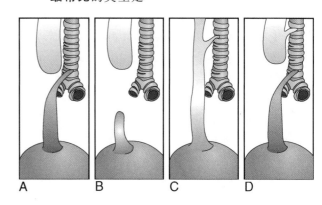

A　　　　B　　　　C　　　　D

575. 患儿 11 月龄，体重 10kg，术前血细胞比容
（Hct）为 36％，可接受的最低血细胞比容为
25％，其最大允许失血量（maximum allowa-
ble blood loss，MABL）为
A. 110ml
B. 245ml
C. 350ml
D. 信息不完善，无法计算

576. 患儿 11 月龄，体重 10kg，需要将 Hct 从
20％提高至 28％，需要 Hct 为 60％的浓缩红
细胞（packed red blood cells，PRBCs）多少
毫升
A. 55ml
B. 105ml
C. 155ml
D. 信息不完善，无法计算

577. 选择带套囊气管导管优于不带套囊气管导管
包括以下原因，**除外**
A. 需要更小型号的气管插管
B. 减少呼吸道起火的机会
C. 自主呼吸更容易
D. 胃内容物误吸概率明显降低

578. 4 岁健康男性患儿，拟择期行扁桃体切除术。
全麻诱导前，患儿呼吸频率为 20 次/分。吸
入七氟烷、氧化亚氮和氧气进行麻醉诱导，
90 秒后患儿呼吸频率为 40 次/分。引起呼吸
频率过快最可能的原因是
A. 低氧血症
B. 高碳酸血症和恶性高热（malignant hy-
perthermia，MH）早期阶段
C. 麻醉的兴奋阶段
D. 胃内容物误吸

579. 1 月龄新生儿，体重 3kg，既往体健，拟行腹
股沟疝修补术。七氟烷吸入诱导下气管插管。
手术切皮前，收缩压为 65mmHg，心率 130
次/分。对该患儿血压最适当的干预措施是
A. 给予麻黄素
B. 给予去氧肾上腺素
C. 50ml 液体单次注射
D. 以上都不是

580. 5 岁患儿，择期行脐疝修补术。经面罩吸入
七氟烷、氧化亚氮和氧气实施全麻诱导并维

持麻醉。手术结束后，患者入麻醉恢复室，
随后返回门诊病房。出院前患儿母亲发现患
儿尿液呈黑褐色（可乐色），此时最适当的处
理是
A. 患儿带医嘱出院：如果尿色不能恢复正
常，及时复诊
B. 如果没有其他症状或体征表现，患儿观察
3 小时后出院
C. 检测患儿血清肌酐和血尿素氮（BUN）
水平，如果正常可出院
D. 评估患儿是否有 MH

581. 小儿最大吸气压力为多少时允许出现气管导
管漏气
A. 5～15cm H_2O
B. 15～25cm H_2O
C. 25～35cm H_2O
D. 以上都不是

582. 妊娠 32 周分娩的早产儿，拟行左侧先天性膈
疝（congenital diaphragmatic hernia，CDH）
修补术。清醒气管插管后，七氟烷、氧气和
芬太尼维持全身麻醉。此后不久，麻醉医师
发现患儿存在明显通气不足，随后血氧饱和
度降至 65％，心率降至 50 次/分。此时最合
适的处理是
A. 从右主支气管拔出气管导管
B. 呼气末正压（PEEP）通气并使用呋塞米
C. 确诊张力性气胸后在右侧胸腔内放置胸管
D. 拔除气管导管，面罩通气，并重新插管

583. 8 岁男孩机动车事故（motor vehicle acci-
dent，MVA）后急诊入院，即送手术室拟行
剖腹探查手术。因为患儿已经出现"意识模
糊而没有烦躁"，因此并未使用任何镇静或止
痛药物。患儿心动过速，远端脉搏细速且四
肢厥冷。虽然输注了 500ml 液体，但患儿尿
量极少。这名患儿失血量约为全身血容量的
A. ＜20％
B. 25％
C. 40％
D. 不能确定

584. 6 岁患儿，经口插入气管导管的深度（牙槽
嵴至气管中段）通常是
A. 10cm

B. 13cm

C. 15cm

D. 18cm

585. 3 岁患儿，体重 14kg，拟行足畸形矫治手术，下面哪项液体最适合该患者

A. 5％葡萄糖溶液

B. 5％葡萄糖复合 0.45％生理盐水溶液

C. 生理盐水

D. 乳酸林格液

586. 14 天新生儿，既往体健，入手术室行肠梗阻手术，补液充分，计划采用快速序贯诱导。与成人相比，该患儿琥珀酰胆碱的剂量应该

A. 由于神经系统发育不成熟，应降低剂量

B. 与成人剂量相同

C. 因乙酰胆碱受体减少，应降低剂量

D. 因药物分布容积增大，应增加剂量

587. 产房发生新生儿心动过缓（心率＜ 100 次/分）最常见的原因是

A. 先天性心脏病

B. 产妇药物中毒（麻醉剂、酒精、镁、巴比妥酸盐、洋地黄毒苷）

C. 产后寒冷刺激

D. 低氧血症

588. 妊娠 31 周，出生 10 周的患儿拟行腹股沟疝修补术。经面罩吸入七氟烷诱导全身麻醉，气管插管，七氟烷和氧气麻醉维持。该患儿最佳的术后镇痛方案是

A. 0.25％ 布比卡因 1ml/kg 实施骶管神经阻滞，儿科病房观察一晚

B. 0.25％ 布比卡因 2ml/kg 实施骶管神经阻滞，儿科病房观察一晚

C. 口服止痛药（对乙酰氨基酚），出院回家

D. 芬太尼 1ml 静脉注射，儿科病房观察一晚

589. 6 岁女性患儿，体重 20kg，拟行扁桃体切除术，全麻诱导后发生无脉性室性心动过速。麻醉医师实施气管插管，给予 100％氧气并进行胸外按压。使用双相性除颤器首次电击的能量水平是

A. 20 焦耳（J）

B. 40 焦耳（J）

C. 60 焦耳（J）

D. 80 焦耳（J）

590. 新生儿的脊髓延伸至

A. L_1 椎体 水平

B. $L_2 \sim L_3$ 椎体水平

C. $L_4 \sim L_5$ 椎体水平

D. S_1 椎体水平

591. EA 与 TEF 最常见的初始症状是

A. 分娩时呼吸窘迫（如窘迫，呼吸急促）

B. 喷射性呕吐

C. 缺氧

D. 进食时反流

592. 出生 3 小时的巨大儿，体重 4kg，囟门大，拟行脐膨出修补术。体格检查显示巨舌，无其他异常。该患儿可能出现下列哪一项症状

A. 高钾血症

B. 代谢性酸中毒

C. 低氧血症

D. 低血糖

593. 新生儿 TEF 修复手术，下列哪一项是全麻诱导最不合适的方案

A. 清醒气管插管

B. 自主呼吸吸入诱导及气管插管

C. 面罩正压通气吸入诱导及气管插管

D. 快速序贯静脉诱导气管插管

594. 3 岁患儿，伴有咳嗽和咽喉痛，无发热，拟行扁桃体切除术。体格检查显示轻微吸气喘鸣。胸部 X 线片显示左肺下叶少量浸润。最佳的处理是

A. 静脉给予类固醇药物并继续手术

B. 推迟手术 10 至 14 天并口服抗生素治疗

C. 推迟手术至少 1 个月

D. 继续进行手术

595. 4kg 新生儿，估计其血容量为

A. 240ml

B. 280ml

C. 340ml

D. 400ml

596. 新生儿多大年龄时肺血管阻力可降低至与成人一致

A. 1～2 天

B. 1～2 周

C. 1～2 个月

D. 1 岁

597. 10 月龄婴儿,择期行左侧睾丸鞘膜积液手术,全身麻醉采用异氟烷、氧化亚氮、氧气和芬太尼。以下有效和合理预防低体温的方法,**除了**

A. 手术床上放置红外线加热设备并手术间预热

B. 加热毯覆盖手术床

C. 四肢软布辅料包裹,头部布帽覆盖

D. Mapleson D 呼吸回路下低流量通气 〔如 50ml/(kg·min)〕

598. 足月儿术后中枢性通气抑制最有可能发生在哪种手术后

A. 腹裂

B. 脐膨出

C. 气管食管瘘

D. 幽门狭窄

599. 妊娠 34 周的早产男婴,拟急诊行左侧膈疝修补术。可经哪条血管置管以采集动脉导管前的动脉血样

A. 股动脉

B. 脐动脉

C. 右桡动脉

D. 左桡动脉

600. 下列患者中,异氟烷的最低肺泡有效浓度(MAC)**最大**的是

A. PCA 30 周龄的早产儿

B. 足月儿

C. 3 月龄婴儿

D. 甲状腺功能亢进的 19 岁男性患者

601. 10 岁小儿,体重 40kg,双下肢、臀部和后背部烧伤,面积约 50%。只补充晶体液,烧伤后第一个 24 小时需补液多少

A. 2.5L

B. 5.5L

C. 8.0L

D. 10.0L

602. 3 月龄黑人女婴,既往体健,出生时血红蛋白 19mg/dl,拟择期行腹股沟疝修补术。术前血红蛋白 10mg/dl。患儿父亲有多囊性肾病史。该患儿贫血最可能的原因是

A. 镰状细胞贫血

B. 缺铁

C. 尚未诊断的多囊性肾病

D. 正常结果

603. 3 岁男性患儿高热、上呼吸道梗阻,儿科医师呼叫麻醉医师至急诊室会诊处理。患儿母亲诉说,当天下午早些时候患儿抱怨咽喉痛、声音嘶哑。患儿直立端坐,身体前倾,吸气喘鸣,呼吸急促,胸骨凹陷和流涎。该患儿气道梗阻最适宜的处理为

A. 肾上腺素雾化吸入

B. 在急诊室实施清醒气管插管或时间允许情况下在手术室实施

C. 转入手术室,吸入诱导后气管插管

D. 转入手术室,静脉诱导,使用琥珀酰胆碱松弛肌肉后气管插管

604. 2 岁脑瘫患儿,严重胃食管反流(夜间频发误吸)和癫痫发作,拟于全身麻醉下行髂腰肌松解术。该患儿全身麻醉诱导首选哪个方案

A. 七氟烷吸入诱导后气管插管

B. 丙泊酚静脉诱导后喉罩通气

C. 依托咪酯和维库溴铵静脉诱导后气管插管

D. 丙泊酚和琥珀酰胆碱快速序贯诱导后气管插管

605. 7 周龄男婴,因肠梗阻入住儿科重症监护治疗病房(ICU)。实验室检查:钠离子 120mEq/L,氯离子 85mEq/L,葡萄糖 85mg/dl,钾离子 2.0mEq/L。呼吸频率 20 次/分,患儿母亲主诉最少 4 小时以上患儿尿量为 0ml。该患儿最适宜的复苏液体为

A. 2.5% 葡萄糖复合 0.45% 氯化钠和 20mEq/L 氯化钾

B. 0.45% 氯化钠

C. 0.9% 氯化钠复合 30mEq/L 氯化钾

D. 0.9% 氯化钠

606. 出生 12 小时新生儿,孕后年龄 30 周,体重 1800g,在 ICU 发现患儿开始抽搐。收缩压 45mmHg,血糖 50mg/dl,尿量 5ml/h,脉搏氧饱和度 88%。此时**最恰当**的处理为

A. 给予葡萄糖酸钙(10% 葡萄糖酸钙溶液 2ml)

B. 葡萄糖 10mg 静脉注射 5min 以上（5％葡萄糖溶液 2ml）

C. 100％氧气过度通气

D. 单次注射 5％白蛋白 20ml

607. 局麻药乳膏（eutectic mixture of local anesthetics，EMLA）是哪种局麻药混合剂

A. 2.5％利多卡因和 2.5％丙胺卡因

B. 2.5％利多卡因和 2.5％苯佐卡因

C. 2％丙胺卡因和 2％苯佐卡因

D. 4％利多卡因

608. 新生儿脐动脉置管优于脐静脉置管的原因包括以下选项，**除了**

A. 可评估氧合

B. 避免高渗性输液所致的肝损害

C. 可评估全身血压

D. 更易置管

609. 有关新生儿体温调节下列哪项描述**正确**

A. 大部分的热量丧失可通过其体表面积与体重比值较小来解释

B. 通过寒战进行低温补偿

C. 产热的主要方式是棕色脂肪代谢

D. 湿化吸入气体可减少传导散热带来的热量丧失

610. 健康 6 月龄婴儿，体重 7kg，正常值包括

A. 血红蛋白 17g/dl

B. 心率 90 次/分

C. 呼吸频率 30 次/分

D. 收缩压 60mmHg

611. 5 岁患儿，全麻下行斜视手术，突然出现窦性心动过缓及间歇性心室逸搏，但血流动力学稳定。治疗该心律失常的恰当方法为

A. 告诉外科医生停止牵拉眼部肌肉

B. 告诉外科医生实施球后阻滞

C. 减少挥发性麻醉药的深度

D. 给予阿托品

612. 与成人相比，新生儿哪项呼吸指数会增加

A. 潮气量（V_T）（ml/kg）

B. 肺泡通气量［ml/(kg・min)］

C. 功能残气量（ml/kg）

D. $PaCO_2$

613. 14 岁女性患者，患有神经纤维瘤病，麻醉下

拟行听神经瘤切除术。以下选项可能会使患者的麻醉管理复杂化，**除了**

A. 存在嗜铬细胞瘤

B. 喉部神经纤维瘤引起上气道梗阻

C. 颅内压增高

D. MH 风险增加

614. 下列先天性异常**最可能**存在持续性右向左心内分流的是

A. TEF

B. 腹裂

C. 脐膨出

D. CDH

615. 观察小儿轻度脱水最可靠的方法是

A. 黏膜干燥程度

B. 皮肤饱满程度和囟门凹陷程度

C. 尿量

D. 血压

616. 扁桃体切除术后出血**最常见**于

A. 术后最初 6 小时

B. 术后 6 至 24 小时

C. 术后第 3 天

D. 术后第 7 天

617. 9 岁患儿，行鼻窦手术。外科医生使用 0.5％去氧肾上腺素（剂量不详）后患儿出现血压 250/150mmHg。**最恰当**的治疗方法是

A. 给予维拉帕米

B. 给予艾司洛尔

C. 给予拉贝洛尔

D. 给予酚妥拉明

618. 3 月龄男婴，体重 6kg。脊髓麻醉下行左腹股沟疝修补术。通常情况下，0.5％布比卡因 0.5ml 能维持麻醉多长时间？

A. 少于 30min

B. 30～60min

C. 60～90min

D. 90min～2h

619. **除了**吸气性喘鸣，下列症状或体征符合会厌炎的是

A. 24h 内快速起病

B. 轻度体温升高（＜39℃）

C. 年龄小于 2 岁

D. 流鼻涕

620. 医务人员进行婴幼儿复苏，下列哪一项描述**不正确**

    A. 当通气不足而脉搏正常时，行口对口或口对鼻通气，频率 12～20 次/分

    B. 脉搏低于 60 次/分且有组织灌注不良迹象时开始胸外按压

    C. 胸外按压的深度为胸腔前后径的 1/5（约 1cm）

    D. 心肺复苏（CPR）时单人按压通气比 30：2，双人按压通气比 15：2

621. 与成人相比，关于新生儿生理以下叙述均正确，**除了**

    A. 新生儿总体液量的比例较大

    B. 新生儿肾小球滤过率（glomerular filtration rate，GFR）较高

    C. 新生儿心脏顺应性较低

    D. 新生儿横膈膜 I 型肌纤维（即抗疲劳、高氧化性纤维）的比例较低

622. 下列有关婴幼儿和成人呼吸解剖的描述哪项**错误**

    A. 与成人相比，婴幼儿的的舌头相对于口咽部较大

    B. 与成人相比，婴幼儿喉部更靠近头端

    C. 与成人相比，婴幼儿咽喉部位声带更为水平

    D. 婴幼儿和成人喉部气道最窄部位均位于环状软骨水平

623. 5 岁男孩术后恶心呕吐发生率（PONV），下列手术与之相关联**最少**的是

    A. 扁桃体切除术

    B. 斜视矫正手术

    C. 鼓膜切开置管术

    D. 睾丸固定术

624. 与唐氏综合征相关的异常现象和特征包括哪些

    A. 气管较小

    B. 寰枕关节不稳定

    C. 甲状腺功能低下

    D. 以上都是

625. 心脏畸形相关的先天性综合征通常包括以下选项，**除了**

A. TEF

B. 脊膜脊髓膨出

C. 脐膨出

D. 腹裂

626. CDH 新生儿的恰当治疗包括

    A. 插胃管

    B. 正压通气使发育不良的肺扩张

    C. 过度通气使 $PaCO_2$ 小于 40 及 pH 值大于 7.40

    D. 尽快手术矫正

627. 增加喉痉挛发生率的相关因素包括下列选项，**除了**

    A. 年龄大于 5 岁

    B. 呼吸道存在异常

    C. 存在活动性上呼吸道感染（URI）

    D. 使用喉罩通气

628. 下列有关小儿围术期心搏骤停的描述哪项**不正确**？

    A. 心搏骤停在新生儿更常见（相比婴幼儿或大龄儿童）

    B. "设备原因"导致的心搏骤停占 25% 以上

    C. 麻醉相关的心搏骤停比非麻醉相关心搏骤停更易复苏成功

    D. 急诊手术相关的心搏骤停发生概率增加五倍以上

629. 下列选项中发生婴幼儿术后呼吸暂停风险**最大**的是

    A. PCA 60 周

    B. 血红蛋白 10g/dl

    C. 幽门狭窄术后进入麻醉恢复室（PACU）

    D. 体重位于生长曲线第 20 百分位数

630. 以下关于 Mapleson D 呼吸回路的描述哪一项**错误**

    A. 该回路有近端的新鲜气流入口和远端的呼气活瓣

    B. 吸呼比（inspiratory-to-expiratory，I：E）为 1：2，新鲜气流量为分钟通气量的三倍时，自主呼吸时的重复吸入消失

    C. 为了消除重吸入，控制通气比自主呼吸需要更高的新鲜气流量

    D. 小儿麻醉应用最广泛的 Mapleson 呼吸回路是 Mapleson D 呼吸回路

631. 早产儿腹股沟疝修补手术，以下哪一个项**最不可能**减少其术后呼吸暂停发生率
    A. 推迟手术直至孕后年龄达 60 周
    B. 术前纠正贫血
    C. 给予咖啡因
    D. 脊髓麻醉联合氯胺酮镇静

632. 小儿不应使用空气判断穿刺针是否到达硬膜外腔，因为存在以下哪项风险
    A. 静脉空气栓塞
    B. 感染
    C. 皮下气肿
    D. 硬膜外血肿

633. 母乳喂养后行择期手术全麻诱导应推迟几小时
    A. 2h
    B. 4h
    C. 6h
    D. 母乳喂养没有禁食必要

634. 婴幼儿体温过低**最不可能**表现为
    A. 代谢性酸中毒
    B. 非去极化肌松药作用时间延长
    C. 高血糖
    D. 心动过缓

635. 坏死性小肠结肠炎（necrotizing enterocolitis，NEC）有以下典型特征，**除外**
    A. 大多数有血小板减少（<70 000/mm³），凝血酶原时间（prothrombin time，PT）和活化部分凝血活酶时间（activated partial thromboplastin time，aPTT）延长
    B. 存在胎儿窒息或产后呼吸系统并发症时，常伴随心排血量减少
    C. 脐动脉插管可用于评估酸碱状态
    D. 体重小于 1500g 的新生儿中发生率为 10%～20%

636. 相比于大龄儿童，下列哪种阿片类药在新生儿体内半衰期较短
    A. 阿芬太尼
    B. 芬太尼
    C. 瑞芬太尼
    D. 舒芬太尼

637. 在新生儿可通过下列哪条途径将导管送达腔静脉
    A. 动脉导管
    B. 静脉导管
    C. 脐动脉
    D. 卵圆孔

638. 5 岁女孩，患溶血性尿毒综合征（hemolytic-uremic syndrome，HUS），入手术室放置透析管。该疾病的典型表现包括
    A. 血小板减少症
    B. 颅内压增高
    C. 胰腺炎
    D. 以上都是

639. 3 岁患儿，2 岁时行肾母细胞瘤切除术，术后为防止肿瘤转移接受多柔比星（阿霉素）和环磷酰胺治疗。患儿拟置入希克曼（Hickman）导管行持续化疗。与该患儿化疗相关的麻醉问题包括以下选项，**除了**
    A. 血小板减少症
    B. 血浆胆碱酯酶的抑制作用
    C. 心脏抑制
    D. 肺纤维化

640. 术前，小儿低血压（即失代偿性休克）时收缩压的特点为
    A. 足月新生儿（0～28 日龄），收缩压小于 60mmHg
    B. 1 至 12 个月大的婴幼儿，收缩压小于 70mmHg
    C. 1 至 10 岁小儿，收缩压小于 70mmHg＋（2×年龄）
    D. 以上都是

641. 两岁小儿的 GFR 约为成人（根据体表面积）的
    A. 30%
    B. 50%
    C. 75%
    D. 100%

642. 下列选项可以降低小儿斜视手术后呕吐发生率（postoperative vomiting，POV），**除外**
    A. 静脉输液 30ml/(kg·h)
    B. 静脉注射地塞米松 0.15mg/kg 至 1mg/kg
    C. 静脉注射昂丹司琼 50μg/kg 至 200μg/kg
    D. 抗胆碱药（阿托品 10～20μg/kg 或格隆溴铵 10μg/kg）

参考答案、解析及参考文献

567. **(D)** 胎儿出生时，血红蛋白 F（胎儿血红蛋白）浓度约为 80%，2 至 4 个月龄时降至最低水平。镰状细胞贫血（血红蛋白 SS）是由于单个氨基酸被替代（译者注：谷氨酸被缬氨酸替代）引起成人血红蛋白分子 β 珠蛋白链异常的一种遗传性疾病。非洲裔美国人发病率约为 0.2%，对于相对良性的杂合子，镰状细胞性状（血红蛋白 AS）在同组人群（非洲裔美国人）占 8%～10%。镰状细胞贫血的纯合子患者表现为缺氧、酸中毒、低温或脱水。1 月龄婴儿的血红蛋白主要是血红蛋白 F，这将暂时保护血红蛋白 S 纯合子患儿免于出现镰状细胞贫血的临床表现。即便如此，患儿也应尽早进行镰状细胞贫血筛查（如果血红蛋白电泳未作为高危新生儿的常规筛查项目），但这种检查并非 1 月婴儿进行手术的先决条件（*Davis：Smith's Anesthesia for Infants and Children，ed 8，pp 284，1062，1130；Hines：Stoelting's Anesthesia and Co-Existing Disease，ed 6，pp 411-412；Miller：Miller's Anesthesia，ed 8，pp 1211-1212*）。

568. **(A)** 早产儿声门在 C_3 水平，足月儿声门在 C_4 水平，成人声门在 C_5 水平。早产儿声门相对较高使其气管插管更困难（即口咽组织较多和插管距离较短）（*Barash：Clinical Anesthesia，ed 7，p 1185；Davis：Smith's Anesthesia for Infants and Children，ed 8，p 351；Miller：Miller's Anesthesia，ed 8，2757-2761*）。

569. **(C)** 所有年龄段的儿童均可以安全地接受蛛网膜下腔阻滞麻醉。交感神经张力降低继发的低血压常见于成人，而在小于 5 岁的小儿中则较为罕见（即使麻醉平面高达 T_3）。由于血流动力学稳定，部分儿科麻醉医师会在婴儿实施蛛网膜下腔阻滞麻醉后再开放下肢静脉输液通道。婴幼儿全脊髓麻醉相关的最初症状可能是包括呼吸暂停在内的呼吸抑制及缺氧引起的心动过缓（*Barash：Clinical Anesthesia，ed 7，pp 1196-1197；Davis：Smith's Anesthesia for Infants and Children，ed 8，pp 463-465*）。

570. **(C)** 人体的身体组成比容随年龄增长而改变。肌肉含水约 75%，而脂肪组织含水仅为 10%。总之，随着年龄增长，由于细胞外液减少，总体液量下降，而肌肉和脂肪含量增加。早产儿体液总量约占体重的 80%，足月儿为 75%，6 月龄婴儿和成人为 60%。身体组成的这些改变对药物分布和再分布有一定影响（*Davis：Smith's Anesthesia for Infants and Children，ed 8，p 123；Miller：Miller's Anesthesia，ed 8，pp 2763-2764*）。

571. **(D)** 因为胎盘的高氧耗和胎盘血流在母体和胎儿间分布不均匀，即使给母亲吸 100% 氧气，胎儿 PaO_2 也不会超过 60mmHg。因此，母亲的 FiO_2 并非宫内早产儿视网膜病变的病因（*Suresh：Shnider and Levinson's Anesthesia for Obstetrics，ed 5，p 811*）。

572. **(A)** 早产儿视网膜病变（ROP），正式名称为晶状体后纤维增生症，通常发生于胎龄不足 35 周的新生儿。它是美国儿童失明的第二大原因。ROP 的风险与年龄和出生体重呈负相关，新生儿体重低于 1500g 时发生 ROP 的风险明显增加。出生时体重低于 1000g 的婴儿中 70% 发生 ROP；幸运的是，其中 80%～90% 视网膜病变会自然消退。孕后年龄 44 周以上的胎儿发生 ROP 的风险可以忽略不计。ROP 的发生机制复杂，且与视网膜发育及成熟的复杂过程有关。正常情况下，视网膜血管从视盘向视网膜周边发展，该过程通常于妊娠期 40 至 44 周完成。高氧引起视网膜小动脉收缩，导致内皮细胞肿胀、变性，从而破坏视网膜的正常发育。当恢复正常含氧量时，视网膜血管形成仍处于异常状态，导致新生血管形成及视网膜瘢痕。严重情况下，这一过程可导致视网膜脱落和失明。因此，早产儿麻醉时应尽量避免吸入高浓度氧气。早产儿

PaO$_2$ 大于 80mmHg 的时间过长，可能会增加早产儿视网膜病变的发病率和严重程度。为了减少这种风险，麻醉期间建议血氧饱和度维持在 88%～93%（即 PaO$_2$ 维持 50～70mmHg）。另一方面，不能因为需要保护新生儿眼睛而牺牲大脑氧供。尽管氧毒性与 ROP 密切相关，但其他因素也至关重要，如呼吸窘迫综合征、机械通气、低氧血症、低碳酸血症、高碳酸血症、输血、脓毒症、先天性感染和维生素 E 缺乏症等。事实上，发绀型先天性心脏病的新生儿，即使从未接触过氧疗法，亦可发生 ROP（*Davis：Smith's Anesthesia for Infants and Children，ed 8，p 883；Hines：Stoelting's Anesthesia and Co-Existing Disease，ed 6，pp 591-592；Miller：Basics of Anesthesia，ed 6，p 564*）。

573.（D） 该患儿存在严重脱水的表现，手术前需要液体复苏并纠正电解质紊乱。手术应推迟至患儿液体和电解质紊乱得到治疗并全面评估后进行。幽门狭窄是新生儿出生后 6 个月内最常见的消化道畸形，发病率约为 1/300，早产儿和足月儿发生比例相当，以男婴多见。出生第 2 周到第 6 周时通常表现为持续性呕吐，可导致脱水、低钾血症、低氯血症和代谢性碱中毒。液体复苏首先使用等张盐水。如果无法建立静脉通道，应考虑放置髓内针。患儿排尿后，可以在静脉液体中加入钾，相对安全。一旦容量补充充分且电解质和酸碱异常得到纠正，此时患儿接受麻醉和手术的安全性明显增加。虽然部分患儿达到体液正常和电解质平衡可能需要几天时间，但大部分患儿在 12～48h 即可恢复正常（*Davis：Smith's Anesthesia for Infants and Children，ed 8，pp 750-751；Hines：Stoelting's Anesthesia and Co-Existing Disease，ed 6，pp 600-601*）。

574.（A） 发育过程中食管和气管不能完全分离造成食管闭锁（EA）和气管食管瘘（TEF）。其在婴儿中的发病率约为 1/4000。题目中的每个选项均有可能出现，其中图 A 最常见（占 86%），又称为 C 型 TEF（EA＋远端 TEF）。在产房，新生儿无法放置吸引管入胃；如果患儿行 X 线检查，会发现胃中存有空气，表明气管和胃之间有瘘管形成。如果在产房未能确诊，新生儿多表现为口腔分泌物较多，且无法经口喂奶。此外，由于胎儿无法吞咽，孕妇羊水过多和早产的发生率增高。注：约有 20% 的 EA 或 TEF 患儿有较明显的心血管异常［如房间隔缺损（ASD）、室间隔缺损（VSD）、法洛四联症、房室（AV）通道和主动脉缩窄等］。图 B（占 8%）为 A 型 TEF（存在 EA 但未合并 TEF）。图 C（占 4%）为 E 型 TEF（存在 TEF 但未合并 EA），又称为 H 型 TEF。图 D（占 1%）为 D 型 TEF（EA 合并近端和远端的 TEF）。还有一种分型为 B 型 TEF（占 1%；图中未列出），即 EA 合并近端 TEF。参见问题 591（*Davis：Smith's Anesthesia for Infants and Children，ed 8，pp 574-579；Hines：Stoelting's Anesthesia and Co-Existing Disease，ed 6，pp 581-582，596-598；Miller：Basics of Anesthesia，ed 6，pp 561-562*）。

575.（B） 常用下列公式计算最大允许失血量（MABL）：

$$\text{MABL} = \frac{\text{估计血容量} \times （\text{初始血细胞比容} － \text{目标血细胞比容}）}{\text{初始血细胞比容}}$$

估计血容量（EBV）早产儿为 90～100ml/kg，足月儿为 80～90ml/kg，3 月至 1 岁的小儿为 75～80ml/kg，3～6 岁的小儿为 70～75ml/kg，大于 6 岁的小儿为 65～70ml/kg。

该患儿体重 10kg，11 月龄，按照 80ml/kg 计算，估计血容量为 800ml。

$$\text{MABL} = 800\text{ml} \times （36－25）/36 = 约 245\text{ml}$$

输血前，常按照每失血 1ml 补充晶体液 3ml 的比例补充循环血容量（*Davis：Smith's Anesthesia for Infants and Children，ed 8，pp 384-385，409；Miller：Miller's Anesthesia，ed 8，pp 2784-2785*）。

576.（B） 如果失血超过 MABL，通常需要输注 PRBCs。正常 PRBCs 的 Hct 为 60%～80%。可采用下列公式计算 PRBCs 的输注量：

$$\text{PRBCs 的量} = \frac{\text{估计血容量} \times （\text{预期 Hct} － \text{目前 Hct}）}{\text{PRBCs 的 Hct}}$$

该患儿，输注量＝800ml×（28－20）/60＝106ml（*Davis：Smith's Anesthesia for Infants and Children，ed 8，pp 384-385；Miller：Miller's Anesthesia，ed 8，pp 2784-2785*）。

577.（C）气管插管时如果选择带套囊的气管导管，其型号常比不带套囊的气管导管更小（即 0.5mm），因此导管管腔较窄，自主呼吸更困难。因为可选用较小型号的带套囊气管导管，很少需要选择正确型号的导管进行气管插管。同样因为有套囊，可减少气体从气管泄漏至咽部的概率，允许给予较低气流量，既节约成本又减少环境污染。气体泄漏入咽部的可能性较小，使用高浓度氧气或氧化亚氮麻醉，口腔手术使用电刀时发生呼吸道起火的机会明显降低。为进一步减少呼吸道起火的发生，多数麻醉医师会避免使用氧化亚氮；同时如果氧饱和度可以接受，降低 FiO_2 至 0.30 左右。胃内容物误吸的发生率也会明显降低（*Davis：Smith's Anesthesia for Infants and Children，ed 8，pp 356-357；Miller：Basics of Anesthesia，ed 6，p 554*）。

578.（C）吸入麻醉药属于呼吸抑制剂，一般情况下可导致呼吸频率增快、潮气量（V_T）减少并伴有 $PaCO_2$ 增加。当患儿采用吸入麻醉诱导时，尤其在低于最低肺泡有效浓度（MAC）的情况下，呼吸方式可能发生变化，包括屏气、过度换气和喉痉挛等。尽管吸入麻醉的麻醉深度参照经典的乙醚麻醉分期，新型吸入麻醉药也有类似的麻醉分期，但因为分期不明显，已不再这样描述。乙醚麻醉深度的经典分期包括：①麻醉的第一期（镇静期）。该阶段患者可产生指令性反应、角膜反射、呼吸方式正常及气道反应性完整，并有一定的镇痛；②麻醉第二期（谵妄或兴奋期）。出现无意识、不规则和无法预测的呼吸方式（包括过度换气）、无目的的肌肉运动及发生临床重要反射活动的风险增加（例如喉痉挛、呕吐、心律失常等）；③麻醉第三期（手术麻醉期）。呼吸周期更为平稳规律，并达到 MAC 水平。MAC 是指对手术切皮刺激不产生体动反应（50%的患者）的吸入麻醉药最低肺泡浓度。继续加深麻醉，达到第四期（呼吸麻痹期）会出现呼吸停止、心脏停搏。本题中的病例处于麻醉第二期。注：使用单一挥发性麻醉药引发 MH 会出现二氧化碳水平升高及呼吸急促和心动过速，但在麻醉药使用的前 20 分钟即出现 MH 极为罕见。相比氟烷，七氟烷和地氟烷不易触发 MH。轻度低温、丙泊酚、非去极化神经肌肉阻滞剂和镇静剂可延迟或防止 MH 的发生。琥珀酰胆碱（目前唯一的仍在使用的去极化神经肌肉阻滞剂）往往加速易感患者 MH 的发展。胃内容误吸会进一步导致喉痉挛、哮鸣和低氧血症（*Davis：Smith's Anesthesia for Infants and Children，ed 8，pp 230-231；Miller：Miller's Anesthesia，ed 8，pp 691-692，1294-1295；Butterworth：Morgan & Mikhail's Clinical Anesthesiology，ed 5，pp 890-891*）。

579.（D）本题中患儿的血流动力学指标对于 1 月龄新生儿而言位于正常范围。

表 7-1　心血管参数比较

	新生儿（<30 天）	6～12 月龄	3～5 岁	成人（>16 岁）
体重（kg）	3	7～10	14～18	70
氧耗 [ml/(kg·min)]	6～8	5	4	3
收缩压（mmHg）	60～75	70～90	80～100	100～125
心率（次/分）	120～160	100～140	80～120	60～100

Data from Miller RD：Basics of Anesthesia，ed 6，Philadelphia，Saunders，2011，pp 548-550

580.（D）深褐色或可乐色尿（即肌红蛋白血症）可能是横纹肌溶解所致，这可能是 MH 发生的信号，该患儿需要进行评估。MH 更典型的症状和体征包括心动过速、呼吸急促、高碳酸血症、高钾血症伴 T 波高尖、酸中毒、交感神经活性增加、心搏不规则、皮肤斑驳青紫、大汗及迟发的温度升高（5min 体温升高>1.5℃或体温>38.8℃）。支持 MH 诊断的实验室检查包括血清肌酸磷酸激酶（CPK）升高，血清和尿中出现肌红蛋白，血清钾、钙和乳酸水平升高，动脉血气呈代谢性/呼吸性酸中毒。一旦怀疑 MH，应马上开始治疗（*Davis：Smith's Anesthesia for Infants and Children，ed 8，pp 1186-1189；Hines：Stoelting's Anesthesia and Co-Existing Disease，ed 6，pp 635-637*）。

581.（B） 婴幼儿和小儿，在气管导管通气压力峰值为 15～25cm H_2O 时应该有轻度的气体泄漏。泄漏测试方法：缓慢增加气道压力，同时听诊器放置于喉部直至听到气体泄漏。该压力范围内的气体泄漏可以满足通气需要，减少插管后喉鸣的发生。插管后哮吼最常见的原因是气管导管型号过大甚至在压力 30～40cm H_2O 时仍无气体泄漏（*Davis：Smith's Anesthesia for Infants and Children，ed 8，pp 356-357，389-390*）。

582.（C） 先天性膈疝（CDH）是腹腔脏器通过膈肌薄弱部位疝入胸腔形成，新生儿发病率约为 1/3000。多数先天性膈疝为左侧膈肌薄弱所致，产生典型的三联症：呼吸困难、发绀和明显的右位心。其症状取决于疝内容物突入胸腔和呼吸受影响的程度。部分新生儿在产房即有明显的呼吸困难，而部分患儿则在几小时后恶化。如果需要通气，气管插管优于面罩通气（面罩通气可能会使气体进入胃内，进而加重呼吸困难）。一般情况下，需要立即气管插管进行温和的呼吸支持，但有时也会稍后在手术室内进行气管插管。早期经口或鼻放置吸引管可预防胃扩张并避免呼吸损害加重。因为 CDH 与肺发育不良有关，目前通气支持目标是维持动脉导管前血氧饱和度为 90%～95%，使用低气道压力及允许适度高碳酸血症（$PaCO_2$ 60～65mmHg）。正压通气时如果患儿突发血氧饱和度下降，应怀疑张力性气胸（通常为 CDH 的对侧），一旦确诊，应放置胸管引流。尽管采取积极的治疗措施，仍有约 40%～50% 的患儿在新生儿期死亡。以前这些患儿一旦确诊即被迅速送往手术室接受手术治疗；现在则等待病情稳定（有时甚至需要 5～15 天）后择期手术。也可参见问题 626 的解析（*Davis：Smith's Anesthesia for Infants and Children，ed 8，pp 567-574；Hines：Stoelting's Anesthesia and Co-Existing Disease，ed 6，pp 594-596；Miller：Miller's Anesthesia，ed 8，pp 2792-2793*）。

583.（B） 与成人不同，小儿循环血容量丢失超过 25%～35% 时方出现血流动力学的变化，可能与其交感神经张力高而引起外周血管收缩以维持血压有关。但休克早期，血压发生变化之前即已出现临床症状。该患儿最有可能丢失循环血容量的 25%，而并非小于 20%，因为其已出现意识模糊、昏睡，不只是精神状态正常情况下的焦虑（失血＜20%）。其肾功能状态为少尿（失血 25%）而并非无尿（失血 40%）（*Davis：Smith's Anesthesia for Infants and Children，ed 8，pp 980-981*）。

584.（C） 经口气管插管的插入深度为从牙槽嵴到气管中段的距离，1kg 新生儿约为 7cm，2kg 新生儿约为 8cm，3kg 新生儿约为 9cm，典型的 3.5kg 足月儿约为 10cm。有多种方法来估计小儿经口气管插管的合适深度（cm）。

　　一种方法为利用年龄计算（例如＞3 岁）：年龄/2＋12＝插管长度

　　题中的 6 岁小儿：6/2＋12＝15cm

　　另一种方法是将气管导管的内径（ID）乘以 3。例如，当使用 5.0ID 大小的气管导管时，插管深度约为 15cm。使用带套囊的气管导管进行插管时，应在直视下套囊通过声带即可。如果使用不带套囊的气管导管，导管第一或第二标志线与声带水平一致即可。

585.（D） 在择期手术中，进行静脉补液可补充术前禁食引起的液体量不足，保证生理维持需要量，并且补偿手术过程中的液体丢失。急诊手术时，如果紧急情况下发生血容量不足同样需要输注液体以恢复血容量。

　　生理维持需要量的补充可按照 4：2：1 原则，即第一个 10kg 需要补充 4ml/kg 液体量，第二个 10kg 需要补充 2ml/kg 液体量，超过 20kg 的体重数按 1ml/kg 液体量补充。因此，本题中该患儿 14kg，需要的液体经计算为 ［（4ml×10kg）＋（2ml×4kg）］/h ×10h＝480ml。这可能会轻微高估禁食患者需要的补液量，因为禁食患者会保有一部分液体。一般情况下，麻醉的第一个小时输注禁食丢失量的 1/2＋每小时生理维持需要量，第二和第三小时各给禁食丢失量的 1/4＋生理维持需要量，此后采用生理维持需要量＋术中持续丢失液体量输液方案。

新生儿和部分危重或存在肝功能障碍的患者最容易发生低血糖，因此小儿患者通常需要输注葡萄糖溶液。一般情况下，1 岁以上（或体重＞10kg）既往体健的患儿手术中不需要补充葡萄糖，因为其糖原储备足够满足手术应激。

最常使用的两种等张溶液为乳酸林格液和勃脉力 A 液。大多数患儿应避免使用生理盐水，因为有出现高氯性代谢性酸中毒的风险。生理盐水含 154mEq/L 的 Na^+，会促使肾排泄碳酸氢盐以保持电中性（Davis：Smith's Anesthesia for Infants and Children，ed 8，p 383；Miller：Basics of Anesthesia，ed 6，pp 552-553；Miller：Miller's Anesthesia，ed 8，pp 2783-2784）。

586.（D） 相比年龄较大的儿童和成人，新生儿和婴幼儿（＜2 岁）需要每千克体重更大剂量的琥珀酰胆碱以产生神经肌肉阻滞，因为新生儿和婴幼儿的细胞外液量较大。由于琥珀酰胆碱的分布容积更大，其用于新生儿和婴幼儿气管插管达到最佳效果的推荐剂量为 2mg/kg，而成人只需要 1mg/kg 琥珀酰胆碱即可达到相应效果（Davis：Smith's Anesthesia for Infants and Children，ed 8，pp 247，537；Miller：Miller's Anesthesia，ed 8，p 2771）。

587.（D） 新生儿很难耐受心率低于 100 次/分，因为此时心排血量减少和组织灌注不足。先天性心脏病如先天性心脏传导阻滞或先天性心力衰竭非常罕见，可通过新生儿心电图和超声心动图诊断。分娩期间母体接受药物治疗甚少导致心动过缓；然而，缺氧造成的胎儿宫内窘迫可能引发心动过缓。发热及孕产妇使用 β 受体激动剂（如特布他林、利托君）往往会引起心动过速。寒冷刺激可导致新生儿发生低氧血症，从而促进胎儿循环的维持，这就是为什么保持中性热环境温度以使热损失最小化的重要原因。然而，产房发生新生儿心动过缓最常见的原因为呼吸衰竭导致的缺氧和酸中毒。在手术室，心动过缓主要与缺氧、迷走神经刺激及麻醉药物（如氟烷）的抑制作用有关，可能导致新生儿心搏骤停（Davis：Smith's Anesthesia for Infants and Children，ed 8，pp 513-514）。

588.（A） 呼吸暂停定义为呼吸停止至少 15s，并常伴有心动过缓和（或）发绀。孕后年龄小于 60 周的患儿（尤其是出生时为早产儿的患儿）全身麻醉后存在呼吸暂停的风险，但大多数情况下发生于孕后年龄小于 45 周的婴儿。这些患儿应入院接受治疗，并保证至少 12h 内监测无呼吸暂停发生方可出院。本题中该患儿估计胎龄 31 周，现出生 10 周，即孕后年龄 41 周，需要入院治疗。最合适的答案是 A：按计划给予术后镇痛并观察一晚。答案 B 和 D 的镇痛药物剂量过大。贫血（Hct＜30）也会增加术后呼吸暂停的概率（Davis：Smith's Anesthesia for Infants and Children，ed 8，p 388；Miller：Miller's Anesthesia，ed 8，pp 2793-2794）。

589.（B） 对已记录到的心室颤动或无脉性室性心动过速应该尽快电除颤。心肺复苏应持续至除颤仪到达并尝试进行除颤。手动除颤仪（单相或双相）的初始能量应为 2J/kg，再次除颤可提高到 4J/kg，最高可达 10J/kg（或成人剂量）。本题中该患儿 20kg，初始能量为 20kg ×2J/kg＝40J。自动体外除颤器（automated external defibrillators，AEDs）可安全用于 1～8 岁患儿。使用 AED 时，尽可能使用带有儿科衰减器系统的 AED，可以将产生的能量降低至适合患儿的剂量水平（Davis：Smith's Anesthesia for Infants and Children，ed 8，pp 1229-1230；2010 American Heart Association Guidelines for Cardiopulmonary Resuscitation and Emergency Cardiovascular Care，Circulation 122：S706-S719，2010）。

590.（B）

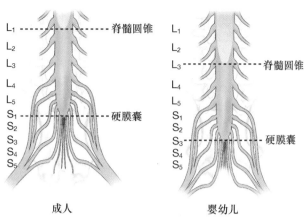

图 7-1

　　教科书中描述新生儿或婴幼儿脊髓端终止于 L_3，硬膜囊终止于 S_3，因此这些小儿腰椎穿刺时穿刺间隙不应高于 $L_4 \sim L_5$ 间隙。最近有超声研究表明，新生儿脊髓终止于 L_2。而成人脊髓终止于 L_1，硬膜囊终止于 S_1（*Davis*：*Smith's Anesthesia for Infants and Children*，*ed 8*，*pp 463-464*）。

591.（D） 产前母亲羊水过多时应怀疑胎儿 EA 和 TEF；另外出生不久的新生儿口腔分泌物过多、流涎或咳嗽以及口腔吸引管不能进入胃里也要怀疑 EA 和 TEF。因为在许多医疗中心并非常规经口放置胃管，新生儿 EA 首先表现为呼吸困难（如咳嗽）和首次喂养后发生反流。一经确诊，患儿应采用头高位并立即在食管上部盲端放置吸引管以减少分泌物吸入肺里。EA 和 TEF 相关的其他异常包括 VACTERL［脊椎异常（Vertebral abnormalities），肛门闭锁（imperforate Anus），先天性心脏病（Congenital heart disease）、气管食管瘘（TracheoEsophageal fistula）、肾异常（Renal abnormalities）和肢体异常（Limb abnormalities）］。参照问题 574（*Davis*：*Smith's Anesthesia for Infants and Children*，*ed 8*，*pp 574-576*；*Hines*：*Stoelting's Anesthesia and Co-Existing Disease*，*ed 6*，*pp 596-597*；*Miller*：*Miller's Anesthesia*，*ed 8*，*p 2792*）。

592.（D） 脐膨出是腹腔脏器通过脐带基底部疝出至腹壁外部，发生率约 1/5000。30% 的脐膨出患儿在新生儿期死亡，主要原因为心脏发育缺陷或早产。部分脐膨出新生儿存在 Beckwith-Wiedemann 综合征，其特征是脐膨出、脏器肿大、体型巨大、大囟门、巨舌、红细胞增多、低血糖等。因巨舌显著，此类患儿可能插管困难（*Hines*：*Stoelting's Anesthesia and Co-Existing Disease*，*ed 6*，*p 598*）。

593.（C） 静脉或吸入麻醉药可安全用于 EA 与 TEF 患儿的麻醉诱导。但应避免呼吸囊和面罩正压通气，因为会使气体进入胃部，可能导致肺通气更为困难。帮助正确气管插管的常用方法为将导管直接插入支气管。听诊胃上部，同时缓慢后退导管，直至胃上部可听到呼吸音，继续推进气管道管，直至胃部呼吸音减弱。只存在一个瘘管时，部分麻醉医师也使用支气管镜检查帮助定位气管导管（*Davis*：*Smith's Anesthesia for Infants and Children*，*ed 8*，*pp 576-577*；*Hines*：*Stoelting's Anesthesia and Co-Existing Disease*，*ed 6*，*pp 597-598*）。

594.（C） 该患儿极有可能患下呼吸道感染。手术计划应推迟 4～6 周。其可能存在肺炎（左肺下叶渗出）的早期表现，应该由儿科医生进行评估。如果没有体格评估，直接开始口服抗生素治疗并非明智。

　　对上呼吸道感染（upper respiratory infections，URIs）的小儿重新安排手术的具体时间没有严格要求。普遍接受的指南对这些患儿择期手术延期建议为急性起病恢复后的 1～2 周。小儿 URI 的表现包括：①轻度疼痛或喉咙发痒；②进食或活动下降；③咳嗽或打喷嚏；④流鼻涕（新出现或与之前相比发生变化）；⑤鼻塞；⑥发热，体温高于 101 ℉（38.8℃）；⑦咽喉发炎或声音嘶哑。

这些症状和体征的出现增加了术后呼吸道并发症的可能，需要留院过夜观察。原有气道反应性疾病的患儿，不论病因，合并 URI 时术后并发症的风险更高，因此推迟手术时间的相关要求应比没有合并症的同类患儿更严格（*Davis：Smith's Anesthesia for Infants and Children，ed 8，pp 1112-1114；Miller：Basics of Anesthesia，ed 5，p 555*）。

595.（C） 健康足月儿估计血容量（EBV）约为 80～90ml/kg。本题中该新生儿 4kg，EBV 为 320～360ml。早产儿 EBV 为 90～100ml/kg，而 3～12 月龄的婴儿 EBV 为 75～80ml/kg（*Davis：Smith's Anesthesia for Infants and Children，ed 8，p 409*）。

596.（C） 胎儿期肺血管阻力非常高。在子宫内，大多数右心室血流不经过肺循环而直接通过动脉导管进入降主动脉。由于出生后开始通气呼吸，肺血管阻力突然减少，从而使血液更容易通过肺部。出生后肺血管阻力继续下降，1～2 月龄时降至成人水平。此时可能发生肺循环过负荷并导致肺水肿，甚至最终发生呼吸衰竭。增加的 PaO_2 不仅发挥肺动脉血管扩张剂（伴有 $PaCO_2$ 降低）的作用，而且作为血管收缩剂促使动脉导管闭锁，进一步协助从胎儿循环到成人循环的改变（*Davis：Smith's Anesthesia for Infants and Children，ed 8，pp 86-87，519*）。

597.（D） 婴幼儿麻醉期间全面了解体温调节和仔细监控体温变化对最大程度减少术中热量损失至关重要。对已麻醉的婴幼儿，主要通过以下四种方式之一促使热量从患儿向周围环境传递：热辐射（对象间并未直接接触），热传导（对象间直接接触），热对流（通过运动分子转移，如空气和流体）和热蒸发。其中，热辐射和热对流约占婴幼儿热损失的 75%。因此，手术床上放置红外线加热设备和手术室空气预热是帮助患儿预防术中低体温最有效的手段。手术床覆盖加热毯；用暖风吹送患儿，湿化麻醉气体；用软布辅料包裹患儿的四肢；用布料或塑料帽覆盖患儿头部均可减少热量丢失，防止低体温。对流空气加热器也能防止体温下降并用于低温患儿的复温。Mapleson D 型呼吸回路并非循环性系统，不能保存温度或湿度。为了避免呼出气体的重吸入，自主呼吸时气流量需要达到分钟通气量的两到三倍，控制通气时新鲜气流量必须大于 90ml/(kg·min)。Mapleson D 型呼吸回路采取低流量如 50ml/(kg·min) 气体流量不足，会导致呼吸性酸中毒（*Davis：Smith's Anesthesia for Infants and Children，ed 8，pp 162-165，294-296；Miller：Miller's Anesthesia，ed 8，pp 1627-1628*）。

598.（D） 虽然所有选项均可能发生术后呼吸抑制，但只有幽门狭窄产生中枢神经系统（CNS）性呼吸抑制。幽门狭窄的患儿长期呕吐导致脱水、低钾血症、低钠血症、低氯血症和代谢性碱中毒。幽门狭窄患儿常发生术后呼吸抑制，考虑与术中过度通气加重脑脊液（CSF）碱中毒有关。因此，此类患儿在拔除气管导管前应完全清醒且呼吸频率和呼吸模式恢复正常。这也是先天性幽门狭窄患儿进入手术室前需保证循环稳定和水合充分的原因之一。答案中所列举的其他情况亦可导致术后呼吸困难，其原因为机械性而非中枢性（*Davis：Smith's Anesthesia for Infants and Children，ed 8，pp 750-751；Hines：Stoelting's Anesthesia and Co-Existing Disease，ed 6，pp 600-601*）。

599.（C） 患有膈疝的新生儿存在明显呼吸困难。除了肺发育不良，其往往存在持续性肺动脉高压，通过未闭合的动脉导管产生右向左分流。为了更好地实施麻醉，应在动脉导管之前部位的动脉上进行有创动脉插管以监测动脉血气及血压。右桡动脉或颞动脉就起自于动脉导管近端的主动脉血管发出的血管。血氧饱和度监测仪也应放置在右臂上（*Hines：Stoelting's Anesthesia and Co-Existing Disease，ed 6，pp 595-596*）。

600.（C） 异氟烷 MAC 值在 3 月龄时最大。与足月儿相比早产儿 MAC 值较低，新生儿的 MAC 值较低可能与中枢神经系统发育不成熟和（或）孕酮及 β-内啡肽水平升高相关。出生后的前几周，MAC 值升高似乎与孕酮水平下降有关。出生 3 个月后，这些挥发性麻醉药的 MAC 值除了在青春期轻微升高外，其他年龄段均稳步下降。新生儿和 1 岁以内婴儿的七氟烷 MAC 值基本相同（3.2%），原因尚不清楚。此后七氟烷 MAC 值随年龄增长而下降（1～12 岁，2.5%；40岁，2%）（*Davis*：*Smith's Anesthesia for Infants and Children*，*ed 8*，*pp 190*，*556*；*Hines*：*Stoelting's Anesthesia and Co-Existing Disease*，*ed 6*，*p 587*）。

601. （C） 烧伤患者的初始液体复苏可参考几个公式计算，但均不理想。烧伤患者血容量不足的程度大致与烧伤程度和深度成正比。Parkland 公式（最近更名为 Consensus 公式）最常用，即每一个百分比体表面积的烧伤需要补晶体液 4ml/kg。因此，本题中为 4×40（kg）$\times 50$（%）$=$ 8000ml。这些液体中约 2/3 通过输注等张晶体液在伤后第一个 8 小时内补足，其余部分在接下来 16 个小时内输注完毕。根据患儿临床反应如生命体征、尿量［目标尿量 0.5ml/（kg・h）］等评估也会相应改变（*Davis*：*Smith's Anesthesia for Infants and Children*，*ed 8*，*pp 1017-1018*；*Miller*：*Basics of Anesthesia*，*ed 6*，*p 685*）。

602. （D） 对该患儿血红蛋白水平"下降"最可能的解释为：这是正常的生理表现。足月儿出生时血红蛋白水平约为 15～20g/dl。2 至 3 个月时出现生理性贫血，血红蛋白浓度降为 10～11g/dl。3 个月后，血红蛋白浓度逐渐增加，6 至 9 个月时达到成人水平。对于早产儿，贫血更加显著（血红蛋白通常低至 8.0g/dl），发生更早，持续时间更长（*Davis*：*Smith's Anesthesia for Infants and Children*，*ed 8*，*pp 398-399*）

603. （C） 该患儿病史与急性起病、危及生命的上呼吸道梗阻——急性会厌炎一致（或者更恰当的描述为声门上喉炎，因为炎症也累及其他声门上组织）。既往有超过 75% 的病例由 B 型流感嗜血杆菌（Hib）引起，随着广泛接种流感嗜血杆菌疫苗，这种情况已不常见。目前致病菌包括副流感嗜血杆菌、A 组链球菌、肺炎球菌和葡萄球菌。该疾病属于医疗急症，开始通常为严重的咽喉疼痛并迅速发展到"4D"，即吞咽困难（dysphagia）、发音困难（dysphonia）、呼吸困难（dyspnea）、流涎（drooling）。该疾病进展迅速，起病后 6～12h 可致死亡。该患儿呈典型的端坐位，出现张口呼吸且呼吸困难、流涎、高热和心动过速。吸气性喘鸣属于晚期症状并预示即将出现上呼吸道完全梗阻。一旦怀疑该疾病，应通知麻醉医师和耳鼻喉科医师，在患儿未出现完全性上呼吸道梗阻前立即转入手术室（病情允许情况下可父母陪伴）。在手术室，患儿坐位吸入七氟烷和氧气进行麻醉诱导。相比异氟烷和地氟烷，七氟烷很少引起喉痉挛。一旦患儿深麻醉后应尽快建立静脉通道。给予阿托品（0.02mg/kg）阻滞直接喉镜检查引起的迷走神经介导的心动过缓。因为肌松药会造成患儿上呼吸道完全梗阻，禁忌使用。当麻醉深度足以抑制喉反射时，在直接喉镜下气管插管。也可参照问题 619 的解析（*Davis*：*Smith's Anesthesia for Infants and Children*，*ed 8*，*pp 811-813*；*Hines*：*Stoelting's Anesthesia and Co-Existing Disease*，*ed 6*，*pp 614-615*）。

604. （D） 脑性瘫痪是一种复杂的中枢神经系统障碍综合征。最常见的临床表现为骨骼肌痉挛。通常根据瘫痪累及的肢体［如单瘫、偏瘫、双瘫（译者注：也属于四肢瘫，但双下肢症状相对较重）或四肢瘫（四肢和躯干均受累）］和神经功能障碍的特点（肌强直、肌张力减退、张力异常、手足徐动症）进行分类。其他表现包括小脑性共济失调、癫痫发作、不同程度的智力低下及语言障碍等。胃食管反流也较常见。因此，此类患儿应首选全麻诱导，包括丙泊酚快速序贯静脉诱导后立即行气管插管。依托咪酯、氯胺酮和美索比妥会诱发有潜在癫痫疾病患儿抽搐，应尽可能避免使用。尽管这些患儿存在骨骼肌强直，但并未有研究表明琥珀酰胆碱会诱导血钾过高。多数研究支持非去极化肌松药的正常使用；然而也有部分研究认为使用非去极化肌松药后出现抵抗。对于快速序贯诱导，琥珀酰胆碱快于维库溴铵，而罗库溴铵因起效迅速也可使用（*Davis*：*Smith's Anesthesia for Infants and Children*，*ed 8*，*pp 863-865*；*Hines*：*Stoelting's Anesthesia and Co-Existing Disease*，*ed 6*，*p 605*）。

605.（D） 题中所描述的患儿症状与严重脱水一致。因此，首先用等张盐水或胶体溶液扩容，直至患儿排尿。当尿量增加，可在静脉输液中加入钾。虽然长时间手术中给予葡萄糖可预防低血糖，但5％葡萄糖溶液单独或联合晶体液不应用于治疗液体不足（*Davis：Smith's Anesthesia for Infants and Children*，ed 8，pp 126-129）。

606.（A） 早产儿钙储备非常有限，并对低钙血症非常敏感。低钙血症（血清离子钙水平＜1.5mEq/L）表现为一系列非特异行为，包括易激惹、抽搐、低血压、惊厥发作。初始剂量为5～10min内注射10～20mg/kg的钙，每隔6～8h需要重复给药，直到钙水平稳定。如果注射过快可致心动过缓，甚至心博骤停。本题中该患儿体重1800g，初始剂量为1.8kg×10ml/kg＝18mg钙。10％葡萄糖酸钙溶液含钙约9mg/ml，故约需要2ml。有时血糖过低与低钙血症症状相似，包括惊厥、易激惹、低血压、有时存在心动过缓、呼吸暂停。本题中所描述的患儿血糖为50mg/dl，对于早产儿在可接受范围。血氧饱和度88％同样可以接受，因为患儿存在ROP的风险因素（即＜44周PCA）。过度换气会引起碱中毒，从而降低游离钙，使患儿更容易惊厥发作。此外，钙离子与白蛋白结合，将进一步降低游离钙。因为患者尿液足够，不需要输液纠正低血压（*Hines：Stoelting's Anesthesia and Co-Existing Disease*，ed 6，pp 593-594）。

607.（A） EMLA乳膏含有利多卡因（2.5％）和丙胺卡因（2.5％）。5％EMLA乳膏涂于患儿干燥完整的皮肤上，并封闭覆盖至少1h，通常可获得深度为5mm的表面麻醉。4％利多卡因（ELA-Max）也可使用，仅需要30min起效（*Davis：Smith's Anesthesia for Infants and Children*，ed 8，p 441）。

608.（D） 虽然脐静脉比脐动脉更粗、更容易置管，但脐静脉不能提供动脉血气和全身血压的充分评估。此外，药物或高渗溶液注入脐静脉可能导致危险，因为导管可能插入门静脉根部，导致肝坏死或门静脉血栓形成。为了防止这种情况发生，脐静脉导管的尖端只插入脐静脉中2～3cm（达到可以回抽采血的最浅位置即可）。小心放置脐动脉导管同样重要。脐动脉导管的尖端应放置在主动脉分叉以上，同时低于肾动脉（L₂）水平。所有的动脉导管均与这些血管血栓形成或栓塞有相关性，但幸运的是，严重损伤非常罕见。因为脐静脉只有一条而脐动脉有两条，当一条动脉穿刺困难时还可使用另一条（*Miller：Miller's Anesthesia*，ed 8，p 2879）。

609.（C） 由于体表面积与体重比值较大，皮下脂肪较薄及对抗寒冷刺激的能力有限，新生儿和婴幼儿术中低体温的风险大于成人。3月龄以下的婴儿不能通过寒颤产热；其产热的主要方式是棕色脂肪代谢。热量丧失可通过辐射、传导、对流和蒸发介导。湿化吸入气体可减少蒸发（而非传导）介导的热量丧失。使用保温毯可减少传导（而非对流）介导的热量丧失（*Miller：Miller's Anesthesia*，ed 8，p 2763）。

610.（C） 6月龄婴儿，血红蛋白正常值约为11～12g/dl。正常心率为100～140次/分，收缩压为70～90mmHg，呼吸频率为25～35次/分（*Miller：Basics of Anesthesia*，ed 6，pp 547-550）。

611.（A） 眼心反射（oculocardiac reflex，OCR）通常定义为心率下降10％～20％并持续超过5s。牵拉眼外肌、压迫眼球、眶内血肿、眼外伤或眼痛均可引起OCR。斜视手术中常见，可能会导致各种心律失常，包括窦性心动过缓、房室结性心动过缓、异位搏动、心室颤动，甚至罕见的心博骤停（斜视手术发生率为1/2200）。初步治疗方法为停止刺激（即告诉手术医生停止操作），心律很快恢复正常，此后类似的刺激较少引发OCR。许多情况下不需要进一步治疗。增加全麻深度可能有助于阻止反射，重新评估通气是否充足也有帮助（因为高碳酸血症和低氧血症会降低引起OCR的阈值）。球后阻滞能预防OCR。眼直肌利多卡因局部浸润也可有效预防和治疗OCR。如果心律失常持续，可静脉注射阿托品（0.01～0.02mg/kg）或格隆溴铵。也有学者主张在斜视手术尤其是小儿手术中预防性使用阿托品或格隆溴铵（*Davis：Smith's Anesthesia* *for Infants and Children，ed 8，pp 880-888；Miller：Basics of Anesthesia，ed 6，pp 487-488*）。

612.（B） 新生儿和成人的 V_T（ml/kg）无差异。新生儿氧耗量更高（约为成人的两倍）。为了代偿氧气需求的增加，新生儿肺泡通气增加（约为成人的两倍）。肺泡通气量的增加解释了 $PaCO_2$ 略低的原因。值得注意的是，pH 值也略有降低。新生儿功能残气量减少、耗氧量增加，在全身麻醉期间如果有任何通气困难均会导致新生儿缺氧风险增加（*Hines：Stoelting's Anesthesia and Co-Existing Disease，ed 6，pp 584-586；Miller：Basics of Anesthesia，ed 6，pp 547-548*）。

表 7-2　生理参数

	新生儿	婴幼儿	5 岁小儿	成人
体重（kg）	3	4～10	18	70
呼吸频率（次/分）	35	25～30	20～25	15
肺泡通气量 [ml/(kg·min)]	130			60
潮气量（ml/kg）	6			6
肺活量（ml/kg）	35			70
功能残气量（ml/kg）	30			35
氧耗 [ml/(kg·min)]	6.5	5	4	3～3.5
二氧化碳生成量 [ml/(kg·min)]	6			3
PaO_2（空气，mmHg）	60～90			80～100
$PaCO_2$（空气，mmHg）	30～35			35～45
动脉血 pH	7.34～7.40			7.35～7.45

613.（D） 多发性神经纤维瘤病（von Recklinghausen disease）是一种常染色体显性遗传性疾病，表现为多个神经纤维瘤，累及皮肤、周围神经系统和中枢神经系统为特征。该病的临床特征多样，并随时间进展改变。神经纤维瘤病患者的麻醉管理也由于相关的临床合并症而复杂化。例如，约 1% 的患儿可能合并嗜铬细胞瘤。如果术前未能诊断，麻醉过程中可能发生严重的高血压。5%～10% 的患者合并颅内肿瘤，可能出现颅内高压的症状和体征。如果颅内压升高，应尝试降低颅内压。此外，增大的喉部神经纤维瘤会导致气道开放受限。去极化神经肌肉阻滞剂（敏感或耐药）和非去极化神经肌肉阻滞剂（敏感）可能发生异常反应。没有证据表明此类患者 MH 风险增加（*Davis：Smith's Anesthesia for Infants and Children，ed 8，p 843；Hines：Stoelting's：Anesthesia and Co-Existing Disease，ed 6，pp 244-245*）。

614.（D） 肺血管阻力初期下降（从胎儿水平）和肺血流量上升依赖于肺血管内皮细胞完整的功能状态。CDH 患儿该过程发生变化，与肺发育不良及肺动脉高压有关。选项中有其他异常的患者均存在心内右向左分流的风险，但治疗相对简单、容易处理，从而避免明显的分流及合并低氧血症。由于肺动脉高压、肺发育不良和内皮细胞的改变，CDH 患者的心内分流相当难处理（*Davis：Smith's Anesthesia for Infants and Children，ed 8，pp 57-58*）。

615.（C） 儿童的脱水量可通过多种观察来评估。对于轻度脱水（体重减轻 5%——液体缺失量为 50ml/kg），题中所列出的答案中唯一特异性改变为尿量。轻度脱水时尿量少于 2ml/(kg·h)。中度脱水（体重减轻 10%——液体缺失量为 100ml/kg）时，黏膜干燥、皮肤弹性降低，尿量少于 1ml/

(kg·h)，前囟门凹陷，血压为正常低限。重度脱水（体重减轻 15%——液体缺失量为 150ml/kg）时，黏膜非常干燥，皮肤弹性大大下降，尿量少于 0.5ml/(kg·h)，前囟门明显凹陷，血压降低及体位性低血压（*Davis：Smith's Anesthesia for Infants and Children，ed 8，pp 126-127*）。

616.（A） 扁桃体切除术后出血的发生率约为 0.1%~8%。如果出血发生在 24h 内，定义为原发性出血；如果出血发生在 24h 以后则定义为继发性出血。原发性出血往往比继发性出血更多见。继发性出血（术后 1~10 天）发生在覆盖手术创面的焦痂从扁桃体基底部脱落时。因为出血最常发生在手术后的第一个 6h 内（占出血病例的 75%），大多数门诊手术中心要求患者在手术后至少观察 6~8h。由于大量血液被吞咽，出血量往往会被低估（*Barash：Clinical Anesthesia，ed 7，pp 1357-1360；Davis：Smith's Anesthesia for Infants and Children，ed 8，pp 799-800*）。

617.（D） 耳鼻喉科医生经常使用血管收缩剂（如去氧肾上腺素、可卡因或羟甲唑啉）来控制鼻咽手术的出血。对于成年人，去氧肾上腺素的初始剂量高达 0.5mg（0.25% 溶液 4 滴）。对于体重小于 25kg 的儿童，初始剂量最高可达 20μg/kg。当使用过量时，由于外周血管阻力明显增加引起严重高血压和心血管代偿失调。这同时也促使外周血回流至肺血管（肺血管对血管收缩剂不敏感）并增加左室充盈压。本题中，如果使用拉贝洛尔并加深麻醉会引发严重的肺水肿、心搏骤停，甚至死亡。如果使用拉贝洛尔或 β 受体阻滞剂（如艾司洛尔），同时发生充血性心力衰竭，可考虑使用高剂量的胰高血糖素（5~10mg）来对抗心肌收缩力的降低。这也可能会发生在使用钙通道阻滞剂时。压力感受器引起的心动过缓甚少出现在儿科患者身上，因为患儿麻醉时均预先使用了阿托品或格隆溴铵。高血压持续时间较短，加深吸入麻醉有助于降压；然而，治疗重度高血压最有效的方法为使用直接的血管扩张剂或 α-肾上腺素受体拮抗剂（如酚妥拉明）。可卡因（通常为 4% 溶液）的最大推荐剂量为 1.5~3mg/kg，不超过 200mg（*Groudine et al：New York State Guidelines on the Topical Use of Phenylephrine in the Operating Room，Anesthesiology 92：859-864，2000；Miller：Miller's Anesthesia，ed 8，p 2535*）。

618.（C） 新生儿脑脊液总量为 4ml/kg，而成人为 2ml/kg。婴幼儿基于体量的给药量相比成人更高，而阻滞持续时间更短。丁卡因和布比卡因是婴幼儿脊髓麻醉最常用的药物。体重 5~15kg 的婴幼儿，1% 丁卡因 0.4mg/kg 的剂量麻醉持续时间约 80min；0.5% 布比卡因 0.4mg/kg（或 0.08ml/kg）的剂量麻醉持续时间为 70~80min。本题中该患儿体重 6kg，所以剂量为 0.5% 布比卡因 2.4mg 或 0.48ml（约 0.5ml）。对于小于 5kg 的婴儿，使用剂量较大（即丁卡因 0.5mg/kg、布比卡因 0.5mg/kg），并且麻醉持续时间约缩短 5min。如果加用肾上腺素，丁卡因脊髓麻醉的持续时间大约延长 30% 至 50%。布比卡因中加入肾上腺素则效果并不明显（*Davis：Smith's Anesthesia for Infants and Children，ed 8，p 464*）。

619.（A） 吸气性喘鸣的患儿约 80% 有哮吼（喉气管支气管炎），约 5% 有会厌炎（又称急性声门上喉炎）。题中所有列出的答案除了 A 选项之外，其余均和犬吠样咳嗽一样，均为哮吼的症状和体征，属于声门下区的病毒性感染疾病，常见于 2 岁以下的儿童。哮吼通常起病相对缓慢（超过 24~72h）伴轻度发热（很少超过 39℃）和淋巴细胞增多。急性会厌炎的患儿年龄较大，约 2~6 岁。急性会厌炎起病的症状和体征通常很快，小于 24h。患儿表现为吞咽困难、高热（通常>39℃）和吸气性喘鸣。其他症状和体征包括流涎、嗜睡、发绀、呼吸急促、中性粒细胞增多，并端坐前倾位（为了保持其气道开放）。由于本病进展迅速，患儿随时可能出现完全性上呼吸道梗阻。因此，在患者进入手术室并且完成适当的准备（包括直接喉镜、气管插管及可能的紧急气管切开）前，不应尝试显现会厌。急性会厌炎的确定性治疗方案包括适当抗生素治疗和保证呼吸道通畅。也可参照问题 603 的解析（*Davis：Smith's Anesthesia for Infants and Children，ed 8，pp 811-813；Hines：Stoelting's Anesthesia and Co-Existing Disease，ed 6，pp 614-617*）。

620.（C） 婴幼儿（<1 岁）和儿童（1 岁至青春期）的心肺复苏方法不同于成人。这里青春期定义为女

性乳房发育和男性腋毛出现。心肺复苏更多强调"用力按压和快速按压",这是因为胸部按压的深度和速度往往不够。如果只需要通气,成人频率为 10～12 次/分,而对于儿童和婴幼儿,呼吸频率为 12～20 次/分。成人胸外按压,将一手掌根部置于按压点,另一手掌根部置于前者之上,按压部位在胸骨下半部,按压深度为至少 5cm(2 英寸)。小儿胸外按压,用一手或两手掌根部按压胸骨下半部,按压深度至少为胸腔前后径的三分之一或大约 5cm(2 英寸)。婴儿胸外按压,单个施救者用两根手指按压两乳头连线处的胸骨,按压深度至少为胸腔前后径的三分之一或大约 4cm(1.5 英寸)。当有两个施救者时,一人双手环绕婴儿胸部,用双手大拇指一起按压胸骨下段 1/3 处。成人、儿童和婴儿的按压频率相同,约为 100 次/分。普通施救者不必检查婴儿和儿童的脉搏,因为他们经常会感到并不存在的搏动。当医疗专业人员触诊脉搏时,婴儿首选肱动脉,儿童优先选择颈动脉或股动脉。单人施救时,婴儿、儿童和成人按压通气比均为 30∶2;双人实施婴幼儿心肺复苏时,按压通气比为 15∶2。早期的规范要求按压通气比为 5∶1,但近期多项证据表明按压通气比为 30∶2 更有效。但新生儿按压通气比为 3∶1(即按压 90 次/分、通气 30 次/分)(*2010 American Heart Association Guidelines for Cardiopulmonary Resuscitation and Emergency Cardiovascular Care*, *Circulation* 122∶S685-S705, S862-S875, 2010)。

[译者注:2015 年 AHA 国际心肺复苏指南更新,成人与小儿胸外按压的频率均改为 100～120 次/分。成人按压深度为 5～6cm(2～2.4 英寸);儿童患者为胸部前后径的 1/3(婴幼儿 4cm,儿童 5cm);一旦进入青春期(即青少年),应采用成人的建议按压深度,即至少 5cm,但不超过 6cm。对已建立高级气道的患者,简化通气策略为每 6 秒一次呼吸(每分钟 10 次呼吸),适用于成人和儿童。]

621. **(B)** 出生第 1 年,身体成分发生剧烈变化。足月儿总体液量约为体重的 80%,而成年女性为 55%、成年男子为 60%。水溶性药物(如诸多抗生素)需要有较高剂量(mg/kg)方可达到所需的血药浓度。与成人脂肪含量(15⁺%)相比,早产儿脂肪含量(5%)和足月儿脂肪含量(10%)相应较低,脂溶药物依赖于再分布,使药物临床效果延长。新生儿肾小球滤过率出生时较低,出生后 3 个月增至 2 倍或 3 倍,之后缓慢上升直到 1 至 2 岁时达到成人水平。肾功能下降,会延缓依赖于肾清除药物的代谢。与成人相比,新生儿心脏顺应性相对较差,处理容量负荷的能力有限。Ⅰ型肌肉纤维(即耐疲劳、高氧化纤维):早产儿为 10%,足月儿为 25%,成人为 55%。Ⅰ型纤维的比例较低,预示新生儿主要的呼吸肌纤维容易疲劳(*Miller*:*Miller's Anesthesia*, *ed 8*, *pp 2763-2765*;*Miller*:*Basics of Anesthesia*, *ed 6*, *pp 547-551*)。

622. **(C)**

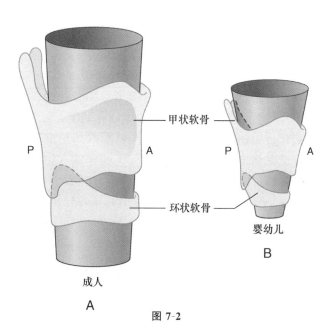

甲状软骨

环状软骨

P　A　P　A

成人

婴幼儿

A　B

图 7-2

婴幼儿气道解剖在某些部位不同于成人。成人喉部和婴幼儿气道最狭窄的部位基本相当（即最狭窄部分位于环状软骨环水平）。与成人相比，婴幼儿的头部和舌体相对较大。婴幼儿喉的位置比成人高（婴幼儿在 $C_3 \sim C_4$ 水平，成人在 $C_4 \sim C_5$ 水平），故婴幼儿喉镜检查时选择直镜片比弯镜片更容易暴露。婴幼儿的会厌短、粗、呈"Ω"形。婴幼儿声带位置与喉形成对角线（不水平）。对角线位置使得气管导管更容易进入前联合而不是下滑进入气管（*Davis：Smith's Anesthesia for Infants and Children，ed 8，p 351；Miller：Miller's Anesthesia，ed 8，p 2761*）。

623. （C） 儿童发生术后恶心呕吐的最高风险因素包括：手术持续时间超过 30min，年龄超过 3 岁，有家族 PONV 史或曾发生过 PONV，接受斜视手术，以及常规使用麻醉药物的手术，如扁桃体摘除术、睾丸固定术、疝修补术。极轻微疼痛的简短手术如鼓膜切开置管术 PONV 的发生率低。可能发生 PONV 的病例，推荐采取积极的预防措施（*Davis：Smith's Anesthesia for Infants and Children，ed 8，pp 1074-1075，1285*）。

624. （D） 唐氏综合征（21-三体）在活产婴儿中的发病率约为 $1/(600 \sim 800)$。超过一半唐氏综合征胎儿会自发性流产。虽然常见不同程度的智力低下，但也存在其他显著特征。大约一半患儿伴有先天性心脏病（完全性房室管、室间隔缺损、动脉导管未闭、房间隔缺损、法洛四联症），通常需要抗生素预防治疗。其他发现包括听力受损、短颈、小口畸形、鼻咽狭窄、舌体大、甲状腺功能低下（50%）、寰枕关节不稳（15%～20%，多数无症状）以及呼吸道狭窄。尽管存在这些异常，但有经验的麻醉医师进行气管插管通常并不困难。常用增加气道压力的方法产生气体"泄漏"以便判断气管道管的型号是否合适，因为此类患儿气管较窄，气管导管要小一至二个型号。例如，在 18 月龄至 8 岁的患儿，气管导管的内径要小 1mm。（*Davis：Smith's Anesthesia for Infants and Children，ed 8，pp 1172-1174；Hines：Stoelting's Anesthesia and Co-Existing Disease，ed 6，pp 634-635；Miller：Miller's Anesthesia，ed 8，p 1201；Shott：Down syndrome：analysis of airway size and a guide for appropriate intubation，Laryngoscope 110：585-592，2000*）。

625. （D） 先天性心脏畸形常伴有 CDHs、TEF、脑脊膜脊髓膨出和脐膨出。腹裂很少与其他先天性异常伴发（*Hines：Stoelting's Anesthesia and Co-Existing Disease，ed 6，pp 594-599，608-609*）。

626. （A） CDH 新生儿出生后经常立即出现呼吸窘迫。因为部分肠道疝入胸腔，患儿腹部往往平坦（舟状腹）。紧急处理包括对呼吸窘迫的患儿行气管插管通气支持并放置鼻胃管或经口胃管引流。呼吸囊和面罩通气可能使胃和肠道进气扩张，导致更多通气不足，相对禁忌。新生儿使用气管导管通气时，因为肺部发育不全，切记不要试图以正常容量扩张肺，易导致肺破裂并产生气胸。虽然曾经推荐过度换气，但最近发现允许适度高碳酸血症（$PaCO_2$ 60～65mmHg）对预后更好。伴发的先天性异常包括中枢神经系统畸形（如脊柱裂、脑积水、无脑畸形）、心血管畸形（如左心发育不良综合征、ASD 和 VSD、主动脉缩窄、法洛四联症）、消化道畸形（如先天性肠旋转不良、消化道闭锁）和泌尿生殖系统畸形（如尿道下裂）。紧急手术并不增加患儿生存率。手术前稳定患儿病情，并寻找相关的先天性异常（50% 的患儿中存在），可能对患儿有益。参照问题 582 解析（*Davis：Smith's Anesthesia for Infants and Children，ed 8，pp 567-574；Hines：Stoelting's Anesthesia and Co-Existing Disease，ed 6，pp 594-596*）。

627. （A） 接受非心脏手术的患儿呼吸系统不良事件较为常见。常见于年龄较小的患儿（< 5 岁）、近期有上呼吸道感染的患儿（尽管有个别研究对此提出质疑）、存在呼吸道异常的患儿（如腭裂、声门下狭窄、Pierre Robin 综合征）以及使用喉罩（与面罩比较）（*Davis：Smith's Anesthesia for Infants and Children，ed 7，pp 1161-1162；Flick et al：Risk factors for laryngospasm in children during general anesthesia，Pediatric Anesthesia 18：289-296，2008*）。

628.　(B) 围术期心搏骤停通常定义为麻醉管理期间（手术室及麻醉复苏室）需要 CPR。新生儿（0～30天）心搏骤停发生率比婴幼儿或儿童高四倍以上。心搏骤停的原因各不相同，但往往与药物相关（如吸入或静脉麻醉药过量、琥珀酰胆碱诱发的心律失常、药物"错换"、高位脊髓麻醉、局麻药中毒、阿片类药物引起的呼吸抑制、肌松药拮抗不足等）、心血管相关（如出血、高钾血症、迷走神经反射、栓塞、败血症等）、呼吸相关（如通气不足、失去对气道的控制、误吸、气胸等）及设备相关（如麻醉机意外断开连接、呼吸机活瓣卡瓣失灵等）。这些原因中，设备原因造成的相对罕见（约 4%）。麻醉相关的心搏骤停约 90% 可复苏成功（心搏骤停后有充分的自主心跳和血压至少 20min）。如果心搏骤停与麻醉无关，预后往往较差（这些病例中只有约 50%～60% 复苏成功）。无论手术与否，先天性心脏病患儿发生心搏骤停的风险明显增加。急诊手术发生心搏骤停的概率是择期手术的六倍以上（*Davis：Smith's Anesthesia for Infants and Children，ed 8，pp 1201-1205；Flick et al：Perioperative cardiac arrests in children between 1988 and 2005 at a tertiary referral center，Anesthesiology 106：226-237，2007*）。

629.　(C) 幽门狭窄手术治疗后，即使给予最小剂量的麻醉药物，苏醒延迟也并不少见。普遍认为，由于长期和持续的呕吐导致脑脊液 pH 发生紊乱，这些患儿仅需要极少的阿片类药物镇痛。胃酸丢失会导致代谢性碱中毒伴脑脊液碱中毒。即使纠正血清碱中毒，脑脊液中 pH 仍然偏高，因为血液与脑脊液可能并未达到稳态。

　　44 周以下的足月儿术后呼吸暂停的风险较高，因此不能按照门诊手术实施麻醉。与之相比，60 周以上的早产儿（译者注：应为孕后 60 周）术后呼吸暂停的风险低得多，因此，如果患儿其他情况均满足出院标准，可以按照门诊患儿麻醉。8～12 周龄患儿，血红蛋白达到生理最低点 10～11g/dl。当从血红蛋白 F 转变为血红蛋白 A 时，婴幼儿会经历生理性贫血。早产儿的血红蛋白浓度与呼吸暂停之间的关系存在争议。目前尚不清楚何种血红蛋白水平会导致既往健康患儿呼吸暂停的风险（*Davis：Smith's Anesthesia for Infants and Children，ed 8，pp 36，398，750-751*）。

630.　(C) 除了 C 选项外的其余选项均正确。Mapleson D 系统是一个具有近端新鲜气体流入口和远端呼气活瓣的半开放麻醉系统。为了消除重吸入，自主呼吸时比控制呼吸需要更多新鲜气流量。Mapleson A 系统是一个具有远端新鲜气体流入口和近端呼气活瓣的半开放麻醉系统（*Davis：Smith's Anesthesia for Infants and Children，ed 8，pp 294-297*）。

631.　(D) 刚出生时新生儿的呼吸中枢发育不完善。两种类型的呼吸暂停在新生儿并不罕见。如果呼吸暂停的时间较短（即 5～10s）且并未引起心率减慢或血氧饱和度下降，即存在周期性呼吸。高达 78% 的足月儿有周期性呼吸，早产儿则更为常见。婴幼儿中枢性呼吸暂停发作，又称呼吸暂停和心动过缓（apnea and bradycardia，A&B）发作，比周期性呼吸暂停时间更长，更显著，同时也更少见。当 A&B 发作时，呼吸暂停通常超过 15～20s，并伴有心率减慢（<100次/分），氧饱和度下降，发绀和（或）苍白。A&B 发作的治疗通常为触觉刺激，而周期性呼吸模式并不需要治疗。未经治疗的 A&B 发作可能致命。术后呼吸暂停与出生胎龄（GA）和长达 60 周的 PCA（PCA=GA+生理年龄）呈负相关。术后 4～6h 呼吸暂停发生率最高，但手术后 12h 也可能出现。术后呼吸暂停也与患儿 A&B 发作病史和贫血（Hct<30）有关。咖啡因被用作呼吸兴奋剂，以减少术后呼吸暂停的发生率和严重程度。与全身麻醉相比，虽然未给予镇静的脊髓麻醉发生呼吸暂停的比率较低，但增加任何镇静药物如氯胺酮后，呼吸暂停的发生率较全麻增高。由于存在术后呼吸暂停的风险，婴幼儿在门诊进行治疗存在争议。在本书主编所在医院，PCA 不足 44 周的健康足月儿（GA>38 周）和不足 50 周的健康早产儿（GA<38 周）会留院监护一晚（*Davis：Smith's Anesthesia for Infants and Children，ed 8，pp 35-36，1283-1284*）。

632. **(A)** 患儿接受硬膜外麻醉时，判断硬膜外穿刺针是否进入硬膜外腔，应使用生理盐水实施阻力消失试验，而非空气试验，以减少空气栓塞的风险。注意：与成人相比，到达硬膜外腔时，小儿硬膜外腔的阻力消失更敏感（*Davis*：*Smith's Anesthesia for Infants and Children*，*ed 8*，*pp 474-475*）。

633. **(B)** 为了减少胃内容物吸入的风险，推荐禁食的时间通常称为"2-4-6-8原则"。

表 7-3　最短禁食时间

摄入食物	最短禁食时间
清饮料（水、凝胶、苹果汁或葡萄汁）	2h
母乳	4h
婴幼儿配方奶粉，非母乳乳品，橙汁	6h
固体食物（烤面包或谷物）或高脂饮食	8h

From Davis PJ et al：*Smith's Anesthesia for Infants and Children*，*ed 8*，*Philadelphia*，*Saunders*，*2011*，*pp 288-289*

634. **(C)** 对于新生儿或婴幼儿，低温可增加全身氧耗，产生代谢性酸中毒和低血糖（非高血糖），降低通气，降低药物代谢，延长非去极化肌松药的作用时间，产生凝血和血小板功能障碍，增加伤口感染风险。因此，在围术期监测体温并且尽量减少或消除麻醉过程中新生儿和小婴儿身体热量的显著丢失非常必要（*Davis*：*Smith's Anesthesia for Infants and Children*，*ed 8*，*pp 174-175*；*Miller*：*Miller's Anesthesia*，*ed 8*，*pp 1631-1632*，*2763*；*Butterworth*：*Morgan & Mikhail's Clinical Anesthesiology*，*ed 5*，*pp 879-880*）。

635. **(C)** NEC继发于缺血造成的肠黏膜损伤，通常发生于早产儿和出生低体重儿（一般<2500g）。体重小于1500g的极低体重儿（very-low-birth-weight，VLBW），NEC的发病率为10%～20%。NEC死亡率较高（药物治疗者10%～30%，必须手术治疗者死亡率更高）。这些患儿可能有代谢性酸中毒、低氧血症、休克。多数患儿出现血小板减少（50 000～70 000/mm³）、PT延长、aPTT延长。NEC最常与产后早期胎儿窒息或出生后呼吸系统并发症相关的心排血量下降有关。其他与NEC发病机制相关的因素包括脐动脉插管史、幼小早产儿肠内营养、细菌感染、红细胞增多症和革兰氏阴性菌内毒素血症。虽然脐动脉导管在新生儿期常用，但如果发生NEC应该移除导管，因为导管可能影响肠系膜血流。除非有证据表明肠坏死或肠穿孔，否则应首先选择非手术治疗。包括停止肠内营养，胃肠减压，应用广谱抗生素，液体和电解质的治疗，进行肠外营养以及纠正血液系统异常。存在休克时可能需要正性肌力药物。这些患儿术后需要呼吸机支持，且常需要强心药物进行心血管支持（*Hines*：*Stoelting's Anesthesia and Co-Existing Disease*，*ed 6*，*pp 601-602*；*Davis*：*Smith's Anesthesia for Infants and Children*，*ed 8*，*pp 579-584*）。

636. **(C)** 瑞芬太尼新生儿体内的半衰期短于大龄儿童，因此该药物对新生儿而言属于非常特殊的阿片类药物。瑞芬太尼在血液中会迅速被血浆和组织中的非特异性胆碱酯酶代谢；与年龄超过2个月的小儿相比，小于2月龄的小儿药物分布容积更高。即使大剂量使用，瑞芬太尼也不会蓄积。而其他阿片类药物低剂量给药时，由于药物再分布效应，半衰期相对较短。在高剂量给药时，选项中的其他阿片类药物的消除则更为重要（*Davis*：*Smith's Anesthesia for Infants and Children*，*ed 7*，*pp 428*；*Miller*：*Miller's Anesthesia*，*ed 8*，*pp 2757*，*2769-2771*）。

637. **(B)** 新生儿期，可通过脐动脉或脐静脉建立新生儿循环。脐静脉较大并且容易置管。常用直径5Fr.的导管（早产儿用3.5Fr导管）（译者注：Fr是导管的单位，3F＝3mm周长，又因周长＝3.14×直径，所以直径1F≈0.33mm）。静脉插管可通过脐静脉直接进入腔静脉（通常位于膈上）。脐动脉插管会使导管尖端进入主动脉（*Davis：Smith's Anesthesia for Infants and Children，ed 8，pp 559-560；Miller：Basics of Anesthesia，ed 6，p 549*）。

638.（D） HUS 是小儿获得性急性肾衰竭最常见的原因之一。患儿出现腹部绞痛、血性腹泻和呕吐；该病通常由大肠杆菌 O157 产生的毒素所致。大肠杆菌 O157 引起血性腹泻的患儿中，约有 10% 发展为 HUS。其特点是微血管病性溶血性贫血（血红蛋白水平约 4~5g/dl）、血小板减少（血小板破坏，类似于肝和脾中的血小板破坏）和急性肾病。虽然 HUS 好发于 6 个月~4 岁的小儿，但在新生儿期至成年期均可发生。偶尔出现中枢神经系统发育异常（例如意识水平下降，惊厥发作，常有脑水肿和颅内压增高）。胰腺炎也较为常见，液体超负荷、高血压和毒素造成的心肌抑制可能导致充血性心力衰竭。治疗主要为支持疗法，部分患儿需要临时性腹膜透析。该病死亡率低于 5%（*Hines：Stoelting's Anesthesia and Co-Existing Disease，ed 6，p 425；Miller：Miller's Anesthesia，ed 8，pp 2904-2905*）。

639.（D） Wilms 瘤，又称为肾母细胞瘤，是一种常见的小儿腹部恶性肿瘤。患儿通常有腹围增加，并可触及腹部肿块。诊断的高峰年龄为 1~3 岁。肾功能通常正常，但高血压（60%）常见，多为轻度。常出现发热、血尿、贫血。治疗包括手术、放疗和化疗。用于肿瘤化疗的药物包括放线菌素 D、多柔比星（阿霉素）、长春新碱、环磷酰胺（Cytoxan）等。所有细胞毒性药物均可导致骨髓抑制（如贫血，血小板减少）。因为使用环磷酰胺（100mg/m^2）和多柔比星（220mg/m^2）可能导致心肌病，即使无症状的患儿手术前也应考虑做超声心动图检查。治疗后 7~14 年间可能发展为晚期心功能不全。烷化剂如环磷酰胺可抑制血浆胆碱酯酶，可能影响琥珀酰胆碱代谢。接受博来霉素治疗的患儿可发生肺纤维化和（或）肺炎（本题中的患儿没有用博来霉素）。这种肺毒性作用可能与吸入氧浓度过高和输入液体过量有关。长春新碱可导致中枢神经系统副作用，包括周围神经病变、感觉中枢损害、脑病和肾毒性（*Davis：Smith's Anesthesia for Infants and Children，ed 8，pp 751-754，1138-1141；Hines：Stoelting's Anesthesia and Co-Existing Disease，ed 6，pp 628-629；Miller：Miller's Anesthesia，ed 8，pp 1216-1217*）。

640.（D） 以上答案都正确。当重要器官灌注不足，不能满足器官新陈代谢需要时就会发生休克。随着休克进展，心排血量最初可通过增加心率和心肌收缩力维持。随着心排血量下降，血压只能通过代偿性血管收缩来维持。休克分为代偿性休克（收缩压在正常范围内）和失代偿性休克（收缩压低于同年龄段的第 5 百分位数范围）。如果存在低血压，必须积极纠正。治疗通常从扩容开始；但是也必须考虑其他原因导致的低血压并进行必要的处理（如张力性气胸、心脏压塞、神经源性损伤）。题目需要根据收缩压诊断低血压（即失代偿性休克）并在每个选项中进行了正确描述。此外，对于 10 岁或更大年龄的患儿，收缩压小于 90mmHg 时诊断低血压（*2010 American Heart Association Guidelines for Cardiopulmonary Resuscitation and Emergency Cardiovascular Care，Circulation 122：S878，2010*）。

641.（D） 出生时新生儿 GFR 为成人的 15%~30%，出生 10 天即增加至 50%，6 个月时增至 75%。2 岁时肾功能达到正常水平（*Miller：Basics of Anesthesia，ed 6，p 550；Miller：Miller's Anesthesia，ed 8，p 2762*）。

642.（D） 对行斜视手术的患儿推荐预防 POV，未预防处理的患儿 POV 的发生率为 40%~90%。没有证据表明麻醉苏醒前应用抗胆碱能药物或排空胃内容物具有益处。静脉输液非常重要。最近研究发现，与乳酸林格液 10ml/（kg·h）的补液量相比，30ml/（kg·h）的"开放性补液"PONV 的发生率降低 50%。减少或避免使用麻醉性镇痛药对预防 PONV 也有效。是否需要避免使用氧化亚氮维持麻醉仍然存有争议（*Davis：Smith's Anesthesia for Infants and Children，ed 8，pp 881-882*）。

第 8 章

产科生理和麻醉

（杜英杰　刘美玉译　陈惠群　张鸿飞审校）

说明（643～725题）：本部分的每个问题后分别有四个备选答案，请选择其中一个最佳答案。

643. 以下哪种药物**不容易**透过胎盘
A. 依托咪酯
B. 麻黄碱
C. 阿托品
D. 格隆溴铵

644. 一位 38 岁的女性肥胖患者，经皮下注射低分子量肝素（low-molecular-weight heparin，LMWH）预防血栓形成。停用肝素 14h 后在硬膜外腔阻滞麻醉下行择期剖宫产手术，放置硬膜外导管后 30min 出现左侧 Horner 综合征。体格检查发现，麻醉平面达 T_4 水平，除 Horner 综合征外没有其他异常表现。此时**最恰当**的处置是
A. 拔除硬膜外导管
B. 请神经外科会诊
C. 进行 CT 检查
D. 以上都不是

645. 美国孕妇中，高血压的比例是多少
A. 2%
B. 7%
C. 12%
D. 17%

646. 16 岁子痫前期孕妇，焦虑状态，目前处于分娩活跃期，放置硬膜外导管行分娩镇痛后发生背痛。疼痛剧烈、腿部力量较预计差。这时最佳的处置措施是
A. 注射高浓度局麻药或静脉注射（intravenous，IV）麻醉性镇痛药
B. 重新置入硬膜外导管，硬膜外腔使用麻醉性镇痛药以减少肌力减弱
C. 安慰患者在生产完成后症状会好转

D. 请神经外科会诊

647. 硫酸镁（magnesium sulfate，$MgSO_4$）可用于子痫前期患者的抗惊厥治疗，也可作为保胎药物防止先兆流产。$MgSO_4$ 具有如下作用，**除外**
A. 镇静
B. 呼吸麻痹
C. 抑制神经肌肉接头部位的乙酰胆碱释放
D. 与硝苯地平合用可引起高血压

648. 正常的胎儿心率（fetal heart rate，FHR）是
A. 60～100 次/分
B. 90～130 次/分
C. 110～160 次/分
D. 150～200 次/分

649. 关于美国（1998—2005）妊娠相关死亡的原因，以下哪一项**最不可能**
A. 全麻（插管失败或误吸）
B. 出血
C. 肺动脉栓塞
D. 妊娠期高血压疾病

650. 合并重度子痫前期的哮喘患者，治疗宫缩乏力有效的药物包括
A. 仅使用催产素（Pitocin）
B. 仅使用麦角新碱（Ergotrate）或甲基麦角新碱（Methergine）
C. 仅使用 15-甲基前列腺素 $F_{2\alpha}$（$PGF_{2\alpha}$）（Carboprost，Hemabate）（译者注：卡波前列素，欣母沛）
D. 以上所有药物均安全，可单独或联合用药

651. 胎儿血红蛋白的 P_{50} 是多少

A. 12mmHg

B. 18mmHg

C. 24mmHg

D. 30mmHg

652. 特布他林的副作用包括以下几种，**除外**

A. 高血压

B. 高血糖

C. 肺水肿

D. 低血钾

653. 妊娠和分娩期间，孕妇的心排血量明显增加。那么产后多久其心排血量可以恢复到孕前水平

A. 12 小时

B. 1 天

C. 2 周

D. 6 个月

654. 32 岁孕妇，既往有脊柱融合手术史、严重哮喘及高血压病史（血压 180/110mmHg），现被紧急送入手术室。该患者因胎儿脐带脱垂需在全麻下行急诊剖宫产手术。麻醉诱导时，**最适合**使用以下哪种药物

A. 七氟烷

B. 咪达唑仑

C. 氯胺酮

D. 丙泊酚

655. 足月时子宫血流通常会增加到多少

A. 100ml/min

B. 250ml/min

C. 500ml/min

D. 750ml/min

656. 关于人类免疫缺陷病毒（human immunodeficiency virus，HIV）感染的产妇，以下哪项描述正确

A. 中枢神经阻滞与硬膜外腔血补丁治疗均会增加神经并发症

B. 母亲为 HIV 血清反应阳性且未经治疗，90% 的新生儿是在子宫内、阴道分娩过程中或母乳喂养时感染 HIV

C. 对于服用蛋白酶抑制剂的患者，苯二氮䓬类和麻醉性镇痛药的药物作用时间延长

D. 皮肤接触 HIV 病毒感染的血液后，血清转阳的风险为 5%

657. 足月时下述哪项心血管参数下降

A. 中心静脉压

B. 肺毛细血管楔压

C. 全身血管阻力

D. 左室收缩末期容积

658. 以下哪项症状和体征与羊水栓塞无关

A. 胸痛

B. 出血〔弥散性血管内凝血（disseminated intravascular coagulation，DIC)〕

C. 肺血管收缩伴有严重的肺动脉高压和右心衰

D. 左心衰和肺水肿

659. 胎儿对致畸性药物最敏感的时间是

A. 妊娠 1～2 周

B. 妊娠 3～8 周

C. 妊娠 9～14 周

D. 妊娠 15～20 周

660. 24 岁海洛因成瘾孕妇分娩出估计胎龄（estimated gestational age，EGA）为 28 周、体重 1000g 的男婴，产妇承认在到达医院前因紧张吸食了海洛因。现处理新生儿呼吸抑制最好的方法是

A. 在新生儿的大腿肌注（intramuscularly，IM）0.1mg/kg 纳洛酮

B. 经气管内导管使用 0.1mg/kg 纳洛酮

C. 第二产程母亲 IM 0.1mg/kg 纳洛酮

D. 以上都不是

661. 心排血量在哪个阶段**最大**

A. 早期妊娠

B. 晚期妊娠

C. 分娩期间

D. 新生儿娩出即刻

662. 体重为 1000g、EGA 为 27 周的男婴，出生时心率为 80 次/分，呼吸慢而不规则，鼻、口腔内插入吸引管进行吸引时有皱眉及四肢轻微屈曲运动，但全身发绀。脐带内只有两条血管。该男婴 1 分钟的 Apgar 评分为

A. 3

B. 4

C. 6

D. 7

663. 对孕妇而言，以下哪项呼吸参数**不增加**
   A. 分钟通气量
   B. 潮气量（tidal volume，V_T）
   C. 动脉 PaO_2
   D. 血清碳酸氢根

664. 以下哪种药物**不应用于**辅助生殖技术（assisted reproductive technology，ART）的经阴道获取卵母细胞（transvaginal oocyte retrieval，TVOR）中
   A. 丙泊酚
   B. 氯胺酮
   C. 咪达唑仑
   D. 以上药物均可安全使用

665. 以下哪种情况与孕期出血增加有关
   A. 狼疮抗凝血因子
   B. 凝血因子 V Leiden 突变
   C. 蛋白 C 功能缺陷
   D. 以上都不是

666. 拟行引产术的女性患者，两年前因全脊髓损伤而致四肢截瘫，为防止自主反射亢进，**最佳的方案**是
   A. 仅可使用静脉注射药物，禁忌使用椎管内麻醉
   B. 腰段椎管内仅使用局麻药如布比卡因有效
   C. 椎管内仅使用麻醉性镇痛药如芬太尼有效
   D. 自主反射亢进仅发生在 T_6 以下的全脊髓损伤，因此无需担心

667. 24 岁孕妇，孕 2 产 1，全麻下行急诊剖宫产手术。全麻苏醒拔出气管导管后，患者出现发绀。通过气囊和面罩进行正压通气，需要较高的气道压才能通气，双肺可闻及喘鸣音。患者血压从 120/80mmHg 降至 60/30mmHg，心率从 105 次/分增至 180 次/分。**最可能的原因**是
   A. 羊水栓塞
   B. 气管内黏液栓
   C. 气胸
   D. 误吸

668. 29 岁孕妇，孕 1 产 0，妊娠 8 周，拟在全麻下行急诊阑尾切除术，以吸入异氟烷、N_2O 和氧气维持麻醉深度，下列哪项属于已经证实可由全麻造成宫内胎儿的不良结果

   A. 先天性心脏病
   B. 腭裂
   C. 行为异常
   D. 以上都不是

669. 24 岁孕妇，孕 1 产 0，患有重症肌无力（myasthenia gravis，MG），在腰段硬膜外腔阻滞麻醉下行剖宫产手术。以下对新生儿重症肌无力的描述哪一项**正确**
   A. 新生儿大多数会被感染肌无力
   B. 新生儿会被母体的 IgM 抗体感染
   C. 新生儿需要抗乙酰胆碱治疗 4 周
   D. 新生儿需要终生治疗

670. 患者合并下列哪种情况**最不可能**发展为 DIC
   A. 重度子痫前期
   B. 胎盘早剥
   C. 前置胎盘（出血）
   D. 死胎综合征

671. 28 岁孕妇，孕 1 产 0，患有艾森门格综合征（肺动脉高压伴有心内右向左分流或双向分流），拟在腰段硬膜外腔阻滞麻醉下行剖宫产手术。本例患者应避免局麻药中添加肾上腺素，是因为
   A. 降低肺循环阻力
   B. 降低全身血管阻力
   C. 增加心率
   D. 会引起额外的收缩压升高

672. 以下患者分娩时，因不可控制的出血**最需要**急诊行子宫切除术的是
   A. 剖宫产术后阴道试产（trial of labor after cesarean，TOLAC）失败，正在行剖宫产的患者
   B. 四胞胎妊娠的患者
   C. 因前置胎盘（不出血）行择期二次剖宫产手术的患者
   D. 腹腔妊娠的患者

673. 据美国麻醉医师协会（American Society of Anesthesiologists，ASA）终审投诉项目记录，产科麻醉患者投诉**最多**的损伤是
   A. 麻醉期间的疼痛
   B. 母体神经损伤
   C. 头痛
   D. 吸入性肺炎

674. 以下关于绒毛膜羊膜炎的描述，**错误**的是

A. 绒毛膜羊膜炎在孕妇中的发病率约为 1%

B. 临床表现包括体温超过 38℃、母亲和胎儿心动过速、子宫乏力

C. 抗生素仅在分娩后应用，因为分娩期应用抗生素可能会"干扰新生儿血培养的结果"

D. 可安全实施硬膜外腔阻滞麻醉

675. 下列哪项关于新生儿羊水胎粪污染的描述**正确**

A. 分娩时不推荐常规进行口腔和鼻腔吸引

B. 需要对所有新生儿进行气管插管

C. 为治疗感染经常需要使用抗生素和激素

D. 呼吸窘迫综合征（respiratory distress syndrome，RDS）常见

676. 一位 38 岁的初产妇，诊断为前置胎盘，伴有活动性阴道出血，到达手术室时收缩压为 85mmHg，拟行剖宫产手术。患者头晕眼花，且非常恐惧。对该患者最佳的麻醉诱导方案是哪一种

A. 使用 12～15mg 布比卡因进行蛛网膜下腔阻滞麻醉

B. 使用 2～2.8mg/kg 丙泊酚复合 1～1.5mg/kg 琥珀酰胆碱进行全麻诱导

C. 使用 0.75～1mg/kg 氯胺酮复合 1～1.5mg/kg 琥珀酰胆碱进行全麻诱导

D. 首先补足患者的失血量，之后采取患者期望的麻醉方式

677. 妊娠期间下列哪种肺容积或容量改变**最小**

A. 潮气量（tidal volume，V_T）

B. 功能残气量（functional residual capacity，FRC）

C. 补呼气量（expiratory reserve volume，ERV）

D. 肺活量（vital capacity，VC）

678. 一位 35 岁孕妇拟在全麻下行择期剖宫产术。两次气管插管失败后看不到声门的任何结构，但可以进行面罩通气。此时**最恰当**的处置是

A. 唤醒患者

B. 尝试经鼻盲探插管

C. 继续面罩通气，按压环状软骨

D. 使用喉罩

679. 分娩痛**最强烈**的是哪些患者

A. 参加过产前训练的初产妇

B. 未参加过产前培训的初产妇

C. 参加过产前培训的经产妇

D. 未参加过产前培训的经产妇

680. 硬膜外腔应用局麻药时，其何种性质可以决定肾上腺素延长阻滞持续时间的程度

A. 分子量

B. 脂溶性

C. pKa

D. 浓度

681. 蛛网膜下腔单独应用何种麻醉性镇痛药即可满足剖宫产麻醉需求（即不使用酯类或酰胺类局麻药）

A. 吗啡

B. 芬太尼

C. 哌替啶

D. 以上都不是，需要使用一种局麻药

682. 一位 23 岁的孕妇，处于早孕阶段，被送入手术室拟在全麻下行急诊阑尾切除术。以下哪种药物为美国食品药品管理局（U. S. Food and Drug Administration，FDA）批准可用于妊娠期的 D 级药物（人体试验和研究或上市后临床数据表明药物对胎儿有危害性；然而患者潜在受益可能会大于潜在风险）

A. 氧化亚氮

B. 异氟烷

C. 咪达唑仑

D. 以上都不是

683. 以下关于产科麻醉时蛛网膜下腔使用吗啡、芬太尼或舒芬太尼的描述均正确，**除外**

A. 主要作用位点是脊髓后角的胶质区

B. 对运动和交感神经无阻滞作用

C. 对于第二产程镇痛足够

D. 亲脂性麻醉性镇痛药与非亲脂性麻醉性镇痛药相比，更少引起呼吸抑制

684. 产科椎管内应用麻醉性镇痛药**最常见**的副作用是

A. 皮肤瘙痒

B. 恶心、呕吐

C. 呼吸抑制

D. 尿潴留

685. 一位体重为 110kg（242 磅）的孕妇，孕 1 产 0，在妊娠第 18 周检查时血压为 180/95mmHg，1 周后为 170/95mmHg。踝关节出现水肿，但颜面部无水肿，尿中未检测到蛋白。根据这些症状可诊断为
    A. 妊娠期高血压
    B. 子痫前期
    C. 慢性高血压
    D. 慢性高血压并发子痫前期

686. 32 岁孕妇，因子痫前期接受镁剂治疗，处于产程活跃期时实施硬膜外腔阻滞麻醉。在给予试验剂量 5min 后，硬膜外腔注射布比卡因和芬太尼的负荷剂量。患者十分恐惧，斯打医护人员，大口喘气，乱抓，最终发展为循环衰竭。在复苏期间，可见静脉输液部位渗血，气管导管内有粉红色泡沫。**最可能**的诊断是
    A. 羊水栓塞
    B. 高位脊髓麻醉
    C. 血管内注入布比卡因
    D. 子痫

687. 硬膜外腔阻滞麻醉下行剖宫产手术时，以下哪种麻醉性镇痛药加入硬膜外腔后麻醉作用时间**最长**
    A. 50～100µg 芬太尼
    B. 10～20µg 舒芬太尼
    C. 3～4mg 吗啡
    D. 50～75mg 哌替啶

688. 妊娠期间，以下哪项指标**不增加**
    A. 肾血流量
    B. 血肌酐清除率
    C. 血尿素氮（blood urea nitrogen，BUN）
    D. 葡萄糖排泄

689. 以下哪种吸入麻醉药**不会**引起子宫松弛
    A. 异氟烷
    B. 七氟烷
    C. 氧化亚氮
    D. 均有子宫松弛作用

690. 以下药理性质均可促进药物被动扩散透过胎盘，**除外**
    A. 低分子量药物
    B. 高水溶性药物

C. 低电离程度药物
D. 药物高浓度梯度

691. 剖宫产手术的失血量大约为
    A. 250ml
    B. 500ml
    C. 750ml
    D. 1000ml

692. 分娩期间关于胎儿和母亲血液的描述，下列哪项**正确**
    A. 胎儿的血红蛋白比母体低
    B. 胎儿胎盘血流是母体胎盘血流的 2 倍
    C. 胎儿血红蛋白对 O_2 的亲和力比母体高
    D. 胎儿氧合解离曲线相对于母体右移

693. 通常情况下，病态性肥胖患者下述情况发生率相对较高，**除外**
    A. 剖宫产
    B. 硬膜刺破后头痛（postdural puncture headaches，PDPHs）
    C. 子痫前期
    D. 血栓性疾病

694. 一足月新生儿，娩出 5min 后，肌张力良好，哭声有力，吸空气条件下血氧饱和度为 83%。此时**最恰当**的处理是
    A. 通过面罩使氧浓度达 50% 以上
    B. 通过面罩自主呼吸 100% 的氧气
    C. 使用 100% 的氧气进行正压通气
    D. 继续观察

695. 晚期妊娠患者出现以下症状和体征：新发的阴道流血已停止、无疼痛、未出现胎儿窘迫。**最佳诊断**是什么
    A. 胎盘早剥
    B. 前置胎盘
    C. 子宫破裂
    D. 前置血管

696. 在第二产程中使用哪种措施可完全缓解疼痛
    A. 宫颈旁阻滞
    B. 使用芬太尼和吗啡进行椎管内麻醉
    C. 阴部神经阻滞
    D. 使用布比卡因进行腰段硬膜外腔阻滞，不使用麻醉性镇痛药

697. 下述均为胎儿开放手术的麻醉要点，**除外**

A. 子宫松弛非常重要

B. 可使用去氧肾上腺素或麻黄碱治疗母体低血压（平均动脉压＜65mmHg）

C. 如果需要胎儿肌松，产科医生或外科医生可肌内或静脉注射 1 个 ED_{95} 剂量的维库溴铵，即 0.04mg/kg

D. 胎儿正常的血氧饱和度为 50％～70％

698. 28 岁产妇，因宫缩乏力直接经子宫肌层注射 15-甲基前列腺素 $F_2\alpha$，可能出现的作用包括

A. 恶心、呕吐

B. 支气管痉挛

C. 低氧血症

D. 以上都是

699. 以下关于 $MgSO_4$ 治疗子痫前期的叙述**正确**的是

A. 治疗剂量的血清镁浓度为 10～15mEq/L

B. 硬膜外腔阻滞麻醉下行剖宫产手术的患者，可通过深部腱反射的改变来评估血浆镁离子浓度是否过高

C. 血镁过高导致 QRS 波增宽

D. 一旦开始分娩，不会再有子痫风险，为防止发生产后出血需要拮抗镁离子

700. 将一名脐带脱垂的孕妇从产房转运至手术室进行急诊剖宫产手术的途中，患者出现咳嗽、气促、伴有喘鸣，并且出现发绀。气管插管后发现咽部有食物。对该患者恰当的处置应包括

A. 静脉注射利多卡因抑制咳嗽

B. 使用糖皮质激素

C. 吸入 100％纯氧，并进行呼气末正压通气（positive end-expiratory pressure，PEEP）

D. 使用生理盐水灌洗

701. 正常妊娠大约多少周 EGA 时主动脉-腔静脉受压开始明显

A. 10 周

B. 15 周

C. 20 周

D. 25 周

702. 急诊剖宫产患者全麻诱导前，使用哪种药物提高胃部 pH **最有效**

A. 雷尼替丁

B. 柠檬酸钠

C. 甲氧氯普胺

D. 氢氧化镁和氢氧化铝

703. 以下均为胎儿心动过缓的原因，**除外**

A. 母亲吸烟

B. 使用新斯的明和格隆溴铵拮抗肌松药

C. 酸中毒

D. 脐带受压

704. 脑瘫（cerebral palsy，CP）大多数发生在

A. 产前

B. 分娩时

C. 产后

D. 出生后 30 天

705. 以下关于妊娠期糖尿病的叙述均正确，**除外**

A. 在美国妊娠期糖尿病（diabetes mellitus，DM）的发病率为 7％

B. 胰岛素容易通过胎盘，引起巨大儿

C. 糖尿病孕妇的剖宫产率更高

D. 糖尿病酮症酸中毒（diabetic ketoacidosis，DKA）在 1 型 DM 孕妇中的发病率为 1％～2％

706. 除体位因素之外，硬膜刺破后头痛（post-dural puncture headache，PDPH）可能有以下症状或体征，**除外**

A. 复视

B. 听力改变

C. 颈项强直（neck stiffness）

D. 发热

707. 可引起早期减速的是

A. 胎儿头部受压

B. 子宫胎盘异常

C. 母体低血压

D. 脐带受压

708. 局部麻醉下行剖宫产术时，为有效预防或治疗寒战，可使用以下药物，**除外**

A. 蛛网膜下腔给予芬太尼和（或）吗啡

B. 静脉使用硫酸镁

C. 硬膜外腔使用含有肾上腺素的局麻药

D. 静脉注射哌替啶

709. 急诊剖宫产术，行脐动脉血气分析，PO_2 为 20mmHg，PCO_2 为 50mmHg，碳酸氢根为 22mEq/L，pH 值为 7.25，提示

A. 严重低氧血症

B. 呼吸性酸中毒

C. 代谢性酸中毒

D. 正常值

710. 剖宫产术中或术后，以下哪种情况**最需要**输血

A. 多胎妊娠

B. 胎盘早剥

C. 前置胎盘

D. 产后出血

711. 足月窘迫新生儿复苏期间，以下均为合适的技术或药物，**除外**

A. 使用空气而不是 100% 氧气进行通气

B. 如果心率低于 60 次/分，开始胸部按压（胸部按压和通气的比例为 3∶1）

C. 充分通气和胸部按压后，静脉注射 0.1mg/kg 肾上腺素

D. 心搏停止 10min 后，可停止继续复苏

712. 23 岁女性患者，孕 1 产 1，硬膜外腔阻滞麻醉下经阴道分娩出一 8 磅的婴儿后，产妇出现体温 38.2℃，白细胞计数为 15 000/mm³。**最恰当**的处理方式是

A. 进行血培养

B. 开始使用抗生素

C. 使用镇静剂

D. 继续观察

713. 与 25 岁健康初产妇相比，**不会**引起妊娠期高血压疾病发生率增高的是

A. 多胎妊娠

B. 吸烟（>1 包/天）

C. 肥胖

D. 胎盘早剥

714. 妊娠子宫压迫主动脉-下腔静脉导致的母体不良反应包括

A. 恶心、呕吐

B. 精神活动改变

C. 胎儿窘迫

D. 以上都是

715. 以下关于孕妇滥用可卡因的描述哪一项**错误**

A. 对于急性可卡因中毒的患者，全麻快速序贯诱导之后可出现高血压、心律失常、心肌缺血和心动过速

B. 对于慢性可卡因成瘾患者，全身麻醉药的 MAC 值增加

C. 美国部分州规定宫内胎儿接触毒品，属于虐待儿童，医师需要将这些孕妇上报

D. 如果需要血管收缩药物治疗低血压，去氧肾上腺素的效果优于麻黄碱

716. 当全麻和椎管内麻醉禁忌时，建议外科医生在局部浸润麻醉下行急诊剖宫产手术，下列说法均正确，**除外**

A. 正中切口最适合

B. 为达到较好的皮肤镇痛效果，需要在腹直肌处注射药物

C. 选择布比卡因联合碳酸氢钠进行局部麻醉

D. 可使用氯胺酮和咪达唑仑进行轻度镇静

717. 一位 24 岁初产妇，行择期剖宫产手术（臀位）。预先输入 1500ml 生理盐水后实施蛛网膜下腔阻滞麻醉，5min 后患者血压 80/40mmHg，心率 110 次/分。在确定子宫充分左移后，**最佳**的处理措施（胎儿 pH 最佳）为

A. 去氧肾上腺素

B. 麻黄碱

C. 肾上腺素

D. 1000ml 含 5% 葡萄糖的乳酸林格液

718. 一位妊娠 10 周，拟行清宫术（dilation and evacuation，D&E）的孕妇，在排出部分组织后持续阴道流血及子宫痉挛，该产科情况称为

A. 先兆流产

B. 难免流产

C. 完全流产

D. 不全流产

719. 麻醉性镇痛药应用于硬膜外腔时，其作用可被经硬膜外腔预先或混合应用的以下哪种局麻药所拮抗

A. 利多卡因

B. 布比卡因

C. 罗哌卡因

D. 氯普鲁卡因

720. 与葡萄胎妊娠进展相关的因素（例如子宫大小 >14～16 周）包括以下几方面，**除外**

A. 妊娠期高血压疾病

B. 甲状腺功能减退

C. 急性心肺窘迫

D. 妊娠剧吐

721. 顽固性心搏骤停**最有可能**发生在意外快速静脉注射以下哪种局麻药之后

A. 利多卡因

B. 布比卡因

C. 罗哌卡因

D. 氯普鲁卡因

722. 美国区域麻醉协会（American Society of Regional Anesthesia，ASRA）指南对治疗局麻药全身毒性反应（local anesthetic systemic toxicity，LAST）造成心律失常的措施包括使用脂肪乳剂，但应避免使用以下药物，**除外**

A. 抗利尿激素（后叶加压素）

B. β受体阻断剂

C. 钙通道阻滞剂

D. 低剂量肾上腺素（<1μg/kg）

723. 暂时性神经综合征（transient neurologic

syndrome，TNS）**最常发生**在蛛网膜下腔注入哪种局麻药后

A. 利多卡因

B. 布比卡因

C. 丙胺卡因

D. 丁卡因

724. 已行硬膜外腔分娩镇痛的孕妇，麻醉平面达 T_{10} 水平，效果良好。患者为可疑困难气道，现因 FHR 不稳定需行急诊剖宫产手术，以下哪种局麻药起效时间**最慢**

A. 3%氯普鲁卡因新加入肾上腺素（1∶200 000）

B. 2%利多卡因新加入肾上腺素（1∶200 000）

C. 含肾上腺素的 2% 利多卡因中加入碳酸氢盐

D. 0.5%左布比卡因加入芬太尼

725. 以下哪种局麻药在母体和新生儿的血液中代谢**最快**

A. 利多卡因

B. 布比卡因

C. 罗哌卡因

D. 氯普鲁卡因

参考答案、解析及参考文献

643. **(D)** 胎儿/母体（fetal/maternal，F/M）药物比值是用来量化描述药物通过胎盘的一种方法。除考虑药物透过胎盘进入胎儿体内的量，时间也是非常重要的影响因素。许多麻醉药物可透过胎盘，例如局部麻醉药、静脉诱导药物［如丙泊酚（F/M 为 0.7～1.1），依托咪酯（F/M 为 0.5），氯胺酮（F/M 为 0.5）］、吸入麻醉药［如挥发性麻醉药和氧化亚氮（F/M 为 0.7）］及麻醉性镇痛药［如芬太尼（F/M 为 0.4），瑞芬太尼（F/M 为 0.9），吗啡（F/M 为 0.6）］，随着时间的延长可能会对胎儿或新生儿产生影响。对于血管收缩药物，麻黄碱的 F/M 为 0.7，而去氧肾上腺素的 F/M 为 0.2。已电离的神经肌肉阻断剂不容易透过胎盘（非去极化药物的 F/M 约为 0.1～0.2）；去极化肌松药琥珀酰胆碱也很难透过胎盘。抗胆碱药物阿托品和东莨菪碱的 F/M 为 1.0，容易透过胎盘，而格隆溴铵的 F/M 为 0.1，很难透过胎盘。抗胆碱酯酶药（新斯的明、吡啶斯的明和依酚氯铵）透过胎盘比例有限，但仍高于格隆溴铵。因此，使用抗胆碱酯酶药物拮抗接受非产科手术孕妇的肌松药时，为防止胎儿心动过缓，应该使用阿托品，避免使用格隆溴铵（*Chestnut*：*Chestnut's Obstetric Anesthesia*，*ed 5*，*pp 63-69*；*Suresh*：*Shnider and Levinson's Anesthesia for Obstetrics*，*ed 5*，*pp 47-51*）。

644. **(D)** 为降低硬膜外腔血肿的发生，对于预防使用低剂量低分子肝素（low-molecular-weight heparin，LMWH）的患者（如每天使用依诺肝素 0.5mg/kg），至少要停药 10～12h 后方可实施椎管内麻醉。使用高剂量 LMWH（如依诺肝素 1m/kg 每天 2 次，或 1.5mg/kg 每天 1 次）进行抗凝治疗，则至少需要停药 24h 后才可进行操作。如果患者出现后背痛或意外的神经麻痹，需检查是否有血肿。本病例表现符合眼部交感神经阻滞（Horner 综合征：瞳孔缩小、眼睑下垂和无汗三联征）。这些症状刚好发生在腰椎硬膜外腔阻滞麻醉之后，虽然最高阻滞平面在 T_5 水平之下。这可能与下行脊髓交感神经纤维的解剖位置表浅有关，正好位于脊髓外侧带的软脊膜之下（在 CSF 中局麻药亚麻醉浓度扩散范围之内），且妊娠期间对局麻药的敏感性增加（*Chestnut*：*Chestnut's Obstetric Anesthesia*，*ed 5*，*pp 923-925*，*1046-1048*；*Suresh*：*Shnider and Levinson's Anesthesia for Obstetrics*，*ed 5*，*pp 133*，*355-359*；*ASRA Practice Advisory*：*Regional Anesthesia in the Patient Receiving Antithrombotic or Thrombolytic Therapy—Third Consensus Conference on Neuraxial Anesthesia and Anticoagulation*，*Jan-Feb 2010*，*www.asra.com/consensus-statements*）。

645. **(B)** 在美国，孕妇中高血压［持续的收缩压（SBP）＞140mmHg 或者持续的舒张压（DBP）＞90mmHg］的总发病率约为 5%～10%。高血压是世界范围内孕产妇死亡的主要原因之一。妊娠期高血压疾病可分为 4 种：子痫前期-子痫、慢性高血压（任何原因导致）、慢性高血压并发先兆子痫、妊娠期高血压。子痫前期-子痫是一种伴发蛋白尿（24h 尿中蛋白含量≥300mg）的妊娠期高血压疾病。近期（2013 年 11 月），蛋白尿不再是诊断子痫前期-子痫的必要条件。产生这种变更的原因是部分患者在后期才发展为蛋白尿，使得诊断和治疗延迟。最近关于子痫前期-子痫的定义为新发高血压，伴有血小板减少（血小板计数＜100 000/ml）、肝功能受损、肾功能不全（血清肌酐＞1.1mg/dl 或在没有其他肾疾病的情况下血清肌酐达到正常值 2 倍）、肺水肿或新发的脑或视觉功能障碍。妊娠期高血压仅是新发生的高血压。患有子痫前期-子痫和妊娠期高血压的患者，其高血压会在分娩完成几天后消失。子痫前期-子痫很少发生在妊娠期 20 周之前（葡萄胎除外）。子痫前期的发生率在葡萄胎、多胎妊娠、肥胖、羊水过多、糖尿病的孕妇中显著增加，首次妊娠更容易发病。首次妊娠患有子痫前期的孕妇，在后续的妊娠中有 33％的概率会再次发病，子痫前期可逐步进展为子痫（子痫前期伴随抽搐，但是没有其他症状）。其中，80％的抽搐发生在分娩前或分娩期间；剩余 20％中的 85％会发生在分娩后的 24h 之内。近 5％未经治疗的子痫前期孕妇会发展成为子痫（*American Col-lege of Obstetricians and Gynecologists Task Force on Hypertension in Pregnancy，November 2013 Website；Chestnut：Chestnut's Obstetric Anesthesia，ed 5，pp 825-829；Suresh：Shnider and Levinson's Anesthesia for Obstetrics，ed 5，pp 437-438*）。

646.（D） 硬膜外腔血肿和硬膜外腔脓肿非常罕见。剧烈的背痛和（或）腿部无力比预期强烈（或者椎管内麻醉已经逐渐恢复后再次出现肌力下降的情况），均为脊髓受压的主要症状。硬膜外腔血肿可能在椎管内麻醉的 12h 内出现，而硬膜外腔脓肿通常需要几天才能形成，同时伴有发热和白细胞升高。若发生这些情况，需要影像学检查［如磁共振（magnetic resonance imaging，MRI）］并请神经外科会诊。研究显示，如果在麻痹开始的 8h 内进行脊髓减压术，神经功能恢复的效果明显优于 8h 之后进行处置。尽管硬膜外腔血肿非常罕见，凝血功能障碍和置管困难可能会导致硬膜外腔出血，形成血肿。因子痫前期患者可能会发展为凝血功能障碍，因此在进行区域阻滞之前，麻醉医师需认真评价孕妇的凝血功能。对于子痫前期患者，多数麻醉医师在进行区域阻滞之前会评估血小板计数并明确是否有难以解释的出血症状。因为通常使用 20ml 血液作为硬膜外腔血补丁，因此能引起脊髓受压的硬膜外腔血肿出血量明显高于 20ml（*Chestnut：Chestnut's Obstetric Anesthesia，ed 5，pp 749-750；Suresh：Shnider and Levinson's Anesthesia for Obstetrics，ed 5，p 415*）。

647.（D） 镁离子正常浓度是 $1.5 \sim 2 mEq/L$，治疗浓度范围是 $4 \sim 8 mEq/L$。提示：部分实验室报告单位为 mg/dl（$1 mEq/L = 1.2 mg/dl$）。硫酸镁经静脉注射使用，患者经常有血管内温热感，还有一定程度的镇静作用。伴随血浆镁离子水平增高，当浓度达到 10mEq/L（12mg/dl）时，深肌腱反射消失；达到 15mEq/L（18mg/dl）时出现呼吸麻痹；大于 25mEq/L（＞30mg/dl）时可出现心搏骤停。镁离子可降低神经肌肉接头部位乙酰胆碱（acetylcholine，ACh）的释放，降低运动终板对 ACh 的敏感性，会显著增加非去极化肌松药的作用；对去极化肌松药的作用尚不清楚，多数麻醉医生使用标准插管剂量的琥珀酰胆碱（即 $1 \sim 1.5 mg/kg$），如需继续使用非去极化型肌松药，需显著降低其用量。因为镁离子可拮抗 α 受体激动剂的作用，在椎管内麻醉之后，如果需要血管收缩药维持血压，在输液的同时，麻黄碱的效果通常优于去氧肾上腺素。当钙通道阻滞剂如硝苯地平，与镁离子联合使用时，会导致严重的低血压。镁离子中毒的解毒剂是钙（如需要时，应缓慢给药）（*Chestnut：Chestnut's Obstetric Anesthesia，ed 5，pp 803-804，838-839，848；Suresh：Shnider and Levinson's Anesthesia for Obstetrics，ed 5，pp 282，448*）。

648.（C） 胎儿监测包括一个双通道记录仪，可同时记录 FHR 和子宫活动。对于 FHR，需记录基线心率、FHR 变异性和子宫收缩时发生的心率周期性变化（加速或减速）。正常 FHR 为 $110 \sim 160$ 次/分。可参考 703 题的答案和解析（*Chestnut：Chestnut's Obstetric Anesthesia，ed 5，pp 150-151；Suresh：Anesthesia for Obstetrics，ed 5，pp 70-75*）。

649.（A） 世界范围内，孕妇出血（hemorrhage，H）、感染（infection，I）和妊娠期高血压疾病［子痫前期（preeclampsia，P）］，或称为 HIP，是超过半数孕产妇死亡的原因。在发达国家，高血压、栓塞性疾病和出血所致的孕产妇死亡比例略低于一半。1998 年至 2005 年，在美国，以下七种因素中的每一种所致孕产妇死亡占全部妊娠相关死亡比例的 10％～13％：出血、妊娠期高血压疾病、脓毒症、血栓性肺栓塞、心肌病、其他心血管疾病和非心血管疾病）。麻醉并发症很少引起孕产妇死亡（1％）（*Chestnut：Chestnut's Obstetric Anesthesia，ed 5，pp 932-941；Suresh：Shnider and Levinson's Anesthesia for Obstetrics，ed 5，p 740*）。

650. (A) 宫缩乏力是产后出血的主要原因（占全部阴道分娩的 2%～5%）。治疗方法包括子宫按摩法、药物治疗，子宫切除较为罕见。药物治疗通常包括缩宫素、麦角生物碱（麦角新碱、甲麦角新碱）和前列腺素（PGE_2、$PGF_{2\alpha}$、15-甲基 $PGF_{2\alpha}$）。缩宫素是治疗宫缩乏力的一线药物，可用于哮喘和妊娠期高血压疾病的患者。如果经静脉注射缩宫素，通常会导致血管舒张和低血压。使用麦角生物碱后恶心呕吐的发生率较高。常会导致血管收缩，血压上升，高血压患者禁用（本病例为子痫前期患者）。麦角生物碱也可导致支气管痉挛（相对罕见），因此对于哮喘患者不适用。综上所述，麦角生物碱是高血压（如子痫前期）、冠状动脉疾病和哮喘患者的相对禁忌药物。前列腺素 15-甲基 $PGF_{2\alpha}$（卡波前列腺素、欣母沛）是目前美国唯一允许可用于宫缩乏力治疗的前列腺素类药物，对易感患者可引起明显的支气管痉挛（禁用于哮喘患者）。15-甲基 $PGF_{2\alpha}$ 还有平滑肌收缩相关的副作用，包括静脉收缩和胃肠肌肉痉挛（恶心、呕吐和腹泻）（*Chestnut：Chestnut's Obstetric Anesthesia，ed 5，pp 589-590，888-891；Suresh：Shnider and Levinson's Anesthesia for Obstetrics，ed 5，p 321*）。

651. (B) 新生儿具有较高的血红蛋白水平，约为 15～20g/100ml。P_{50} 表示红细胞血红蛋白饱和度为 50% 时的血氧分压（blood oxygen tension，PaO_2）。胎儿血红蛋白的 P_{50} 值为 18mmHg，而成人 P_{50} 为 27mmHg。因此，胎儿血红蛋白对氧气的亲和力比母体高（*Chestnut：Chestnut's Obstetric Anesthesia，ed 5，pp 83-84；Suresh：Shnider and Levinson's Anesthesia for Obstetrics，ed 5，pp 26-27*）。

652. (A) 特布他林是一种 β-肾上腺素能受体激动剂，具有保胎作用，可经静脉注射、皮下给药和口服用药。其副作用与其他 β-肾上腺素能药物类似，包括心动过速、低血压、心肌缺血和肺水肿（发生率为 0.3%）、低氧血症（缺氧性肺血管收缩抑制）、高血糖（发生率为 30%）、代谢性（乳酸）酸中毒、低血钾（发生率为 39%，钾从细胞外转移至细胞内引起）、焦虑和紧张。心电图（electrocardiogram，ECG）可发生 ST 段压低，T 波低平或倒置，停用 β 肾上腺素之后通常恢复正常。而这些 ECG 改变是否代表心肌缺血或者低血钾尚无定论（*Chestnut：Chestnut's Obstetric Anesthesia，ed 5，pp 802-803；Suresh：Shnider and Levinson's Anesthesia for Obstetrics，ed 5，pp 280-286*）。

653. (C) 妊娠期所发生的一系列心血管系统改变是为了满足胎儿需要及为母亲怀孕和分娩做准备。早期妊娠时，心排血量增加约 30%～40%。足月时，心排血量较非妊娠时增长 50%。心排血量增加是由于每搏量和心率的增加。在分娩期间，潜伏期心排血量额外增加 10%～15%，活跃期增加 25%～30%，在娩出期增加 40%～45%。每一次子宫收缩使心排血量增加约 10%～25%。心排血量增加最多的时刻为新生儿娩出即刻，此时心排血量较产前增加 75%。心排血量最后的增加主要是因为子宫复原后致自身血液回输和静脉回心血量增加。分娩后 2 天内，心排血量恢复至产前水平；而 2 周之后心排血量才可恢复到非妊娠时的水平（*Chestnut：Chestnut's Obstetric Anesthesia，ed 5，pp 16-18；Suresh：Shnider and Levinson's Anesthesia for Obstetrics，ed 5，pp 1-2*）。

654. (D) 所有孕妇中哮喘的发病率为 4%～8%。尽管七氟烷可作为哮喘患者良好的麻醉诱导用药，但为保证气道安全，优先选择静脉快速顺序诱导之后进行气管内插管。因咪达唑仑起效较慢，不推荐作为快速顺序诱导用药。对于哮喘患者，全麻诱导时必须在气管内插管前达到足够的麻醉深度。如果麻醉过"浅"，可能发生严重的支气管痉挛。对于哮喘患者，可使用氯胺酮或丙泊酚进行静脉诱导。因为氯胺酮具有轻度支气管舒张作用，许多麻醉医师认为氯胺酮可作为哮喘患者的诱导用药，但因为丙泊酚（也是哮喘患者适合的诱导用药）相对氯胺酮而言不会产生心血管刺激反应。因此，对于本例合并妊娠期高血压疾病的患者，更推荐使用丙泊酚。对于轻度哮喘且不需要呼吸辅助的患者，如果时间允许强烈推荐局部麻醉，因其可避免气管内插管。此外，对于哮喘患者，吸入 β₂-肾上腺素受体激动剂（如沙丁胺醇）和静脉使用类固醇激素也有益处（*Chestnut*：*Chestnut's Obstetric Anesthesia*，*ed 5*，*pp 1179-1186*；*Shnider and Levinson's Anesthesia for Obstetrics*，*ed 5*，*pp 524-535*）。

655.（D） 妊娠前至妊娠足月，子宫血流量从 $50\sim100ml/min$ 迅速增加至 $700\sim900ml/min$（即血流＞$1U/min$）。足月时，$70\%\sim90\%$ 的子宫血流进入绒毛间隙。子宫血流与灌注压（子宫动脉压-子宫静脉压）成正比，而与子宫血管阻力成反比。因此，降低子宫血流的因素包括全身性低血压、腹主动脉-下腔静脉受压、子宫收缩和血管收缩（*Chestnut*：*Chestnut's Obstetric Anesthesia*，*ed 5*，*pp 40-42*；*Suresh*：*Shnider and Levinson's Anesthesia for Obstetrics*，*ed 5*，*pp 23-24*）。

656.（C） 艾滋病孕妇可安全接受中枢神经阻滞（即硬膜外腔阻滞、蛛网膜下腔阻滞或腰硬联合阻滞）和硬膜外腔血补丁治疗。母亲未经治疗时，新生儿的垂直传播概率为 $15\%\sim40\%$。使用抗逆转录病毒药物治疗的择期剖宫产患者，新生儿被传染的发生率降低至 $1\%\sim2\%$。被沾有感染 HIV 血液的针刺伤后，发展为 HIV 的概率为 0.3%（被沾有感染乙肝血液的针刺伤后，发展为乙肝的风险为 30%；被沾有感染丙肝患者血液的针刺伤后，发展为丙肝的风险为 $2\%\sim4\%$）。服用含有蛋白酶抑制剂的药物可抑制细胞色素 P-450，苯二氮䓬类药物和麻醉性镇痛药的作用时间延长（*Chestnut*：*Chestnut's Obstetric Anesthesia*，*ed 5*，*pp 1058-1064*；*Suresh*：*Shnider and Levinson's Anesthesia for Obstetrics*，*ed 5*，*pp 595-604*）。

657.（C） 足月时，中心静脉压、肺毛细血管楔压、肺动脉舒张压和左心室收缩末期容积均不会改变。而左心室舒张末期容积、每搏量、射血分数、心率和心排血量均会增加。全身血管阻力约下降 20%（*Chestnut*：*Chestnut's Obstetric Anesthesia*，*ed 5*，*pp 16-19*；*Suresh*：*Shnider and Levinson's Anesthesia for Obstetrics*，*ed 5*，*pp 1-3*）。

658.（A） 羊水栓塞（amniotic fluid embolism，AFE）是分娩过程中非常罕见但严重的并发症，是由羊水及其他相关成分进入母体血液循环所致。约 10% 孕产妇死亡是 AFE 导致，其中 2/3 的死亡在发病 5h 之内。在经历 AFE 后幸存的患者中，约 50% 伴发明显的神经功能障碍。一旦出现 AFE，已发生胎膜破裂，子宫胎盘衔接处存在异常开放的血窦或破裂的子宫颈静脉。AFE 典型的临床三联征是急性低氧血症、血流动力学崩溃（即严重的低血压）和缺乏明显诱因的凝血功能障碍。大于 80% 的患者发生心搏及呼吸骤停。血流动力学监测通常提示双向反应：最初为肺血管收缩，伴有严重的肺动脉高压和右心功能不全，继而出现左心室功能不全和肺水肿。约 66% 病例出现 DIC，50% 发生抽搐。最近认为 AFE 与单纯的栓塞事件存在差别，因为 AFE 也与过敏反应和感染性休克有关。然而在 AFE 期间，支气管痉挛（＜15%）和胸痛（2%）相对罕见（*Chestnut*：*Chestnut's Obstetric Anesthesia*，*ed 5*，*pp 915-920*；*Hines*：*Stoelting's Anesthesia and Co Existing Disease*，*ed 6*，*pp 571-572*；*Suresh*：*Shnider and Levinson's Anesthesia for Obstetrics*，*ed 5*，*pp 333-348*）。

659.（B） 人体器官形成主要在妊娠后第 $15\sim56$ 天（3~8 周），在这期间胎儿对致畸药物最敏感。尽管部分动物实验表明，所有常用的麻醉药物均有致畸作用，但目前尚缺乏确凿证据证实目前常用的任何局麻药、静脉诱导药物或吸入麻醉药可造成人类先天性异常（*Chestnut*：*Chestnut's Obstetric Anesthesia*，*ed 5*，*pp 360-366*；*Suresh*：*Shnider and Levinson's Anesthesia for Obstetrics*，*ed 5*，*pp 806-809*）。

660.（D） 据估计，美国约有 5% 的孕妇在怀孕期间存在阿片类药物滥用，最常见的是非处方镇痛药物例如羟考酮。其他阿片类药物包括吗啡、海洛因、美沙酮、哌替啶和芬太尼。药物滥用带来的相关问题较多，包括药物本身和麻醉性镇痛药的佐剂（如滑石粉、玉米淀粉）所产生的作用，也包括感染和营养不良。新生儿呼吸抑制表现为呼吸频率低，可使用控制通气进行治疗，而不是用纳洛酮拮抗。纳洛酮可导致急性戒断反应，应避免用于长期使用麻醉性镇痛药患者（母亲或新生儿）的拮抗。使用纳洛酮治疗麻醉性镇痛药所导致的呼吸抑制，对没有毒瘾的新生儿剂量为 0.1mg/kg，但近来数据表明，纳洛酮会加重窒息导致的神经系统损伤。目前推荐，应行辅助通气直至麻醉性镇痛药的作用消失，而不使用纳洛酮（*Chestnut：Chestnut's Obstetric Anesthesia，ed 5，pp 177，1209-1213；Suresh：Shnider and Levinson's Anesthesia for Obstetrics，ed 5，pp 253，693-696*）。

661. （D） 胎儿娩出即刻，心排血量与分娩前相比增加 75%，这是由于子宫复原后致自身血液回输和静脉回心血量增加，如同截石位也会增加回心血量一样。可参考 653 题的答案和解析（*Chestnut：Chestnut's Obstetric Anesthesia，ed 5，pp 16-18；Suresh：Shnider and Levinson's Anesthesia for Obstetrics，ed 5，pp 1-2*）。

662. （B） Apgar 评分是评估新生儿状态的主观评分系统，通常在新生儿娩出后 1min 和 5min 进行。如果评分小于 7，需要在娩出后 10min、15min 和 20min 再次进行评估。5 项指标中（心率、呼吸、反射、肌张力和皮肤颜色），每 1 项的评分为 0、1 或 2，最后计算总和。本例患儿，心率得分为 1，呼吸得分为 1，反射得分为 1，肌张力得分为 1，皮肤颜色评分为 0。

表 8-1

指标	0	1	2	本例患儿
1. 心率	无	<100 次/分	>100 次/分	1
2. 呼吸	无	慢，不规则	良好，哭	1
3. 反射	无反应	皱眉	咳嗽或喷嚏	1
4. 肌张力	四肢松弛	四肢略屈曲	自主活动	1
5. 皮肤颜色	青紫发蓝或者苍白	身体红，四肢青紫	全身红	0
			总和＝	4

Apgar 评分 7~10 分为正常，4~6 分为轻度窒息，0~3 分提示严重窒息。评分系统中未包括体重、胎龄和性别（*Chestnut：Chestnut's Obstetric Anesthesia，ed 5，pp 168-170；Suresh：Shnider and Levinson's Anesthesia for Obstetrics，ed 5，244-246*）。

663. （D） 妊娠期间呼吸系统会发生许多重要变化。耗氧量增加约 20%~60%。为满足新陈代谢活跃的母体和胎儿需氧量，分钟通气量（minute ventilation，MV）增加约 45%~50%，其增加主要由于潮气量增加 40%~45%，而呼吸频率仅轻度增加。MV 的增加使得 $PaCO_2$ 下降至 30~32mmHg，导致呼吸性碱中毒。为帮助 pH 值恢复至正常水平，血清碳酸氢根平均下降 4mEq/L。由于 $PaCO_2$ 下降，动脉 PaO_2 轻度增加（*Chestnut：Chestnut's Obstetric Anesthesia，ed 5，pp 19-22；Suresh：Shnider and Levinson's Anesthesia for Obstetrics，ed 5，pp 6-8*）。

664. （D） 2011 年美国实施了超过 163 000 例 ART，这些手术近 40% 有新生儿出生。卵母细胞的获取可通过腹腔镜技术或现在更常用的经阴道获取（transvaginal oocyte retrieval，TVOR）。研究发现多数麻醉药不存在安全问题，包括丙泊酚、咪达唑仑、氯胺酮、阿芬太尼、芬太尼、瑞芬太尼和哌替啶。当进行全麻时（经腹腔镜获取卵母细胞），常用异氟烷，合并或不合并氧化亚氮，均可安全使用。然而，随全麻时间的延长，较早获取的卵母细胞受精率比腹腔镜手术接近结束时获取的受精率高，但并不确定是否因为麻醉药的影响，或与气腹过程中二氧化碳吸收导致 pH 值降低有关。依托咪酯并未广泛应用，且患者数量太少而不推荐应用。在动物试验中使用高剂量吗啡，染色体异常非常常见（25%～33%），因此 ART 时不推荐使用吗啡。建议 ART 期间应避免使用多巴胺受体拮抗剂（如氟哌利多和甲氧氯普胺），因为这些药物会导致高泌乳素血症，引起卵泡成熟障碍。在取卵之前仅单次使用可能安全。通常可使用 5-羟色胺 3 型（5-hydroxytrptamine type 3，5-HT_3）受体拮抗剂，但仍缺乏足够的证据支持。研究表明吩噻嗪类和抗组胺药物 H_1-受体拮抗剂不会导致副作用，因此可作为首选（*Chestnut：Chestnut's Obstetric Anesthesia，ed 5，pp 326-337；Suresh：Shnider and Levinson's Anesthesia for Obstetrics，ed 5，pp 765-773*）。

665.（D） 题目中所列出的所有情况，同抗凝血酶Ⅲ和蛋白 S（蛋白 C 的辅助因子）功能缺陷一样，均可导致高凝状态。除非使用抗凝治疗，否则以上这些情况均可增加血栓形成的风险，也可导致胎盘血栓和功能不足，增加产科问题发生的风险，例如胎儿宫内生长受限、子痫前期、胎盘早剥和胎死宫内。狼疮抗凝物，也称狼疮抗体，是一种血栓前物质，因为这些抗体会干扰激活外源性凝血系统的磷脂，使得活化部分凝血活酶时间（activated partial thromboplastin，aPTT）延长，从而得名。而在体内，这些抗体与血小板的膜磷脂发生作用，增加血小板的黏附和聚集。凝血因子Ⅴ Leiden 突变导致因子Ⅴ在循环中存在时间延长（不会被活化蛋白 C 迅速代谢），导致高凝状态。蛋白 C 可抑制活化的凝血因子Ⅴ和Ⅷ，因此其功能缺陷时，因子Ⅴ和Ⅷ在循环中存在时间延长，也可导致高凝状态。妊娠期间，如果不使用抗凝治疗，则因蛋白 C 功能缺陷所致的血栓发生率约为 25%（*Chestnut：Chestnut's Obstetric Anesthesia，ed 5，pp 951-952，1048-1049*）。

666.（B） T_{10} 平面以上脊髓截瘫的患者，分娩时不会感觉疼痛。然而，T_6 或更高平面的截瘫患者约 85% 在分娩时会出现自主神经功能亢进（严重头痛、高血压、心动过缓、截瘫平面以上发汗和面部潮红）。自主神经反射亢进与子宫收缩相伴出现，在收缩间期消失。硬膜外腔或蛛网膜下腔注射局麻药可有效预防和（或）治疗自主神经反射亢进。硬膜外腔单独使用麻醉性镇痛药如芬太尼没有效果（除非使用哌替啶，因其除麻醉镇痛作用外还有局部麻醉作用）。为明确截瘫患者硬膜外腔或蛛网膜下腔的局部麻醉药作用效果，在阻滞前后分别检查预期麻醉平面以下的反射情况（例如膝跳反射）。硬膜外腔分娩镇痛单独使用局麻药（不使用麻醉性镇痛药）的浓度为 0.25% 或更高。如果需要进行剖宫产，经报道可安全使用 2% 利多卡因联合肾上腺素（1：200 000）。如果需在全麻下行剖宫产手术，可安全使用常用的静脉麻醉药和吸入用药，肌松药除外，禁用琥珀酰胆碱（高血钾反应），推荐使用非去极化型肌松药如罗库溴铵（*Chestnut：Chestnut's Obstetric Anesthesia，ed 5，pp 1117-1120；Suresh：Shnider and Levinson's Anesthesia for Obstetrics，ed 5，p 564*）。

667.（D） 许多疾病表现与题中选项所描述一致。从当时情况看，最可能发生胃酸误吸，因为无论在诱导还是拔管时均可能发生误吸，如同本例患者。这就是为什么对所有妊娠大于 20 周的孕妇，全麻插管后均要插入胃管以保证患者空腹，待患者完全清醒有反应时再行拔管。胃酸误吸的发病率和死亡率取决于误吸物的量和 pH 值。基于一项动物研究显示，恒河猴右主支气管注入 0.4ml/kg pH 值低于 2.5 的胃酸可导致死亡。许多专家使用这个定义（0.4ml/kg 且 pH ＜ 2.5）对误吸发病率和死亡率的风险进行分类。使用这些指标进行预测时，择期剖宫产前禁食的孕妇中有高达 70% 的患者存在误吸风险。最近研究发现，灵长类动物误吸需要的量更大（如 0.8ml/kg），且 pH ＜2.5。抛开"患者存在风险"这一概念，误吸一旦发生，可能致命。支气管痉挛（通常与高气道压有关）和喘鸣均提示吸入胃酸，而不是羊水栓塞。误吸后的其他症状和体征包括突发咳嗽或喉痉挛、呼吸困难、呼吸急促、口腔或咽后腔存在异物、胸壁内陷、吸氧不能缓解的发绀、心动过速、低血压和粉红色泡沫分泌物。这些症状和体征通常迅速出现。早期治疗包括供氧、正压通气、PEEP 或持续气道正压通气和气道吸引，可降低胃酸误吸的死亡率。保护性肺通气策略（即潮气量 6ml/kg、平台压＜30cm H_2O 比使用潮气量 12ml/

kg、平台压为 50cm H_2O 的通气方式更好）也可能降低死亡率。与开放性液体输入［以中心静脉压和（或）肺动脉楔压输液导向］相比，限制性液体输入可能改善肺功能。预防性应用抗生素和（或）类固醇激素并无益处（*Chestnut：Chestnut's Obstetric Anesthesia，ed 5，pp 669-675；Suresh：Shnider and Levinson's Anes-thesia for Obstetrics，ed 5，pp 403-411*）。

668. （D） 妊娠女性行非产科手术全麻的麻醉管理，主要目标如下：①保证母体安全；②避免使用致畸药物；③避免胎儿宫内窒息；④ 防止引发早产。在中期妊娠期间，早产是与手术相关的最常见并发症。对于这类患者，涉及子宫的开腹操作是引起早产的最主要原因。而神经外科、矫形外科、胸外科或其他不涉及子宫的外科手术不会引起早产。目前未发现麻醉药或麻醉技术可使早产的发生率升高或降低。此外，也没有证据表明妊娠期间接受全麻的患者，其宫内胎儿会发生此题目中所列风险（*Suresh：Shnider and Levinson's Anesthesia for Obstetrics，ed 5，pp 804-816*）。

669. （C） 重症肌无力（myasthenia gravis，MG）是一种自身免疫性神经肌肉疾病，在骨骼肌中可检测到拮抗 ACh 受体的 IgG 抗体，引起患者全身肌肉无力和易疲劳。心肌和平滑肌并未受累。因为 IgG 抗体可透过胎盘，患有 MG 的母亲所分娩的新生儿中约 10%～20% 可被暂时感染，新生儿 MG 主要症状是肌无力（如肌张力减退、呼吸困难），可在出生后 4 天内出现症状（80%出现在 24h 内）。出生后可能需要抗胆碱酯酶治疗数周，直至来源于母体的 IgG 抗体被代谢完全（*Chestnut：Chestnut's Obstetric Anesthesia，ed 5，pp 1120-1122；Suresh：Shnider and Levinson's Anesthesia for Obstetrics，ed 5，pp 537-539*）。

670. （C） 弥散性血管内凝血（disseminated intravascular coagulation，DIC）是一种获得性凝血功能障碍，表现为纤维蛋白沉积、正常抗凝机制被抑制、纤维蛋白降解功能受损。血栓形成导致血小板和凝血因子消耗。DIC 的实验室诊断指标包括血小板计数异常（即 ＜100 000/mm^3）、凝血酶原时间延长（即超过正常值 ＞3s）、存在纤维蛋白降解产物和纤维蛋白原水平降低（即 ≤1g/L）。DIC 与以下几种产科问题相关：胎盘早剥、死胎综合征、羊水栓塞、革兰氏阴性细菌脓毒症和重度子痫前期。胎盘早剥是妊娠患者 DIC 最常见的原因。如果发现严重的胎盘早剥（胎盘早剥程度足以导致胎儿死亡），约 30% 的患者会在胎盘剥离后 8h 内发生 DIC。DIC 的非产科原因包括脓毒症和恶性肿瘤。因为前置胎盘出血不会导致凝血功能障碍，所以不会发生 DIC（*Barash：Clinical Anesthesia，ed 7，pp 435-437；Chestnut：Chestnut's Obstetric Anesthesia，ed 5，pp 1045-1046；Suresh：Shnider and Levinson's Anesthesia for Obstetrics，ed 5，pp 311-321，444-445，574-575*）。

671. （B） 未经治疗的心内左向右分流患者可发展成为艾森门格综合征，如室间隔缺损、房间隔缺损或动脉导管未闭。在这种综合征中，肺血管张力和右室心肌会对分流产生适应性改变，导致肺动脉高压和和分流方向的改变，成为右向左分流或双向分流，伴发外周发绀。此类孕妇的死亡率高达 30%～50%。随时间推移，先天性心脏病患者中近 3% 会发展成这种情况。当发展成为艾森门格综合征时，肺血管阻力会固定，已不适于手术矫正。40 岁之后仍能存活非常罕见。对于这些患者，任何可增加肺血管阻力（如高碳酸血症、酸中毒、低氧血症）或降低全身血管阻力的事件或药物均会加重右向左分流，加剧周围发绀，可能会加剧右心衰。对这些患者的镇痛管理存在争议，因为疼痛可升高肺动脉压，加重分流。许多医生更倾向于基于麻醉性镇痛药的镇痛方法（蛛网膜下腔阻滞或硬膜外腔阻滞麻醉）。因为此类患者对前负荷和后负荷的依赖非常大，需进行有创监测（中心静脉压和动脉压），使用脉搏氧饱和度仪评估分流量，积极采取任何可降低前负荷或外周血管阻力的治疗。需要明确，椎管内应用局麻药可降低前负荷和后负荷。低剂量肾上腺素，可降低局麻药的吸收，但使用时需十分谨慎，因为肾上腺素吸收后产生的 β 受体作用可进一步降低体循环阻力，而肾上腺素血管内注射则可增加肺血管阻力，加剧右

向左分流 (*Chestnut*: *Chestnut's Obstetric Anesthesia*, *ed 5*, *p 975*; *Fleisher*: *Anesthesia and Uncommon Diseases*, *ed 5*, *pp 118-119*; *Hines*: *Stoelting's Anesthesia and Co-Existing Disease*, *ed 6*, *pp 59-60*; *Suresh*: *Shnider and Levinson's Anesthesia for Obstet-rics*, *ed 5*, *pp 491-492*)。

672. (C) 拟行二次剖宫产手术的患者子宫切除概率为 0.3%，剖宫产后经阴道成功分娩患者的子宫切除概率为 0.1%，未成功 TOLAC 的子宫切除概率为 0.5%。由于多胎妊娠时宫缩乏力常见，子宫切除的概率为正常分娩的 6 倍。然而前置胎盘和瘢痕子宫患者，因为胎盘植入（异常附着胎盘），在分娩时因不可控的出血而需要进行急诊子宫切除的概率最高。对于前置胎盘且无剖宫产手术史患者，胎盘植入的概率为 3%～4%；有单次剖宫产手术史的患者，概率为 10%～25%；有 ≥2 次剖宫产手术史的患者，概率为 40%～70%。胎盘植入患者中，约 2/3 需行子宫切除术。急诊子宫切除术的平均失血量为 5～7 单位 (*Chestnut*: *Chestnut's Obstetric Anesthesia*, *ed 5*, *pp 893-895*; *Suresh*: *Shnider and Levinson's Anesthesia for Obstetrics*, *ed 5*, *pp 147-149*, *274-275*, *311-321*)。

673. (B) 据 ASA 产科麻醉终审投诉项目（2010 年 12 月为止的 640 例案件）记录，母体神经损伤（19%）、新生儿脑损伤（16%）和母体死亡（15%）是三种最常见的投诉案件。其他投诉包括头痛（11%）、背痛（10%）、新生儿死亡（9%）、情感抑郁（8%）、母体脑损伤（7%）、麻醉期间疼痛（6%）和吸入性肺炎（1%）(*Chestnut*: *Chestnut's Obstetric Anesthesia*, *ed 5*, *pp 776-779*)。

674. (C) 孕妇中绒毛膜羊膜炎的发病率约为 1%，表现为感染症状和体征，包括体温高于 38°C、孕妇和胎儿心动过速、子宫乏力（10%的患者）和（或）羊水恶臭。尽早结束分娩是治疗的根本。曾经认为抗生素仅能在分娩之后使用，因为分娩前或分娩中使用抗生素可能会"干扰新生儿血培养的结果"。然而，与分娩后延迟使用抗生素治疗相比，分娩前早期使用抗生素治疗，可降低母亲和新生儿的死亡率，目前推荐使用。对于这类患者，通常可安全实施硬膜外腔阻滞麻醉，特别是在已经开始使用抗生素治疗后实施更为安全。然而，对怀疑有菌血症的患者，实施硬膜外腔阻滞麻醉需谨慎，通常需要个体化评估和权衡利弊 (*Chestnut*: *Chestnut's Obstetric Anesthesia*, *ed 5*, *862-873*)。

675. (A) 羊水胎粪污染在产妇中的发生率为 5%～15%。尽管多年来对有胎粪污染的新生儿进行口腔和鼻腔吸引是常规做法，但目前证据表明，这种做法并没有明确益处，不再推荐。新生儿状态不好时，才实施气管插管和气管内吸引，而不是以往所推荐的根据胎粪污染程度来实施。对于状态良好的新生儿（即呼吸有力、肌张力好、心率大于 100 次/分），不需要进行一步治疗。因为胎粪是无菌的，因此不需要使用抗生素，类固醇激素治疗也并非必须。RDS 是一种肺泡内表面活性物质过低的情况，多发生于早产儿，而胎粪污染通常发生在胎龄较大、足月后的新生儿 (*Chestnut*: *Chestnut's Obstetric Anesthesia*, *ed 5*, *pp 156-157*, *179-180*; *Suresh*: *Shnider and Levinson's Anesthesia for Obstetrics*, *ed 5*, *pp 251-252*)。

676. (C) 胎盘附着于子宫下段，全部或部分覆盖宫颈内口时，称为前置胎盘。边缘性前置胎盘是指胎盘边缘靠近但未覆盖宫颈内口。前置胎盘在孕妇中的发生率为 0.5%，母体死亡率低于 1%，但胎儿死亡率接近 20%（主要是因为早产和新生儿宫内窒息）。患者的典型症状为无痛性阴道流血，并且自然停止（首次出血）。通常在"第一次"出血几周后，新生儿肺更加成熟时（如 37 周后 EGA）行剖宫产手术。之后的出血可能难以控制，并伴显著的低血容量和低血压。对于严重低血容量患者，区域麻醉为禁忌证。因出血速度可能快于补充速度（即可能 >1U/min），补足失血量后再实施麻醉并不现实。推荐使用快速顺序诱导全身麻醉（假设气道条件允许）。氯胺酮（0.75～1mg/kg）、依托咪酯（0.3mg/kg）与丙泊酚相比更有利于心血管系统稳定。

对于罕见而严重的低血容量性休克患者，所有静脉麻醉药均可导致血压进一步降低，此时可能仅需单独使用琥珀酰胆碱。此类严重病例，保证母体安全优于术中知晓。对于插管困难的低血容量患者，局部浸润麻醉可能是最佳选择（*Chestnut：Chestnut's Obstetric Anesthesia*，*ed 5*，571，882-885；*Suresh：Shnider and Levinson's Anesthesia for Obstetrics*，*ed 5*，*pp 314-316*）。

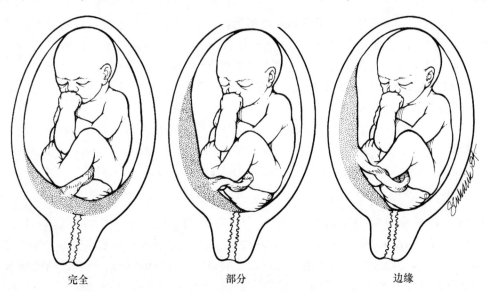

完全　　　　　　　部分　　　　　　　边缘

图 8-1　三种不同类型的前置胎盘

677. **(D)** 足月妊娠时，V_T 增加约 $40\% \sim 45\%$，补吸气量（inspiratory reserve volume，IRV）增加约 5%。补呼气量（ERV，$20\% \sim 25\%$）和残气量（RV，$15\% \sim 20\%$）均降低。总量的定义是两个或多个肺容量之和。功能残气量（FRC=ERV+RV）降低约 $15\% \sim 20\%$，部分原因与全麻诱导期间发生呼吸暂停时母体氧合快速下降有关。肺总量（TLC=V_T+IRV+ERV+RV）降低约 5%，而肺活量（VC=V_T+IRV+ERV）保持不变（*Chestnut：Chestnut's Obstetric Anesthesia*，*ed 5*，*pp 19-21*；*Suresh：Shnider and Levinson's Anesthe-sia for Obstetrics*，*ed 5*，*pp 6-7*）。

678. **(A)** 任何时候实施全麻，麻醉诱导前均需对患者进行气道评估。对于没有预见性的困难气道患者（在合理时间内无法完成气管插管），如果是择期手术且胎儿仅有轻度或没有窘迫（如本例择期手术），应唤醒患者，然后实施更安全的局部麻醉或清醒条件下气管插管。如果胎儿或孕妇发生窘迫，可能需要实施其他能够保证气道安全的方法（*Chestnut：Chestnut's Obstetric Anesthesia*，*ed 5*，*pp 700-701*；*Suresh：Shnider and Levinson's Anesthesia for Obstetrics*，*ed 5*，*pp 382-388*）。

679. **(B)** 分娩痛是人类所经历的最剧烈疼痛。通常初产妇的疼痛大于经产妇。参加过产前培训的初产妇，其疼痛比未参加培训课程的初产妇减轻。而对于经产妇，参加产前培训与否似乎并不影响其所感知的疼痛程度。分娩疼痛程度超过慢性腰背痛、非终末期癌痛、带状疱疹后遗神经痛或骨折所致的疼痛。烧灼痛和经历截指（趾）术的患者疼痛程度大于分娩痛（*Miller：Miller's Anesthesia*，*ed 8*，*p 2339*）。

680. **(B)** 局麻药中加入肾上腺素主要的目的是检查硬膜外腔导管是否置入血管内，或降低局麻药吸收速度，或增强阻滞作用强度并延长作用时间。加入肾上腺素，硬膜外腔血管收缩，对局麻药的吸收速度降低，从而有更多的局麻药进入神经组织。局麻药的脂溶性越高，肾上腺素的作用效果越差（例如当局麻药中加入肾上腺素后，利多卡因作用时间的延长程度大于布比卡因）（*Chestnut：Chestnut's Obstetric Anesthesia*，*ed 5*，*pp 288-289*）。

681.（C） 麻醉性镇痛药中哌替啶是唯一一种除镇痛作用之外具有局部麻醉作用的药物，可单独运用于剖宫产麻醉，使用剂量约为 1mg/kg。为缓解术后疼痛，在局麻药中加入哌替啶时，10mg 即可发挥 4～6h 的镇痛作用（*Chestnut：Chestnut's Obstetric Anesthesia，ed 5，pp 472，562*）。

682.（C） 几项早期研究表明，早期妊娠阶段使用弱效镇静剂，例如地西泮、甲苯氨酯和氯氮䓬等，先天性畸形的风险增加，但量效关系未经证实。事实上，近期几项研究并未发现弱效镇静剂与先天性畸形相关。FDA 对孕期使用药物进行了分级（参看下表）。

表 8-2　FDA 孕期用药分级

分级	解释
A	对照研究显示无风险
B	人体研究未发现风险
C	不排除有风险
D	存在风险的直接证据
X	孕期禁用

FDA 分级中，地西泮和咪达唑仑是 D 级用药（*Chestnut：Chestnut's Obstetric Anesthesia，ed 5，p 364；Suresh：Shnider and Levinson's Anesthesia for Obstetrics，ed 5，pp 806-809；Physicians' Desk Refer-ence 2014，ed 68，p 211*）。

683.（C） 在第一产程，鞘内注射阿片类药物（如吗啡、芬太尼、舒芬太尼）对于缓解内脏痛非常有效。在第二产程，鞘内单独使用阿片类药物（哌替啶除外，因为其具有局麻作用）不能使内脏痛充分缓解（*Chestnut：Chestnut's Obstetric Anesthesia，ed 5，pp 277-282，465-468；Suresh：Shnider and Levinson's Anesthesia for Obstetrics，ed 5，pp 184-187*）。

684.（A） 椎管内使用麻醉性镇痛药最常见的副作用是皮肤瘙痒。其次为恶心、呕吐，尿潴留和困倦。呼吸抑制和头痛的发生率相对较低（*Chestnut：Chestnut's Obstetric Anesthesia，ed 5，pp 283-287；Suresh：Shnider and Levinson's Anesthesia for Obstetrics，ed 5，pp 185-186*）。

685.（C） 孕妇中高血压［收缩压（SBP）＞140mmHg 或比基线值升高＞30mmHg；舒张压（DBP）＞90mmHg 或者比基线值升高 15mmHg］的发病率约为 7%。孕妇高血压分为四种类型［子痫前期-子痫，慢性高血压（任何原因引起的）、慢性高血压并发子痫前期和妊娠期高血压］。子痫前期-子痫是新发高血压，与血小板减少（血小板计数＜100 000/mm³）、肝功能受损、肾功能不全（血清肌酐＞1.1mg/dl，或没有其他肾疾病的情况下血肌酐升高两倍）、肺水肿、新发的大脑和视觉异常有关。妊娠期高血压，是孤立新发的高血压（通常发生在妊娠 37 周之后），在产后 12 周可恢复正常，属于回顾性诊断。子痫前期在 20 周 EGA 之前很少发病，患有妊娠期滋养细胞肿瘤的患者除外（如葡萄胎）；如果子痫前期患者发生抽搐，即出现子痫。HELLP 综合征［溶血（Hemolysis）、肝酶异常（Elevated Liver enzymes）和血小板计数降低（Low Platelet count）］是一种变异的子痫前期。慢性高血压是妊娠前、妊娠期间及产后（如产后＞6 周）持续存在的高血压。当慢性高血压发展成子痫前期时，称为慢性高血压并发子痫前期。可参看 645 题的答案和解析（*American College of Obstetri-cians and Gynecologists Task Force on Hypertension in Pregnancy，November 2013 Website；Chestnut：Chestnut's Obstetric Anesthesia，ed 5，pp 825-826；Suresh：Shnider and Levinson's Anesthesia for Obstetrics，ed 5，pp 437-438*）。

686. **(A)** 羊水栓塞的发病率很低（存活新生儿中占 5/100 000），其表现形式多样，但通常剧烈，包括急性低氧血症、循环衰竭、DIC，且约 50％的病例发生抽搐。较高平面的蛛网膜下腔阻滞或硬膜外腔阻滞麻醉时，患者可能主诉呼吸困难，但也会有明显的无力感，无法与医务人员进行有效交流。局麻药血管内注射的患者可表现为 CNS 毒性（头晕目眩、视觉或听觉障碍、肌肉颤动、抽搐、昏迷），血管内浓度过高时可发生心血管系统衰竭。镁离子过量也会导致肌无力。抽搐发作的典型表现是强直阵挛发作。尽管与子痫相关的误吸可能会导致类似的症状，但子痫患者不伴有呼吸困难。可参看 658 题的答案和解析（*Chestnut：Chestnut's Obstetric Anesthesia，ed 5，pp 915-920；Suresh：Shnider and Levinson's Anesthesia for Obstetrics，ed 5，pp 333-348*）。

687. **(C)** 硬膜外腔使用芬太尼（50～100μg）或舒芬太尼（10～20μg）的作用时间约为 2～4h。硬膜外腔使用哌替啶（50～75mg）的平均作用时间为 4～12h，而硬膜外腔使用吗啡（3～4mg）的作用时间最长，为 12～24h（*Chestnut：Chestnut's Obstetric Anesthesia，ed 5，pp 566-567*）。

688. **(C)** 妊娠期间泌尿系统中肾解剖形态（肾形态增大，同时输尿管扩张）和功能均会发生显著变化。肾血流量增加约 75％～85％，肾小球滤过率（glomerular filtration rate，GFR）约增加 50％，并受增加的尿素、肌酐和尿酸清除的影响。由于清除增加，BUN 降至 8～9mg/dl，血肌酐降至 0.5～0.6mg/dl，血清尿酸降至 2.0～3.0mg/dl。尿糖比较常见，与 GFR 增加及肾小管对葡萄糖的再吸收减少有关（*Chestnut：Chestnut's Obstetric Anesthesia，ed 5，p 27；Miller：Miller's Anesthesia，ed 8，p 2348*）。

689. **(C)** 所有卤族吸入麻醉药（如氟烷、恩氟烷、异氟烷、地氟烷和七氟烷）均会引起剂量依赖性子宫平滑肌舒张。当麻醉浓度达到 0.2MAC 时，子宫活动度会轻度降低，分娩期间可使用这些药物进行吸入麻醉镇痛。当麻醉浓度达到 0.5MAC 时，子宫会明显松弛，但对缩宫素反应良好。而氧化亚氮不会影响子宫的收缩（*Chestnut：Chestnut's Obstetric Anesthesia，ed 5，pp 452-454；575-576；Suresh：Shnider and Levinson's Anesthesia for Obstetrics，ed 5，pp 156-157，176-177*）。

690. **(B)** 被动扩散是药物通过胎盘的主要方式。促进药物透过胎盘的因素包括母体蛋白结合率降低（有学者认为这一点并不重要，因为药物从蛋白质中扩散出来速度很快）、低分子量（<500Da）、高脂溶性（低水溶性）、低电离程度和跨膜浓度梯度高。高度电离的药物，例如神经肌肉松弛药，不会大量通过胎盘（*Chestnut：Chestnut's Obstetric Anesthesia，ed 5，pp 63-65；Suresh：Shnider and Levinson's Anesthesia for Obstetrics，ed 5，pp 19-23*）。

691. **(D)** 阴道分娩的平均出血量约为 600ml，剖宫产分娩的出血量约为 1000ml（*Chestnut：Chestnut's Obstetric Anesthesia，ed 5，pp 24-25*）。

692. **(C)** 胎儿为应对低 O_2 分压，有多种相应的代偿机制（当孕妇呼吸空气时，脐静脉的 PO_2 约为 30mmHg），包括较高的血红蛋白浓度（15～20g/dl）并且存在胎儿血红蛋白，与氧气的亲和力更强（与母体相比，胎儿血红蛋白的氧离曲线左移）。足月时，母体透过胎盘的血流量（700ml/min）约为新生儿的 2 倍（300～360ml/min）。胎儿血液 pH 比母体低，可能与胎儿血中 $PaCO_2$ 较高有关（*Suresh：Shnider and Levinson's Anesthesia for Obstetrics，ed 5，pp 22-27*）。

693. **(B)** 肥胖患者的体重指数（body mass index，BMI）大于或等于 30kg/m²，病态性肥胖患者 BMI 大于或等于 40kg/m²。肥胖及病态性肥胖患者（在美国非妊娠育龄期妇女中比例分别为 28.9％、8％）会使多种合并症的风险增加，包括阻塞性睡眠呼吸暂停、糖尿病、高血压和心血管疾病。其中，产科相关风险包括妊娠期糖尿病、子痫前期、血栓栓塞性疾病、伤口感染、产后出血和剖宫产。剖宫产率的比例增加可能与胎位异常、巨大儿、胎粪污染、FHR 晚期减速及产程延长的增加有关。麻醉医生所面临的挑战包括误吸风险增加、建立静脉通路困难、面罩通气困难、气管插管困难、局部麻醉操作困难、手术体位困难及手术时间延长。有趣的是，肥胖和病态性肥胖患者，PDPHs 的发病率较低，但原因尚不明确 (*Chestnut*：*Chestnut's Obstetric Anesthesia*，*ed 5*，*pp 1141-1153*；*Miller*：*Miller's Anesthesia*，*ed 8*，*p 2349*；*Suresh*：*Shnider and Levinson's Anesthesia for Obstetrics*，*ed 5*，*pp 428*，*580-592*)。

694.（D） 正常健康足月新生儿呼吸室内空气，需要一段时间方能使血氧饱和度升高到正常水平，即 90%～95%。对于没有呼吸的新生儿，推荐使用气囊和面罩辅助呼吸室内空气。在出生后的最初 5min，每分钟目标血氧饱和度（右手或者右腕）上升 5%，在生后第 1min 为 60%～65%（在 2min 时达到 65%～70%，在 3min 时达到 70%～75%，在 4min 时达到 75%～80%，5min 时达到在 80%～85%）。5min 之后，至生后 10min 时，氧饱和度缓慢上升至 85%～95%。如果为达到目标氧饱和度，需要较高浓度的氧气时（尤其 <32 周的早产儿），可使用空氧混合器。本例新生儿，出生后 5min 氧饱和度为 83% 属于正常情况，只需要继续观察 (*American Heart Association*：*Part 11- Neonatal Resuscitation*，*Circulation 122*：*S516-S521*，*2010*；*Neonatal Resuscitation Textbook*，*ed 6*，*America Heart Association and the American Academy of Pediatrics*，*pp 37-58*)。

695.（B） 产科患者中期妊娠和晚期妊娠出血并非罕见。在中期妊娠和晚期妊娠，前置胎盘（胎盘靠近或覆盖宫颈内口）通常会出现无痛性阴道流血，首次发病不会导致母体休克或胎儿窒息。然而，在第二次或第三次发作时，可能出现持续性出血。胎盘早剥（在妊娠 20 周 EGA 后至分娩前，胎盘从子宫壁剥脱）的典型症状是腹痛，可造成胎儿窘迫。胎盘早剥所致的出血可为显性出血或积聚于胎盘与子宫壁之间。子宫破裂通常表现为剧烈腹痛和胎儿窘迫。前置血管指的是胎儿血管帆状附着在宫颈内口上，胎儿血管未被胎盘或脐带保护，且在胎儿先露部之前。当胎膜破裂后，可能会造成胎儿血管撕裂，最终导致胎儿出血 (*Chestnut*：*Chestnut's Obstetric Anesthesia*，*ed 5*，*pp 882-888*；*Hines*：*Stoelting's Anesthesia and Co-Existing Disease*，*ed 6*，*pp 566-570*；*Suresh*：*Shnider and Levinson's Anesthesia for Obstetrics*，*ed 5*，*pp 312-317*)。

696.（D） 第一产程，始于分娩发动，终于宫口开全（10cm）。其疼痛为内脏痛，与子宫收缩和宫颈扩张有关，通过自主神经系统的宫颈旁交感神经纤维传递至 CNS 的 T_{10}～L_1 节段。第二产程除包括以上传导途径外，还包括经产道的躯体神经纤维通过阴部神经到达 CNS 的 S_2～S_4 节段。椎管内［脊髓和（或）硬膜外腔］仅使用麻醉性镇痛药可有效缓解第一产程的疼痛；然而，单独使用难以缓解躯体痛。在第一和第二产程，无论是否合用麻醉性镇痛药进行腰段硬膜外腔阻滞麻醉，均能产生完善的镇痛作用。如果使用局部麻醉药进行低位脊髓麻醉或鞍区麻醉（仅覆盖骨盆区域），患者仍能感觉到子宫收缩痛。宫颈旁阻滞仅能缓解第一产程的疼痛。阴部神经阻滞能够阻断第二产程的躯体痛，但不能阻断子宫收缩的内脏痛 (*Chestnut*：*Chestnut's Obstetric Anesthesia*，*ed 5*，*pp 412-415*，*459-480*，*518-527*；*Suresh*：*Shnider and Levinson's Anesthesia for Obstetrics*，*ed 5*，*pp 119-133*)。

697.（C） 胎儿手术的麻醉要点包括胎儿和母体的麻醉管理、完善的子宫松弛、适当的母体血压，必要时使胎儿肌肉松弛，并且防止术后早产。子宫松弛是为了防止子宫收缩可能引起胎盘从子宫壁剥离。高剂量挥发性麻醉药（如 2 或 3MAC）能够为母体提供完善的麻醉，同时子宫松弛且满足胎儿麻醉。如果需要更深程度的麻醉深度，可静脉使用麻醉性镇痛药（如通常输注瑞芬太尼）。如果选择使用低剂量的挥发性麻醉药，为防止子宫收缩，可输注硝酸甘油。母体低血压（平均动脉压 <65mmHg）并非罕见，可通过更大程度的子宫左侧倾斜和输入液体来进行治疗，必要时可使用去氧肾上腺素或麻黄碱。胎儿血氧饱和度监测正常值为 50%～70%；当小于 50%

时，提示胎盘灌注不足（如母体低血压、脐带受压）。如果产科医生需要胎儿处于肌松状态，必须将神经肌肉阻断剂直接给予胎儿，因为其胎盘透过率很低。然而，使用剂量必须大于胎儿娩出后的剂量，因为胎儿的血容量包括胎盘血液和胎儿体内的血液。通常使用剂量为 95% 患者有效剂量（ED$_{95}$）的 4 倍或维库溴铵 0.2mg/kg。为降低早产发生率，需在手术结束时开始使用硫酸镁，此时挥发性麻醉药的浓度已降低或硝酸甘油已停止输注。需要注意，硫酸镁可明显增加神经肌肉阻断剂的作用（*Chestnut：Chestnut's Obstetric Anesthesia，ed 5，pp 135-141；Suresh：Shnider and Levinson's Anesthesia for Obstetrics，ed 5，pp 792-799*）。

698. (D) 15-甲基 PGF$_{2\alpha}$（卡波前列素、欣母沛）是产后首选用以治疗顽固性宫缩乏力的前列腺素（使用缩宫素之后）。剂量为 0.25mg 肌内注射或子宫壁直接注射，必要时可每 15～30min 重复一次，最大剂量为 2mg。该药有几个严重且重要的副作用，如支气管痉挛、由肺内分流增加造成的通气/血流比例失调和低氧血症。其他副作用包括胃肠痉挛（如恶心、呕吐和腹泻）（*Chestnut：Chestnut's Obstetric Anesthesia，ed 5，p 891；Suresh：Shnider and Levinson's Anesthesia for Obstetrics，ed 5，p 321*）。

699. (C) 国际共识认为，硫酸镁（magnesium sulfate，MgSO$_4$）是子痫前期患者抗惊厥的有效药物。除抗惊厥作用之外，MgSO$_4$ 对骨骼肌和心肌也有作用。通常 MgSO$_4$ 的静脉负荷剂量为 6g，输注时间超过 20min，维持量为 2g/h（假如肾功能正常）。可通过观察深部腱反射来进行临床毒性监测，也常测定血浆浓度，单位为 mEq/L 或 mg/dl（1mEq/L＝1.22mg/dl）。血清 MgSO$_4$ 的治疗范围是 4～8mEq/L（4.8～9.6mg/dl）。对于未麻醉的患者，当血清镁浓度为 10mEq/L（12mg/dl）时深部腱反射消失；当血清浓度为 15mEq/L（18mg/dl）时出现呼吸停止；当血清浓度为 25mEq/L（30mg/dl）时出现心搏骤停。只要深部腱反射存在，就不可能发生严重的中毒。对于经硬膜外腔或蛛网膜下腔阻滞麻醉行剖宫产的患者，膝腱反射通常会被局部麻醉药抑制；此时需通过股二头肌肌腱评估深部腱反射（除非出现全脊髓麻醉）。心电图（ECG）改变包括：当血浆浓度为 5～10mEq/L（6～12mg/dl）时出现 PR 间期延长和 QRS 增宽；当血浆浓度为 15mEq/L（18mg/dl）时出现窦房结和房室传导阻滞；当血浆浓度高于 25mEq/L（30mg/dl）时出现心搏骤停。可以使用钙剂来治疗镁中毒。为治疗镁离子浓度过高，可注射 1g 葡萄糖酸钙（10% 浓度 10ml），输注时间至少 2min。快速输注葡萄糖酸钙可能会使 MgSO$_4$ 的抗惊厥作用消失，所以推荐缓慢滴注。约 60% 的子痫抽搐发生在分娩前，大多数产后抽搐发生在分娩后 24h 内，但分娩后 22 天仍有可能发生子痫抽搐（*Miller：Miller's Anesthesia，ed 8，p 2348；Suresh：Shnider and Levinson's Anesthesia for Obstetrics，ed 5，448-449*）。

700. (C) 一般人群发生误吸后有 3 种不同的症状：误吸入颗粒物引起气道梗阻；误吸酸性液体物质引起吸入性肺炎（Mendelson 综合征）；误吸入革兰氏阳性菌、革兰氏阴性菌和厌氧菌，导致吸入性肺炎。吸入性肺炎死亡率最高，但幸运的是此种症状仅发生在肠梗阻患者中，而在产科中较罕见。吸入性肺炎的症状包括咳嗽、呼吸急促、心动过速、支气管痉挛和低氧血症。需进行支持疗法，包括如果气管处存在大块异物（不可能发生在禁食孕妇身上）需使用海姆利克（Heimlich）急救法、气管插管、吸引气道以除去颗粒物、提高吸入氧浓度及必要时使用 PEEP 达到目标氧合（预防性使用 PEEP 并无益处）。咳嗽是由于气道刺激引起，使用肌松药治疗最有效，而静脉注射利多卡因无效。使用生理盐水或碳酸氢盐灌洗不会降低肺损伤，反而加重缺氧。使用糖皮质激素或其他抗炎药物并不能有效控制炎症反应，甚至增加二次细菌感染的风险（*Chestnut：Chestnut's Obstetric Anesthesia，ed 5，pp 671-675；Suresh：Shnider and Levinson's Anesthesia for Obstetrics，ed 5，403-405*）。

701. (C) 通常直至妊娠 18～20 周，仰卧位时足够大的子宫才可压迫主动脉和下腔静脉，造成问题。如果子宫比正常妊娠大（如多胎妊娠或羊水过多），主动脉-腔静脉受压症状会出现得更早

(Chestnut：Chestnut's Obstetric Anesthesia，ed 5，p 340；Suresh：Shnider and Levinson's Anesthesia for Obstetrics，ed 5，p 5)。

702.（B） 西咪替丁和雷尼替丁均为 H_2-受体阻滞剂，可增加胃部 pH 值，但起效时间为 30min。甲氧氯普胺（胃复安）并非抗胃酸药，但可增加食管下段括约肌张力。只有液体抗酸药可快速增加胃部 pH。柠檬酸钠是一种确切的非颗粒抗酸药（0.3M 柠檬酸钠），与颗粒抗酸药物（氢氧化铝、三硅酸镁、氢氧化镁）相比，误吸后所引起的肺部损伤较轻，因此更推荐使用。30ml 柠檬酸钠可中和 255ml pH 为 1 的 HCl。该药中和胃酸迅速（即＜5min），且可持续 1h（*Chestnut：Chestnut's Obstetric Anesthesia，ed 5，pp 675-677；Suresh：Shnider and Levinson's Anesthesia for Obstetrics，ed 5，pp 407-408*）。

703.（A） 胎儿心动过缓（FHR＜110 次/分）的原因包括低血压、子宫活动过度、低氧血症、酸中毒、完全性心脏传导阻滞和部分药物作用。阿托品易透过胎盘，但低剂量应用不会引起胎儿心动过速；剂量高时可能会出现心动过速。联合使用可轻度透过胎盘的新斯的明和不能透过胎盘的格隆溴铵（胃长宁），可造成胎儿心动过缓，这正是新生儿未断脐带前，推荐使用新斯的明联合阿托品拮抗神经肌肉阻断剂的原因。胎儿心动过缓可与早期减速（胎头受压伴迷走神经刺激）、晚期减速（胎儿缺氧伴迷走神经刺激或心力衰竭）和变异减速（脐带受压伴迷走神经刺激）有关。胎儿心动过速（FHR＞160 次/分）的原因包括感染、发热、母亲吸烟、胎儿阵发性室性心动过速和部分药物作用（羟苄羟麻黄碱、特布他林、阿托品）（*Chestnut：Chestnut's Obstetric Anesthesia，ed 5，pp 68，150-159；Suresh：Shnider and Levinson's Anesthesia for Obstetrics，ed 5，pp 69-73，843*）。

704.（A） 脑瘫（cerebral palsy，CP）是一种非进行性 CNS 紊乱，因发育期间（75% 宫内，10% 分娩时，15% 出生后不久）大脑受损引起。CP 与运动功能障碍有关。未必存在精神障碍，精神障碍也并非诊断 CP 的必要条件。其发病原因未知，可能为多因素共同作用。相关原因包括母亲精神障碍（现在被称为智力残疾）、出生体重小于 2000g 和胎儿畸形、臀先露（但并非臀位阴道分娩）、妊娠后半程母亲有严重蛋白尿、晚期妊娠出血、胎龄小于 32 周，但诸多因素可能发挥作用。CP 的发病率约占活产婴儿的 2/1000。曾经认为 FHR 监测可预防 CP，但事实并非如此。事实上，在新发的晚期减速患者中，如果使用 FHR 预测 CP 的发生，假阳性率高达 99%。这并不等于分娩时窒息不会造成损伤；既可能造成损伤，且有可能是部分 CP 病例发生的原因。低 Apgar 评分与 CP 的关系不大；事实上，大多数患有 CP 的患儿其 5min Apgar 评分正常（*Chestnut：Chestnut's Obstetric Anesthesia，ed 5，pp 193-197；Miller：Miller's Anesthesia，ed 8，p 2337；Suresh：Shnider and Levinson's Anesthesia for Obstetrics，ed 5，pp 68-69*）。

705.（B） 糖尿病（diabetes mellitus，DM）是妊娠期最常见的内分泌问题。妊娠期 1 型 DM（由胰岛素分泌减少引起）的发病率为 1/700～1/1000。妊娠糖尿病，仅发生在妊娠期，美国孕妇中目前发病率为 7%。尽管对于糖尿病孕妇的产科和麻醉管理方面取得诸多实质性发展，与非糖尿病孕妇相比，妊娠糖尿病患者中母亲和胎儿的死亡率仍然更高。1 型糖尿病孕妇中糖尿病酮症酸中毒（DKA）的发病率由 9% 下降至 1%～2%。此类患者使用胰岛素治疗的一个重要目标是避免高血糖和低血糖。对 1 型糖尿病患者，通常在妊娠早期需要降低胰岛素治疗剂量，妊娠 16～18 周左右降至最低（剂量降低 10%～20%），妊娠 26 周左右增加至孕前水平，足月时使用量达最高（增加高于孕前剂量的 50%）。分娩后胰岛素剂量迅速下降。胰岛素不容易透过胎盘，因此不会对胎儿糖代谢造成直接影响。然而葡萄糖容易透过胎盘。妊娠合并糖尿病的患者更容易出现子痫前期和巨大儿。由于胎儿巨大，糖尿病孕妇与非糖尿病孕妇相比，剖宫产率更高（*Chestnut：Chestnut's Obstetric Anesthesia，ed 5，pp 1003-1012；Suresh：Shnider and*

Levinson's Anesthesia for Obstetrics, ed 5, pp 462-472）。

706.（D） PDPHs 是一种体位性头痛（坐位或站位时加剧，平卧位缓解），通常发生在硬脊膜刺破后 48h 内出现（但也可发生在穿刺后一周），可在 2～14 天缓解。头痛通常为双侧，主要位于额部或枕部。在一项非产科患者的 PDPH 前瞻性研究中，症状包括恶心（60%）、呕吐（24%）、颈项强直（neck stiffness）（43%）、视觉改变（畏光、复视、调节障碍）（13%）和听觉改变（听力消失、听觉过敏、耳鸣）（12%）。尽管产后抽搐与 PDPH 有关，但多与其他病因相关。抽搐、昏睡、发热、颈项强直（nuchal rigidity）、局灶性神经缺陷（除上述所列外的其他症状）和单侧头痛提示头痛由其他病因引起（*Chestnut：Chestnut's Obstetric Anesthesia, ed 5, pp 713-721；Suresh：Shnider and Levinson's Anesthesia for Obstetrics, ed 5, pp 425-430*）。

707.（A） 有多种周期性 FHR 形式。FHR 增速是胎儿状态良好时胎儿运动的正常反应。减速是 FHR 至少降低 15 次/分，持续至少 15s。FHR 早期减速通常小于 20 次/分，且与子宫收缩同步。一般情况下，早期减速变化温和，是子宫收缩的一种镜像变化。早期减速与胎儿窘迫无关，是胎头受压所引起的迷走神经性 FHR 减慢。晚期减速发生在子宫收缩开始后 10～30s 的 FHR 减低，子宫收缩结束后 10～30s 停止，是由子宫-胎盘功能不良引起，任何时间的子宫血流降低均能导致。晚期减速发动延迟的原因是需要时间来感知氧分压的降低。这种 FHR 的降低可能是一种迷走神经反射（病情较轻的病例），或是低氧造成的心肌抑制所致（病情严重的病例）。通常严重病例每次心搏的变异性降低或消失。变异性减速是子宫收缩间期出现的 FHR 突然降低，其形状、深度和持续时间均不同，被认为是一过性脐带受压所致。正弦波形式是一种规律平稳的波状改变，不存在短期变异，可能是由于胎儿严重贫血或母亲使用了麻醉性镇痛药（*Chestnut：Chestnut's Obstetric Anesthesia, ed 5, p 101；Suresh：Shnider and Levinson's Anesthesia for Obstetrics, ed 5, pp 71-73, 245*）。

708.（C） 正常阴道分娩的孕妇中寒战发生率为 15%～20%，而在椎管内麻醉下行剖宫产的患者，寒战发生率从 20% 增加至 85%。推断可能原因为椎管内麻醉削弱中枢神经介导的外周血管收缩功能，降低寒战阈值，导致更多热量丢失（热量从中心再分布到外周）。联合使用局麻药，鞘内注射麻醉性镇痛药（例如，尤其是芬太尼联合吗啡）和硬膜外腔注射麻醉性镇痛药（如芬太尼、舒芬太尼、哌替啶、布托啡诺），可降低母体寒战的发生率。静脉注射哌替啶（25mg）、可乐定（75μg）、酮色林（10mg）、硫酸镁（30mg/kg）或右美托咪定可减低寒战发生率。将硬膜外腔注射的药物加热至体温相当的温度，对寒战的发生率并无影响；然而局麻药中加入肾上腺素可能增加寒战的发生（*Chestnut：Chestnut's Obstetric Anesthesia, ed 5, 483, 588-589, 646*）。

709.（D） 题目中所列脐血指标均为正常值。下表以 Chestnut 和 Suresh 两本书为参考经修改后得到（*Chestnut：Chestnut's Obstetric Anesthesia, ed 5, pp 170-171；Suresh：Shnider and Levinson's Anesthesia for Obstetrics, ed 5, p 246*）。

表 8-3　脐血的正常值

脐血	pH	PCO_2（mmHg）	PO_2（mmHg）	碳酸氢根（mEq/L）
动脉	7.25	50	20	22
静脉	7.35	40	30	20

From Chestnut DH et al：Chestnut's Obstetric Anesthesia：Principles and Practice, ed 4, Philadelphia, Mosby, 2009, pp 161-162

710.（D） 对于所有入院产妇，输血率低于 1%。输血最常见的原因为产后出血。根据目前指南，据估计约 1/3 的输血并不恰当（*Chestnut：Chestnut's Obstetric Anesthesia, ed 5, 888, 899-902*）。

711. （C） 复苏指南不断在更新。2010 版美国心脏协会指南推荐新生儿复苏时首先应开放气道，然后在最初 30s 保温、干燥和刺激新生儿。如果 30s 之内的心率低于 100 次/分，或新生儿出现气喘或窒息，则需开始正压通气并监测血氧饱和度。对于足月儿，复苏开始时吸入空气，而不是 100% 氧气。然而，对于早产儿（胎龄＜32 周），可能需要吸入空氧混合气，以达到足够的血氧饱和度。为评估血氧饱和度，需将饱和度探头放置在动脉导管前（例如右侧手腕）。如果出生 1min 之后，心率仍低于 100 次/分，则需要保证足够的正压通气，且考虑进行气管插管。如果心率低于 60 次/分，则需要胸外按压，按压与呼吸比为 3∶1。此种情况下，新生儿每分钟接受 30 次通气和 90 次按压（例如，按压 1、2、3，呼吸）。如果已知新生儿有心脏病，那么按压与通气的比值应该更高（例如 15∶2）。如果胸外按压及正压通气持续时间已经≥30s，心率仍低于 60 次/分，则需考虑使用肾上腺素，正确的使用剂量为静脉注射 0.01mg/kg。如果已完成插管，而静脉通路尚未建立，则可通过气管插管使用较高剂量的肾上腺素，例如 0.05～0.1mg/kg（使用较高剂量的原因是药物经气管导管滴注后，静脉吸收的水平无法预测）。对于存在失血的新生儿，需要使用液体扩充容量，可选择生理盐水、乳酸林格液或者 O 型 Rh-阴性的血液。若不存在失血，尚没有证据表明扩充容量有益。在复苏过程中，很少会用到麻醉性镇痛药的拮抗剂（如纳洛酮）、碳酸氢钠或血管收缩药物。10min 后如果仍检测不到心率，可停止复苏（尽管 10min 后，有许多因素可有助于复苏）（*American Heart Association*；*Part 11-Neonatal Resuscitation*，*Circulation 122*，*pp S516-S523*）。

712. （D） 尽管硬膜外腔阻滞麻醉通常可导致体温下降（由血管舒张、身体热量再分布和热量散失到环境中引起），部分孕妇仍会出现体温上升，但并没有感染证据。体温大于 38℃（100.4 ℉）通常只发生在硬膜外腔阻滞麻醉≥4～5h 后（发病率为 1%～36%）。对许多孕妇而言，这种体温升高的病理机制尚不明确，但主要包括三个因素（体温调节受损、阿片类药物的全身作用、炎症反应）。硬膜外腔阻滞麻醉减少出汗、与分娩有关的过度通气以及寒战均可能使体温升高。经静脉全身使用阿片类药物可降低发热的发生。当胎盘组织学检查提示并不存在胎盘感染时，孕妇无论是否使用硬膜外腔阻滞麻醉，母体体温均相当，此时如母体体温升高，应考虑是否存在炎症反应。温度升高也可能仅仅与产科因素有关，例如初产妇产程较长、宫颈检查过于频繁、胎膜破裂延迟或早期绒毛羊膜炎。白细胞计数可从妊娠前的 6000/mm³ 上升至妊娠期间的 9000～11 000/mm³。在分娩期间，白细胞计数增加至 13 000/mm³；在产后第 1 天平均为 15000/mm³（*Chestnut*：*Chestnut's Obstetric Anesthesia*，*ed 5*，*pp 25*，*867-871*）。

713. （B） 尽管妊娠期高血压疾病（hypertensive disorders of pregnancy，HDP）的发病机制尚不明确，但多种因素与 HDP 高发病率相关。这些因素包括初产妇、年龄（尤其是＜20 岁和＞40 岁）、有 HDP 家族史或发生过 HDP、部分慢性病（例如高血压、糖尿病、肥胖、血管栓塞性疾病）、部分产科疾病（例如胎盘早剥、宫内生长受限、死胎）和子宫迅速增大的情况（例如多胎妊娠、羊水过多、葡萄胎）。尽管吸烟与诸多不良妊娠结局相关，但吸烟女性的 HDP 发病率似乎较低（*Chestnut*：*Chestnut's Obstetric Anesthesia*，*ed 5*，*pp 827-829*；*Suresh*：*Shnider and Levinson's Anesthesia for Obstetrics*，*ed 5*，*pp 683*，*689*）。

714. （D） 主动脉-下腔静脉受压，可引起主动脉受压（后负荷增加）和下腔静脉受压（静脉回流减少）。不同患者反应不同。尽管部分孕妇没有症状，但高达 15% 的孕妇足月时，仰卧位几分钟内就会发生低血压和心动过速（也被称为仰卧位低血压综合征）。也有部分孕妇因为后负荷增加会出现肱动脉血压升高。这些孕妇可能会发生隐匿性低血压的情况（受压部位以上的血压足够，而受压部位以下出现血压下降）。因为供应子宫的血管在主动脉受压部位远端，子宫血流减低，可能发生胎儿窘迫。主动脉-下腔静脉受压的其他症状和体征包括恶心、呕吐、皮肤苍白、精神状态改变（*Chestnut*：*Chestnut's Obstetric Anesthesia*，*ed 5*，*p 18*；*Suresh*：*Shnider and Levinson's Anesthesia for Obstetrics*，*ed 5*，*p 5*）。

715.（B） 可卡因可产生危及生命的并发症，通常与儿茶酚胺蓄积有关，患者可能出现典型的毒血症表现（例如高血压和蛋白尿）和胸痛。可卡因的半衰期为 30～90min，但其急性效应时间可长达 6h。因为美国许多州规定，胎儿在子宫内暴露于可卡因属于虐待儿童，医师需要将这些药物试验阳性的孕妇上报，因此服用可卡因的许多患者并未进行产前检查。服用可卡因 24～72h 之后，尿检测试仍可能为阳性（与服用剂量有关）。此类患者全麻中发生致命性事件的概率比局部麻醉更大。全麻诱导时最常见的问题是严重高血压，也可出现心律失常、心肌缺血和心动过速。可使用拉贝洛尔和硝酸甘油处理。急性中毒患者所需的 MAC 值增加，而慢性可卡因成瘾患者，需要的 MAC 值较低（由于儿茶酚胺的耗竭）。这些患者在局部麻醉下行剖宫产时，给药后容易出现低血压。此类儿茶酚胺耗竭的患者，麻黄碱未必有效，而去氧肾上腺素可直接起效，因此更适合使用（*Chestnut：Chestnut's Obstetric Anesthesia，ed 5，pp 1204-1207；Suresh：Shnider and Levinson's Anesthesia for Obstetrics，ed 5，pp 690-692*）。

716.（C） 对于全麻（例如气道条件差，可能出现插管或通气困难时）与椎管内麻醉（例如严重的低血容量或凝血功能障碍）均属禁忌证的急诊剖宫产患者，可选择紧急局部浸润麻醉。本题目中除局部麻醉的选择外，其他选项均正确。外科医师会注射相当容量的局麻药（通常为 100ml），因布比卡因起效慢，且大剂量使用时具有潜在的心脏毒性，因此不主张使用。通常使用 0.5% 利多卡因（血浆半衰期为 90min），因为利多卡因起效迅速且相对安全。而氯普鲁卡因起效迅速，且血浆半衰期极短（23s），使用更安全。咪达唑仑和氯胺酮会产生一定程度的遗忘作用，对于此类紧急情况可能有利；然而，静脉用药过多可导致患者反应迟钝，并可能引起胃内容物误吸。为保证患者安全，床旁配置优秀医护人员至关重要（*Chestnut：Chestnut's Obstetric Anesthesia，ed 5，pp 577-578*）。

717.（A） 椎管内麻醉后最常见的并发症是全身低血压。影响心排血量的主要因素有四个（前负荷、后负荷、心肌收缩力、心率和心律），治疗也与这四个因素直接相关。首先，进行充分的子宫左移（使前负荷增加）。其次如果液体用量不足，可经静脉输注液体以增加前负荷。因为含糖液体可显著增加母体和胎儿高血糖和高胰岛素血症的发病率，仅在维持体液平衡时经静脉使用，而不应用来预防或治疗椎管内麻醉时的低血压。分娩完成之后，新生儿的葡萄糖供应会停止，而胰岛素作用继续存在，常导致新生儿出生后低血糖。需要注意的是，5% 白蛋白价格昂贵，不推荐常规用于治疗低血压。通常使用血管收缩药物和（或）增加心肌收缩力的药物以增加后负荷及心肌收缩力。在子宫血流变化方面，关于妊娠羊的早期实验室研究表明，与去氧肾上腺素和其他 α 受体激动剂相比，麻黄碱作用更佳。在这些探索性研究中，子宫血流从正常水平增加到较高水平，选择麻黄碱的原因是去氧肾上腺素会降低子宫血流，而麻黄碱不会。然而，将血压从正常水平提高到更高水平，与将血压从较低水平提高到正常水平不同。近期人体研究发现，在母体低血压时使用麻黄碱或去氧肾上腺素对预防或治疗低血压并无明显区别。研究还指出，母体使用去氧肾上腺素后更易出现心动过缓，而使用麻黄碱后更易出现心动过速；与麻黄碱相比，使用去氧肾上腺素后，新生儿动脉血 pH 值会轻度升高。为什么会出现这种情况，目前机制尚不清楚，推测可能是因为麻黄碱可透过胎盘，引起新生儿 β 受体兴奋（麻黄碱 F/M 比值为 0.7，去氧肾上腺素为 0.2）。本例患者子宫已经左移且已输入足量液体，心率为 110 次/分，去氧肾上腺素为首选药物。如果母体发生低血压伴有心动过缓，麻黄碱是更好的选择。肾上腺素很少使用，但应随手可用。发生严重低血压且对去氧肾上腺素和麻黄碱无反应时，尤其是伴有胎儿心动过缓时，可使用肾上腺素（*Chestnut：Chestnut's Obstetric Anes-thesia，ed 5，pp 480-481，580-583；Suresh：Shnider and Levinson's Anesthesia for Obstetrics，ed 5，pp 50，135-136，174*）。

718.（D） 先兆流产的定义是妊娠 20 周之前出现不伴有宫颈扩张的子宫出血。出血可伴有子宫痉挛或背痛。这些病例中有一半会进展成自发流产。难免流产是伴有宫颈扩张和（或）破膜，将会发展成自发流产。完全流产是胎儿和胎盘全部排出，对于这些患者无需进行清宫术（dilation and curettage，D&C）。如果只排出部分组织，如本题目中所述情况，称为不全流产，需要进行 D&E 清除残余的胎儿或胎盘组织。对于这些患者，宫口通常已有一定程度扩张，患者术中多需轻度镇静，因为 D&E 最痛的操作是扩张宫口。如果需要扩张宫口，宫颈旁阻滞是最有效的镇痛方法。如果死胎在几周时间里未发现，称为过期流产，如果发生在晚期妊娠阶段，可能导致 DIC。习惯性或复发性流产是指连续自然流产 3 次或以上（*Chestnut：Chestnut's Obstetric Anesthesia*，*ed 5*，*pp 345-348*）。

719.（D） 硬膜外腔使用 2-氯普鲁卡因会降低后续使用的芬太尼或吗啡的作用强度和持续时间，也可降低布比卡因效能。具体作用机制尚不明确，但似乎与氯普鲁卡因 pH 值偏酸无关（因为使用碳酸氢盐中和后仍具有拮抗作用）。2-氯普鲁卡因不能拮抗布托啡诺（κ 受体激动剂）的作用（*Chestnut：Chestnut's Obstetric Anesthesia*，*ed 5*，*p 272*；*Suresh：Shnider and Levinson's Anesthesia for Obstetrics*，*ed 5*，*p 172*）。

720.（B） 早期诊断完全性葡萄胎妊娠可降低并发症的发生率。然而，多达 50% 伴有完全妊娠葡萄胎的患者会发生子宫体积过大，且并发症的发病率更高。当子宫体积大于 14~16 周的妊娠子宫时，可发生并发症，包括卵巢黄素化囊肿（4%~50%）、妊娠剧吐（15%~30%）、妊娠期高血压疾病（11%~27%）、贫血（血红蛋白<10g/dl）（10%~54%）、急性心肺窘迫（6%~27%）、恶性结果（转移）（4%~36%）和甲状腺功能亢进（1%~7%）（*Chestnut：Chestnut's Obstetric Anesthesia*，*ed 5*，*pp 351-354*）。

721.（B） 孕妇使用布比卡因（Marcaine，Sensorcaine）后有发生心搏骤停的报道，通常是因为应用于硬膜外腔的 0.75% 布比卡因意外静脉注射。首先会出现短暂的癫痫大发作，继之为循环衰竭。复苏成功常需要较长时间，初级复苏（气管插管、使用 100% 氧气通气、子宫左侧倾斜后进行心脏按压、除颤、肾上腺素、血管收缩药物和阿托品）及快速取出胎儿（如果可能在 4~5min 完成）至关重要。胎儿娩出后可增加母亲复苏的成功率。逐步小剂量注射局麻药以发现可能出现的毒性反应，可降低循环衰竭的风险。目前认为，0.75% 布比卡因应禁用于孕妇硬膜外腔阻滞麻醉。近期文献（自 2006 年后）表明，发生布比卡因中毒后静脉注射 20% 的脂肪乳剂可能有效（可参考 722 题的答案和解析）。左布比卡因（Chirocaine）和罗哌卡因（耐乐品）为新研发药物，作用时间长，与布比卡因类似，但心脏毒性更弱。尽管这些药物的心脏毒性比布比卡因弱，但比利多卡因（中效）和氯普鲁卡因（短效）强（ASRA.com - Downloadable checklist for Treatment of Local Anesthetic Systemic Toxicity 9/19/11；*Chestnut：Chestnut's Obstetric Anesthesia*，*ed 5*，*p 266*；*Miller：Miller's Anesthesia*，*ed 7*，*pp 932-934*；*Suresh：Shnider and Levinson's Anesthesia for Obstetrics*，*ed 5*，*pp 108-109*）。

722.（D） 治疗一名体重为 70kg，发生局麻药全身毒性反应（local anesthetic systemic toxicity，LAST）伴循环衰竭患者，最新美国区域麻醉协会（American Society of Regional Anesthesia，ASRA）指南（2012）规定如下：

1. 求助

2. 最初的重点——气道管理、抑制抽搐、考虑使用体外循环

3. 控制心律失常——基础和高级心脏生命支持，避免使用抗利尿激素、钙通道阻滞剂、β 受体阻滞剂或局麻药。肾上腺素的剂量应该降低到<1μg/kg。

4. 开始使用脂肪乳剂。对于体重为 70kg 的患者，脂肪乳（20%）初始负荷剂量为 1.5ml/kg（去脂肪体重）或 100ml，输注时间>1min，继之持续输注 0.25ml/(kg·min)（约为 18ml/min）。对于持续循环衰竭患者，重复 1 次或 2 次负荷剂量，如果血压持续过低，持续输注速度加倍。循环稳定后继续输注脂肪乳剂至少 10min。脂肪乳剂（20%）的使用上限为

10ml/kg，输注时间＞30min。

5. 在 www. lipidrescue. org 网站上贴出 LAST 事件，并在 www. lipidregistry. org 网站上报告脂肪乳剂的使用情况 （*ASRA. com - Downloadable checklist for Treatment of Local Anesthetic Systemic Toxicity 9/19/11*）。

723.（A） 暂时性神经综合征 （transient neurologic syndrome，TNS），原来被称为短暂神经根激惹现象 （transient radicular irritation，TRI），通常发生在使用利多卡因 （赛罗卡因） 进行脊髓麻醉后。症状包括阻滞消退后出现背痛并放射至臀部和大腿。疼痛与运动、感觉缺失或肌电图改变无关。疼痛可非常剧烈，门诊患者常需要住院治疗，通常在 1～4 天后恢复。门诊行截石位手术的患者，TNS 发生率会更高，而孕妇较少发生 （*Chestnut：Chestnut's Obstetric Anesthesia，ed 5，p 756；Suresh：Shnider and Levinson's Anesthesia for Obstetrics，ed 5，112- 113*）。

724.（D） 对于硬膜外腔镇痛效果良好，需行急诊剖宫产的患者，通常选择提升麻醉平面来满足手术需求。在常用的局麻药中，2-氯普鲁卡因和利多卡因比布比卡因和左布比卡因起效快，后两种药物的起效时间相对较慢。用碳酸氢盐碱化局麻药，可使局麻药更多地处于非电离状态，脂溶性更高，所以起效更快（且阻滞效果更确切）；然而，将药物混合需要时间。通常情况下，每 10ml 的 2-氯普鲁卡因或利多卡因中可加入 1ml 8.4％碳酸氢钠（1mEq/ml）。如果将碳酸氢钠加入到左布比卡因（或罗哌卡因或布比卡因），每 10ml 局麻药中只需加入 0.1ml（0.1mEq），否则布比卡因会沉淀析出。为使阻滞效果更确切，且发挥一定的术后镇痛作用，常在局麻药中加入芬太尼。不同研究所报道的起效时间不同，据报道，3％ 2-氯普鲁卡因的起效时间与即时加入肾上腺素的 2％利多卡因相同，均为 8min；使用预先加入肾上腺素的 2％利多卡因，加入碳酸氢盐后起效时间为 5min；3％ 2-氯普鲁卡因与碳酸氢盐混合后，起效时间为 3min；左布比卡因混合芬太尼的起效时间为 10～11min。对于需行急诊剖宫产的困难气道患者，另一种选择是从分娩开始即使用较高浓度的局麻药（例如 0.5％ 布比卡因），获得较高的麻醉平面（达 T_6 水平），以满足手术需要。如果这样做的话，产科医生、护士和患者应该清楚如此浓度的局麻药可能会使阻滞强度很大，可能需要使用产钳进行辅助分娩 （*Chestnut：Chestnut's Obstetric Anesthesia，ed 5，568-569；Suresh：Shnider and Levinson's Anesthesia for Obstetrics，ed 5，pp 172-173*）。

725.（D） 氯普鲁卡因 （Nesacaine） 是一种脂类局麻药，可被血浆胆碱酯酶快速代谢。体外半衰期在母体血中为 11～21s，在胎儿血液中为 43s。硬膜外腔注射后，该药在母体内的半衰期小于 7min，体内作用时间延长与氯普鲁卡因从硬膜外腔持续吸收有关。题中其他选项局麻药均属于酰胺类，需经肝代谢 （*Chestnut：Chestnut's Obstetric Anesthesia，ed 5，pp 263-265；Suresh：Shnider and Levinson's Anesthesia for Obstetrics，ed 5，pp 107-108*）。

第 9 章

神经生理学和麻醉

（叶　繁　董大龙译　张鸿飞　周祥勇审校）

说明（726～787 题）：本部分的每个问题后分别有四个备选答案，请选择其中一个最佳答案。

726. 男性患者 59 岁，行前交通动脉瘤夹闭术，术后进入重症监护治疗病房（intensive care unit，ICU）进一步治疗。测得血清钠为 115mEq/L，24 小时尿钠为 350mmol（正常范围 40～117mmol/24h）；中心静脉压（central venous pressure，CVP）为 1cmH₂O。**最可能**的原因是
   A. 肾小管坏死
   B. 尿崩症
   C. 脑性盐耗综合征
   D. 抗利尿激素分泌异常综合征（syndrome of inappropriate antidiuretic hormone，SIADH）

727. 颅内压增高定义为颅内压（intracranial pressure，ICP）持续升高超过
   A. 5mmHg
   B. 15mmHg
   C. 25mmHg
   D. 40mmHg

728. 根据以下数据计算脑灌注压：血压（BP）100/70mmHg、心率（HR）65 次/分、ICP 15mmHg
   A. 60mmHg
   B. 65mmHg
   C. 70mmHg
   D. 75mmHg

729. 体感诱发电位（somatosensory evoked potentials，SSEPs）传入需要通过哪个脊髓束
   A. 脊髓小脑束
   B. 脊髓丘脑束
   C. 脊柱后索
   D. 皮质脊髓束

730. PaCO₂ 每增加 1mmHg，脑血流量（cerebral blood flow，CBF）改变多少
   A. 1%
   B. 2%
   C. 7%
   D. 10%

731. 对于颅内高压的患者禁止使用下面哪种静脉麻醉药
   A. 丙泊酚
   B. 芬太尼
   C. 氯胺酮
   D. 以上均可使用

732. 脑组织发生以下何种情况被称为"过度灌注"
   A. 缺血之后的脑血流再灌注
   B. 血流从大脑的正常区域流向缺血区域
   C. 存在血管麻痹
   D. 存在 Robin Hood 效应

733. 62 岁患者拟在全身麻醉下行前脑颅内肿瘤切除术，术前高度紧张但定向力正常，无神经功能缺损表现。手术中 PaCO₂ 应该保持在什么范围内
   A. 15～20mmHg
   B. 20～25mmHg
   C. 25～30mmHg
   D. 40～45mmHg

734. 2 岁患儿全麻下行后颅窝肿瘤切除术。术前患者昏睡且无定向力。下面哪项对 ICP 影响最大
   A. 5% 葡萄糖液

203

B. 生理盐水

C. 乳酸林格液

D. 5%白蛋白

735. 22 岁患者行颞叶肿瘤切除术，术前昏睡且意识障碍。全身麻醉诱导后，在使用直接喉镜检查和气管插管时，下列哪种药物最适于控制全身动脉血压

A. 艾司洛尔

B. 硝普钠

C. 肼屈嗪

D. 异氟烷

736. 全脑血流量正常值为

A. 25ml/(100g·min)

B. 50ml/(100g·min)

C. 75ml/(100g·min)

D. 100ml/(100g·min)

737. CBF 可自身调节的平均动脉压低限和高限分别为

A. 25 和 125mmHg

B. 25 和 200mmHg

C. 40 和 250mmHg

D. 60 和 160mmHg

738. $PaCO_2$ 从 35mmHg 增加至 45mmHg，患者 CBF 增加多少

A. $PaCO_2$ 和 CBF 无关

B. 10ml/(100g·min)

C. 20ml/(100g·min)

D. 40ml/(100g·min)

739. 关于自主神经反射功能亢进的描述下列哪项**错误**

A. 脊髓横断面水平以下空腔脏器的扩张可引起自主神经反射功能亢进

B. 脊髓横断面在 T_6 以上的患者中，85% 的患者在全麻下表现为自主神经反射功能亢进

C. 普萘洛尔可有效治疗与自主神经反射功能亢进有关的高血压

D. 蛛网膜下腔阻滞麻醉可有效预防自主神经反射功能亢进

740. 每分钟脑氧代谢率（cerebral metabolic rate for oxygen，$CMRO_2$）的正常值是多少

A. 0.5ml/100g 脑组织

B. 2.0ml/100g 脑组织

C. 3.5ml/100g 脑组织

D. 7.5ml/100g 脑组织

741. 14 岁女性患者，因严重脊柱侧弯拟行脊柱手术。以芬太尼、氧气复合 50% 氧化亚氮、维库溴铵、异氟烷维持麻醉。使用 SSEPs 监测脊髓神经功能。脊髓缺血的 SSEP 波形表现为

A. 振幅增加，潜伏期延长

B. 振幅降低，潜伏期延长

C. 振幅下降，潜伏期缩短

D. 振幅增加，潜伏期缩短

742. 体温每下降 1℃，$CMRO_2$ 将降低多少

A. 3%

B. 5%

C. 6%

D. 10%

743. 24 岁患者（职业为木匠），3 天前从屋顶摔落致头部闭合性损伤，血流动力学稳定。尽管积极药物治疗以降低 ICP，但现在患者仍然无意识且对疼痛刺激无反应。以下选项**除了**哪项外均符合脑死亡的诊断标准

A. 呼吸暂停持续 10min

B. 瞳孔对光反射消失

C. 持续性脊髓反射

D. 去皮质状态

744. 下面哪项是检测静脉空气栓塞（venous air embolism，VAE）**最敏感**的方式

A. 脑电图（electroencephalography，EEG）

B. 肺动脉导管

C. 经食管超声心动图

D. 右心房导管置入术

745. 当颅内压增高时，机体主要的代偿机制为

A. 颅内蛛网膜绒毛对脑脊液（cerebrospinal fluid，CSF）的吸收增加

B. 脊髓蛛网膜绒毛对 CSF 的吸收增加

C. CSF 从颅内向蛛网膜下腔转移

D. 压迫颅内动脉，减少脑血容量

746. 脊柱手术中使用维库溴铵可能会干扰以下哪项监测

    A. 脊髓背侧束

    B. 皮质脊髓束

    C. 脑皮层电图

    D. 脑电双频指数

747. 患者进行磁共振（magnetic resonance imaging，MRI）扫描，下面哪种监测手段可安全使用

    A. 含有心排血量监测探头的肺动脉导管

    B. 含有温度监测探头的 Foley 导管

    C. 心电图（ECG）电极

    D. 动脉导管

748. 心前区多普勒检查可检测到的心脏内最小空气量是多少

    A. 0.25ml

    B. 5.0ml

    C. 10ml

    D. 25ml

749. 关于血流量的调节，血管对 $PaCO_2$ 反应性的敏感程度从大到小依次为

    A. 大脑＞脊髓＞小脑

    B. 大脑＞小脑＞脊髓

    C. 小脑＞大脑＞脊髓

    D. 小脑＞脊髓＞大脑

750. 与脊髓损伤患者相比，闭合性颅脑外伤患者使用含糖溶液的描述哪项**正确**

    A. 这两类患者均禁忌使用含糖溶液

    B. 含糖溶液禁用于闭合性颅脑外伤的患者，可用于脊髓损伤的患者

    C. 含糖溶液适用于闭合性颅脑外伤的患者，禁用于脊髓损伤的患者

    D. 如血糖浓度不超过 200mg/dl 时这两类患者均可使用

751. 67 岁患者拟全身麻醉下行坐位颈椎后路融合术。从右贵要静脉置入中央静脉导管并向心脏前进。使用血管内心电图描记法（心电图；探索电极与 V 导联相连）定位导管。当导管置入 45cm 后，心电图如图所示（如图 9-1）。此时麻醉医师应该

    A. 推进导管 5cm

    B. 轻微推进导管

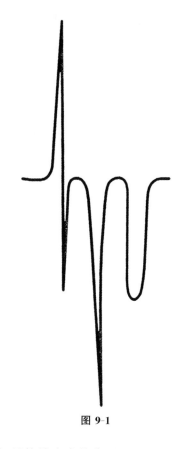

图 9-1

    C. 把导管放在当前位置

    D. 退出导管 1cm

752. 异氟烷麻醉患者的临界脑血流量值为

    A. $5ml/(100g \cdot min)$

    B. $10ml/(100g \cdot min)$

    C. $18ml/(100g \cdot min)$

    D. $25ml/(100g \cdot min)$

753. 脑缺血对 CBF 自动调节功能有何影响

    A. 脑缺血时，CBF 自动调节功能消失

    B. 脑灌注压力较低时，CBF 自动调节功能消失，但在脑灌注压较高时保持完整

    C. 脑灌注压力较高时，CBF 自动调节功能消失，但在脑灌注压较低时保持完整

    D. 脑缺血时，CBF 自动调节功能曲线右移

754. 降低颅内容物较多患者颅内压（ICP）的方法哪项**最快速**有效

    A. 甘露醇，静注 1g/kg

    B. 甲泼尼龙，静注 30mg/kg

    C. 过度通气，使 $PaCO_2$ 调整至 25mmHg

    D. 呋塞米，静注 1mg/kg

755. 丙泊酚对脑血管的 CO_2 反应性有何影响

    A. 丙泊酚减弱低碳酸血症对 CBF 的影响

B. 丙泊酚减弱高碳酸血症对 CBF 的影响

C. 丙泊酚增强低碳酸血症对 CBF 的影响

D. 临床使用剂量下丙泊酚并不影响 CBF 对 CO_2 的反应性

756. 脑自动调节功能最有可能保持完整的是

A. 脑动脉瘤破裂后即刻

B. 创伤性脑损伤患者，Glasgow 昏迷评分为 3 分

C. 使用丙泊酚行全凭静脉麻醉（total intra-venous anesthesia，TIVA）

D. 麻醉时七氟烷呼气末浓度为 2.5%

757. 72 岁患者于坐位下行动脉瘤切除术，术中突然出现低血压。心前区多普勒超声检查时可听到空气。以下治疗 VAE 的措施是合理的，**除了**

A. 停止使用 N_2O

B. 颈静脉压迫

C. 进行呼气末正压通气（positive end-expiratory pressure，PEEP）

D. 使用肾上腺素治疗低血压

758. 坐位下行后颅凹手术发生 VAE 并发症中，下面哪个选项**最不可能**

A. 增加肺无效腔

B. 支气管狭窄

C. 卒中

D. 肺循环和体循环高压

759. 55 岁患者（职业为公务员），拟于全身麻醉下行结肠镜检查＋息肉切除术。体格检查时听诊右侧颈动脉处可闻及杂音，未见其他异常。下面哪项措施最合适

A. 取消手术，行冠状动脉造影检查

B. 取消手术，行颈动脉血流多普勒超声检查

C. 取消手术，行多巴酚丁胺负荷超声心动图检查

D. 进行手术

760. 脑卒中后多久进行手术麻醉，围术期发生血管闭塞风险的危险与术前即存在的卒中风险相当

A. 1 周

B. 6 周

C. 6 月

D. 1 年

761. 13 岁男性患者，使用 0.5% 异氟烷、50% N_2O、芬太尼麻醉，行脊柱侧弯矫形术。术中行体感诱发电位（somatosensory evoked potentials，SSEP）监测。刺激从胫后神经传导至大脑皮层过程中与下列哪个结构**无关**

A. 皮质脊髓束

B. 内侧丘系

C. 脑干

D. 内囊

762. 19 岁女性患者，拟行哈氏棒植入手术。使用地氟烷、N_2O 和芬太尼行全身麻醉。脊髓内固定完成后进行唤醒测试。神经刺激器刺激尺神经时四个拇指出现抽搐。停用挥发性麻醉剂和 N_2O 10min 后嘱患者移动双手和双脚。重复命令，患者始终无法移动手和脚。此时最适当的处理是

A. 静注 3mg 新斯的明＋0.6mg 格隆溴铵

B. 静注 20μg 纳洛酮

C. 静注 0.1mg 氟马西尼

D. 降低哈氏棒的牵拉

763. 75 岁患者拟开颅行巨大星形细胞瘤切除术。使用异氟烷麻醉，动脉血气显示 $PaCO_2$ 为 30mmHg。此时该患者的全脑血流量约为

A. 20ml/（100g·min）

B. 30ml/（100g·min）

C. 40ml/（100g·min）

D. 50ml/（100g·min）

764. 24 岁患者，因机动车事故造成闭合性颅脑损伤，被送入重症监护室。以下**除哪项外**，均是颅内高压患者的有效处理措施

A. 皮质类固醇

B. 丙泊酚

C. 过度换气使 $PaCO_2$ 为 35mmHg

D. 渗透性利尿剂

765. 对不伴有脑血管痉挛的蛛网膜下腔出血（subarachnoid hemorrhage，SAH）患者，术前治疗**不包括**下列哪项

A. 诱发高血压（高于基线 20% 以上）

B. 使用尼莫地平

C. 镇静

D. 使用抗癫痫药物

766. 下面哪个药物对体感诱发电位影响**最小**

A. 异氟烷

B. N_2O

C. 维库溴铵

D. 依托咪酯

767. 75 岁患者，因出现脑动脉瘤破裂的症状与体征被送入急诊室。术前心电图显示 T 波倒置、QT 间期延长、U 波。此时应采取的措施为

　A. 开始输注硝酸甘油

　B. 检查血清钙和钾

　C. 使用艾司洛尔

　D. 放置肺动脉导管

768. 下面哪种药物对经颅运动诱发电位（transcranial motor evoked potentials，MEPs）的影响**最小**

　A. 异氟烷

　B. N_2O

　C. 依托咪酯

　D. 芬太尼

769. 氯胺酮

　A. 减少脑血流量（cerebral blood flow，CBF）

　B. 增加脑血管系统对 CO_2 的反应性

　C. 降低脑代谢率（cerebral metabolic rate，CMR）

　D. 增加脑血容量（cerebral blood volume，CBV）

770. 下列哪项因素可降低 CMR

　A. 异氟烷

　B. 癫痫发作

　C. 高热

　D. 氯胺酮

771. 下面哪个选项**最不可能**损害 CBF 自动调节功能

　A. 2MAC（minimum alveolar concentration）的七氟烷

　B. 颅内肿瘤

　C. 50% N_2O

　D. 脑缺血

772. 18 岁患者，机动车事故后出现颈椎损伤和四肢麻痹，被送入重症监护室治疗。在创伤后第 1 个 24h 内，患者所面临的风险有

A. 低体温、低血压、肺水肿

B. 发热、高血压

C. 发热、低血压、低血糖

D. 自主神经反射亢进

773. 颅内压增高的症状和体征包括

　A. 视神经乳头水肿

　B. 头痛

　C. 恶心呕吐

　D. 以上都是

774. 89 岁患者，既往有短暂脑缺血发作病史，拟于全身麻醉下行颈动脉内膜切除术。该患者的麻醉管理下列哪项正确

　A. 肺过度通气使 $PaCO_2$ 降至 30mmHg，以降低 ICP

　B. 颈动脉体周围注射局部麻醉药以防止心动过缓

　C. 实施控制性降压（麻醉诱导后）以减少出血

　D. 丙泊酚麻醉诱导

775. 降低 ICP 的麻醉药包括

　A. 芬太尼

　B. N_2O

　C. 丙泊酚

　D. 以上都是

776. 以下**除哪项外**均可用于治疗脑血管痉挛

　A. 升高血压

　B. 血液稀释

　C. 利尿剂

　D. 钙通道阻滞药

777. 下列选项与肢端肥大症患者行经鼻-蝶垂体瘤切除术有关，**除了**

　A. 舌体和会厌增大

　B. 声门开口狭窄

　C. 插管困难发生率为 20%～30%

　D. 因阻塞性睡眠呼吸暂停（obstructive sleep apnea，OSA）更常见，术后需要持续气道正压通气（continuous positive airway pressure，CPAP）的比例增加

778. 哪种因素会导致脑血流量自动调节曲线右移

　A. 缺氧

　B. 吸入麻醉药

C. 高碳酸血症

D. 慢性高血压

779. 以下哪种情况下，脑血管自动调节功能丧失

A. 高压氧治疗

B. 核心体温为 27℃ 的心肺转流手术

C. 慢性高血压

D. 3％异氟烷

780. 以下选项均符合依托咪酯的特征，**除外**

A. CO_2 反应性消失

B. 减少 $CMRO_2$

C. SSEP 振幅和潜伏期均增加

D. 减少 CBF

781. 25 岁男性患者，机动车事故后被送入手术室行面部撕裂伤、骨折修复术及腹部探查术。该患者为小下颌，体重 150kg（330lb）。安全建立气道的方法为

A. 喉罩

B. 清醒纤维支气管镜插管

C. 快速序贯诱导后直接喉镜插管

D. 经鼻盲探插管

782. 60 岁患者，Ⅱ级星形细胞瘤切除术后，血清钠为 127mEq/L，尿钠为 25mEq/L，应采取下列哪项治疗

A. 经鼻或静脉注射血管加压素（vasopressin，DDAVP）

B. 3％生理盐水 500ml 静滴 30min

C. 氯磺丙脲

D. 去甲金霉素

783. 48 岁患者，体重 110kg，既往有脑膜瘤病史，拟行开颅肿瘤切除术。患者妻子讲述患者一直处于昏昏欲睡状态。检查发现患者过度通气并嗜睡，但存在惊厥和高血压。有效的麻醉处理措施为

A. 使用琥珀酰胆碱快速序贯诱导

B. 过度换气将 $PaCO_2$ 降至 20mmHg

C. PEEP 10cmH_2O 以减少肺不张

D. 艾司洛尔减少插管反应

784. 在 MRI 扫描时，如果患者被一个大型金属物体（50kg）压住，应采取的措施是

A. 立即停止扫描以释放磁场

B. 召集足够的人力把物体拉走

C. 中断电力 60s 以释放磁场

D. 以上都不是

785. 45 岁男性患者，坐位下行颈椎后路融合术，麻醉诱导和气管插管顺利。以 O_2 复合 50％ N_2O、七氟烷吸入维持麻醉。突然在胸前区多普勒超声检查中发现空气。下列哪项与 VAE 有关

A. $PaCO_2$ 下降

B. 中心静脉压降低

C. 肺动脉压及动脉血压降低

D. 呼气末 CO_2 下降

786. ICP 增加的患者，需要通过过度换气使 $PaCO_2$ 维持在 25～30mmHg，因为过量的过度换气

A. 实际上不可能达到

B. 由于氧合血红蛋白解离曲线右移引起脑缺血

C. 可能与神经功能恶化有关

D. 可能导致反常性脑血管扩张

787. 坐位神经外科手术中怀疑 VAE 时，下列措施中哪项效果**最差**

A. 应用 10cm H_2O 的 PEEP

B. 停止使用 N_2O

C. 骨头切口边缘涂抹骨蜡

D. 头低足高位

参考答案、解析及参考文献

726.（C） 与脑性盐耗综合征相关的三要素包括低钠血症、低血容量、与血清钠浓度不相符的尿钠浓度异常增高。主要见于蛛网膜下腔出血（subarachnoid hemorrhage，SAH）患者。一个可能病因是脑钠肽的释放，导致尿钠排泄过多。静脉滴注正常或高渗性氯化钠溶液进行容量治疗，但要避免血清钠浓度纠正过快，因为可导致脑桥中央髓鞘溶解症。脑性盐耗综合征（通常为低血容量）很难与SIADH（通常为血容量正常或轻度增加）区分，因为SAH患者因创伤、疼痛等原因导致抗利尿激素（antidiuretic hormone，ADH）水平升高。确诊需要进行性低血容量同时存在负钠平衡或进行24小时尿钠监测。临床上前者往往并不可行，因为其与通过轻度高血容量预防或治疗脑血管痉挛的观念之间存在冲突。在脑性盐耗综合征患者，24小时尿钠值升高。相比之下，SIADH相关的低钠血症与肾重吸收自由水有关（并非与肾促使钠的排出有关）。因此，SIADH患者24小时尿钠量及CVP相对正常。本题目中患者表现为低钠血症，低CVP和24小时尿钠明显升高。综合这些信息，支持脑性盐耗综合征的诊断。尿崩症和原发性醛固酮增多症均不正确，因为两者血浆钠浓度均增加。肾小管坏死也与这一病理生理过程无关（*Miller：Miller's Anesthesia*，*ed 8*，*p 2177*）。

727.（B） ICP升高通常处于病理脑损伤的终末期（如颅脑损伤、颅内肿瘤、蛛网膜下腔出血、代谢性脑病或脑积水）。颅内容物由三部分组成：脑实质（80%～85%）、血液（5%～10%）、CSF（5%～10%）。这些组成部分均不能被压缩，因此，其中任一个成分容量增加均需要另一个或两个组成部分补偿性容量减少，以避免颅内高压的进展。正常ICP小于15mmHg。颅内高压定义为在仰卧位时测量ICP持续增加达到15～20mmHg以上（*Miller：Basics of Anesthesia*，*ed 6*，*p 478*）。

728.（B） 脑灌注压等于平均动脉压（MAP）－颅内压（ICP）。目前情况下，平均动脉压（MAP）等于80mmHg（舒张压70＋1/3脉压差，10）。因此，80－15＝65（*Miller：Basics of Anesthesia*，*ed 6*，*p 478*）。

729.（C） 体感诱发电位（somatosensory evoked potentials，SSEPs）是应对周围神经电刺激出现的电压信号。电刺激周围神经引起的冲动沿同侧脊髓背根上行，在延髓交叉，并最终在对侧大脑躯体感觉皮质获得记录信号。信号由具有特定潜伏期和振幅的正负电压变量组成。一般而言，早期电压变量表示脊髓或脑干内的脉冲和突触，而之后的冲动代表丘脑和（或）皮质突触。术中SSEPs监测使评估上行神经通路的感觉结构（即外周神经如胫后神经、脊髓后索、脑干、内侧丘脑、内囊和躯体感觉皮质）的完整性成为可能（*Miller：Basics of Anesthesia*，*ed 6*，*p 328*；*Miller：Miller's Anesthesia*，*ed 8*，*p 1488*）。

730.（B） 肺部过度通气导致大脑血管收缩，使全脑血流量（cerebral blood flow，CBF）和脑血容量（cerebral blood volume，CBV）下降。这种效应受细胞外液pH值变化的介导。与自动调节功能对比，多数重型颅脑损伤患者对CO_2仍存在反应性。因此，过度通气通过降低CBV快速降低ICP。过度通气对CBV和ICP的影响反应很快，过度换气6～10h后效果开始减弱，这个作用将持续24～36h。因为此时细胞外液pH值与$PaCO_2$相平衡。一般而言，$PaCO_2$每升高或减少1mmHg，CBF将增加（或降低）约2%或1ml/（100g·min）。因为正常全脑血流量为50ml/（100g·min），CBF改变1ml/（100g·min）代表2%的变化（*Hines：Stoelting's Anesthesia and Co-Existing Disease*，*ed 5*，*p 200*；*Miller：Miller's Anesthesia*，*ed 8*，*pp 388-*

390，*Box 17-1*）。

731.（C） 这个问题列举的所有选项中，氯胺酮是唯一不推荐用于颅内高压患者的静脉麻醉药，因为其增加脑代谢率（cerebral metabolic rate，CMR）、CBF、CBV 和 ICP。巴比妥类、依托咪酯、丙泊酚可降低 CMR、CBF、CBV 和 ICP。这三种药物通过抑制 CMR 间接降低 CBF。但是，与硫喷妥钠不同，依托咪酯对脑血管也有直接的血管收缩效应。依托咪酯相比硫喷妥钠的一个潜在优势是不会产生明显的心血管抑制作用。虽然不像巴比妥类作用明显，苯二氮䓬类如咪达唑仑也可减少 CMR 和 CBF。氟马西尼作为苯二氮䓬类拮抗剂，据报道其可逆转咪达唑仑对 CMR、CBF、CBV 和 ICP 的作用。因此，在使用咪达唑仑麻醉且存在颅内高压的患者中应避免使用氟马西尼。一般而言，阿片类药物如吗啡和芬太尼对 CBF 和 CMR 影响较小或几乎没有。虽然，其中部分静脉麻醉药物可降低 ICP，但目前研究并未发现其能为局部脑缺血（如卒中）或全脑缺血（如心搏骤停）患者提供神经保护作用（*Miller：Basics of Anesthesia，ed 6，p 478*）。

732.（C） 在急性局灶性脑缺血时，局部血管麻痹导致 CBF 和 CMR 间调节受损。因此，CBF 超过 CMR 并与全身动脉血压间接相关。这种情况下，脑血管的自动调节功能和对 CO_2 的反应性也受损。因此，严格控制局灶性缺血患者的全身动脉血压非常重要，因为脑灌注压与平均动脉血压密切相关。血流直接从正常区域流向脑缺血区域被称为 "Robin Hood 现象"（即从血流丰富区域窃血并供给缺血区域，如同劫富济贫）。同理，答案 B 和 D 均不正确（*Miller：Miller's Anesthesia，ed 8，p 401*）。

733.（C） 人体和动物研究发现，$PaCO_2$ 低于 20mmHg 时发生脑缺血。氧合血红蛋白解离曲线左移（由严重碱中毒引起）和强烈的脑血管收缩可能引起脑缺血。氧合血红蛋白解离曲线左移，血红蛋白对氧的亲和力增加，在毛细血管床氧与血红蛋白的解离降低。这种效应合并 CBF 下降，可导致脑缺血。CBV 和 ICP 下降几乎没有益处，因此建议急性过度通气时应将 $PaCO_2$ 维持在 25～30mmHg。在这个范围内，ICP 降低幅度最大，而脑缺血的风险最小。另外，过度通气所致的呼吸性碱中毒可导致低钾血症。需要明确的是 pH 值每增加 0.1 个单位，血清钾降低 0.6mEq/L。因此，应避免过于激进的过度通气，以防低钾所致的心律失常（*Miller：Miller's Anesthesia，ed 8，pp 2163-2164*）。

734.（A） 5% 葡萄糖（D_5W）禁用于有颅内高压的神经外科患者，原因有两个：首先，D_5W 容易通过血脑屏障。一旦进入脑组织，葡萄糖被迅速代谢，只留下自由水，导致脑水肿；其次，脑缺血患者高血糖与神经系统损害的严重程度存在相关性。高血糖诱导神经系统损害增加的病因学与简单的生化过程相关。

$$有氧代谢：葡萄糖＋氧气 \rightarrow 6CO_2＋6H_2O＋36ATP（高效）$$

$$无氧代谢：葡萄糖 \rightarrow 2\,乳酸盐＋2H^＋＋2ATP（低效）$$

乳酸和 $H^＋$ 均对受损神经元和神经胶质产生有害作用。此外，高糖情况下厌氧反应发生，向分子式右侧分解，导致这些有毒代谢产物过多积累，从而加重神经系统损伤（*Miller：Miller's Anesthesia，ed 8，pp 2172-2173*）。

735.（A） 除艾司洛尔外，其他药物均为强效的脑血管舒张药，进一步增加 ICP。而此类患者中应避免出现 ICP 增加。艾司洛尔为选择性 β_1 受体拮抗剂，起效快，同时由于血红细胞水解酶的水解作用而作用时间短。血浆胆碱酯酶和红细胞膜乙酰胆碱酯酶对艾司洛尔没有降解作用。艾司洛尔有效降低直接喉镜检查和气管插管刺激引起的交感神经反应，降低对 CBV 和 ICP 的不良影响（*Miller：Miller's Anesthesia，ed 8，pp 394-395；Cottrell：Cottrell and Young's Neuroanesthesia，ed 5，pp 82-83*）。

736.（B） 正常全脑血流量约为 45～55ml/（100g·min）。大脑皮层 CBF（灰质）约为 75～80ml/（100g·min），皮层下 CBF（主要为白质）约为 20ml/（100g·min）。CBF 的调节因素包括 $PaCO_2$、PaO_2、CMR、脑灌注压、自动调节及自主神经系统（*Miller*：*Miller's Anesthesia*，*ed 8*，*p 388*，*Box 17-1*）。

737.（D） 脑血流量（CBF）自动调节功能是脑血管内在的调节能力，当平均动脉血压在一定范围内波动，通过调整脑血管阻力维持脑血流量稳定。血压正常的成年人，脑灌注压自动调节的上下限分别为 150～160mmHg、50～60mmHg。高于或低于 CBF 自动调节功能的限值时，脑血流量呈压力依耐性。CBF 自动调节功能的确切机制仍不清楚，推测可能与脑血管平滑肌的内在特性有关，但该推测尚未被证实（*Morgan*：*Clinical Anesthesiology*，*ed 4*，*p 616*；*Miller*：*Miller's Anesthesia*，*ed 8*，*p 391*）。

738.（B） $PaCO_2$ 每增加 1mmHg 脑血流量（CBF）将增加约 1ml/（100g·min）（即约 2%）。原因为 CO_2 引起脑血管周围细胞外液 pH 值下降，导致脑血管舒张。CO_2 可以自由通过脑血管内皮而到达细胞外液，引起 pH 的迅速变化。然而，由于 HCO_3^- 重吸收和由肾排泄氢离子，细胞外液 pH 值逐渐恢复正常，因此 6～10h 后 pH 值变化受 CO_2 影响逐渐变小。$PaCO_2$ 增加 10mmHg（从 35～45mmHg）将导致 CBF 增加约 10ml/（100g·min）（*Miller*：*Miller's Anesthesia*，*ed 8*，*p 390*）。

739.（C） 自主神经反射亢进是一种神经功能障碍，其发生与脊髓休克得到治疗和脊髓反射恢复有关。脊髓横断性损伤水平以下的皮肤和内脏刺激（如膀胱或直肠扩张）诱发传入冲动至损伤平面的脊髓水平，引发内脏神经的交感反射活动。由于更高级中枢神经系统对交感神经反射活动的调节功能丧失（因脊髓横断性损伤所致），损伤水平以下的交感神经反射活动会导致广泛而强烈的血管收缩和血压升高。颈动脉窦或主动脉窦的压力感受器兴奋，导致心动过缓。全身麻醉期间，自主神经反射亢进的发生率取决于脊髓横断面的水平，T_6 以上脊髓横断性损伤的患者中约 85% 可发生自主神经反射亢进。相比而言，脊髓横断性损伤平面低于 T_{10} 时则甚少发生反射亢进。用于自主神经反射亢进患者的治疗药物包括：α肾上腺素能受体拮抗剂（如酚妥拉明）、直接作用的血管舒张药（硝酸盐、非诺多泮或硝酸甘油）及采用较深的全麻或区域麻醉。自主神经反射亢进的患者治疗不应首选普萘洛尔或其他 β 受体阻滞剂，有以下三个原因：首先，使用 $β_1$ 受体阻滞剂会使心动过缓加重；第二，骨骼肌 $β_2$ 受体阻滞后，导致循环中儿茶酚胺的 α肾上腺素能受体作用上调，从而引起矛盾性高血压；第三，联合使用引起血管收缩的 α肾上腺素能药物和 $β_1$ 肾上腺素能负性变力药物，可引发充血性心力衰竭（*Miller*：*Miller's Anesthesia*，*ed 8*，*pp 382-383*）。

740.（C） 大脑是特殊的耗氧性器官，无法储存氧。正常情况下，存在一定的安全界限可保证氧供大于氧需。脑组织的耗氧量约为 3～5ml/（100g·min），而氧供量约为 50ml/（100g·min）。全脑耗氧量约占全身氧利用率的 20%（（*Miller*：*Miller's Anesthesia*，*ed 8*，*p 388*）。

741.（B） 体感诱发电位（SSEPs）是由特定潜伏期和振幅的正负电位组成。每个患者手术前必须确定潜伏期和振幅的基础值，因为 SSEP 波形的特征性变化与记录条件有关（如当神经发生器和记录电极之间的距离增加，潜伏期增加，振幅降低）。缺血、神经损伤或神经通路离断（如手术原因）将导致单个信号振幅减少和（或）潜伏期延长。另外，这种变化也可能与麻醉药物有关（如异氟烷、七氟烷、地氟烷、丙泊酚、巴比妥类、苯二氮䓬类）。综上所述，手术过程中如果发生信号衰减，麻醉医师必须仔细查找并明确信号变化的原因。特别需要注意的是，应及时排除非手术原因（如最近使用的药物或剂量发生变化、体温降低、低血压、贫血、低氧血症）。也可参考 746 题的解析（*Miller*：*Miller's Anesthesia*，*ed 8*，*pp 1520-1521*）。

742. (C) 温度每下降1℃，脑氧代谢率（cerebral metabolic rate for oxygen，$CMRO_2$）降低约6%。研究发现，低体温可改善局部或全脑缺血后神经系统预后。既往观点认为，脑保护的程度与低体温引起$CMRO_2$下降的幅度成比例。然而最近多项研究证明，温度仅下降1~2℃即可显著改善缺血后神经系统的结局，其机制可能包括以下方面内容的改变：$CMRO_2$、血脑屏障的稳定性、膜去极化、离子平衡（如钙流）、神经递质释放（如谷氨酸或天冬氨酸）、酶性能（磷脂酶、黄嘌呤氧化酶或一氧化氮合酶）和自由基的产生或清除（*Miller*：*Miller's Anesthesia*，*ed 8*，*p 390*）。

743. (D) 脑死亡定义为不可逆性脑功能停止。识别或逆转任何可能导致脑死亡的临床或实验室标准的因素非常重要，如体温过低、药物中毒（催眠镇静药和主要镇痛药）或代谢性脑病。脑死亡的临床标准可分为与皮质功能相关和与脑干功能相关的标准。皮质功能的缺失表现为缺乏自主活动能力、无意识及不能对疼痛刺激作出目的性运动反应。脑干功能缺乏表现为无法引出反射，如瞳孔对光反射、角膜反射、头眼反射、眼前庭反射、口咽反射和呼吸反射。例如，脑干功能缺失的患者，当静脉注射阿托品时心率并不增加（因为缺乏来自脑干的迷走神经张力作用）。呼吸暂停期间即使$PaCO_2$大于60mmHg也没有呼吸动作。去大脑状态和去皮质状态并不符合脑死亡的诊断。（*Miller*：*Miller's Anesthesia*，*ed 8*，*pp 2317-2326*）。

744. (C) 与坐位手术体位相关最常见的并发症包括静脉空气栓塞（venous air embolism，VAE）、反常性VAE、循环不稳定、颅内积气、硬脑膜下血肿、周围神经病变和四肢瘫痪（四肢瘫痪可能由于脊髓血液供应异常的患者发生颈部脊髓受压引起缺血导致）。当静脉管腔内为负压（相对大气压）时，空气进入开放静脉，从而形成VAE。严重VAE可导致心排血量减少及重度缺氧。当前可用于检测VAE的设备包括经食管超声心动图、多普勒超声、肺动脉导管、红外光谱仪（监控$PECO_2$和PEN_2的变化）、右心房导管、食管内听诊器（听到"水车"样心脏杂音）。诊断VAE的最敏感手段是经食管超声心动图或心前区多普勒监测（也可参考748题解析）（*Miller*：*Miller's Anesthesia*，*ed 8*，*p 2170*；*Faust*：*Anesthesiology Review*，*ed 3*，*pp 389-391*，*Figure 158-1*）。

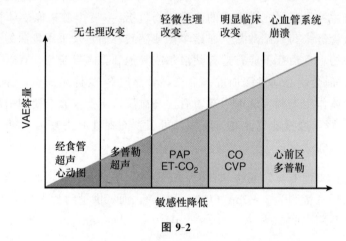

图9-2

745. (C) 颅内压取决于三个容量组成部分：脑实质80%~90%，CSF 5%~10%，血液5%~10%。正常情况下，在较大范围的颅内容积（intracranial volumes，ICVs）下，ICP维持在正常范围（即≤15mmHg），主要与以下三种代偿机制有关：①CSF从颅内向脊髓蛛网膜下腔迁移；②颅内血液（主要是静脉）向全身循环转移；③CSF通过蛛网膜绒毛吸收进入硬脑膜静脉窦，最终进入全身循环。

一旦这些补偿机制丧失，较小的ICV增加即可导致ICP的显著增加（即颅内弹性增加的情况下），易导致大脑缺血及脑疝形成。无论ICP如何变化，CSF生成量相对恒定（0.35~

0.40ml/min）（*Miller：Miller's Anesthesia，ed 8，p 2159，Figure 63-3；Faust：Anesthesiology Review，ed 3，p 376*）。

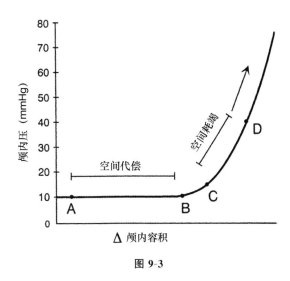

图 9-3

746. （**B**）术后神经功能障碍是一种罕见但严重的脊柱重建手术并发症。在容易发生脊髓功能障碍的病例（如严重脊柱侧凸手术矫正术），常采取脊髓监测判断是否发生脊髓缺血；同时全身麻醉时，可通过脊髓监测指导外科医生调整手术方法以避免脊髓功能障碍。

　　体感诱发电位（SSEPs）包括重复刺激肢体部位和监测头皮水平的信号。SSEPs 常用于监测脊髓背侧束。因为该区域属于感觉区域，神经肌肉阻滞剂如维库溴铵不影响 SSEPs 的监测。

　　运动诱发电位（motor evoked potentials，MEPs）用于不能通过 SSEPs 评估的皮质脊髓束（运动通路）的监测。应避免使用神经肌肉阻滞剂，因为其干扰 MEP 监测。

　　脑皮层电图描记法（electrocorticography，ECoG）用于癫痫手术中识别致癫痫病灶或在颈动脉内膜切除手术中评估脑皮质的完整性。影响癫痫发作阈值的药物（如苯二氮䓬类及挥发性麻醉剂）可影响 ECoG。脑电双频谱指数监测（bispectral index monitor，BIS）通过处理后的脑电图（electroencephalographic，EEG）信号测量意识水平，以减少术中知晓的发生（*Miller：Basics of Anesthesia，ed 6，p 480*）。

747. （**D**）MRI 检查有几个潜在的危险因素。最明显的危险为对患者存在物体抛射受伤的风险。恒定的磁力（达到 3 T）可吸引所有由铁、镍和钴构成的物体。另一个潜在但相当危险的因素为患者体内放置有心脏起搏器、泵、动脉瘤夹和矫形假肢等。这些设备和磁场之间的相互作用对患者有害，某些情况下甚至危及患者生命。最后，MRI 扫描仪的天线效应可引起靠近患者的电线发热。因此，正在使用有温度探头的肺动脉（pulmonary artery，PA）导管和导尿管的患者不能进行 MRI 检查。标准的脉搏氧饱和度仪和心电图导线也不能使用，但特殊的磁共振兼容性纤维电缆探头可像无线 ECG 一样安全使用。动脉穿刺导管可以安全用于 MRI 患者，因为没有金属导线与患者接触。动脉导管管道充满液体，没有磁性；而换能器位置固定并远离患者（*Faust：Anesthesiology Review，ed 3，pp 533-534；Miller：Miller's Anesthesia，ed 8，p 2660*）。

748. （**A**）除经食管超声心动图（transesophageal echocardiograph，TEE）外，多普勒超声是检测心脏内空气最敏感的设备。理想情况下，该设备可检测到心脏内 0.25ml 的空气。相比之下，TEE 可检测到更少的心脏内空气（*Cottrell：Cottrell and Young's Neuroanesthesia，ed 5，p 210；Miller：Basics of Anesthesia，ed 6，p 482*）。

749. （**B**）动脉血二氧化碳分压（arterial carbon dioxide tension，PaCO₂）是调节 CBF 的最重要颅外生

化因素之一。脑血管对生理范围内的 $PaCO_2$ 变化最敏感（即大约在 20～80mmHg）。一般而言，脑血管对 $PaCO_2$ 变化（即 CO_2 的反应性）的局部敏感性与大脑各区域静息 CMR 成正比。因此，局部 CO_2 的反应性在大脑最大，小脑次之，脊髓最小（*Cottrell：Cottrell and Young's Neuro-anesthesia*，ed 5，pp 25-26）。

750.（A） 实验室和临床研究均发现，局灶性缺血（如卒中）或全脑缺血（如全身休克或心搏骤停）时高血糖会加重神经功能损伤（即组织学和功能学方面的损伤）。使用葡萄糖并不需要达到高血糖的程度即可加重缺血后脑损伤。遗憾的是，该观点并未得到普遍认同。因此，有脑或脊髓损伤风险的患者不应使用含葡萄糖的液体（*Gupta：Essentials of Neuroanesthesia and Neurointensive Care*，ed 1，pp 238-240；*Cottrell：Cottrell and Young's Neuroanesthesia*，ed 5，p 409）。

751.（D） 多腔型右心房导管的尖端必须准确放置在上腔静脉和右心房交界处，因为空气常在此交界处聚集。有几种方法可用于确保导管尖端准确定位在此处。例如，可进行胸部 X 片检查指导定位。然而，确定导管尖端的位置可能有一定困难，而且 X 线片定位后导管也可能发生移位。可以监测心血管压力，但这种方法要求导管尖端首先进入右心室，然后退回至右心房。但导管尖端进入右心室可能导致心律失常、心脏传导阻滞、出血或心脏结构的破裂。将多腔导管准确定位在上腔静脉和右心房交界处的常用技术为血管内 ECG。当在 ECG 上获得一个大的反向复合 P 波时，可确定导管位置合适。本题中心电图复合 P 波呈双向，表明导管尖端位于心房中，应回撤导管直至出现大的反向复合 P 波。最后，也可通过经食管超声心动图确定导管尖端位置（*Atlee：-Complications in Anesthesia*，ed 2，p 582，Table 144-1）。

752.（B） 临界 CBF 是开始出现脑缺血 EEG 迹象时的脑血流量。使用异氟烷、地氟烷或七氟烷麻醉的患者临界 CBF 值约为 10ml/（100g·min）。相比之下，氟烷麻醉的患者临界 CBF 值约为 18～20ml/（100g·min），安氟烷麻醉时约为 15ml/（100g·min）。基于对使用异氟烷、安氟烷、氟烷麻醉的患者行颈动脉交替阻断后放置颈静脉分流器需求的比较研究，表明异氟烷用于局灶性脑缺血的临床研究产生一定程度的脑保护效应。然而，麻醉药物的脑保护作用仍需要深入研究，尤其是人体研究的证据支持不足（*Cottrell：Cottrell and Young's Neuroanesthesia*，ed 5，pp 30-31）。

753.（A） 需要特别强调的是，CBF 自动调节功能容易受损，且受诸多因素影响，如脑血管舒张药（包括挥发性麻醉剂）、慢性高血压和脑缺血。脑缺血使 CBF 自动调节功能消失，CBF 被动依赖于脑灌注压（*Cottrell：Cottrell and Young's Neuroanesthesia*，ed 5，pp 30-31）。

754.（C） 血浆 $PaCO_2$ 变化会引起脑血管张力变化。低碳酸血症（与过度通气有关）将迅速导致血管收缩，从而降低 CBF、CBV 和 ICP。因此，过度换气是降低颅内容物较多患者 ICP 最快速有效的方法（*Cottrell：Cottrell and Young's Neuroanesthesia*，ed 5，pp 187-188）。

755.（D） 一般情况下，使用静脉麻醉药后，脑血管仍保留对 $PaCO_2$ 变化的反应性。特别是当使用丙泊酚或巴比妥类达到足以引起 EEG 爆发性抑制的浓度剂量时，脑血管对 CO_2 的反应性依然存在（*Miller：Miller's Anesthesia*，ed 8，pp396-397）。

756.（C） 脑自动调节功能在一定条件下可能受损，包括脑部肿瘤、动-静脉畸形、蛛网膜下腔出血、颅内手术和创伤性脑损伤（traumatic brain injury，TBI）。挥发性麻醉药浓度超过 1MAC 时，脑自动调节功能受损；然而在低剂量（即低于 1MAC）时，脑自动调节功能仍然存在。全凭静脉麻醉（total intravenous anesthesia，TIVA）不会损害脑自动调节功能（*Miller：Basics of Anesthesia*，ed 6，p 478；*Miller：Miller's Anesthesia*，ed 8，pp 2176-2187）。

757.（C） VAE 患者治疗的常用方法为：①避免空气进一步入血；②抽出已进入的空气；③防止血管内

空气的扩张；④循环支持治疗。使用冲洗液覆盖手术野可避免空气进一步入血。此外，使用电凝止血、血管结扎术或骨蜡封闭无法收缩的静脉血管。压迫颈部静脉可作为增加颈静脉压力的手段之一，可减轻或预防空气进一步进入并有助于使空气局限在局部位置。提前放置多孔型右心房导管是最有效抽吸 VAE 的手段。为防止 VAE 的扩张，应立即停止吸入 N_2O。使用强心药、缩血管药、静脉输液等支持心血管功能。选项中，PEEP 是错误的治疗方法。人类约 20%～30%存在卵圆孔未闭，PEEP 可增加反常栓塞的发生，或减少颅内静脉回流，导致 CBV 和 ICP 增加（*Barash*：*Clinical Anesthesia*，*ed 7*，*p 1446*；*Miller*：*Miller's Anesthesia*，*ed 8*，*p2172*）。

758.（D） 一旦手术野高于右心房水平即存在静脉空气栓塞的风险。空气进入静脉后依次进入右心房、右心室、肺循环或通过未闭的卵圆孔从右心系统到达左心系统。空气通过未闭的卵圆孔可能导致卒中，如果空气进入冠状动脉可能导致心肌梗死甚至心搏骤停。空气在肺动脉内可增加肺血管阻力（pulmonary vascular resistance，PVR），导致右心收缩及节律异常。微血管气泡及内皮细胞释放炎症介质可能引起反射性支气管狭窄，最终导致低氧血症。VAE 引起低血压而非高血压，循环衰竭时可导致死亡（*Barash*：*Clinical Anesthesia*，*ed 7*，*p 1446*；*Cottrell*：*Cottrell and Young's Neuroanesthesia*，*ed 5*，*a p207-208*；*Faust*：*Anesthesiology Review*，*ed 3*，*pp 389-391*，*Figure 158-1*）。

759.（B） 颈动脉狭窄的外科治疗大大降低卒中的风险，尤其是狭窄直径大于 70%的男性。研究显示，无症状的颈动脉狭窄患者卒中的发生率大于 75%，并且 80%的颈动脉粥样硬化血栓形成导致的卒中发生在没有任何警示症状的情况下。目前关于无症状颈动脉粥样硬化已完成的最大临床试验表明，无症状颈动脉狭窄患者（≥60%），接受颈动脉内膜切除手术治疗联合服用阿司匹林者比单独使用阿司匹林者 5 年内同侧发生卒中的风险降低（5.1% *vs.* 11.0%）。多普勒研究表明，在颈动脉狭窄 70%～75%的部位后更可能出现颈动脉压力的下降。因此，如果缺乏完善的侧支循环，会发生低流量的短暂性脑缺血和脑梗死。在择期手术前，应考虑采取适当措施进一步评估患者的颈动脉疾病（*Cottrell*：*Cottrell and Young's Neuroanesthesia*，*ed 5*，*pp 279-285*；*Hines*：*Stoelting's Anesthesia and Co-Existing Disease*，*ed 6*，*pp 165-167*）。

760.（B） 因闭塞性脑血管疾病导致脑血管意外的患者，脑缺血区域对 $PaCO_2$ 和动脉血压改变的正常血管舒缩反应消失（即血管收缩性麻痹），且血脑屏障破坏。这些变化达到稳定状态大约需 4～6 周时间。因此，对于择期非神经外科手术的麻醉，建议至少推迟至闭塞性血管疾病发生 4 周后，推迟 6 周最佳，以最大程度地降低后续手术围术期血管闭塞意外的风险（*Miller*：*Miller's Anesthesia*，*ed 8*，*p 1127*）。

761.（A） 体感诱发电位（SSEPs）是神经系统对周围神经刺激的生理反应，是对侧大脑皮质的活动记录。从 EEG 信号背景中提取 SSEPs 信号，完成计算机信号平均秩和后获得。SSEPs 评估周围神经（通常为胫骨后神经或正中神经）、脊髓背柱、脑干、内侧丘系、内囊、对侧躯体感觉皮质的完整性。然而 SSEPs 不能评估腹侧或外侧脊髓丘脑束或皮质脊髓束的完整性。皮质脊髓束的信号容易消失，因为其属于运动通路（非感觉同路）（*Miller*：*Miller's Anesthesia*，*ed 8*，*p 1497*）。

762.（B） 对于唤醒测试中无法按照指令活动的患者鉴别诊断包括存在神经肌肉阻滞、挥发性麻醉药或 N_2O 洗出不充分、存在阿片类药物或镇静催眠药物作用等。还有其他一些极其罕见的中枢性病因如卒中。本病例中神经肌肉阻滞剂的作用消失，挥发性麻醉剂和 N_2O 明显洗出，因此小剂量纳洛酮的应用合理。纳洛酮常只需要较小的初始剂量（如 $20\mu g$）即可逆转吗啡的作用。如果该剂量无效，可重复使用。只有当患者只能握手却无法移动双脚时方考虑降低哈氏棒的牵拉（*Yao*：*Yao and Artusio's Anesthesiology*，*ed 7*，*pp1261-1262*）。

763. (C) 动脉血 CO_2 分压 (arterial CO_2 tension，$PaCO_2$) 是决定 CBF 和 CBV 唯一最有效的生理因素。当 $PaCO_2$ 值在 20～80mmHg 之间时，$PaCO_2$ 每下降 1mmHg，CBF 减少约 1～1.5ml/(100g·min) 和 CBV 减少约 0.05ml/100g。$PaCO_2$ 降至 25～30mmHg，CBF、CBV 及 ICP 降低幅度最大，并持续 24h，不会影响酸-碱/电解质状态（如钾或离子钙降低）或降低脑氧供（即由于脑血管强烈收缩和氧合血红蛋白解离曲线左移所致）。本患者 $PaCO_2$ 为 10mmHg，低于正常，CBF 将会降至约 35～40ml/(100g·min)。(*Miller：Miller's Anesthesia*，*ed 8*，*p 391*；*Cottrell：Cottrell and Young's Neuroanesthe-sia*，*ed 5*，*p 25*)。

764. (A) 颅内压 (ICP) 取决于颅内容量（由颅骨形成）、脑实质容量、CSF 量、CBV。评估皮质类固醇激素在头部损伤、全脑或局部脑缺血的患者中使用有效性的研究，结果发现，其并不影响神经系统的结果。除了氯胺酮，其余静脉麻醉药物均会造成 CMR、CBF、CBV 和 ICP 一定程度的下降（假设通气未受抑制）。另外，动物研究发现，静脉麻醉药巴比妥类在局灶性和不全性全脑缺血模型中发挥麻醉药介导的脑保护作用，被认为是脑保护治疗的"金标准"。然而这一点在人体研究中尚未证实。对于创伤性脑损伤，可使用过度通气治疗。然而，脑创伤基金会反对过于激进的过度通气，因为有数据提示 $PaCO_2$ 值低于 25～30mmHg 后将导致结局恶化。渗透性和袢利尿剂均可有效降低 ICP。如患者血流动力学稳定，使头部高于心脏水平有利于促进血液回流，导致 CBV 和 ICP 下降 (*Cottrell：Cottrell and Young's Neuroanesthesia*，*ed 5*，*pp 320-322*，*Box 18-4*；*Barash：Clinical Anesthesia*，*ed 7*，*pp 1504-1505*；*BTF Guidelines*，*J Neurotrauma 2007：S87-S90*。。

765. (A) SAH 后患者可能发生再次出血、脑血管痉挛、颅内高血压和癫痫。假如患者未出现脑血管痉挛，此时应避免高血压，以便将动脉瘤的瘤壁张力降至最低，从而降低动脉瘤再次破裂的风险。而如果已经存在血管痉挛，维持适当的高血压对 SAH 治疗有益（也可参考 776 题的解析）。通过合理使用镇静、镇痛药物，可以避免部分高血压。抗癫痫药物和钙通道阻滞剂（如尼莫地平）的使用可预防或减轻癫痫发作和脑血管痉挛的不良作用 (*Cottrell：Cottrell and Young's Neuroanesthesia*，*ed 5*，*pp 222-224*；*Hines：Stoelting's Anesthesia and Co-Existing Disease*，*ed 6*，*pp 235-238*)。

766. (C) 体感诱发电位 (SSEPs) 用于神经外科或矫形手术中监测神经系统感觉通路的完整性（也可参考 761 题的解析）。挥发性麻醉药（如异氟烷）、巴比妥类（如硫喷妥钠）和丙泊酚可降低 SSEP 波形振幅，增加 SSEP 波形潜伏期。N_2O 降低 SSEP 波形振幅，但不影响 SSEP 波形潜伏期。依托咪酯既增加 SSEP 波形振幅，也增加其潜伏期。而非去极化肌肉松弛剂（如维库溴铵）不影响神经系统的感觉通路，因此在 SSEP 监测中可以使用 (*Cottrell：Cottrell and Young's Neuroanesthesia*，*ed 5*，*pp 125-126*)。

767. (B) SAH 患者除了 ECG 变化（如 T 波倒置、ST 段下降、出现 U 波、QT 间隔延长，偶尔会出现 Q 波）外，还会出现铊核素扫描异常、局部室壁运动异常和肌酸激酶同工酶升高。虽然这些变化曾被认为对神经系统功能的影响甚微，但越来越多的证据表明，一旦出现这些变化，可能提示心肌缺血。不过即使存在心肌缺血，对患者转归的影响似乎很小（即发病率和死亡率）。因为电解质紊乱（如低钙血症、低钾血症）可能是 ECG 异常的病因，在采用其他疗法或取消急诊手术之前首先应明确是否存在电解质异常。硝酸甘油为强效脑血管扩张剂，颅内顺应性增加的患者使用时可对 ICP 产生不利影响（参照 745 题的解析）(*Cottrell：Cottrell and Young's Neuroanesthesia*，*ed 5*，*pp220-221*)。

768. (D) 目前用于评估脊髓完整性的神经监测措施有体感诱发电位 (SSEPs)、运动诱发电位 (motor evoked potentials，MEPs) 和肌电图 (electromyography，EMG)。以上每种监测方法用于神经系统不同区域功能评估。神经监测技术取决于手术部位和患者术前存在的神经功能异常。

MEPs 用于神经外科、矫形外科或大血管手术（如需要进行胸主动脉阻断的手术）中监测神经系统运动通路的完整性。电或磁刺激运动皮质产生诱发电位，通过下行运动通路传播，可在脊柱硬膜外腔、脊髓、周围神经或肌肉本身记录刺激的情况。通常情况下，吸入和静脉麻醉药降低 MEPs 振幅而增加其潜伏期，而阿片类药物（如芬太尼、舒芬太尼）例外，对 MEPs 几乎没有影响。吸入麻醉药对神经生理功能监测技术敏感性的影响由大到小依次为：MEPs＞SSEPs＞＞＞EMG（*Cottrell*：*Cottrell and Young's Neuroanesthesia*，*ed 5*，*pp 125-126*；*Deiner S*：*Highlights of anesthetic considerations for intraoperative neuromonitoring*，*Semin Cardiothorac Vasc Anesth 14*：*51-53*，*2010*）。

769.（D） 氯胺酮被认为增加 CBF，进而增加 CBV 和 ICP，主要通过两种机制：①可直接作用于脑血管平滑肌引起血管舒张；②可能存在 CMR 增加引起的"偶联"效应。关于氯胺酮对 CBF/CMR 影响的偶联效应尚存在争议。动物在体实验表明，使用氯胺酮后边缘系统的 CMR 和 CBF 成比例增加。然而，也有人体研究发现，虽然氯胺酮可增加 CBF（高达 62%），但 CMR 保持不变。氯胺酮并不影响脑对 CO_2 的反应性和脑自动调节功能（*Miller*：*Miller's Anesthesia*，*ed 8*，*pp 833-834*）。

770.（A） 使用氯胺酮与神经系统活动增加（如癫痫发作或高热）的情况下，CBF 和 CMR 均增加。与二者相比，吸入麻醉药同时导致 CBF 增加而 CMR 降低，且呈剂量相关性（即吸入麻醉药对全脑 CBF 和 CMR 的作用相反）（*Miller*：*Miller's Anesthesia*，*ed 8*，*p390*）。

771.（C） 尽管全身平均动脉血压发生变化，但 CBF 维持相对稳定，称为脑自动调节功能。对于血压正常的成年人，脑自动调节功能的上限和下限分别为脑灌注压 150～160mmHg 和 50～60mmHg。颅内肿瘤、颅脑外伤、使用挥发性麻醉药时患者的脑自动调节功能可能受损，而 N_2O、巴比妥类和芬太尼似乎并不影响脑自动调节功能（*Faust*：*Anesthesiology Review*，*ed 3*，*pp 57-59*；*Hines*：*Stoelting's Anesthesia and Co-Existing Disease*，*ed 6*，*pp 219-221*）。

772.（A） T_4～T_6 节段以上的急性脊髓损伤，引起损伤水平以下的交感神经离断症状，导致全身小动脉和静脉血管的缩血管张力效应下降，并破坏血管加压反射（即脊髓休克）。这一病理生理过程可能持续至受伤后 6 周。随着脊髓休克的治疗，T_4～T_6 节段以上的脊髓损伤患者发生自主神经功能反射亢进（即由于损伤平面以下的刺激引起急性全身交感神经的高反应性）。在脊髓休克或自主反射亢进期间可发生神经源性肺水肿。体温调节功能丧失，因下丘脑体温调节中枢无法与外周交感神经通路进行交流反馈，导致体温容易受外环境的影响。在重症监护室较冷的环境中，脊髓损伤的患者损伤平面以下血管无法收缩，因此可能发生低体温。交感神经介导的血管张力调节功能的丧失也可导致低血压（*Hines*：*Stoelting's Anesthesia and Co-Existing Disease*，*ed 6*，*pp 255-260*）。

773.（D） 颅内高压的症状和体征包括恶心呕吐、意识改变、视神经乳头水肿、癫痫发作、性格改变和昏迷。此外，患者可能表现为与库欣三联征相似的系列临床症状（即全身性高血压、心动过缓和不规则呼吸模式）（*Hines*：*Stoelting's Anesthesia and Co-Existing Disease*，*ed 6*，*p222*）。

774.（D） 静脉麻醉药如硫喷妥钠、咪达唑仑、丙泊酚或依托咪酯进行全身麻醉可安全用于颈动脉疾病的患者，异氟烷联合 N_2O 或阿片类药物可用于此类患者的麻醉维持，因为异氟烷、七氟烷和地氟烷均可显著降低 CBF，从而产生部分脑保护作用（参照 752 题的解析）。患者的动脉血压和 $PaCO_2$ 应保持在正常范围，因为脑缺血区域的血管丧失自动调节 CBF 及对 $PaCO_2$ 变化做出反应的能力。动脉血压的显著减少，可能降低缺血脑组织的 CBF（特别是通过对侧血管）。理论上讲，如果 $PaCO_2$ 高于正常，脑缺血区周围对 CO_2 反应正常的脑血管将扩张，促使缺血区脑组织的血液流向非缺血区（即窃血现象）。相反，如果 $PaCO_2$ 低于正常，脑缺血区周围的血管将收缩，促使局部脑血流量（rCBF）向脑缺血区域转移（即反窃血现象或 Robin Hood 效应）。并不主张通过过度换气来产生"反窃血现象"，因为实际效果无法预测，且人体研究尚缺乏有效的证据支持。可通过静脉注射阿托品或颈动脉窦区域进行局部浸润麻醉来减弱颈动脉窦（非颈动脉体）压力感受性反射（*Cottrell：Cottrell and Young's Neuroanesthesia，ed 5，pp278-279，285-288*）。

775. **(C)** 一般情况下，所有挥发性麻醉药（如异氟烷、七氟烷和地氟烷）均为直接强效的脑血管舒张药，CBF、CBV 呈剂量依赖性增加，浓度超过 0.6MAC 时 ICP 也增加。血管舒张效应强度依次为：氟烷≫安氟烷＞异氟烷＝七氟烷＝地氟烷。如 731 题解析，阿片类药物对 CMR、CBF 或 ICP 影响甚微（确保每分通气量正常）。N_2O 对 CBF、CBV 和 ICP 的影响存在争议。有动物和人体研究发现，N_2O 使 CBF 增加达 35％～103％。然而也有动物研究认为，N_2O 对 CBF 影响很小。物种差异可能是导致这些矛盾结果的因素之一。因为 N_2O 可能增加 CBF 和 CBV，因此其他治疗手段无效的颅内压增高患者应避免使用 N_2O。丙泊酚和巴比妥类为强效脑血管收缩剂，可降低 ICP（*Hines：Stoelting's Anesthesia and Co-Existing Disease，ed 6，pp 223-224*）。

776. **(C)** SAH 后脑血管痉挛的发生率和严重程度与颅内出血量和位置相关。超过 70％的 SAH 患者存在明确脑血管痉挛的血管造影证据。然而 SAH 患者中只有 20％～30％出现典型临床症状的血管痉挛发作。脑血管痉挛的发病高峰时间约为 SAH 后 7 天。钙通道阻滞剂（如尼莫地平）降低与血管痉挛有关的发病率和死亡率，但目前尚没有证据表明其对血管痉挛的发生率和严重程度有明显影响，提示尼莫地平的有效性与抑制初级和次级缺血级联事件有关，而并非直接扩张脑血管。血管痉挛的治疗还包括"三 H 疗法"（高血容量、诱导性高血压、血液稀释）和脑血管成形术。诱导性高血容量和高血压的原因是脑缺血区的自动调节功能受损，因此 CBF 呈脑灌注压依赖性。血液稀释可改善脑微循环而增加血流量（因为血液流变学的改变和反应性充血所致）。血液稀释也存在争议，即增加 CBF 的同时携氧能力下降。综上所述，降低血压和使用利尿剂不能用于治疗脑血管痉挛（*Cottrell：Cottrell and Young's Neuroanesthesia，ed 5，pp 223-224*）。

777. **(D)** 舌体和会厌增大容易导致患者发生上呼吸道梗阻，声带暴露更加困难。声带较大，使声门缩窄。此外，甲状腺肿大使气管受压而出现声门下缩窄（见于约 25％的肢端肥大症患者），这通常比根据患者面部结构选择的气管导管型号要小。由于鼻甲增厚，经鼻腔建立人工气道比较困难。经蝶骨垂体切除术后禁忌使用 CPAP（*Miller：Miller's Anesthesia，ed 8，p 2188；Gupta：Essentials of Neuroanesthesia and Neurointensive Care，ed 1，pp 144-145；Fleisher：Anesthesia and Uncommon Diseases，ed 6，pp 417*）。

778. **(D)** 慢性高血压导致 CBF 自动调节曲线右移。该曲线右移的临床意义在于，与血压正常患者比较，慢性高血压患者在较高的收缩压即出现 CBF 下降并发生脑缺血。对慢性高血压进行系统治疗，从而将血压降至正常，可以使 CBF 自动调节功能恢复正常（*Cottrell：Cottrell and Young's Neuroanesthesia，ed 5，p 29*）。

779. **(D)** 脑血流自动调节功能受多种疾病影响（如急性脑缺血、占位性病变、创伤、炎症、早产、新生儿窒息及糖尿病）。功能障碍最常见的结局为"血管收缩性麻痹"。高氧血症并不影响脑自动调节功能。在正常体温和中低温（即约 27℃）体外循环手术，脑自动调节功能仍在充分发挥作用。慢性高血压导致自动调节功能曲线右移，脑灌注压的上限更高而下限更低（见 778 题解析）。使用吸入麻醉药后脑自动调节功能受损（如异氟烷）。高于 2MAC 时，脑自动调节功能丧失（*Faust：Anesthesiology Review，ed 3，pp 58-59；Cottrell：Cottrell and Young's Neuroanesthesia，ed 5，p 88*）。

780.（A） 依托咪酯对脑部的药理学作用与硫喷妥钠和丙泊酚相似，引起剂量依赖性 CMR 和 CBF 下降（通过直接收缩脑血管，并伴有 CMR 下降）。如上所述，使用巴比妥类药物后，静脉注射依托咪酯，不会干扰脑自动调节功能或对 CO_2 的反应（如 755 题的解析）。依托咪酯可提高 SSEP 的振幅和潜伏期（*Cottrell：Cottrell and Young's Neuroanesthesia*，ed 5，p 84）。

781.（B） 对于怀疑前颅底骨折（即筛骨筛状板的连续性中断）或鼻窦损伤的患者应避免经鼻气管插管。因为约 10% 的头部受伤患者伴颈椎损伤，此类患者均需假设并存有颈椎损伤，直至有证据可以排除为止。此外，因为明显的小颌畸形、面部受伤和肥胖，本例患者可能存在气道解剖异常。综上所述，采用快速序贯诱导直接喉镜插管技术不能确保患者气道安全。相反，此例患者采用清醒插管、经可视或光导纤维喉镜插管甚至气管造口术等方法建立气道更安全可靠。面罩和喉罩（laryngeal mask airway，LMA）技术可以建立通畅的气道，但不能确切预防胃内容物误吸（*Cottrell：Cottrell and Young's Neuroanesthesia*，ed 5，pp 375-378）。

782.（D） 该患者存在轻度低钠血症，无法排泄低渗尿液（如题中所述尿钠大于 20mEq/L），符合抗利尿激素分泌异常综合征（syndrome of inappropriate secretion of ADH，SIADH）。抗利尿激素（antidiuretic hormone，ADH）也被称为血管加压素。多种因素可导致 SIADH，包括中枢神经系统病变、肺部感染、甲状腺功能减退及部分药物（如氯磺丙脲、麻醉性镇痛药）。确定病因后开始治疗，通常要限制水的摄入量。严重低钠血症（即 Na 低于 120mEq/L 并出现精神异常），需要采用高渗氯化钠液积极治疗，不过如果输注量过多、速度过快（如选项 B），可能引起脑桥脱髓鞘反应及永久性脑损伤。严重低钠血症可在数小时内输入 3% 氯化钠溶液 200～300ml。抗生素去甲金霉素可干扰 ADH 在肾小管的作用，从而生成低渗尿，有时也用于治疗 SIADH。正在实验中的药物托伐普坦（tolvaptan，OPC-41061）在未来可能取代去甲金霉素。托伐普坦是抗利尿激素拮抗剂。醋酸去氨加压素（desmopressin acetate，DDAVP）用于治疗完全性尿崩症（diabetes insipidus，DI）患者，而氯磺丙脲用于治疗不完全性 DI 患者。与 SIADH 相比，DI 患者 ADH 缺乏，排出大量非浓缩尿，引起高钠血症。气管插管和过度通气对患者没有益处（*Barash：Clinical Anesthesia*，ed 7，p 1352；*Miller：Miller's Anesthesia*，ed 8，pp 1787-1789）。

783.（D） 该患者存在颅内压升高的部分表现：高血压、过度换气、嗜睡。麻醉前使用吗啡并不明智，因为会使患者镇静加重，影响过度通气，进而升高 ICP。而且在此情况下，麻醉性镇痛药可引起血压下降而改变脑灌注压。PEEP 的使用影响静脉回流，导致颅内高压患者 ICP 进一步升高。过度通气在短期内可有效降低 ICP。如 733 题和 764 题的解析，$PaCO_2$ 在 25～30mmHg 范围内波动可达到降低 ICP 的效果，而尚无证据证明更进一步的过度换气会增加治疗效果。气管插管前使用艾司洛尔，可降低喉镜刺激的高动力学反应并预防 ICP 升高（*Hines：Stoelting's Anesthesia and Co-Existing Disease*，ed 6，pp 222-223，226）。

784.（D） MRI 扫描仪产生强大的磁场力，范围从 0.5 到 3T（5000～30 000G）。相比之下，地球的磁场力为 0.5G。进入扫描室的金属物品在扫描时受磁力作用可以像炮弹一般飞向磁场，即患者检查的位置。小物品可以移开，但更大的物品甚至用绞车也不可能移动，因此需要关闭磁场，过程如同淬火。

　　MRI 的磁性始终存在。停止扫描或切断磁场的电源达 60s 后不会使磁力消失。淬火过程代价很高，使致冷介质（液态氦）汽化并排出。在此过程中，线圈成为电阻，超导终止，从而磁场力量强度减少。试图将本题目中的物品拉开远离磁铁几乎不可能实现，即使成功也会有巨大风险。如一旦脱手，物体被释放，将直接飞向位于扫描仪中的患者。切割附着在扫描仪上的金属物体（如果有非金属的锯子可用）同样存在危险（*Stoelting：Basics of Anesthesia*，ed 6，pp 620-621）。

785.（D） 空气不断进入肺微循环可导致肺灌注减少而肺血管阻力及肺泡无效腔通气增加。肺血管阻力的增加主要表现为肺动脉和中心静脉压力增加。大量空气栓塞可导致右心室流出道梗塞，显著降低心排血量，导致全身性低血压。肺泡无效腔增加可导致呼末 CO_2 降低。严重 VAE 时 CO_2 不能排出而 $PaCO_2$ 增加。因为空气扩散进入肺泡使呼吸末 N_2 增加。呼末 CO_2 持续监测的敏感性与持续呼吸末 N_2 的监测相当（见 744 题的解析）（*Faust：Anesthesiology Review，ed 3，pp 389-391，Figure 158-1*）。

786.（C） 对于过度通气的脑血管反应的相关问题解析可参见 733 题、763 题、764 题和 783 题。换气过度及由此产生的呼吸性碱中毒，引起氧合血红蛋白解离曲线左移（而非右移）。在此过程中，血红蛋白发生构型变化，向组织释放氧气难度增加。如 733 题的解析。过度换气所致的呼吸性碱中毒可导致低钾血症。具体而言，pH 值每增加 0.1 个单位，血清钾降低 0.6mEq/L。因此，应谨慎采取过于激进的过度换气策略，从而避免电解质紊乱可能导致的心律失常（*Miller：Miller's Anesthesia，ed 8，pp 2163-2164*）。

787.（A） 对于手术野高于心脏水平的手术，均存在 VAE 的风险。如 757 题的解析，成功治疗 VAE 的措施包括预防空气进一步入血（头低足高位、用盐水覆盖手术野，骨头切口边缘涂抹骨蜡）、如果有留置导管可从右心房抽吸空气、血流动力学支持（如钙剂、缩血管药物和强心药）、停止 N_2O 吸入防止气栓扩大。部分神经外科麻醉学专家认为，如果有可能发生 VAE，即应避免使用 N_2O（*Barash：Clinical Anesthesia，ed 7，p 1446；Miller：Miller's Anesthesia，ed 8，pp 2172-2173*）。

第10章

解剖，区域麻醉与疼痛管理

（张建峰　陈　淼译　陈惠群　张鸿飞审校）

788. 下列选项中与局麻药快速耐受关系最密切
的是
    A. 注射速度
    B. 给药间隔
    C. 局麻药容量
    D. 溶液的 pH 值

789. 椎管内应用阿片类药物导致瘙痒的治疗方法
中，效果最差的是
    A. 纳布啡 5mg IV
    B. 右美托咪定 30ug IV
    C. 苯海拉明 50mg IV
    D. 丙泊酚 10mg IV

790. 为 70kg 的患者实施局部麻醉（不包括蛛网膜
下腔阻滞麻醉和静脉局部麻醉），若使用含
1：200 000 肾上腺素的利多卡因，可使用的
最大剂量是
    A. 100mg
    B. 200mg
    C. 500mg
    D. 1000mg

791. 下列哪一种肾上腺素的配制液浓度为 1：
200 000
    A. 0.5μg/ml
    B. 5μg/ml
    C. 50μg/ml
    D. 0.5mg/ml

792. 78 岁老年患者寻求麻醉疼痛咨询服务，主诉
三叉神经分布区疼痛。既往有充血性心力衰
竭病史并因此服用地高辛和噻嗪类药物治疗，
无其他健康问题。除了主诉疼痛外，过去的
72h 内双脚感觉迟钝、视物模糊并呕吐 3 次。

此时**最恰当**的处理措施是
    A. 使用布比卡因实施三叉神经阻滞
    B. 进行多发性硬化症方面的神经病学检查
    C. 给予芬太尼和昂丹司琼
    D. 检测地高辛浓度

793. 下列哪项是利多卡因血药浓度过高导致毒性
反应的**最早期**症状
    A. 颤抖
    B. 眼球震颤
    C. 头晕目眩
    D. 强直-阵挛性惊厥

794. 下列哪种剂量的吗啡蛛网膜下腔注射可以获
得与 5mg 吗啡硬膜外腔注射相似的镇痛效果
    A. 0.05mg
    B. 0.3mg
    C. 1mg
    D. 吗啡不能注射至蛛网膜下腔

795. 下列哪种局麻药的肝清除率**最低**
    A. 氯普鲁卡因
    B. 布比卡因
    C. 罗哌卡因
    D. 利多卡因

796. 与其他入路相比，经肌间沟入路臂丛神经阻
滞**最主要**的缺点是
    A. 需要大容量的局麻药
    B. 常出现尺神经阻滞不全
    C. 常出现肌皮神经阻滞不全
    D. 气胸发生率高

797. 68 岁女性患者，拟在蛛网膜下腔阻滞麻醉下
行下肢手术，下列关于手术切皮即刻的生理

反应，哪项**正确**
A. 心血管（cardiovascular，CV）对应激的反应被阻断，但肾上腺素能反应未被阻断
B. 肾上腺素能反应被阻断，但 CV 反应未被阻断
C. 肾上腺素能反应和 CV 反应均被阻断
D. 肾上腺素能反应和 CV 反应均未被阻断

798. 在进入硬膜外腔之前，"突破感"代表穿过哪一层韧带
A. 后纵韧带
B. 黄韧带
C. 棘上韧带
D. 棘间韧带

799. 在实施连续蛛网膜下腔阻滞麻醉后出现马尾综合征的病例中存在的共同因素是
A. 使用微导管
B. 局麻药分布不均
C. 给予利多卡因
D. 添加肾上腺素

800. 当实施单次蛛网膜下腔阻滞麻醉时，运动、感觉和交感神经的阻滞平面差异通常表现为至少两个皮肤节段。阻滞平面由高到低的正确排列顺序为
A. 感觉，交感神经，运动
B. 交感神经，感觉，运动
C. 交感神经，运动，感觉
D. 感觉，运动，交感神经

801. 95 岁女性患者，带状疱疹感染后出现长期顽固性胸痛。下列哪种治疗措施在改善其疼痛方面有效性**最低**
A. 口服阿米替林
B. 口服可乐定
C. 局部使用辣椒碱软膏
D. 局部使用利多卡因贴剂

802. 腓深神经支配
A. 足背外侧面
B. 足背的全部
C. 足大拇趾和第二趾之间的趾蹼区域
D. 足背内侧面

803. 局麻药的心脏毒性作用由强到弱排列顺序正确的是

A. 布比卡因、利多卡因、罗哌卡因
B. 布比卡因、罗哌卡因、利多卡因
C. 罗哌卡因、布比卡因、利多卡因
D. 利多卡因、罗哌卡因、布比卡因

804. 触摸痛的定义是
A. 一定区域或部位的自发性疼痛，存在感觉缺失
B. 由神经系统的原发性损伤或功能失调引起或诱发的疼痛
C. 对正常情况下引起的疼痛刺激出现反应增强
D. 对正常情况下不会引起疼痛的刺激反应产生的疼痛

805. 当丁卡因用于蛛网膜下腔阻滞麻醉时，其作用消失的主要机制是
A. 全身吸收
B. 神经摄取
C. 被假性胆碱酯酶水解
D. 被非特异性酯酶水解

806. Ⅰ型复杂性局部疼痛综合征［反射性交感神经营养不良（reflex sympathetic dystrophy，RSD)］与Ⅱ型复杂性局部疼痛综合征［灼性神经痛（causalgia)］的区别是
A. 病因学
B. 慢性
C. 症状类型
D. 发病迅速

807. 局麻药效能的主要决定因素是
A. pKa
B. 分子量
C. 脂溶性
D. 蛋白结合率

808. 蛛网膜下腔注射重比重 0.75% 布比卡因后，下列哪项会对感觉阻滞平面产生**最大**的影响
A. 患者年龄
B. 局麻药溶液中添加肾上腺素
C. 患者体重
D. 患者体位

809. 在持续腰段硬膜外腔阻滞麻醉期间，相对于母体血清局麻药浓度，下列哪种局麻药产生的胎儿血清浓度**最低**

A. 罗哌卡因

B. 布比卡因

C. 利多卡因

D. 氯普鲁卡因

810. 蛛网膜下腔阻滞麻醉后平面过高引起严重低血压，主要原因是

A. 前负荷减少引起心排血量降低

B. 全身血管阻力降低

C. 心动过缓引起心排血量降低

D. 心肌收缩力降低引起心排血量降低

811. 关于幻肢痛的表述，下列选项正确的是

A. 截肢术越靠近远端肢体，幻肢痛的发生率越高

B. 大多数截肢患者不会出现幻肢痛

C. 神经阻滞可降低幻肢痛的发生率

D. 创伤性截肢患者幻肢痛的发生率比非创伤性截肢患者更高

812. 下列关于局部静脉麻醉（Bier 阻滞）的说法，哪项是**正确**的

A. 对四肢手术后镇痛有益

B. 可用于手术时间在 2～3h 的四肢手术

C. 可选用布比卡因用于较长时间的阻滞

D. 利多卡因最常用

813. 下列关于脊髓解剖和蛛网膜下腔阻滞麻醉的表述，**错误**的是

A. 利多卡因中加入去氧肾上腺素可延长蛛网膜下腔阻滞麻醉的作用时间

B. 高位胸段感觉阻滞会导致全部交感神经阻滞

C. $L_5 \sim S_1$ 的椎间隙最大

D. 硬膜囊延伸至 $S_4 \sim S_5$ 椎间隙

814. 62 岁肥胖女性患者，左侧全髋关节成形术后第四天，主诉背部硬膜外腔穿刺部位出现严重的疼痛。随后 72h，背部疼痛逐渐加剧并沿左下肢向下放射至膝关节。最可能的诊断是

A. 硬膜外腔脓肿

B. 硬膜外腔血肿

C. 脊髓前动脉综合征

D. 感觉异常性股痛

815. 下列哪项与肢体在受到复杂性局部疼痛综合征影响时的表现**不一致**

A. 触摸痛

B. 节段分布性疼痛

C. 肢体萎缩

D. 感觉过敏

816. 与乙醇相比，使用苯酚行毁损性神经阻滞术的主要优势在于

A. 毁损更完全

B. 阻滞为永久性

C. 可以立即评估阻滞效果

D. 阻滞痛苦小

817. 20～40 岁的患者接受腰段硬膜外腔阻滞麻醉，每个脊髓节段应该注射多少毫升局麻药

A. 0.25～0.5ml

B. 0.5～1.0ml

C. 1～2ml

D. 2～3ml

818. Adamkiewicz 动脉最常发自于主动脉，其对应哪个脊髓节段

A. $T_1 \sim T_4$

B. $T_5 \sim T_8$

C. $T_9 \sim T_{12}$

D. $L_1 \sim L_4$

819. 哪种局麻药的消除半衰期（half-time，$T_{1/2}$）最长

A. 布比卡因

B. 利多卡因

C. 甲哌卡因

D. 罗哌卡因

820. 实施坐骨神经阻滞（Labat 经典法）时的重要解剖标志包括

A. 髂嵴，骶管裂孔和大转子

B. 髂嵴，尾骨和大转子

C. 髂后上棘，尾骨和大转子

D. 髂后上棘，大转子和骶管裂孔

821. 一位 76 岁的女性患者，在颈深丛神经阻滞下行颈动脉内膜剥脱术，单侧阻滞时**最不可能**发生下面哪种并发症

A. 单侧膈神经麻痹

B. 蛛网膜下腔注射

C. 副神经阻滞

D. 椎动脉注射

822. 球后神经阻滞可以麻醉下列神经，哪项**除外**
    A. 睫状神经
    B. 第Ⅲ对脑神经（动眼神经）
    C. 第Ⅴ对脑神经（面神经）
    D. 第Ⅵ对脑神经（外展神经）

823. 下列哪块喉部肌肉受喉上神经的外侧分支支配
    A. 声带肌
    B. 甲杓肌
    C. 环杓后肌
    D. 环甲肌

824. 下列所有药物均可用于 Bier 阻滞，哪项**除外**
    A. 0.5%利多卡因
    B. 0.5%甲哌卡因
    C. 0.25%布比卡因
    D. 0.5%丙胺卡因

825. 星状神经节最靠近下列哪根血管
    A. 颈总动脉
    B. 颈内动脉
    C. 椎动脉
    D. 主动脉

826. 下列哪种结构位于肘窝的最正中
    A. 肱动脉
    B. 桡神经
    C. 肱二头肌肌腱
    D. 正中神经

827. 78 岁患者拟行全膝关节成形术，硬膜外导管置入 2cm 时患者诉出现持续锐痛并向左腿放射。此时**最适当**的处理是
    A. 留置导管 2cm，给予试验剂量
    B. 给予小剂量局麻药缓解疼痛，然后继续置入导管 1cm
    C. 导管退出 1cm，然后给试验剂量
    D. 退出穿刺针和导管，选取新穿刺点重新穿刺

828. 足底表面皮肤的神经由哪条神经支配
    A. 腓肠神经
    B. 胫后神经
    C. 隐神经
    D. 腓深神经

829. 下列哪种局麻药导致循环衰竭和中枢神经系统毒性的剂量比值最低
    A. 利多卡因
    B. 依替卡因
    C. 布比卡因
    D. 丙胺卡因

830. 57 岁患者拟行痔疮切除术，既往有轻度慢性阻塞性肺疾病和高血压病史，曾因机动车事故后行截肢手术。10 年前曾因幻肢痛两次自杀未遂而住院。服用药物有苯乙肼（Nardil）、噻嗪类利尿剂和钾剂。下列哪项麻醉方法**最适合**这位患者
    A. 0.5%布比卡因重比重蛛网膜下腔阻滞麻醉
    B. 0.5%布比卡因硬膜外腔阻滞麻醉
    C. 利多卡因加肾上腺素局部浸润麻醉，给予丙泊酚和哌替啶镇静
    D. 使用丙泊酚、琥珀酰胆碱、氧化亚氮和芬太尼施行全麻

831. 如果切断双侧喉返神经，声带会
    A. 处于打开状态
    B. 处于关闭状态
    C. 处于中间位置（即开放 2~3mm）
    D. 不会受到影响，除非喉上神经也受到损伤

832. 一位 63 岁的女性患者，在蛛网膜下腔阻滞麻醉下行全膝关节成形术。两天后主诉出现严重头痛，疼痛强度与体位无关。导致其头痛**最不可能**的原因是
    A. 咖啡因戒断
    B. 病毒性疾病
    C. 偏头痛
    D. 硬膜刺破后头痛（postdural puncture headache，PDPH）

833. 肋间解剖结构**正确**的顺序（从头端向尾端排列）是
    A. 神经，动脉，静脉
    B. 静脉，神经，动脉
    C. 静脉，动脉，神经
    D. 动脉，神经，静脉

834. 下列区域麻醉类型中，利多卡因血清浓度**最高**的是
    A. 肋间神经阻滞麻醉
    B. 硬膜外腔阻滞麻醉

C. 臂丛神经阻滞麻醉

D. 股神经阻滞麻醉

835. 硬膜外腔阻滞麻醉时 3％的 2-氯普鲁卡因起效速度快于 2％的利多卡因，是由于局麻药的哪项特性不同所致

A. 蛋白结合率

B. pKa

C. 脂溶性

D. 浓度

836. 一位 69 岁男性患者，既往有糖尿病和慢性肾衰竭病史，拟在局部麻醉下行透析管置入术。锁骨上臂丛神经阻滞穿刺操作时，患者出现咳嗽，并主诉胸痛、呼吸急促。**最可能**的诊断是

A. 心绞痛

B. 气胸

C. 膈神经刺激

D. 局麻药血管内注射

837. 下列关于股神经阻滞的描述中，哪一项是**错误**的

A. 股神经主要来源于第 2～4 腰椎神经根

B. 股神经可传递大腿前面和内侧的感觉

C. 股神经位于股动脉和股静脉的外侧

D. 当穿刺针的位置合适时给予电刺激可以引起缝匠肌收缩，但不会产生膝关节运动

838. 如果穿刺针的位置位于耻骨结节下 1.5cm 和外侧方 1.5cm，离哪根神经最近

A. 闭孔神经

B. 股神经

C. 股外侧皮神经

D. 髂腹股沟神经

839. 锁骨上臂丛神经阻滞**最常见**的并发症是

A. 膈神经阻滞

B. 血管内注射进入椎动脉

C. 喉返神经阻滞

D. 气胸

840. 上肢哪一部分**不受**臂丛神经支配

A. 手臂的后内侧

B. 肘部

C. 前臂外侧

D. 前臂内侧

841. 锁骨上入路阻滞了臂丛神经的哪一部分

A. 根/干

B. 干/股

C. 束

D. 支

842. 腹腔神经丛阻滞**不能**有效地治疗下列哪种器官恶性肿瘤导致的疼痛

A. 子宫

B. 胃

C. 胰腺

D. 胆囊

843. 一位 27 岁既往体健的女性患者，因踩上一枚钉子致右侧拇趾受伤，拟行清创术。患者对全身麻醉有所顾虑，但同意在轻度镇静下行踝关节阻滞麻醉。为满足手术需求，下列哪些神经必须阻滞完善

A. 腓深神经，胫后神经，隐神经，腓肠神经

B. 腓深神经，隐神经，腓浅神经，腓肠神经

C. 腓深神经，胫后神经，胫浅神经，腓肠神经

D. 腓深神经，腓浅神经，胫后神经，隐神经

844. 54 岁的男性患者，左侧全髋关节置换术后，通过患者自控镇痛（patient-controlled analgesia，PCA）泵应用吗啡镇痛。为满足患者镇痛需求，镇痛泵设定的最大输出剂量为 2mg/15min（锁定时间）。吗啡最大输出总剂量为 30mg/4h。在第一天，患者每隔 15～18min 按一次按钮，接受每 4h 15 次的负荷剂量。该患者的疼痛治疗应该如何继续进行

A. 停用 PCA 泵，吗啡肌内注射

B. 增加锁定时间为 15～25min

C. 改用哌替啶替换吗啡

D. 增加剂量为 3mg/15min，根据需要最大总剂量调整为 40mg/4h

845. 低频经皮神经电刺激（transcutaneous electrical nerve stimulation，TENS）镇痛的机制是

A. 直接电抑制 A-δ 和 C 型纤维

B. 消耗伤害性感受器的神经递质

C. 丘脑束神经元的超极化

D. 抑制性神经元被激活

846. 硬膜外腔使用下面哪种阿片类药物导致延迟性呼吸抑制的概率**最高**

A. 舒芬太尼

B. 芬太尼

C. 硫酸吗啡

D. 氢吗啡酮

847. 21 岁患者硬膜外腔阻滞麻醉下行剖宫产术时，诉出现拇指刺痛。该现象与哪一个节段水平对应

A. C_5

B. C_6

C. C_7

D. C_8

848. 下面哪种措施可以加速局麻药起效、延长作用时间，且硬膜外腔阻滞麻醉时能够提供最佳的运动和感觉阻滞

A. 增加局麻药容量

B. 增加局麻药浓度

C. 增加剂量

D. 使患者处于头低位

849. 关于毁损性神经阻滞的表述，**错误**的是

A. 周围神经破坏后引起的去神经增敏比原来的疼痛更严重

B. 毁损性神经阻滞只应用于预期寿命短的患者

C. 使用苯酚进行毁损性阻滞属于永久性毁损

D. 鞘内神经松解术可能是某些已确诊疼痛疾病的有效治疗方法

850. 蛛网膜下腔阻滞麻醉后短暂性神经综合征（transient neurologic symptoms，TNS）与下列哪项无关

A. 利多卡因

B. 截石位

C. 门诊麻醉

D. 局麻药的注射浓度

851. 局部麻醉时，选择合适的超声探头后，可调整几种因素来优化图像。下列哪项描述是**错误**的

A. 频率——高频超声波更适合于观测深层结构

B. 深度——调整监视器的视野厘米限制

C. 增益——增加增益可使亮度增加

D. 频率——高频超声可获得更高的图像分辨率

852. 下列选项与 PDPHs 发生率增加有关，除了

A. 青年人群

B. 早期下床活动

C. 妊娠

D. 穿刺针的大小

853. 下列哪项**不是**关于内脏痛的描述

A. 疼痛通过迷走神经传导

B. 传导神经为 C 型神经纤维

C. 疼痛的性质为隐痛或烧灼感

D. 横结肠扩张比手术切断导致的损伤更痛苦

854. 混合使用布比卡因和肾上腺素时，下列哪种阻滞引起的运动阻滞持续时间最长

A. 腋路臂丛神经阻滞

B. 硬膜外腔阻滞麻醉

C. 浸润麻醉

D. 蛛网膜下腔阻滞麻醉

855. 下列关于腰大肌间隙阻滞的表述哪项是**错误**的

A. 阻滞该区域可产生单侧大腿和臀部近端的麻醉

B. 股四头肌兴奋提示穿刺针的位置良好

C. 当联合坐骨神经阻滞时可获得阻滞整个下肢的麻醉效果

D. 不使用导管连续给药是因为注药总量过大会导致局麻药中毒

856. 一位 35 岁女性患者接受腘窝神经阻滞，行踝关节和足部手术。为使足部完全阻滞，还必须阻滞哪根神经

A. 腓浅神经

B. 腓肠神经

C. 隐神经

D. 胫后神经

857. 腹腔神经丛阻滞**最常见**的并发症是

A. 低血压

B. 惊厥

C. 腹膜后血肿

D. 便秘

858. 支配颅骨枕部感觉的神经是

A. 副神经（第 XI 脑神经）

B. 面神经（第 VII 脑神经）

C. 三叉神经眼支（第 V 脑神经）

D. 颈丛神经

859. 下列选项均为胸椎旁神经阻滞的潜在并发症，**除了**

　　A. 气胸

　　B. 局麻药扩散至硬膜外腔

　　C. 高血压

　　D. 全脊麻

860. 一位 55 岁患者行全髋关节成形术，在放置硬膜外腔导管后，硬膜外腔注入局麻药，结果全部局麻药注入蛛网膜下腔。以下选项均符合大量局麻药注入蛛网膜下腔所产生的生理效应，**除了**

　　A. 低血压和心动过缓

　　B. 呼吸抑制

　　C. 瞳孔收缩

　　D. 可疑的马尾综合征

861. 一位 49 岁的 1 型糖尿病患者，伴长期右下肢烧灼痛史，使用普鲁卡因 100mg 混合 5% 葡萄糖溶液实施蛛网膜下腔阻滞麻醉，患者诉疼痛症状无缓解，但双侧肢体运动神经阻滞完善。符合该差异性阻滞的诊断是

　　A. 糖尿病神经病变

　　B. 中枢性疼痛

　　C. 肌筋膜疼痛

　　D. Ⅰ 型复杂性局部疼痛综合征（RSD）

862. 18 岁男性患者，用 0.5% 布比卡因行肌间沟臂丛神经阻滞期间出现惊厥，麻醉医师使用麻醉呼吸囊和面罩对患者进行纯氧过度通气，这种治疗方法的原因**不包括**

　　A. 该疗法有助于预防和治疗缺氧

　　B. 过度通气可减低脑血流量及局麻药向大脑转运

　　C. 过度通气可提高惊厥阈值

　　D. 过度通气引起的碱血症使局麻药趋于离子化（电离），不易透过细胞膜

863. 对氨基苯甲酸是下列哪个局麻药的代谢产物

　　A. 甲哌卡因

　　B. 罗哌卡因

　　C. 布比卡因

　　D. 普鲁卡因

864. 关于周围神经结构与功能的表述哪一项是**错**误的

　　A. 有髓鞘或无髓鞘的神经均被神经膜细胞包绕

　　B. 髓鞘可极大地提高动作电位沿神经轴突传导的速度

　　C. 动作电位的产生呈"全或无"的现象

　　D. 髓鞘使神经对局麻药的阻滞效应不敏感

865. 42 岁的女性患者行肩关节镜手术，因对全身麻醉极度恐惧，使用 20ml 的 0.5% 罗哌卡因行肌间沟臂丛神经阻滞。患者主诉其上肢、肩膀、手已大部分麻木，但上肩部的切口疼痛。下一步最合适的处理是

　　A. 重复行神经阻滞

　　B. 行肋间臂神经阻滞

　　C. 行颈浅丛神经阻滞

　　D. 行颈深丛神经阻滞

866. 据美国区域麻醉和疼痛学会（American Society of Regional Anesthesia and Pain Medicine，ASRA）2004 年发布的关于局麻和疼痛治疗相关感染并发症的指南，在局麻操作过程中保持无菌且预防交叉感染最重要的做法是

　　A. 穿着手术衣

　　B. 洗手

　　C. 使用肥皂和水清洗来代替含酒精的消毒液

　　D. 使用碘伏（如 Betadine）取代含酒精的消毒液消毒

867. 一位 75 岁的女性，因患有肺癌需行右肺下叶切除术。既往有肺栓塞病史，一直使用达肝素钠（法安明，Fragmin）预防深静脉血栓（deep vein thrombosis，DVT）。距离最后一次使用需要等待多久才能行胸段硬膜外阻滞

　　A. 12h

　　B. 24h

　　C. 72h

　　D. 因为预防剂量并不大，不必等待

868. 服用氯吡格雷（波立维，Plavix）的患者需要停药多久才能进行椎管内麻醉

　　A. 24 小时

　　B. 7 天

　　C. 14 天

　　D. 不需要停药

869. 在局麻药中添加碳酸氢盐会导致
　A. 延长起效时间
　B. 减少毒性反应
　C. 增加作用时间
　D. 减少皮肤浸润的疼痛

870. 采取直入穿刺法进行 $L_3 \sim L_4$ 间隙蛛网膜下腔阻滞麻醉的过程中，腰穿针并**没有**穿过下面所列的哪一项
　A. 棘上韧带
　B. 椎间韧带
　C. 后纵韧带
　D. 硬脊膜

871. 硬膜外腔给予何种剂量的布比卡因，与2％利多卡因10ml镇痛效果相似
　A. 0.25％ 5ml
　B. 0.25％ 10ml
　C. 0.5％ 5ml
　D. 0.5％ 10ml

872. 下列药物椎管内使用时**除哪项外**均具有镇痛作用
　A. 可乐定
　B. 二氢吗啡酮
　C. 肾上腺素
　D. 以上所有药物均有镇痛作用

873. 因其性能或毒性原因，下列局麻药物在临床应用过程中使用**不恰当**的是哪一项
　A. 丁卡因，表面麻醉
　B. 布比卡因，静脉麻醉
　C. 丙胺卡因，局部浸润麻醉
　D. 氯普鲁卡因，硬膜外腔阻滞麻醉

874. 经硬膜外腔加用以下局麻药物 $20 \sim 30$ml，哪种药物可使患者**最快**达到离开麻醉恢复室的标准
　A. 3％ 2-氯普鲁卡因
　B. 2％ 利多卡因
　C. 0.75％ 罗哌卡因
　D. 0.5％ 左布比卡因

875. 5个月龄患儿行双侧腹股沟疝修补术，术后在七氟烷全身麻醉下进行骶管阻滞（0.25％布比卡因和1∶200 000肾上腺素）用于术后镇痛。下列选项均符合局麻药血管内注射的

表现，**除了**
　A. 收缩压升高超过15mmHg
　B. 心率下降超过10次/分
　C. 室性早搏
　D. T波波幅增加25％以上

876. 下列哪一项**不是**星状神经节阻滞的潜在并发症
　A. 喉返神经麻痹
　B. 蛛网膜下腔阻滞
　C. 臂丛神经阻滞
　D. 心率增加

877. 一位体重为70kg的患者，使用0.5％布比卡因和肾上腺素（1∶200 000）行腋路臂丛神经阻滞，腋动脉后方和前方各注射30ml。共使用多少毫克的布比卡因和肾上腺素，是否超过最大推荐剂量
　A. 150mg 布比卡因 150μg 肾上腺素，未达到最大剂量
　B. 150mg 布比卡因 150μg 肾上腺素，达到最大剂量
　C. 300mg 布比卡因 300μg 肾上腺素，未达到最大剂量
　D. 300mg 布比卡因 300μg 肾上腺素，达到最大剂量

878. 一位55岁患者，3天前在蛛网膜下腔阻滞麻醉下行膝关节镜检查。现主诉出现复视和听力减退，其他可能的症状包括
　A. 头痛
　B. 发热
　C. 双下肢无力
　D. 精神状态变化

879. 下列哪项关于腹横肌平面（transversus abdominis plane，TAP）阻滞的说法是**正确**的
　A. 超声可用于定位肋间神经
　B. 局麻药物直接注射于腹横肌内
　C. 肋下神经、髂腹股沟及髂腹下神经均被阻滞
　D. 10ml局麻药即可达到良好的扩散

880. 下列位于踝关节的哪个神经在电刺激下可引起趾屈曲运动
　A. 胫后神经
　B. 隐神经

C. 腓深神经

D. 腓浅神经

881. 下列由外周神经刺激器引起的运动反应与对应神经配对**错误**的是
    A. 肌皮神经-前臂肘部屈曲
    B. 桡神经-所有手指及腕关节背伸，前臂旋后
    C. 尺神经-拇指外展
    D. 正中神经-腕部屈曲，前臂旋前

882. 53 岁患者，行气道检查时主诉其右侧拇指刺痛，头部伸展几秒后刺痛会变成麻木。该症状最有可能是由下列哪项引起
    A. 颈椎不稳定
    B. 低头屈颈触电现象
    C. 颈 6 神经根刺激
    D. 颈 8 神经根病

883. 在外周神经刺激器辅助下行肌间沟臂丛神经阻滞麻醉时出现膈肌运动，现在应该
    A. 针头位置正确，可注射局麻药
    B. 向前方移动针头
    C. 向后方移动针头
    D. 再向内进针 0.5cm 后再注射

884. 在进行肌间沟臂丛神经阻滞麻醉过程中，患者出现低血压，心率减慢，窒息并发绀。最有可能的原因是
    A. 椎动脉内注射
    B. 膈神经阻滞
    C. 全脊麻
    D. 星状神经节阻滞

885. 罗哌卡因以单纯左旋体推广使用，左旋体与下列哪个选项有关
    A. 效力增强
    B. 效果延长
    C. 减轻心脏毒性
    D. 减少过敏发生率

886. 下列神经**除哪项外**均起源于骶丛神经
    A. 股神经
    B. 胫神经
    C. 坐骨神经
    D. 腓总神经

887. 在进行外周神经阻滞过程中唯一被证实可以

预防麻醉引起神经损伤的技术是
    A. 超声引导局麻
    B. 介入技术
    C. 神经刺激器
    D. 以上都不行

888. 一位 19 岁的健康运动员，接受腋路臂丛神经阻滞，缓慢注射 0.75％ 的布比卡因 30ml。5min 后患者出现癫痫及循环衰竭。以下哪一项措施**错误**
    A. 开始胸外按压，按压次数为 100 次/分
    B. 纯氧通气
    C. 给予丙泊酚以结合局麻药
    D. 静脉输注 20％ 的脂肪乳剂

889. 实施肌间沟臂丛神经阻滞麻醉时，除臂丛神经外，下列哪个结构**最可能**被阻滞
    A. 膈神经
    B. 椎动脉
    C. 喉返神经
    D. 迷走神经

890. 以下哪一项**不是**硬膜外腔血肿在形成过程中的症状
    A. 腰背神经根痛
    B. 肠道与膀胱功能障碍
    C. 运动障碍
    D. 发热

891. 除 C 型神经纤维外，还有哪一类型神经纤维可传导疼痛冲动
    A. Aα
    B. Aβ
    C. Aδ
    D. B

892. 硬膜外腔输注药物时，在导管尖端形成硬膜外肿块病变，**最不可能**出现
    A. 增加疼痛
    B. 发展为 T_8 平面的麻木
    C. 呼吸浅慢
    D. 肛周麻木

893. 苯佐卡因具有以下性能，**除了**
    A. 弱碱性
    B. 只能局部用药
    C. 经血液中的酯酶代谢

D. 可促进高铁血红蛋白的形成

894. 关于局麻药的表述哪一项**正确**

A. 非解离态的局麻药物与神经鞘膜结合，阻断神经冲动的传导

B. 一个郎飞结被阻滞就可有效阻滞传导

C. 髓鞘的存在可提高局麻药阻滞神经传导的效能

D. 局麻药阻滞传导通过抑制钾离子电压门控离子通道实现

895. 硬膜刺破后头痛

A. 常常在硬脊膜刺破后立即出现

B. 头痛在硬膜外血补丁后 8～12h 缓解

C. 非妊娠患者发生率较妊娠者高

D. 可能与神经系统功能不全有关

896. 下列哪项用于慢性疼痛治疗的操作技术需要将注射针定位于硬膜外腔

A. 椎间盘内电热疗法（intradiscal electro-thermal therapy，IDET）

B. 脊髓电刺激

C. 经皮椎间盘减压术

D. 椎体成形术

897. 下列药物均可用于治疗神经性疼痛，哪种通过选择性抑制 5-羟色胺和去甲肾上腺素的再吸收来发挥作用

A. 度洛西丁

B. 美西律

C. 加巴喷丁

D. 卡马西平

说明（问题 898～901）：请根据超声图像选择正确答案。

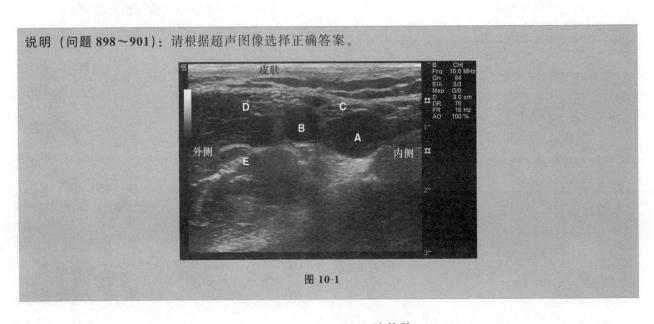

图 10-1

898. 肌皮神经

899. 腋动脉

900. 腋静脉

901. 尺神经

说明（问题 902～914）：下列每组问题后有几项表述，请从其中选出与问题最有关联的一项，选项 A～D 可选择一次、多次，也可不选。

902. 膈神经

903. 心脏加速纤维

904. 阴部神经

905. 子宫的疼痛纤维

906. 胃肠道的突触前抑制纤维

A. $C_3 \sim C_5$

B. $T_1 \sim T_4$

C. $T_5 \sim T_{12}$

D. $T_{10} \sim L_1$

E. $S_2 \sim S_4$

907. 支配鼻黏膜感觉

908. 支配上、下硬软腭的主要感觉

909. 支配声带以上喉的感觉

910. 支配声带以下至气管隆嵴的感觉

911. 支配舌后三分之一的感觉

912. 支配咽壁和扁桃体的感觉

913. 支配除环甲肌以外喉内肌的运动

914. 支配环甲肌的运动

 A. 三叉神经

 B. 舌咽神经

 C. 喉上神经内侧分支

 D. 喉上神经外侧分支

 E. 喉返神经

参考答案、解析及参考文献

788. （B） 快速耐受是一种与局麻药重复注射有关的常见现象，会导致麻醉效果降低。有趣的是，给药间隔似乎是产生快速耐受最重要的因素。如果给药间隔短（两次注药间无疼痛反应），则不会产生快速耐受。然而，当给药间隔延长（两次注射间有疼痛反应），就会产生快速耐受（*Miller*：*Miller's Anesthesia*，ed 8，pp 1051-1052）。

789. （B） 瘙痒是椎管内使用阿片类药物最常见的副作用，治疗主要是应用阿片类拮抗剂、混合型阿片类激动-拮抗剂和抗组胺药物（主要是利用其镇静作用）。纳布啡是一种混合型阿片类激动-拮抗剂；苯海拉明具有抗组胺作用。极低剂量的丙泊酚（例如 10mg）不仅可有效治疗椎管内应用阿片药物引起的瘙痒，也可用于治疗淤胆型肝疾患引起的瘙痒。丙泊酚不影响镇痛，而阿片类拮抗剂和混合型阿片类激动-拮抗剂因剂量不同可以逆转部分或全部镇痛作用。右美托咪定是一种高选择性 α_2 受体激动剂，与可乐定相比起效更快和作用时间更短。右美托咪定具有镇痛作用，蛛网膜下腔注射给药时可增强椎管内麻醉的镇痛效果。通过减少麻醉性镇痛药的用量，可能降低瘙痒的发病率，其本身并不能治疗瘙痒（*Barash*：*Clinical Anesthesia*，ed 7，p 519；*Miller*：*Miller's Anesthesia*，ed 8，pp 2986-2987）。

790. （C） 70kg 健康成年患者行神经阻滞，使用含 1∶200 000 肾上腺素的局麻药最大剂量为：利多卡因 500mg，甲哌卡因 500mg，丙胺卡因 600mg，布比卡因 225mg，左布比卡因 225mg，罗哌卡因 250mg（*Miller*：*Miller's Anesthesia*，ed 8，p 1043，Table 36-6）。

791. （B） 1∶200 000 的含义是：1g/200 000ml＝1000mg/200 000ml＝1mg/200ml，1mg/200ml＝1000μg/200ml＝10μg/2ml＝5μg/ml。

792. （D） 洋地黄中毒的早期症状包括食欲不振、恶心和呕吐。部分患者可能出现与三叉神经痛类似的症状。足部疼痛或不适以及四肢疼痛、不适可能是洋地黄中毒的特征之一。有报道发现洋地黄中毒的患者可出现短暂视觉障碍（如弱视、盲点）。对于这类患者，针对这些主诉症状，检测地高辛浓度可作为早期的病情检查项目。该患者也可能患有三叉神经痛，可以待排除洋地黄中毒后再做相关检查（*Stoelting*：*Pharmacology and Physiology in Anesthetic Practice*，ed 4，pp 314-315）。

793. （C） 局麻药的毒性反应通常是由血管内注射或鞘内注射或超剂量用药导致。局麻药中毒时血液浓度过高（意外的静脉注射或超量用药），早期症状为头晕目眩、舌头麻木。患者也可出现口周麻木和耳鸣。进一步发展出现 CNS 兴奋症状，包括视觉障碍（聚焦困难）、听觉障碍（耳鸣）、寒战、肌肉颤动，最终导致全身强直-阵挛性惊厥发作。随后出现 CNS 抑制，可能导致呼吸抑制或停止。血液浓度过高时也可导致循环衰竭。为预防局麻药高血药浓度，常用措施为注药前回抽有无血液、缓慢注射局麻药并逐渐增加剂量，并观察是否出现局麻药中毒的症状（必要时局麻药中添加肾上腺素用于判断是否发生血管内注射，可观察到心率和血压升高）（*Barash*：*Clinical Anesthesia*，ed 7，pp 572-575；*Miller*：*Miller's Anesthesia*，ed 8，pp 1048-1052）。

794. （B） 蛛网膜下腔给予阿片类药物的作用位点是脊髓的胶质区。硬膜外腔给药受硬脊膜渗透、脂肪吸收和全身摄取等多种因素影响，较为复杂；而蛛网膜下腔内给予阿片类药物达到相同镇痛效果所需剂量通常小得多。与水溶性阿片类药物（如吗啡）相比，脂溶性阿片类药物（如芬太尼）

起效更快，但作用时间更短。吗啡 1～5mg 硬膜外腔注射与吗啡 0.1～0.3mg 蛛网膜下腔注射的镇痛效果相当。硬膜外腔给药的起效时间是 30～60min，峰值效应时间是 90～120min。蛛网膜下腔注射的起效时间短于硬膜外腔注射。通过这两个途径给予吗啡，预期的镇痛作用持续时间是 12～24h（*Barash*：*Clinical Anesthesia*，*ed 7*，*pp 1627-1630*；*Miller*：*Miller's Anesthesia*，*ed 8*，*pp 2983-2984*，*Table 98-4*）。

795. （A） 常用的注射用局麻药按照化学结构分为 2 类：氨基酯类（酯类）和氨基酰胺类（酰胺类）。酯类包括普鲁卡因、氯普鲁卡因和丁卡因（所有药的英文名中均有一个字母 "i"）。酰胺类有利多卡因、甲哌卡因、丙胺卡因、布比卡因、左布比卡因、依替卡因和罗哌卡因（所有药的英文名中均有两个字母 "i"）。酯类局麻药通过胆碱酯酶清除，半衰期相对较短，而酰胺类局麻药通过肝清除，半衰期更长（*Butterworth*：*Morgan & Mikhail's Clinical Anesthesiology*，*ed 5*，*pp 266-271*；*Miller*：*Miller's Anesthesia*，*ed 8*，*p 1046*）。

796. （B） 肌间沟臂丛神经阻滞的主要缺点为手和前臂手术时下干（C_8～T_1）通常阻滞不全，需要补充行尺神经阻滞。该阻滞方式发生气胸的风险很低，但膈神经阻滞接近 100%，因此对于合并严重肺部疾病的患者而言，可能导致呼吸衰竭。如果注入大量局麻药，星状神经节阻滞引起霍纳综合征的发生率为 70%～90%（*Hebl*：*Mayo Clinic Atlas of Regional Anesthesia and Ultrasound-Guided Nerve Blockade*，*ed 1*，*pp 191-205*；*Miller*：*Miller's Anesthesia*，*ed 8*，*pp 1724-1727*）。

797. （C） 手术创伤可引起各种生理反应。全身麻醉并不或仅轻微抑制手术所引起的内分泌和代谢反应。局部麻醉抑制疼痛信号传入中枢神经系统，因此，对应激反应具有显著的抑制作用，包括肾上腺素能反应、心血管反应、代谢、免疫和垂体系统的应激反应。这种对应激反应的抑制效应在下半身手术最明显，而较大的腹部和胸部手术时抑制较弱，这种效应差别可能与传入通路（如迷走神经、膈神经和交感神经）未被阻断有关（*Barash*：*Clinical Anesthesia*，*ed 7*，*p 1353*；*Miller*：*Miller's Anesthesia ed 8*，*pp 3139-3141*）。

798. （B） 正中入路硬膜外腔阻滞时穿刺针穿过的解剖结构依次为：皮肤，皮下组织，棘上韧带，棘间韧带，黄韧带。黄韧带坚韧且致密，穿刺针前进时通常可感觉到阻力的变化，甚至有 "突破感"。前、后纵韧带与椎体结合在一起。可参照 870 题的解析与图示（*Barash*：*Clinical Anesthesia*，*ed 7*，*pp 913-914*；*Miller*：*Miller's Anesthesia*，*ed 8*，*pp 1685-1688*）。

799. （B） 马尾综合征的症状包括腰痛、双下肢乏力、鞍区麻木及直肠和膀胱控制力降低。局麻药淤积在脊柱内蛛网膜下腔的相关区域已被确认为马尾综合征的致病因素。微导管（27G 或更小）可增加麻醉药液在蛛网膜下腔不均匀分布，但马尾综合征与使用较大的导管、5% 利多卡因复合葡萄糖、2% 利多卡因及 0.5% 丁卡因有关（*Barash*：*Clinical Anesthesia*，*ed 7*，*pp 576*，*928*；*Miller*：*Basics of Anesthesia*，*ed 6*，*p 269*）。

800. （B） 神经传导的差异性阻滞是涉及外周和中枢神经阻滞的复杂过程。针刺法测试显示，在蛛网膜下腔阻滞麻醉中，交感神经阻滞比感觉神经阻滞高 2～6 个节段，感觉阻滞比运动阻滞高 2～3 节段。然而，在硬膜外腔阻滞麻醉中，交感神经阻滞与感觉神经阻滞平面相当，高于运动神经阻滞的平面（*Barash*：*Clinical Anesthesia*，*ed 7*，*p 923*）。

801. （B） 急性带状疱疹由水痘-带状疱疹病毒再活化引起。紧急治疗包括缓解疼痛症状和使用抗病毒药物（如阿昔洛韦、泛昔洛韦或伐昔洛韦）。在小于 50 岁的患者，急性带状疱疹通常是一种良性自限性疾病。随年龄增长，带状疱疹后神经痛（postherpetic neuralgia，PHN）（定义为疱疹消退后迁延性疼痛超过 3 个月）的发生率增加。PNH 在 >50 岁患者中的发病率约为 30%～50%。确诊的 PNH 已被证实对干预性治疗有抵抗作用，因此其治疗较为困难。有效的治疗措施包括三环类抗抑郁药，抗癫痫药，阿片类药物，局部使用局麻药（如 5% 利多卡因贴剂），局部使用辣椒素和经皮神经电刺激（TENS）。交感神经阻滞可以提供良好的镇痛效果，与在疾病的晚期慢性阶段使用相比，在急性阶段使用更有效。在急性期进行交感神经阻滞可降低 PNH 的发病率。口服型可乐定，主要用于治疗高血压病和阿片类药物戒断症状，不能有效治疗 PNH（*Barash：Clinical Anesthesia. ed 7，p 1657；Butterworth：Morgan & Mikhail's Clinical Anesthesiology，ed 5，pp 1049-1050；Raj：Practical Management of Pain，ed 3，pp 187-189*）。

802. (C) 腓深神经支配大拇趾和第二趾之间的趾蹼区皮肤及脚趾的短伸肌。在拇关节区，腓深神经在胫前肌腱和拇长伸肌腱间，经渗透而被阻滞（*Hebl：Mayo Clinic Atlas of Regional Anesthesia and Ultrasound-Guided Nerve Blockade，ed 1，pp 424-427，446-450*）。

803. (B) 局麻药的 CNS 毒性一般与其效价强度成正比（例如布比卡因的强度是利多卡因的 4 倍，罗哌卡因是利多卡因的 3 倍）。出现心血管系统（cardiovascular，CV）毒性时的局麻药血药浓度要高于出现 CNS 毒性时的血药浓度。对于布比卡因和罗哌卡因而言，出现 CV 毒性所需剂量是 CNS 的 2 倍，而利多卡因导致 CV 毒性所需剂量是 CNS 毒性的 7 倍。因此备选答案的几种局麻药中，利多卡因的心脏毒性作用最小，布比卡因的心脏毒性作用最大（*Barash：Clinical Anesthesia，ed 7，pp 573-575；Miller：Miller's Anesthesia，ed 8，pp 1049-1050*）。

804. (D) 国际疼痛研究协会（International Association for the Study of Pain，IASP）对疼痛类型进行了定义。痛觉超敏是指一定区域或部位的自发性疼痛，存在感觉缺失。神经性疼痛是指疼痛起源于神经系统或由神经系统的原发性损伤或功能紊乱引发。感觉迟钝是一种令人不适的感觉异常，呈自发性或由其他因素诱发。痛觉过敏是指对正常情况下引起的疼痛刺激出现反应增强的现象。触摸痛是指对正常情况下不会引起疼痛的刺激反应感到疼痛（*Barash：Clinical Anesthesia，ed 7，pp 1649-1650；Butterworth：Morgan & Mikhail's Clinical Anesthesiology，ed 5，pp 1025-1026*）。

805. (A) 酯类局麻药主要在血浆被胆碱酯酶水解，只有少量经肝代谢。因为脑脊液（cerebrospinal fluid，CSF）中没有胆碱酯酶，因此丁卡因的麻醉作用会持续至全身循环吸收。局麻药的水解速率也存在差异，氯普鲁卡因最快，普鲁卡因中等，丁卡因最慢。局麻药的毒性与水解速率呈负相关，因此这三种酯类局麻药中丁卡因毒性最强（*Butterworth：Morgan & Mikhail's Clinical Anesthesiology，ed 5，pp 270-271*）。

806. (A) Ⅰ型复杂性局部疼痛综合征（complex regional pain syndrome type Ⅰ，Ⅰ型 CRPS），也叫 RSD，是一种存在持续性烧灼样疼痛的临床综合征，通常出现在轻微损伤后。患者有感觉、运动、自发的、营养等多方面的改变。Ⅱ型复杂性区域疼痛综合征（Ⅱ型 CRPS；灼痛）与 RSD 有相同特点，但其之前即存在神经损伤（如上肢的正中神经或下肢坐骨神经的胫骨分支）（*Barash：Clinical Anesthesia，ed 7，pp 1657-1658；Butterworth：Morgan & Mikhail's Clinical Anesthesiology，ed 5，pp 1048-1049*）。

807. (C) 局麻药的效能与其脂溶性直接相关。一般而言，局麻药的起效速度与药物 pKa 相关。在生理 pH 值时，药物 pKa 越低，非解离状态的药物分子数量越多，渗透至神经脂质部分的速度越快，但氯普鲁卡因除外，其起效速度快可能与使用药物浓度更高有关（*Barash：Clinical Anesthesia，ed 7，pp 566-567；Butterworth：Morgan & Mikhail's Clinical Anesthesiology，ed 5，pp 268-269*）。

808. (D) 诸多因素可能影响蛛网膜下腔阻滞麻醉注药后的感觉平面。溶液比重和患者体位（如侧卧、坐位、俯卧）是影响感觉平面最重要的因素。所列其他选项对感觉平面影响轻微甚至无影响。患者的身高对感觉平面的影响也不大（*Barash*：*Clinical Anesthesia*，*ed 7*，*pp 916-919*；*Miller*：*Miller's Anesthesia*，*ed 8*，*pp 1693-1694*）。

809.（D） 氯普鲁卡因是一种酯类局麻药，可以被假性胆碱酯酶迅速代谢。从硬膜外腔注入氯普鲁卡因，只有极少量药物可穿过胎盘，因为其在母体中的半衰期是 45s（穿过胎盘的药物也被迅速代谢，对胎儿基本无影响）。酰胺类局麻药（如罗哌卡因、布比卡因、利多卡因）经过肝代谢，半衰期相对较长，长时间硬膜外腔应用则可能在胎儿中蓄积（*Barash*：*Clinical Anesthesia*，*ed 7*，*p 1148*；*Miller*：*Miller's Anesthesia*，*ed 8*，*p 2344*）。

810.（A） 蛛网膜下腔阻滞麻醉后平面过高引起的低血压与交感神经阻滞、静脉扩张（前负荷降低），动脉扩张（后负荷降低）和心率降低（$T_1 \sim T_4$ 心脏加速纤维被阻滞及右心房充盈量降低并影响心房内固有的变时性牵张感受器）有关。蛛网膜下腔阻滞麻醉平面过高时，静脉扩张的增加（译者注：原文该处为减少）是引起低血压的主要原因（*Barash*：*Clinical Anesthesia*，*ed 7*，*pp 923-925*；*Miller*：*Miller's Anesthesia*，*ed 8*，*pp 1688-1690*；*Miller*：*Basics of Anesthesia*，*ed 6*，*p 270*）。

811.（C） 截肢后幻肢痛的发病率估计高达 80%。这种疼痛可能在截肢后即出现，但在部分病例是截肢后几天内出现。疼痛也可能不会持续存在，或一月中只出现几天。创伤性和非创伤性截肢幻肢痛的发生率并无差异。截肢距离近端肢体越近，幻肢痛的发生率较高。大约 50% 患者的疼痛随时间推移而减轻；其余部分患者的疼痛随时间推移无变化或有所增加。尽管幻肢痛极难治疗，在围术期常应用神经阻滞以降低幻肢痛的发生率。目前常用口服药物例如阿片类药物、抗抑郁药、加巴喷丁及采取经皮神经电刺激、脊髓刺激、生物反馈等方法治疗幻肢痛（*Barash*：*Clinical Anesthesia*，*ed 7*，*p 1658*）。

812.（D） 静脉局部麻醉［IVRA（intravenous regional anesthesia），或称为 Bier 阻滞，August Bier 第一次描述了这种技术］操作简单，通常只用于上肢手术。在需阻滞肢体放置一根 20G 或 22G 的静脉导管，然后抬高肢体缠绕一个驱血绷带，尽可能将血液从肢体驱除，接着将驱血绷带充压至 $250 \sim 300$ mmHg 或者压力为患者收缩压的 2.5 倍，然后注射局麻药至肢体。在另外一个位置建立静脉输液通路（不低于止血带的位置），以防止血带引起疼痛时需要镇静或止血带最终释放时发生局麻药中毒。通常情况下，至少需要 $40 \sim 45$ min 的止血带作用时间，使足够的局麻药扩散入组织以防止血带放气时出现严重的全身性局麻药中毒。为安全起见，止血带放气约 5s 后再充气 45s，观察是否出现中毒症状，需重复 $4 \sim 5$ 次以上。一旦止血带放气将会失去术后镇痛作用，局麻药从神经弥散。为预防止血带引起的疼痛和神经损伤，止血带充气时间应小于 $60 \sim 90$ min。最常用的局麻药是 0.5% 利多卡因 $1.5 \sim 3$ mg/kg，因为其相对安全和有效。大约需要 10min 麻醉起效才能手术。不推荐使用布比卡因行 Bier 阻滞，因为有止血带放气后发生心血管毒性和死亡的报告（*Barash*：*Clinical Anesthesia*，*ed 7*，*p 970*；*Hebl*：*Mayo Clinic Atlas of Regional Anesthesia and Ultrasound-Guided Nerve Blockade*，*pp 317-320*；*Miller*：*Basics of Anesthesia*，*ed 6*，*pp 194，297*）。

813.（D） 去氧肾上腺素和肾上腺素均可延长利多卡因作为蛛网膜下腔阻滞麻醉用药的作用时间。Taylor 法蛛网膜下腔阻滞麻醉取 $L_5 \sim S_1$ 间隙（最大的椎间隙），采用旁正中入路穿刺。交感神经起源于脊髓的胸段与腰段（$T_1 \sim L_3$）；因此，高位胸段感觉平面被阻滞时可导致交感神经完全阻滞。硬膜囊终止于 S_2，不是 $S_4 \sim S_5$。婴幼儿的脊髓终止于 L_3，成人终止于 $L_1 \sim L_2$（*Barash*：*Clinical Anesthesia*，*ed 7*，*pp 906-920*；*Miller*：*Miller's Anesthesia*，*ed 8*，*pp 1684-1693*）。

814. **（A）** 硬膜外腔脓肿是蛛网膜下腔阻滞麻醉和硬膜外腔阻滞麻醉极其罕见的并发症。大多数麻醉相关的硬膜外腔脓肿与硬膜外导管有关。为避免永久性并发症，在硬膜外腔脓肿的发病过程中，及时识别和积极治疗至关重要。硬膜外置管后，出现明显的脓肿症状需要几天时间（平均为 5 天）。硬膜外腔脓肿病情发展有四个临床阶段。首先出现背部局部疼痛，第二阶段包括神经根性疼痛，第三阶段出现感觉和运动功能减退或括约肌功能障碍，最后一个阶段为截瘫。严重背痛是硬膜外腔血肿的主要特征，与之不同的是硬膜外腔脓肿患者背痛出现后大约 3 天有神经根性疼痛。硬膜外腔脓肿患者可出现发热，而在硬膜外腔血肿患者中较罕见。磁共振成像（magnetic resonance imaging，MRI）有助于诊断。脊髓前动脉综合征表现为运动乏力或下肢瘫痪。股外侧皮神经经过腹股沟韧带下方，感觉异常性股痛与之受压有关，并可出现大腿外侧烧灼痛，不属于硬膜外腔阻滞麻醉的并发症（*Butterworth：Morgan & Mikhail's Clinical Anesthesiology，ed 5，pp 970-972*）。

815. **（B）** 复杂区域疼痛综合征与创伤有关，其主要特点为受伤后数周出现持续烧灼样疼痛，正常运动、皮肤刺激或应激可使其加剧。疼痛未按解剖分布。其他相关特点包括发病肢体变冷、变红、皮肤潮湿和毛发脱落。慢性病例可能出现萎缩症和骨质疏松症（*Barash：Clinical Anesthesia，ed 7，pp 1657-1658；Butterworth：Morgan & Mikhail's Clinical Anesthesiology，ed 5，pp 1048-1049*）。

816. **（D）** 使用苯酚（6%～10%甘油）进行神经毁损阻滞无痛苦，因为苯酚具有局麻和毁损双重作用。因为最初的阻滞效果在 24h 后消退，而在此期间出现神经组织破坏，所以必须等待 1 天方能确定组织毁损的有效性。酒精（50%～100%乙醇）注射可引起疼痛，操作前应先注射局麻药。遗憾的是目前尚没有仅作用于交感神经的毁损药物（*Barash：Clinical Anesthesia，ed 7，pp 1658-1659；Miller：Miller's Anesthesia，ed 8，pp 1910-1911*）。

817. **（C）** 一般情况下，20～40 岁的患者，接受硬膜外腔阻滞麻醉时，一个脊髓节段需要 1～2ml 的局麻药。因为胸腔内负压可随呼吸传递至硬膜外腔，腰段硬膜外腔阻滞麻醉时，穿刺点以上水平阻滞节段占 2/3，穿刺点以下水平阻滞节段占 1/3。例如，在 L_2～L_3 间隙实施硬膜外腔阻滞麻醉要实现 T_4 平面的阻滞，大约需要穿刺平面以上 10 个节段和穿刺平面以下 5 个节段（共 15 个节段），或需要 15～30ml 局麻药。随着年龄的增长，每个节段所需局麻药量（ml）减少（如一位 80 岁的患者，需要 0.75～1.5ml/节段）。此外，孕妇对局麻药更敏感，应减少用量（*Barash：Clinical Anesthesia，ed 7，pp 920-922；Butterworth：Morgan & Mikhail's Clinical Anesthesiology，ed 5，p 962；Miller：Basics of Anesthesia，ed 6，p 277*）。

818. **（C）** 脊髓的血液供应来自多条动脉。其中脊髓前动脉来源于椎动脉，与脊髓全程伴行，供应脊髓前 2/3 的血液。发自主动脉的节段动脉（segmental arteries）汇入脊髓前动脉，共同供应脊髓。有一支较大的动脉为 Adamkiewicz 动脉（译者注：根大动脉），发自主动脉的低胸段区（T_9～T_{12}）。这根动脉损伤可导致脊髓下段 2/3 发生缺血和截瘫。脊髓后 1/3 的血供主要由发自椎动脉的两根脊髓后动脉供应，节段动脉也提供部分血供（*Barash：Clinical Anesthesia，ed 7，pp 997-998；Miller：Basics of Anesthesia，ed 6，pp 260-261*）。

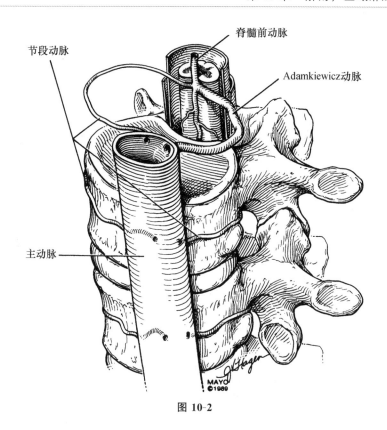

节段动脉　　脊髓前动脉　　Adamkiewicz动脉　　主动脉

图 10-2

819.（A） 氨基酯类局麻药在血液中水解，消除半衰期短。氨基酰胺类局麻药在肝进行生物转化，消除半衰期较长。布比卡因的消除半衰期为 3.5h，左布比卡因为 3.5h，利多卡因为 1.6h，甲哌卡因为 1.0h，普鲁卡因为 0.1h，罗哌卡因为 1.9h（*Hemmings*：*Pharmacology and Physiology for Anesthesia*，*ed 1*，*p 298*）。

820.（D） 实施坐骨神经阻滞，首先从髂后上棘至股骨大转子之间画一条连线，然后从这条线中点朝患者足侧画一条 5cm 长的垂直线。第二条线从骶管裂孔至大转子，和垂直线的交叉点即为穿刺点（*Hebl*：*Mayo Clinic Atlas of Regional Anesthesia and Ultrasound-Guided Nerve Blockade*，*ed 1*，*pp 405-412*；*Miller*：*Miller's Anesthesia*，*ed 8*，*pp 1742-1743*）。

821.（C） 单侧颈深丛神经阻滞麻醉（C₂、C₃、C₄）可用于颈动脉内膜剥脱术和颈淋巴结清扫术。颈深丛神经阻滞的并发症包括局麻药注入椎动脉、蛛网膜下腔或硬膜外腔。其他可能被麻痹的神经，包括膈神经（这就是为什么要谨慎施行双侧颈深丛神经阻滞的原因）和喉返神经。部分局麻药可能会向颈深筋膜外扩散，阻滞交感神经节，出现霍纳综合征。也有意外阻滞喉返神经的报道。脊髓副神经是第 XI 对脑神经，支配胸锁乳突肌和斜方肌。向头侧注药时方可阻滞副神经（*Barash*：*Clinical Anesthesia*，*ed 7*，*pp 946-947*；*Hebl*：*Mayo Clinic Atlas of Regional Anesthesia and Ultrasound-Guided Nerve Blockade*，*ed 1*，*pp 179-185*）。

822.（C） 球后神经阻滞可以麻醉支配眼球运动的三对脑神经（第 III 脑神经—动眼神经，第 IV 脑神经—滑车神经，和第 VI 脑神经—展神经）。睫状神经节（在眼眶的深部，视神经的外侧）和睫状神经也可以被阻滞，导致结膜、角膜、葡萄膜麻醉。球后神经阻滞通常不能阻滞面神经（第 V 脑神经）（译者注：原文为 V 但面神经为第 VII 脑神经）的分支，必要时进行单独的面神经阻滞以麻醉眼睑（*Barash*：*Clinical Anesthesia*，*ed 7*，*pp 1383-1386*；*Brown*：*Atlas of Regional Anesthesia*，*ed 3*，*pp 185-188*）。

823.（D） 气道主要受迷走神经的 2 个分支支配：喉上神经和喉返神经。除环甲肌外，喉部所有肌肉受喉返神经支配。喉上神经分为喉内侧支和喉外侧支两个分支，喉外侧支支配环甲肌。喉内侧支发出感觉纤维支配声带、会厌和杓状软骨（*Barash*：*Clinical Anesthesia*，*ed 7*，*pp 763-764*；*Butterworth*：*Morgan ＆ Mikhail's Clinical Anesthesiology*，*ed 5*，*pp 310-312*）。

824. **（C）** 因为布比卡因有潜在的心脏毒性，在这种情况下与其他局麻药相比没有优势，所以禁用于静脉局部麻醉（*Miller*：*Miller's Anesthesia*，*ed 8*，*p 1736*）。

825. **（C）** 星状神经节通常位于颈部第一肋的前面。椎动脉位于星状神经节前面，从锁骨下动脉发出。穿过神经节后，经 C_6 前结节的后方进入椎间孔（*Brown*：*Atlas of Regional Anesthesia*，*ed 3*，*pp 199-203*；*Miller*：*Miller's Anesthesia*，*ed 8*，*p 1732*）。

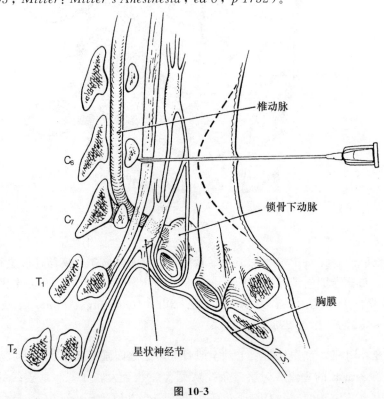

图 10-3

826. **（D）** 正中神经是位于肘窝最正中的结构。要阻滞这一神经，首先要触诊位于内、外上髁之间髁间线水平的肱动脉，然后垂直皮肤在紧贴动脉的内侧刺入穿刺针（*Butterworth*：*Morgan ＆ Mikhail's Clinical Anesthesiology*，*ed 5*，*pp 994-995*；*Hebl*：*Mayo Clinic Atlas of Regional Anesthesia and Ultrasound-Guided Nerve Blockade*，*ed 1*，*pp 286-288*）。

827. **（D）** 在没有透视引导的情况下放置硬膜外导管，针尖与背部解剖结构的相对准确位置只能靠猜测。如果怀疑穿刺针或导管的位置不对，谨慎做法是将针和导管全部退出并重新穿刺。本病例中，硬膜外导管尖端可能进入神经根。这种情况下注入局麻药或麻醉性镇痛药物产生的压力可能引起缺血和神经损伤。穿刺过程中，或经穿刺针、硬膜外导管给药期间，出现持续的异感需要引起高度警惕（*Barash*：*Clinical Anesthesia*，*ed 7*，*p 910*；*Butterworth*：*Morgan ＆ Mikhail's Clinical Anesthesiology*，*ed 5*，*p 949*；*Raj*：*Practical Management of Pain*，*ed 3*，*p 650*）。

828. **（B）** 支配踝部和足部的神经有五支：胫后神经、腓肠神经、腓浅神经、腓深神经和隐神经。这些神经位于踝关节的表浅位置，容易阻滞。胫神经的后侧支发出足底内、外侧神经，支配足底表面（*Barash*：*Clinical Anesthesia*，*ed 7*，*pp 990- 991*；*Hebl*：*Mayo Clinic Atlas of Regional Anesthesia and Ultrasound-Guided Nerve Blockade*，*ed 1*，*pp 444-448*）。

829. **（C）** 总体而言，在体和体外研究均显示麻醉药的效能与其对心肌收缩力产生的直接抑制作用直接相关。动物模型发现，出现心血管系统毒性（cardiovascular system，CVS）和 CNS 毒性比值最低的局麻药为布比卡因、左布比卡因、罗哌卡因（2.0）。其他局麻药的剂量比依次为：丙胺卡因为 3.1，普鲁卡因和氯普鲁卡因为 3.7，依替卡因为 4.4，利多卡因和甲哌卡因为 7.1。请注意这个问题仅仅指 CVS 毒性与 CNS 毒性的剂量比，不是指哪种药物心脏毒性更强（*Barash*：*Clinical Anesthesia*，*ed 7*，*pp 572-575*）。

830. （D） 患者在接受蛛网膜下腔阻滞麻醉和硬膜外腔阻滞麻醉后可能导致幻肢感觉复发（有系列研究报道复发率为 90%）。这些复发病例中的大多数（80%），幻肢感觉持续至阻滞消退。有幻肢感觉病史可使患者产生自杀的念头，避免蛛网膜下腔阻滞麻醉和硬膜外腔阻滞麻醉可能比较明智。苯乙肼（Nardil）是一种单胺氧化酶（monoamine oxidase，MAO）抑制剂，偶尔用于治疗抑郁症。包括哌替啶在内的任何麻醉药物或复合麻醉技术禁用于接受 MAO 抑制剂治疗的患者。哌替啶和 MAO 抑制剂联合使用会导致高热、低血压、高血压、通气不足、骨骼肌强直、癫痫和昏迷。由于这些药物不良的相互作用，哌替啶应避免用于接受 MAO 抑制剂的患者。因此，本题目选项中唯一可接受的选择是采用丙泊酚、琥珀酰胆碱、氧化亚氮和芬太尼组合的全身麻醉。有趣的是，苯乙肼可降低血浆胆碱酯酶的活性，从而使琥珀酰胆碱的作用时间延长（*Miller*：*Miller's Anesthesia*，*ed 8*，*p 909*；*Raj*：*Practical Management of Pain*，*ed 3*，*p 212*；*Waldman*：*Pain Management*，*ed 2*，*Chapter 32*）。

831. （C） 喉返神经支配除环甲肌（可使声带紧绷，受喉上神经外侧支的支配）之外的所有喉部肌肉（如外展肌和内收肌）。双侧喉返神经完全切断时，外展肌和内收肌均受到影响，声带也会处于中间状态（即处于中线 2～3mm 的范围内）。急性完全性喉返神经损伤可导致喘鸣和呼吸窘迫，需要治疗（如气管插管，必要时需要气管切开）。如果患者出现双侧喉返神经部分麻痹，只影响外展肌，此时内收肌因失去对抗力而使声带紧贴（即闭合），随后出现完全性气道梗阻（*Butterworth*：*Morgan & Mikhail's Clinical Anesthesiology*，*ed 5*，*pp 310-312*；*Miller*：*Miller's Anesthesia*，*ed 8*，*p 2526*）。

832. （D） PDPH 是由硬膜刺破后 CSF 丢失引起，症状与体位相关是其临床特征。仰卧位时头痛消失，但部分病例也可能有轻微疼痛。头部抬高时出现头痛加重，且为双侧，可伴复视、恶心和呕吐等相关症状。头痛通常位于额部和（或）枕部，在硬膜刺破后 12～24h 开始发作，如果未经治疗，可持续几天时间（很少持续数月之久）。题目所列其他头痛症状很少与体位明显相关（*Barash*：*Clinical Anesthesia*，*ed 7*，*pp 926-927*；*Miller*：*Basics of Anesthesia*，*ed 6*，*pp 271-272*）。

833. （C） VAN［静脉，动脉，神经（Vein，Artery，Nerve）］按照由头端向尾端的顺序描述了肋骨下缘肋间深部组织结构的解剖关系。通常在距离中线 5～7cm 的地方经肋骨下缘进针行肋间神经阻滞。主要的风险有两种，分别为气胸和局麻药血管内注射。因为静脉和动脉与神经贴近，与其他阻滞（例如硬膜外腔阻滞，臂丛神经阻滞，局部浸润麻醉）相比，肋间神经阻滞麻醉的局麻药血药浓度较高。如果行多支肋间神经阻滞应注意局麻药用量（*Butterworth*：*Morgan & Mikhail's Clinical Anesthesiology*，*ed 5*，*pp 1018-1019*）。

834. （A） 局麻药的注射部位是影响局麻药全身吸收和毒性的最重要因素之一。机体从注射部位对局麻药吸收的程度取决于该部位的血供，血供越丰富其吸收也越多。因此，肋间神经阻滞后局麻药血浆浓度最高，其次是骶管阻滞、腰段硬膜外阻滞、臂丛神经阻滞、坐骨/股神经阻滞及皮下浸润麻醉（*Barash*：*Clinical Anesthesia*，*ed 7*，*pp 569-570*；*Miller*：*Miller's Anesthesia*，*ed 8*，*p 1046*）。

835. （D） 局麻药呈弱碱性。中性（非电离）形式的药物分子能够透过神经细胞膜的脂质层，而实际上电离（质子化的）形式的药物才能产生麻醉作用。局麻药中氯普鲁卡因的 pKa 值最高，意味着与其他局麻药相比，在任何既定的 pH 值下其以电离形式存在的百分比最大。尽管如此，3% 氯普鲁卡因起效快于 2% 利多卡因，可能因为其药物分子数量更多（浓度）有关。然而如果比较 1.5% 利多卡因和 1.5% 氯普鲁卡因，前者起效速度更快（*Miller：Miller's Anesthesia，ed 8，p 1039*）。

836. **（B）** 气胸的风险严重限制了锁骨上臂丛神经阻滞的应用（取决于经验水平的传统操作，气胸发生率为 0.5%～6%；使用超声技术可降低气胸的发生率）。此外，这项技术较难教授和描述。鉴于这些原因，该阻滞技术不能用于出现气胸或膈神经阻滞（30%～60% 的患者）时可导致严重呼吸困难或呼吸窘迫的患者。在行锁骨上臂丛神经阻滞时，如果患者主诉胸痛或呼吸短促或开始咳嗽，应考虑发生气胸。部分病例，气胸的症状可以延迟 24h 才出现（*Barash：Clinical Anesthesia，ed 7，pp 961-962；Hebl：Mayo Clinic Atlas of Regional Anesthesia and Ultrasound-Guided Nerve Blockade，ed 1，pp 225-231；Miller：Miller's Anesthesia，ed 8，pp 1727-1728*）。

837. **（D）** 股神经是腰丛最大的分支（它主要发自第二至第四腰椎神经根）。股神经分为前支和后支，其前支支配缝匠肌运动和大腿前面及内侧皮肤感觉，其后支支配股四头肌和膝关节的前面、内侧和外侧面以及膝关节关节面的皮肤感觉。这支神经从腹股沟韧带下方经过，紧贴并伴行于股动脉和股静脉的外侧。如果穿刺针的刺激使缝匠肌收缩而未出现膝关节运动，可能是穿刺方向过于靠前，需要向后（即更深）调整。穿刺针位置正确时会引起股四头肌收缩和髌骨跳动，当局麻药注入后上述表现消失（*Hebl：Mayo Clinic Atlas of Regional Anesthesia and Ultrasound-Guided Nerve Blockade，ed 1，pp 347-362*）。

838. **（A）** 闭孔神经可支配大腿的部分皮肤区域，阻滞该神经可联合股神经和坐骨神经阻滞行下肢手术。行闭孔神经阻滞时，在耻骨结节下方 1～2cm 的外侧 1～2cm 处进针，当针尖触及耻骨后，将穿刺针后退再朝头端进针找到闭孔管，然后向闭孔管注入局麻药 10～15ml。如果使用神经刺激器，神经刺激后内收肌群收缩表示穿刺针靠近神经（*Barash：Clinical Anesthesia，ed 7，pp 982-983；Hebl：Mayo Clinic Atlas of Regional Anesthesia and Ultrasound-Guided Nerve Blockade，ed 1，pp 386-394；Miller：Miller's Anesthesia，ed 8，pp 1741-1742*）。

839. **（A）** 与锁骨上臂丛神经阻滞相关的最严重并发症是气胸，所幸很少发生（0.5%～5%）。最常见的并发症是膈神经阻滞，通常症状轻微且相对常见（30%～60% 阻滞病例）。然而，不推荐行双侧锁骨上臂丛神经阻滞，因为可能导致双侧膈神经阻滞或气胸。其他潜在并发症包括霍纳综合征（表现为同侧眼睑下垂、瞳孔缩小、无汗症）、神经损伤或神经炎、感染或血管内注射（*Barash：Clinical Anesthesia，ed 7，pp 962；Hebl：Mayo Clinic Atlas of Regional Anesthesia and Ultrasound-Guided Nerve Blockade，ed 1，p 231；Miller：Miller's Anesthesia，ed 8，pp 1727-1728*）。

840. **（A）** 手臂除肩部外受臂丛神经支配，肩部受发自颈丛神经的锁骨上神经支配，手臂的后内侧面受肋间臂神经支配（*Hebl：Mayo Clinic Atlas of Regional Anesthesia and Ultrasound-Guided Nerve Blockade，ed 1，pp 58-70；Miller：Basics of Anesthesia，ed 6，pp 287-292*）。

841. **（B）** 臂丛神经从 C_5～T_1 腹侧神经根水平发出，少数从 C_4～T_2 发出。这些神经根在斜角肌水平分为三个神经干：上干、中干、下干。然后，神经干在第一肋的外侧缘分为背侧股和腹侧股。当这些股支进入腋窝后合并成神经束：后侧束、外侧束和内侧束。在胸肌的外侧缘，成为五支周围神经：桡神经、肌皮神经、正中神经、尺神经、腋神经。肌间沟臂丛神经阻滞是在神经根/干水平（但不涉及下干）；锁骨上阻滞是在神经干/股水平；锁骨下阻滞是在神经束水平；腋路阻滞是在分支水平（*Barash：Clinical Anesthesia，ed 7，pp 959-966；Hebl：Mayo Clinic Atlas of Regional Anesthesia and Ultrasound-Guided Nerve Blockade，ed 1，pp 225-226；Miller：Basics of Anesthesia，ed 6，pp 287-292*）。

842. （A） 腹腔神经丛支配大部分腹部器官，包括食管下段、胃、全部小肠、脾曲以上的大肠以及胰腺、肝、胆道、脾、肾、肾上腺和网膜。盆腔器官（如子宫、卵巢、前列腺、远端结肠）受腹下神经丛支配（*Barash：Clinical Anesthesia，ed 7，pp 1658-1659；Butterworth：Morgan & Mikhail's Clinical Anesthesiology，ed 5，pp 1073-1075*）。

843. （D） 踇趾主要受腓深神经、胫后神经、腓浅神经支配，偶尔受隐神经支配。行踇趾手术必须将这四支神经全部阻滞。腓肠神经是踝关节手术要阻滞的第五支神经，但只分布于足外侧面，不分布于足内侧面或踇趾（*Butterworth：Morgan & Mikhail's Clinical Anesthesiology，ed 5，pp 1015-1017；Hebl：Mayo Clinic Atlas of Regional Anesthesia and Ultrasound-Guided Nerve Blockade，ed 1，pp 443-452*）。

844. （D） 患者频繁按压 PCA 泵追加药物进行术后镇痛，提示需要增加镇痛药物的剂量。必须时刻牢记：在开始 PCA 泵治疗之前必须给予充足负荷剂量的麻醉性镇痛药。否则，患者将会始终处于镇痛不全的"追赶阶段"。在美国，PCA 泵最常用的麻醉性镇痛药为吗啡、芬太尼与氢吗啡酮。哌替啶不应作为麻醉性镇痛药用于 PCA 泵注，因为会出现有毒代谢物去甲哌替啶蓄积（*Barash：Clinical Anesthesia，ed 7，pp 1626-1627*）。

845. （D） 经皮神经电刺激（TENS）可以在电极放置部位产生轻微的刺痛或震动感。TENS 的确切机制尚不清楚，可能通过刺激使机体释放内源性内啡肽产生镇痛作用，因为其作用可以被纳洛酮部分拮抗。这些内啡肽在脊髓水平发挥抑制作用，增强下行抑制通路的作用（*Butterworth：Morgan & Mikhail's Clinical Anesthesiology，ed 5，p 1081；Miller：Miller's Anesthesia，ed 8，pp 2339，2991*）。

846. （C） 虽然亲水性更强的药物如吗啡，镇痛作用持续时间会更长，但与所列脂溶性更强的药物相比，因药物向头端 CNS 扩散，更可能导致延迟性呼吸抑制（*Barash：Clinical Anesthesia，ed 7，pp 1627-1629；Miller：Miller's Anesthesia，ed 8，p 2983*）。

847. （B） 拇指对应 C_6 节段，示指和中指对应 C_7 节段，环指和小指对应 C_8 节段（*Hebl：Mayo Clinic Atlas of Regional Anesthesia and Ultrasound-Guided Nerve Blockade，ed 1，p 86；Miller：Basics of Anesthesia，ed 6，pp 258-260*）。

848. （C） 硬膜外腔用药时，要加速药物起效并延长作用时间，增加局麻药的总量（mass）比增加局麻药的容量或浓度更有效（如果总剂量保持不变）（*Barash：Clinical Anesthesia，ed 7，p 921*）。

849. （C） 乙醇和苯酚对神经组织的非选择性损伤能力相似。注射乙醇会引起疼痛，有时与布比卡因混合使用，而使用苯酚相对无痛。与苯酚（2~3 个月）相比，乙醇（3~6 个月）的镇痛作用持续时间较长。神经组织可以再生，因此毁损性阻滞并非"永久性"，神经毁损也会导致去神经增敏状态，一旦发生患者会非常痛苦（*Butterworth：Morgan & Mikhail's Clinical Anesthesiology，ed 5，pp 1079-1080；Miller：Miller's Anesthesia，ed 8，p 1911*）。

850. （D） 短暂性神经症状（TNS），既往称为短暂性神经根刺激（transient radicular irritation，TRI），其在门诊手术室接受利多卡因蛛网膜下腔阻滞麻醉下行截石位手术或膝关节镜检查手术患者中的发生率为 4%~40%。药物比重、浓度（利多卡因 0.5%~5%）、添加肾上腺素、含有葡萄糖或低血压似乎与 TNS 的发病并不相关。TNS 的症状包括腰背部、臀部或下肢疼痛或感觉异常。尽管报告 TNS 与所有局麻药有关，但使用利多卡因时的发生率明显较高（*Barash：Clin-*

ical Anesthesia，*ed 7*，*pp 576*，*928*；*Miller*：*Miller's Anesthesia*，*ed 8*，*p 1692*）。

851.（A） 选择合适的超声探头后，需要调整频率、深度和增益以优化图像。一般而言，高频超声可获得更高的图像质量（即更高的分辨率），这是因为产生图像的能量，在每秒内传输和反射的次数更多。然而高频波随深度增加会有更多的信号衰减，不能穿透至深部组织水平。因此，高频超声更适用于表浅结构，而低频超声适用于深部组织。通常需要调整深度，使目标结构从上至下位于图像中央。增加增益可增加或放大反射的信号能量，并增加图像亮度（*Hebl*：*Mayo Clinic Atlas of Regional Anesthesia and Ultrasound-Guided Nerve Blockade*，*ed 1*，*pp 99-112*）。

852.（B） 年轻成人患者 PDPH 的发生率比老年患者或儿童更高，女性患者的发病率稍高于男性，孕妇高于非孕妇。PDPH 的发生率和严重程度与从硬膜针孔漏出的 CSF 量相关，意味着穿刺针越粗，硬膜上的针孔越大，PDPH 的发生率越高。此外，穿刺针针尖的形状也至关重要；切割针尖的穿刺针（例如 Quincke）比非切割针尖的穿刺针（例如 Whitacre、Sprotte）PDPH 的发生率更高。现已证实，与硬脊膜纤维被穿刺针横向切割相比，纤维纵向切割的头痛发生率较低。尚无法证实硬脊膜刺破后下床活动的时机会影响头痛的发生率。在尝试下床活动之前，应确保麻醉作用已消退（*Barash*：*Clinical Anesthesia*，*ed 7*，*pp 926-927*；*Miller*：*Miller's Anesthesia*，*ed 8*，*pp 1694-1695*）。

853.（A） 事实上，胸腹部内脏痛均由交感神经系统以无髓鞘的 C 类纤维传导。内脏痛多为隐痛、烧灼感且定位模糊。任何可刺激分布区域内疼痛末梢神经的刺激因素均能引发内脏痛，因此空腔脏器膨胀比横断肠管（高度局部损伤）造成的疼痛更严重。尽管迷走神经有大量的传入神经纤维，但并不包含痛觉纤维（*Brunton*：*Goodman & Gilman's The Pharmacological Basis of Therapeutics*，*ed 12*，*pp 174-175*，*567-570*；*Raj*：*Practical Management of Pain*，*ed 3*，*pp 223-225*）。

854.（A） 除了不同的局麻药外，阻滞部位不同也会导致局部麻醉阻滞持续时间的差异。当布比卡因中加入肾上腺素（1：200 000）时，硬膜外腔阻滞麻醉持续时间可达 180～350min，浸润麻醉可持续 180～240min，神经丛阻滞如腋路臂丛神经阻滞可持续 360～720min。不加肾上腺素的布比卡因蛛网膜下腔阻滞麻醉可持续 90～200min；如果加入肾上腺素（0.2～0.3mg），阻滞时间将延长约 50%（*Miller*：*Miller's Anesthesia*，*ed 8*，*pp 1041-1044*）。

855.（D） 腰大肌间隙阻滞也称为后路腰神经丛阻滞，可用于需要腰丛阻滞的任何手术操作，但最常用于大腿近端或臀部手术的镇痛。当联合坐骨神经阻滞时，能达到麻醉整个下肢的效果。需要明确股神经（支配股四头肌）是腰丛远端分支，可帮助理解为什么股四头肌收缩对电刺激针（1～1.5mA）定位腰丛有意义。如果绳肌群受刺激兴奋，说明穿刺针定位太靠尾端，应该将穿刺针调整至更接近头侧的方向。连续腰大肌间隙置管通常用于术后镇痛（*Barash*：*Clinical Anesthesia*，*ed 7*，*pp 978-980*；*Hebl*：*Mayo Clinic Atlas of Regional Anesthesia and Ultrasound-Guided Nerve Blockade*，*ed 1*，*pp 333-345*）。

856.（C） 支配足部的神经（除外隐神经）均来自坐骨神经。坐骨神经远端分为胫神经和腓总神经，均可在腘窝阻滞行膝关节以下的手术。隐神经是股神经的分支，支配膝盖至内踝之间的小腿内侧感觉，行膝盖以下部位手术时，隐神经也应阻滞（*Hebl*：*Mayo Clinic Atlas of Regional Anesthesia and Ultrasound-Guided Nerve Blockade*，*ed 1*，*pp 423-426*；*Butterworth*：*Morgan & Mikhail's Clinical Anesthesiology*，*ed 5*，*pp 1013-1015*）。

857.（A） 腹腔神经丛阻滞产生的交感神经阻断通过减少心脏前负荷而导致低血压，可以给患者输注乳酸林格溶液提高容量负荷来避免。阻断交感神经干后，副交感神经占优势，可导致胃肠蠕动增强和短暂的腹泻。背痛也常发生。引起截瘫的可能原因有：脊髓供血的腰椎节段动脉痉挛，血管或神经直接损伤，麻醉药物作用于神经根和脊髓导致退行性病变。局麻药注入血管时可能导致惊厥发作。也可能发生腹膜后血肿，但较为少见（*Barash：Clinical Anesthesia，ed 7，pp 1658-1659；Butterworth：Morgan & Mikhail's Clinical Anesthesiology，ed 5，pp 1073-1074*）。

858.（D） 支配枕部感觉的神经来源于枕大和枕小神经（C_2 和 C_3 脊神经根），均为颈神经丛的终末分支，阻滞这些神经常用于评估、诊断头颈部疼痛（*Barash：Clinical Anesthesia，ed 7，pp 946-947，958-959；Butterworth：Morgan & Mikhail's Clinical Anesthesiology，ed 5，p 1065*）。

859.（C） 胸椎旁神经阻滞用于乳腺、腋窝和胸壁外科手术的麻醉和术后镇痛，其主要并发症是气胸。由于椎旁间隙是连续的，而硬膜外间隙在其内侧，椎旁间隙注入大量局麻药时局麻药可在硬膜外间隙内扩散。通常单侧椎旁阻滞选择 3 个注射点，每点注射局麻药 5ml，而实施双侧椎旁阻滞，共 6 个注射点（每侧 3 个），每点注射 3ml。如果穿刺针过于偏向内侧，可能进入蛛网膜下腔（硬脊膜延伸至椎间孔水平），此时 5～10ml 局麻药即可引起全脊麻。交感神经链位于椎旁间隙前部，因此也可能发生交感神经阻滞。一旦发生交感神经链阻滞，低血压较高血压更易发生（*Barash：Clinical Anesthesia，ed 7，pp 972-975；Butterworth：Morgan & Mikhail's Clinical Anesthesiology，ed 5，pp 1019，1067-1068；Hebl：Mayo Clinic Atlas of Regional Anesthesia and Ultrasound Guided Peripheral Nerve Blockade，ed 1，pp 323-329*）。

860.（C） 硬膜外腔阻滞麻醉剂量的局麻药意外注入蛛网膜下腔，会很快发生脊髓麻醉。交感神经纤维（T_1～L_2）阻滞后发生低血压，尤其是在患者低血容量的情况下。心动过缓是由于心脏加速纤维（T_1～T_4）被阻滞，呼吸停止是因为呼吸中枢血液灌注不足及膈神经（C_3～C_5）麻痹。大量局麻药鞘内注射后，患者会出现瞳孔散大，阻滞作用消退后瞳孔恢复正常大小。硬膜外腔阻滞麻醉时局麻药意外注入蛛网膜下腔，偶尔会发生马尾综合征（最常见氯普鲁卡因）。如果怀疑硬膜外腔局麻药误入蛛网膜下腔，应立刻采取生命支持措施（初级 ABC 复苏），也可经硬膜外腔导管（如已置管）抽吸脑脊液，帮助清除部分麻醉药并降低蛛网膜下腔的压力，可能有助于增加脊髓血流灌注并减少马尾综合征的发生（*Barash：Clinical Anesthesia，ed 7，pp 927-928；Miller：Miller's Anesthesia，ed 8，pp 1690，1702；Southorn：Reducing the potential morbidity of an unintentional spinal anaesthetic by aspirating cerebrospinal fluid，Br J Anaesth 76：467-469，1996*）。

861.（B） 四肢末端的躯体痛可通过蛛网膜下腔阻滞麻醉减轻，如果一个患者在实施了完善的交感神经、感觉神经和运动神经阻滞之后疼痛仍未缓解，则说明存在疼痛的中枢机制，或导致疼痛的损害部位在比蛛网膜下腔阻滞麻醉阻滞水平更高的 CNS 部位。中枢性疼痛原因可能包括大脑发育问题、精神性疼痛或癔症。在成功的蛛网膜下腔阻滞麻醉后下肢仍持续疼痛，表明疼痛来源于中枢系统或存在心理学因素（*Miller：Miller's Anesthesia，ed 8，pp 1898-1910；McMahon：Wall and Melzack's Textbook of Pain，ed 6，Chapter 69*）。

862.（D） 惊厥发生时，因肌肉收缩增加耗氧量且通气不足，出现动脉低氧血症和酸中毒（代谢性和呼吸性）。给予 100％ 的氧气可预防和治疗低氧血症。二氧化碳升高不仅增加脑血流量，促进局麻药转运到脑，而且二氧化碳可弥散到神经组织，导致细胞内 pH 值下降。因为局麻药属于氨基酯类或氨基酰胺类药物，pH 值降低可导致更多的氢离子和氨基团结合，使其离子化或质子化，使局麻药进入细胞内。过度通气能逆转发生酸中毒时引起的诸多变化（如收缩脑血管和减少局麻药进入脑）；过度通气也可诱发低血钾和呼吸性碱中毒，导致神经细胞膜的超极化并提高惊厥阈值。过度通气也使患者 pH 值升高（呼吸性碱中毒），导致局麻药转换成非离子化（非质子化）形式，使其比离子化形式更容易跨过细胞膜。苯二氮䓬类药物和（或）丙泊酚可用于抑制惊厥发作（*Barash：Clinical Anesthesia，ed 7，p 575；Miller：Miller's Anesthesia，ed 8，pp 1048-1050*）。

863. (D) 对氨基苯甲酸是酯类局麻药的代谢产物之一。根据化学结构不同，局麻药可以分为两大类：氨基酯类或氨基酰胺类。酰胺类（英文名称里有两个"i"字母）如罗哌卡因、利多卡因、依替卡因、丙胺卡因、甲哌卡因和布比卡因，均在肝代谢；酯类局麻药（英文名称里有一个"i"字母）如可卡因、普鲁卡因、氯普鲁卡因、丁卡因和苯佐卡因，被血液中的假性胆碱酯酶分解代谢。对氨基苯甲酸是酯类局麻药的分解代谢产物，也是导致部分患者过敏反应的原因（*Butterworth*：*Morgan & Mikhail's Clinical Anesthesiology*，*ed 5*，*pp 270-271*；*Hemmings*：*Pharmacology and Physiology for Anesthesia*，*ed 1*，*pp 298-303*）。

864. (D) 外周神经的轴突通常被神经膜细胞包绕，有髓鞘神经可被同一神经膜细胞包绕多次。无髓鞘神经的神经冲动（即动作电位）呈连续性传导，而有髓鞘神经的冲动传导是从一个郎飞节跳跃至下一个，即跳跃式传导。髓鞘形成可加快神经冲动的传导，使神经对局麻药阻滞更敏感。动作电位与超过一定膜电位阈值后产生的钠离子内流有关（*Miller*：*Miller's Anesthesia*，*ed 8*，*pp 1031-1035*）。

865. (C) 肌间沟入路臂丛神经阻滞的穿刺进针点是 C_6（即环状软骨的外侧面）。局麻药通常扩散至 C_5、C_6 和 C_7 水平，它们支配大部分的肩部皮肤区域。中、低容量的局麻药不能完全阻滞 $C_3 \sim C_4$ 神经根，其支配部分肩前部。值得注意的是，C_8 和 T_1 也可能未被阻滞，如果行手部手术，通常需要补充尺神经阻滞。若要满足肩关节镜手术的麻醉要求，需使用中、低容量的局麻药补充颈浅丛神经阻滞（*Hebl*：*Mayo Clinic Atlas of Regional Anesthesia and Ultrasound Guided Peripheral Nerve Blockade*，*ed 1*，*pp 185-193*）。

866. (B) 洗手是预防感染最重要的技术之一，特别是同时使用含乙醇的抗菌消毒液和无菌手套。尽管肥皂和流动水可洗去细菌，但并不能有效地杀灭生物体。含乙醇的抗菌消毒液似乎比不含乙醇的消毒液更有效。指甲的长短并不能作为感染的危险因素，因为大部分细菌是沿着距甲下皮肤约 1mm 的指甲生长。重症监护治疗病房（intensive care units，ICUs）里普遍使用无菌衣加手套并不比单独使用手套预防感染效果好，推测该方法未必较充分洗手和戴无菌手套重要（*Hebl*：*Infectious complications*：*a new practice advisory*，*Reg Anesth Pain Med 31*：*289-290*，*2006*；*Hebl*：*The importance and implications of aseptic techniques during regional anesthesia*，*Reg Anesth Pain Med 31*：*311-323*，*2006*）。

867. (A) 使用低分子肝素（low-molecular-weight heparin，LMWH）（如依诺肝素、达肝素钠、亭扎肝素）的患者，在进行硬膜外腔或蛛网膜下腔阻滞麻醉穿刺之前均需特别谨慎，因有发生硬膜外腔或蛛网膜下腔血肿的风险。从最后一次使用 LMWH 至相对安全地进行椎管内麻醉的时间间隔取决于肝素的用量。为预防血栓形成使用较低剂量时，LMWH 至少要停药 10~12h。为治疗已确诊的深静脉血栓而使用较大剂量时，须等待至少 24h 才可进行阻滞（*Barash*：*Clinical Anesthesia*，*ed 7*，*p 929*；*Miller*：*Miller's Anesthesia*，*ed 8*，*pp 1702*，*2344-2345*；*Horlocker*：*Regional anesthesia in the patient receiving antithrombotic or thrombolytic therapy*：*American Society of Regional Anesthesia and Pain Medicine Evidence-Based Guidelines*（*Third Edition*），*Reg Anesth Pain Med 35*：*64-101*，*2010*）。

868. (B) 使用非甾体消炎药（nonsteroidal anti-inflammatory drugs，NSAIDs）、噻氯匹定和氯吡格雷会影响血小板功能。单独服用 NSAIDs 在实施硬膜外腔或蛛网膜下腔阻滞时并不成问题，然而服用噻氯匹定的患者需要停药 14 天，而服用氯吡格雷的患者需要停药 7 天，因为这两种药物可增加脊髓血肿形成的风险。ASRA 指出，术前访视时，仔细评估可能增加患者出血风险的病情改变十分重要。总之，须时刻警惕出血风险（*Barash*：*Clinical Anesthesia*，*ed 7*，*p 929*；*Horlocker*：*Regional anesthesia in the patient receiving antithrombotic or thrombolytic therapy*：*American Society of Regional Anesthesia and Pain Medicine Evidence-Based Guidelines*（*Third*

Edition)，Reg Anesth Pain Med 35：64-101，2010)。

869.（D） 局麻药中加入碳酸氢钠可加速局麻药的起效，特别是局麻药中包含肾上腺素（在低 pH 时产生）时。升高 pH，可使更多的局麻药处于非解离状态，脂溶性增加。但 pH 过度升高（比如 pH 从 >6.05 升至 8）会使局麻药发生沉淀。有研究表明，碱化后的局麻药，特别是未加肾上腺素时，会缩短外周神经阻滞的时效。碱化局麻药可减轻药物皮肤浸润时引起的疼痛，局麻药缓慢注射也可减少注射痛（*Barash：Clinical Anesthesia，ed 7，pp 567-568；Miller：Miller's Anesthesia，ed 8，p 1040*）。

870.（C） 下图显示实施蛛网膜下腔阻滞时穿刺针必须穿过的解剖结构，包括皮肤、皮下组织、棘上韧带、棘间韧带、黄韧带、硬膜外腔，最后是硬脊膜（后侧的）。如果继续推进蛛网膜下腔阻滞穿刺针，就可能穿过蛛网膜下腔，碰到前侧的硬脊膜，然后依次是后纵韧带，椎体骨膜，最后是骨质（*Cousins：Neural Blockade in Clinical Anesthesia and Management of Pain，ed 3，p 205*）。

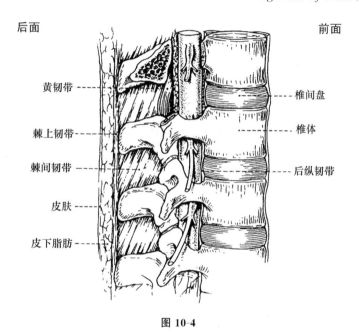

图 10-4

871.（D） 在硬膜外腔中布比卡因（及左布比卡因）的效能是利多卡因的 4 倍，所以 0.5% 布比卡因的镇痛效果相当于 2% 利多卡因。且布比卡因的药效持续时间更长，因为布比卡因是长效局麻药物，而利多卡因为中效。此外，布比卡因对运动神经的阻滞作用弱于利多卡因，因为与利多卡因相比，布比卡因在阻滞运动和感觉神经方面存在较大差别（*Barash：Clinical Anesthesia，ed 7，pp 920-922；Miller：Basics of Anesthesia，ed 6，pp 134，277*）。

872.（D） 含有 α-肾上腺素受体激动作用的药物（去氧肾上腺素 2～5mg，肾上腺素 0.2～0.5mg，可乐定 75～150mg）均具有一定程度的镇痛作用，但镇痛效果弱于麻醉性镇痛药和局麻药。另外，鞘内使用这些 α 肾上腺素受体激动剂可减少局麻药全身/血管吸收，从而优化局麻药的效能，包括减少低血压发生率。可乐定单独用于椎管内阻滞时可有效镇痛。新斯的明也有轻度镇痛作用，但使用经验有限。阿片类药物（如芬太尼、舒芬太尼、氢吗啡酮及吗啡）加入局麻药中可提高手术麻醉效果并缓解术后疼痛。芬太尼和舒芬太尼常用于短小手术（门诊患者），而氢吗啡酮及吗啡则用于需较长时间术后镇痛需求的住院患者（*Barash：Clinical Anesthesia，ed 7，pp 919-920；Miller：Miller's Anesthesia，ed 8，pp 1693，2983*）。

873.（B） 利多卡因、丁卡因、可卡因、地布卡因和苯佐卡因均可用于表面麻醉，利多卡因和丙胺卡因的混合液或恩纳（EMLA）乳膏同样有效。许多局麻药物可用于静脉局部麻醉或 Bier 阻滞。由于脂类局麻药在血液循环中迅速分解（经血浆中的酯酶水解），缩短药物的作用时间并可能导致血管血栓性静脉炎（曾有氯普鲁卡因的相关报道），因此不用于静脉局部阻滞。曾有关于布比卡因致心血管衰竭的报道，也不应用于静脉局部麻醉。而利多卡因和丙胺卡因相对安全，可用于 Bier 阻滞。几乎所有局麻药均可用于局部浸润麻醉和硬膜外腔阻滞麻醉（除了可卡因和苯佐卡因，这两种药物只用于表面麻醉）（Butterworth：Morgan & Mikhail's Clinical Anesthesiology，ed 5，p 272；Miller：Miller's Anesthesia，ed 8，pp 1041-1044，1736）。

874.（A） 普鲁卡因和 2-氯普鲁卡因是短效局麻药；利多卡因、甲哌卡因、丙胺卡因是中效局麻药；依替卡因、布比卡因、左布比卡因、丁卡因和罗哌卡因是长效局麻药。因为短效局麻药效能较低，需要较高浓度才能达到和中长效局麻药物相同的感觉麻醉效果（Barash：Clinical Anesthesia，ed 7，pp 920-922；Miller：Miller's Anesthesia，ed 8，pp 1710-1711）。

875.（B） 七氟烷麻醉下行骶管阻滞，心电图 T 波振幅增大 25%（多见于 Ⅱ 导联）、心率增快 10 次/分或收缩压升高超过 15mmHg，可认为是含有肾上腺素的局麻药血管内注射引起的正常阳性反应。全凭静脉麻醉时，血压升高比心率增快和 T 波振幅增大更敏感。因此，缓慢增加药物剂量永远比单次大剂量给药安全（Barash：Clinical Anesthesia，ed 7，pp 1247-1248；Davis：Smith's Anesthesia for Infants and Children，ed 8，pp 456-457）。

876.（D） 除了心率增快，其他所列选项均为星状神经节阻滞的潜在并发症。星状神经节支配双上肢、头部的交感神经纤维，还有一部分支配心脏。心脏加速神经纤维被阻滞后会引起心率下降，而非加快心率。其他关于星状神经节阻滞的并发症包括药物误入椎动脉导致癫痫、膈神经麻痹及误入颈段硬膜外腔（Miller：Basics of Anesthesia，ed 6，pp 707-710；Miller：Miller's Anesthesia，ed 8，p 1732）。

877.（D） 该患者总共使用 0.5% 布比卡因 60ml 与肾上腺素（1：200 000）的混合液。0.5% 布比卡因溶液 100ml 溶液内含布比卡因 0.5g＝500mg/100ml＝5mg/ml。1：200 000 肾上腺素溶液是指 200 000ml 内有肾上腺素 1g＝1000mg/200 000ml＝1mg/200ml＝1000μg/200ml＝5μg/ml。因此 0.5% 布比卡因 60ml 含有 60ml×5mg/ml＝300mg 布比卡因，而 1：200 000 的肾上腺素 60ml×5μg/ml＝300μg 肾上腺素。对于主要神经进行阻滞时，局麻药混合 1：200 000 肾上腺素的最大推荐用量为：利多卡因和甲哌卡因 500mg，丙胺卡因 600mg，布比卡因 225mg。局麻药中添加肾上腺素用于检测注射局麻药时是否发生血管内注射，因此无禁忌证时，神经阻滞均需添加肾上腺素。经动脉旁入路的腋神经阻滞一般需要 40～45ml 的药物（Barash：Clinical Anesthesia，ed 7，p 572；Miller：Miller's Anesthesia，ed 8，pp 1043，1728-1729）。

878.（A） 硬脊膜刺破后头痛（蛛网膜下腔阻滞麻醉后头痛）经常发生于硬脊膜刺破后 12～72h，但也可能立即发生或几个月后才发生。其特征性症状是头痛随体位改变而变化，直立位时出现，平卧位后完全消失。头痛部位一般在前额和（或）枕部。其他症状包括恶心、呕吐、食欲不振、视力障碍（视物模糊、复视、畏光），偶尔合并听力减退（通常经听觉检查发现）（Butterworth：Morgan & Mikhail's Clinical Anesthesiology，ed 5，pp 969-970；Miller：Basics of Anesthesia，ed 6，pp 271-272）。

879.（C） TAP 阻滞可用于提供腹壁镇痛，主要需要阻滞的神经有肋下（T_{12}）、髂腹股沟（L_1）、髂腹下（L_1）神经。因为神经过于细小，不便于观察，常使用超声来定位使局麻药注射于正确的平面内。在获得腹外斜肌、腹内斜肌及腹横肌的可视化图像后再进针，局麻药注射于腹内斜肌和腹横肌平面之间（神经会从这里经过），而不是注射于肌肉内产生有效镇痛作用。一般需要 20～30ml 的局麻药（如 2mg/kg 的布比卡因）才可获得完善的局麻药扩散效果（Barash：Clinical Anesthesia，ed 7，pp 975-976；Butterworth：Morgan & Mikhail's Clinical Anesthesiology，ed

5，*pp* 1021-1022）。

880.（A） 踝关节手术时需要阻滞 5 支神经。隐神经、腓浅神经、腓肠神经支配踝关节以下的感觉，对电刺激无反应。刺激胫后神经会引起趾短屈肌收缩使趾屈曲，同时拇趾外展肌收缩使拇趾外展，胫后神经也支配足底的大部分感觉。刺激腓深神经引起趾短伸肌收缩而足趾背伸。腓深神经有一细小感觉分支分布于第一趾间。临床实践中，许多麻醉医师会选择对这些神经进行单纯的浸润阻滞。借助神经刺激器寻找胫后神经，如果局麻药剂量过低常难以阻滞完善。但在已经发生糖尿病神经病变的糖尿病患者中，刺激寻找胫后神经比较困难（*Hebl*：*Mayo Clinic Atlas of Regional Anesthesia and Ultrasound-Guided Nerve Blockade*，*ed 1*，*pp 443-446*；*Barash*：*Clinical Anesthesia*，*ed 7*，*pp 990-992*）。

881.（C） 在进行腋神经阻滞时常使用外周神经刺激器，在 0.5mA 或更低的电流刺激下就可看到相应的运动反应。刺激肌皮神经可引起肘部屈曲。刺激桡神经会出现所有手指、腕关节、肘关节背伸，同时前臂后旋。刺激尺神经会引起腕关节屈曲、第 4 及 5 指屈曲、拇指内收（不外展）。刺激正中神经会引起腕关节屈曲、第 2 及 3 指屈曲及拇指伸展、前臂旋前（*Butterworth*：*Morgan & Mikhail's Clinical Anesthesiology*，*ed 5*，*p 992*；*Hebl*：*Mayo Clinic Atlas of Regional Anesthesia and Ultrasound-Guided Nerve Blockade*，*ed 1*，*pp 256-260*）。

882.（C） 颈部后仰时出现单侧上肢麻木或感觉异常一般是由神经根在椎间孔受刺激引起。C_6 神经分布在拇指。单侧退行性改变导致椎间孔缩窄到一定程度时，头部后仰就会压迫并刺激穿过椎间孔的神经根。治疗手段包括使用 NSAIDs 及类固醇激素；如果出现肌无力时可能需要手术治疗。Lhermitte 征因 Jean Lhermitte 而命名，指头部屈曲时发生电击样异感并沿着后背传至下肢，提示脊柱后部病变（*Hebl*：*Mayo Clinic Atlas of Regional Anesthesia and Ultrasound-Guided Nerve Blockade*，*ed 1*，*p 86*；*Miller*：*Miller's Anesthesia*，*ed 8*，*p 1725*）。

883.（C） 尽管完善的肌间沟臂丛神经阻滞麻醉会造成几乎 100％患者出现同侧膈神经麻痹，识别膈神经后意味着针尖位于神经丛前方，需向后改变进针方向（*Barash*：*Clinical Anesthesia*，*ed 7*，*pp 959-961*；*Hebl*：*Mayo Clinic Atlas of Regional Anesthesia and Ultrasound-Guided Nerve Blockade*，*ed 1*，*pp 195-199*；*Miller*：*Miller's Anesthesia*，*ed 8*，*pp 1725-1727*）。

884.（C） 局麻药血管内注射时，由于血流直接向大脑输送，因此最主要的症状可能是 CNS 毒性表现（如癫痫）。据报道有清醒患者坐位下在肌间沟臂丛神经阻滞麻醉后行肩部手术，发生 Bezold-Jarisch 反射（低血压及心动过缓）。这可能是由于坐位时回心血量减少而刺激心脏压力感受器，导致交感神经张力降低而副交感神经张力增高。该反射发生时自主呼吸不受影响。星状神经节阻滞可能会引起霍纳综合征，该综合征与反常呼吸关系不大。尽管蛛网膜下腔内注射罕见，但仍有可能发生（特别是当针尖没有朝向尾侧时），此时注射少量的局麻药就会出现全脊麻（例如低血压，心动过缓，导致发绀的呼吸麻痹）（*Barash*：*Clinical Anesthesia*，*ed 7*，*pp 959-961*；*Hebl*：*Mayo Clinic Atlas of Regional Anesthesia and Ultrasound-Guided Nerve Blockade*，*ed 1*，*pp 203-205*；*Miller*：*Miller's Anesthesia*，*ed 8*，*pp 1725-1727*）。

885.（C） 酰胺类局麻药物（甲哌卡因、布比卡因、罗哌卡因、左布比卡因）是手性结构药物，其碳原子不对称〔即左旋体（S）和右旋体（R）的手性结构〕。甲哌卡因和布比卡因为消旋体（50％S：50％R）。单纯左旋体可减少神经毒性和心脏毒性（如罗哌卡因和左布比卡因），但临床研究发现其与消旋体相比在效能方面轻微下降，持续时间也会缩短。利多卡因是一种非手性结构化合物（即没有手性碳原子）（*Barash*：*Clinical Anesthesia*，*ed 7*，*pp 566-567*；*Brunton*：*Goodman & Gilman's The Pharmacological Basis of Therapeutics ed 12*，*pp 565-574*）。

886.（A） 下肢神经由 $L_1\sim S_4$ 神经根发出。神经根的上部形成腰丛（$L_1\sim L_4$），并分支形成生殖股神经

（$L_1 \sim L_2$）、股外侧皮神经（$L_2 \sim L_3$）、闭孔神经（$L_2 \sim L_4$）及股神经（$L_2 \sim L_4$）。腰丛（L_4）的一个分支沿骶丛（$L_4 \sim S_3$）发展形成坐骨神经。坐骨神经的分支包括腓总神经（分为腓浅神经和腓深神经）、胫神经及腓肠神经（*Barash*：*Clinical Anesthesia*，*ed 7*，*pp 952-955*；*Miller*：*Miller's Anesthesia*，*ed 8*，*p 1736*）。

887.（D） 麻醉药物相关的臂丛神经损伤罕见且知之甚少。将神经损伤风险降至最低的唯一方法为减少神经纤维的损伤。尽管超声引导技术正在发展，现在还没有相关的临床证据表明该技术可减少相关神经损伤（*Neal*：*Upper extremity regional anesthesia*：*Essentials of our current understanding*，*2008*，*Reg Anesth Pain Med 34*：*134-170*，*2009*）。

888.（C） 局麻药全身毒性反应（local anesthetic systemic toxicity，LAST）是多系统综合征，最严重的表现为心脏问题（房室传导阻滞，心律失常，心肌缺血甚至心脏停搏）。出现心血管（cardiovascular，CV）系统衰竭时，其治疗包括初级气道管理及 CV 支持（即初级和高级心脏生命支持）。但应避免使用抗利尿激素、钙通道阻滞剂、β 受体阻滞剂或局麻药。肾上腺素剂量应减少至 1μg/kg 以下。应开始使用脂肪乳治疗，20％脂肪乳的初始剂量为 1.5ml/kg（去脂肪体重），输注时间超过 1min，随后持续输注 0.25ml/（kg·min）。若仍存在 CV 系统衰竭，单次输注可重复一到两次，如果血压持续降低，脂肪乳持续输注速度加倍。CV 系统稳定后继续输注脂肪乳至少 10min，20％脂肪乳的用药量上限为 30min 内不超过 10ml/kg。如果上述措施均无效，应及时考虑体外循环。尽管丙泊酚制剂中也含有脂肪乳，某种程度上可与布比卡因结合，但其对心脏的抑制作用产生的不利影响要远超与布比卡因的结合效果。也可参照 722 题的解析（*ASRA. com*：*Downloadable Checklist for Treatment of Local Anesthetic Systemic Toxicity 9/19/11*；*Barash*：*Clinical Anesthesia*，*ed 7*，*p 1155*；*Miller*：*Basics of Anesthesia*，*ed 6*，*p 138*）。

889.（A） 进行肌间沟入路臂丛神经阻滞麻醉时，进针点为环状软骨（C_6 水平）外侧横向延长线与肌间沟相交叉的点。穿刺时应垂直于皮肤向内侧、尾部、偏后方缓慢进针。向尾端进针可减少局麻药注入椎动脉或椎管内阻滞的概率。局麻药注入椎动脉时，药物直接入脑，可立即出现惊厥。膈神经通常被阻滞（发生率 100％），但在健康患者很少引起症状。然而，在呼吸功能受影响的患者中膈神经阻滞可能导致呼吸抑制。偶尔会阻滞喉返神经，单侧麻痹几乎无临床意义，但若术前对侧存在周期性麻痹，则可能发展成完全性呼吸道梗阻。迷走神经也会被阻滞，但几乎无临床意义（*Miller*：*Basics of Anesthesia*，*ed 6*，*pp 288-289*；*Miller*：*Miller's Anesthesia*，*ed 8*，*pp 1725-1728*）。

890.（D） 硬膜外腔血肿是蛛网膜下腔阻滞麻醉（1∶220 000）和硬膜外腔阻滞麻醉（1∶150 000）罕见的并发症。然而使用 LMWH 会增加硬膜外腔血肿的发生率：蛛网膜下腔阻滞麻醉 1∶40 000，连续硬膜外阻滞麻醉 1∶3000。临床症状包括神经根性背痛、肠道与膀胱功能障碍，及感觉或运动功能障碍。诊断性检查可选择 MRI，及时行椎板切除减压术（＜8h）是一种可供选择的治疗方法。硬膜外腔脓肿与血肿相比发展速度较缓慢，同时伴有发热。也可以参照 814 题的解析（*Barash*：*Clinical Anesthesia*，*ed 7*，*p 929*；*Butterworth*：*Morgan & Mikhail's Clinical Anesthesiology*，*ed 5*，*pp 970-972*；*Fleisher*：*Anesthesia and Uncommon Diseases*，*ed 6*，*pp 562-563*；*Miller*：*Miller's Anesthesia*，*ed 8*，*pp 2344-2345*）。

891.（C） 周围神经根据神经纤维粗细和生理特性（如有无髓鞘、传导速度、位置及功能）进行分类。所有 A 型纤维均有髓鞘，根据其直径、位置和功能不同分为四类，其中 Aα 和 Aβ 神经纤维直径为 6～22μm，传导速度为 30～120m/s。Aα 神经纤维是骨骼肌的传出神经，Aβ 神经纤维是皮肤和关节的传入神经，传导触觉和本体感觉。Aγ 神经纤维直径为 3～6μm，传导速度为 15～35m/s，是肌梭的传出神经，可保持肌肉的紧张。Aδ 神经纤维直径为 1～4μm，传导速度为 5～

25m/s，是局部锐痛、温度觉和触觉的传入神经。B 类神经纤维有髓鞘，是交感神经的节前纤维，直径小于 $3\mu m$，平均传导速度为 $3\sim15m/s$，与各种自主神经系统控制有关。C 类神经纤维是无髓鞘的节后交感神经，直径为 $0.3\sim1.3\mu m$，传导速度较慢，为 $0.1\sim2m/s$。C 类神经纤维是传入感觉神经纤维，与非局部疼痛、温度觉和触觉有关（*Barash：Clinical Anesthesia，ed 7，pp 1646-1648；Miller：Miller's Anesthesia，ed 8，pp 1013-1014*）。

892.（C）椎管内过量使用阿片类药物并不是形成硬膜外肿块性病变的前兆。椎管内药物输注系统中使用的硬膜外导管尖端形成肉芽肿，正在引起更多关注。而使用高浓度、高剂量的吗啡（＞10mg/d）或氢吗啡酮（＞10mg/d）时，导管尖端肉芽肿的发生率会增加。出现肉芽肿的大部分患者，其椎管内给药时间超过 6 个月。主要症状包括药效下降、新增疼痛或感觉异常、神经功能障碍。为患者定期补充椎管内输注泵中的药物时，应常规筛查有无肉芽肿形成的症状与体征。对于可疑患者，需要及时进行诊断性的影像学检查并考虑请神经外科会诊（*Barash：Clinical Anesthesia，ed 7，pp 1665-1668；Butterworth：Morgan & Mikhail's Clinical Anesthesiology，ed 5，pp 1059-1060；Miller：Miller's Anesthesia，ed 8，pp 1911-1912*）。

893.（A）除苯佐卡因外，丁卡因、可卡因和利多卡因均可作为表面麻醉用药。假性胆碱酯酶作为琥珀酰胆碱的代谢酶，也可代谢局麻药如苯佐卡因、普鲁卡因、氯普鲁卡因及丁卡因。苯佐卡因可促进高铁血红蛋白形成，但该作用并非其特有，因为丙胺卡因也有此作用。苯佐卡因的 pKa 为 3.5，呈弱酸性，因此在生理性 pH 下呈不带电荷状态。所有其他局麻药的 pKa 均大于 7.4，意味着会有一部分药物以质子化形式存在（*Barash：Clinical Anesthesia，ed 5，p 572；Brunton：Goodman & Gilman's The Pharmacological Basis of Therapeutics，ed 12，pp 566，572；Butterworth：Morgan & Mikhail's Clinical Anesthesiology，ed 5，pp 271-272*）。

894.（C）局麻药以非电离形式透过神经鞘膜，但只有电离形式的药物才能阻滞神经冲动传导。大约阻滞 3 个郎飞结才可达到麻醉效果。神经鞘膜的存在，增强了局麻药对神经传导的阻滞能力。局麻药通过抑制钠离子电压门控通道而实现传导阻滞（*Miller：Basics of Anesthesia，ed 6，pp 131-135*）。

895.（D）PDPHs 一般发生于硬膜刺破后 $12\sim48h$，但也可在穿破后立即发生，偶尔延迟数天、数月后发生。头痛的典型症状多为前额或枕部的钝痛或搏动性疼痛，坐位时加重，卧位后改善。蛛网膜下腔阻滞麻醉后头痛可伴随神经系统症状比如复视、耳鸣和听力敏感度下降，有时出现罕见的硬膜下血肿。蛛网膜下腔阻滞麻醉后头痛的病因被认为与 CSF 压力下降后导致脑膜上的血管和神经张力增加（由于 CSF 通过硬膜上的针孔漏出）有关。PDPHs 的影响因素包括怀孕、穿刺针型号大小（粗针所致硬脊膜上的穿刺孔比细针大）、阻滞所用穿刺针的类型（使用切割样 Quincke 针比笔尖式的 Whitacre 针或子弹状的 Sprotte 针更易导致 PDPH）及硬脊膜穿破的次数。年轻人的发生率高于儿童和老年人。PDPHs 保守的治疗方法包括卧床休息、止痛、口服或静脉补液。若保守治疗 $24\sim48h$ 后仍不缓解，可考虑在硬膜外腔注入 $10\sim20ml$ 患者的自体血行硬膜外腔血补丁治疗。硬膜外腔血补丁一般可迅速缓解 PDPHs（*Barash：Clinical Anesthesia，ed 7，pp 926-927；Miller：Basics of Anesthesia，ed 6，pp 271-272*）。

896.（B）IDET 是将一个柔软的热电极经皮通过引导器到达椎间盘后外侧，较少应用于难治性椎间盘源性腰痛。电极逐渐加热至 $90℃$ 持续 4min（或 $80\sim85℃$ 持续 5min），引起椎间盘纤维环内的胶原纤维收缩，降低椎间盘内压力。行经皮椎间盘减压或髓核成形术时，电极通过引导器进入椎间盘，加热组织（温度在 $40\sim70℃$ 范围内）及部分椎间盘消融。对于脊髓刺激治疗，要先进行试验性治疗，如果成功再植入永久性装置。植入脊髓刺激器时，硬膜外穿刺针（Touhy 针）需进入至硬膜外腔。通过前后侧和外侧的荧光显影确认针头位置合适后，再将刺激电极通过穿刺针放置在目标椎体水平，然后拔出穿刺针，将导线与外部装置连接。椎体成形术为在椎体中注射 2～6ml 的骨水泥（聚甲基丙烯酸甲酯）以治疗椎体压缩性骨折（*Barash*：*Clinical Anesthesia*，*ed 7*，*pp 1663-1665*）。

897. **（A）** 许多药物可用于治疗神经性疼痛，包括镇痛药（非甾体类消炎药和阿片类药物）、第一代抗癫痫药物（如卡马西平和苯妥英钠）、第二代抗癫痫药（如加巴喷丁和普瑞巴林），局部使用的药物（如利多卡因、辣椒素）、抗心律失常药（如美西律）、三环抗抑郁药（如阿米替林、去甲替林、地昔帕明）及其他抗抑郁药（如度洛西丁、文拉法辛）。度洛西丁（欣百达，Cymbalta）是一种选择性的 5-羟色胺和去甲肾上腺素再摄取抑制剂（serotonin and norepinephrine reuptake inhibitor，SNRI），用于治疗重度抑郁症、广泛性焦虑障碍、纤维组织痛和神经性疼痛。美西律是一种口服有效的胺类药物，类似于利多卡因，在其他药物治疗神经性疼痛失败时可能有效。加巴喷丁是 γ-氨基丁酸（γ-aminobutyric acid，GABA）的结构类似物，通过增加抑制性神经递质 GABA 的合成而发挥作用。卡马西平（痛痉宁，Tegretol）是一种对三叉神经痛有独特止痛作用的抗癫痫药，其可能减少多突触反应，但机制尚不清楚（*Butterworth*：*Morgan & Mikhail's Clinical Anesthesiology*，*ed 5*，*pp 1037-1055*；*Cousins*：*Neural Blockade in Clinical Anesthesia and Pain Medicine*，*ed 4*，*p 1065*；*Hemmings*：*Pharmacology and Physiology for Anesthesia*，*ed 1*，*pp 280-281*；*Miller*：*Miller's Anesthesia*，*ed 8*，*pp 1903-1910*）。

898. **（E）**

899. **（B）**

900. **（A）**

901. **（C）**

（*Hebl*：*Mayo Clinic Atlas of Regional Anesthesia and Ultrasound-Guided Nerve Blockade*，*ed 1*，*pp 260-269*）。

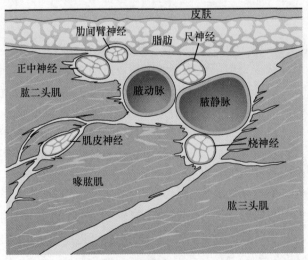

图 10-5

902. **（A）**

903. **（B）**

904. **（E）**

905.（D）

906.（C）

在正常成人中，呼吸和咳嗽可由膈肌单独完成，而膈肌由膈神经支配（$C_3 \sim C_5$）。心率依赖于窦房结固有的起搏节律，也受自主神经系统中交感神经的心脏加速纤维（$T_1 \sim T_4$）和副交感神经系统的迷走神经（第 X 脑神经）影响。第一产程的分娩痛与子宫收缩和宫颈扩张（$T_{10} \sim L_1$）有关，第二产程与宫缩痛（$T_{10} \sim L_1$）和产道痛均有关系，产道痛主要由阴部神经传导（$S_2 \sim S_4$）。内脏大神经（$T_5 \sim T_9$）和内脏小神经（$T_{10} \sim T_{12}$）组成腹腔神经丛的交感神经纤维，可抑制大部分的胃肠道（*Barash*：*Clinical Anesthesia*，*ed 7*，*pp 364-367*，*1149*；*Butterworth*：*Morgan & Mikhail's Clinical Anesthesiology*，*ed 5*，*pp 492*，*846*，*1073*；*Miller*：*Miller's Anesthesia*，*ed 8*，*pp 347-349*，*1688*，*2339*）。

907.（A）

908.（A）

909.（C）

910.（E）

911.（B）

912.（B）

913.（E）

914.（D）

需要清醒插管时，可表面应用或注射局麻药对气道进行麻醉。上呼吸道的感觉神经主要是由三条脑神经支配：三叉神经（第 V 脑神经）、舌咽神经（第 IX 脑神经）和迷走神经（第 X 脑神经）。三叉神经的分支支配鼻黏膜和上下软硬腭的感觉。舌咽神经主要支配舌后 1/3、会厌谷、会厌的前侧表面（舌支）、咽壁（咽支）和扁桃体（扁桃体支）的感觉。迷走神经分出喉上神经的内、外支及喉返神经。声带上方喉部黏膜的感觉主要由喉上神经的内侧支支配，声带下方由喉返神经支配。喉返神经还支配除环甲肌以外喉内肌群的运动。而环甲肌由喉上神经的外侧支支配。咽部的肌肉由副神经（第 XI 脑神经）的运动神经穿过咽神经丛来支配（*Barash*：*Clinical Anesthesia*，*ed 7*，*pp 789-791*；*Butterworth*：*Morgan & Mikhail's Clinical Anesthesiology*，*ed 7*，*pp 310-312*）。

第11章

心血管生理与麻醉

（周金锋　杜英杰译　张鸿飞　周祥勇审校）

915. 男性患者，67岁，拟行耻骨后根治性前列腺切除术。其患有主动脉瓣狭窄，静息状态下跨瓣压差37mmHg。既往有青霉素过敏史。以下哪一项是该患者预防亚急性细菌性心内膜炎的最佳治疗方案
    A. 氨苄西林和庆大霉素
    B. 万古霉素和庆大霉素
    C. 克林霉素和庆大霉素
    D. 以上都不是

916. 男性患者，64岁，行主动脉瓣置换术，采用25 000单位肝素抗凝治疗后，发生肝素诱发的血小板减少症（HIT），Ⅱ型（检测抗体后证实）。此后不久，该患者因经静脉心脏起搏器植入术导致的损伤，需择期行三尖瓣置换术。该患者二次体外循环手术中抗凝的最佳方案为
    A. 推迟手术直至抗体消失，使用肝素
    B. 体外循环中使用来匹卢定代替肝素
    C. 体外循环中使用替罗非班替代肝素
    D. 使用磺达肝素抗凝

917. 下列哪一项是左心室心肌缺血**最敏感**的指标
    A. 超声心动图中室壁运动异常
    B. 心电图中 V_5 导联 ST 段改变
    C. 在肺毛细血管楔压波形中出现心室波（V波）
    D. 热稀释技术中测得心排血量减少

918. 一位70kg体重的受试者在跑步机上运动，测得每分钟氧耗量为2500ml。该运动量相当于

A. 1个代谢当量（metabolic equivalent，MET）
B. 5个 MET
C. 10个 MET
D. 15个 MET

919. 患者存在以下哪种心脏解剖缺陷的情况下，意外将空气注入外周静脉，**最不可能**导致动脉空气栓塞
    A. 动脉导管未闭
    B. 艾森门格综合征
    C. 法洛四联症
    D. 三尖瓣闭锁

920. 以下哪项**不能**表示图中的 X 轴

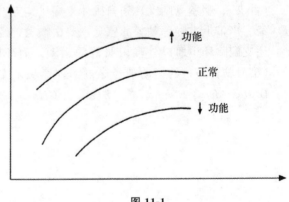

图 11-1

A. 每搏量
B. 左心室舒张末压
C. 左心室舒张末容积
D. 左心房压

921. 下面心电图提示

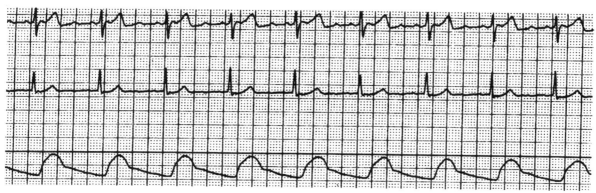

图 11-2

　　A. 心房扑动

　　B. 三度心脏传导阻滞

　　C. 心动过速伴二度心脏传导阻滞

　　D. 交界性心律

922. 男性患者，71 岁，正在接受体外循环下三支冠状动脉血管重建，温度为 28℃。在最后一支桥血管移植至主动脉后，左桡动脉压力为 47mmHg，肺动脉压力为 6mmHg。30min 后，桡动脉压力为 52mmHg，肺动脉压力为 31mmHg。**最可能**原因为

　　A. 主动脉插管位置错误

　　B. 静脉插管位置错误

　　C. 心室流出道出现问题

　　D. 肺动脉导管移位

923. 患者 78 岁，拟在异氟烷和氧化亚氮吸入麻醉下行右半结肠切除术。肌松药采用维库溴铵。手术结束时给予新斯的明 4mg 和格隆溴铵 0.8mg 拮抗肌松，给药之后不久心电图显示节律减慢。患者血压为 90/60mmHg。此时**最恰当的处理方法**为

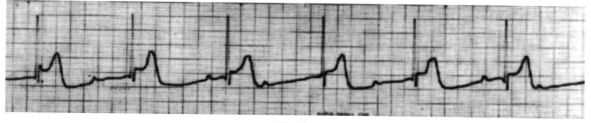

图 11-3

　　A. 直流电复律

　　B. 静滴异丙肾上腺素

　　C. 阿托品

　　D. 经皮起搏器

924. 体外循环下行择期冠状动脉血管重建术时，发现患者巩膜肿胀。平均动脉压力为 50mmHg，温度为 28℃，ECG 显示无心电活动。此时**最应该**采取的措施为

　　A. 静脉注射甘露醇 50g

　　B. 减少心排血量

　　C. 检查动脉插管的位置

　　D. 检查静脉插管的位置

925. 大血管转位手术，以下关于麻醉诱导速度的表述哪项正确
　　A. 吸入诱导速度比正常快；静脉诱导速度比正常慢
　　B. 吸入诱导速度比正常慢；静脉诱导速度比正常快
　　C. 吸入和静脉诱导的速度均比正常快
　　D. 吸入和静脉诱导的速度均比正常慢

926. Fontan 手术中将右心房与肺动脉吻合，是下列先天性心脏病有效的外科治疗方法，**除了**
　　A. 三尖瓣闭锁
　　B. 左心发育不全综合征
　　C. 肺动脉瓣狭窄
　　D. 永存动脉干

927. 体温为 30℃ 的体外循环中，组织代谢率减少多少
　　A. 10%
　　B. 25%
　　C. 50%
　　D. 75%

928. 主动脉球囊导管的有效反搏时机应该处于哪个时期
　　A. 心电图 P 波后即刻
　　B. 主动脉瓣关闭后即刻
　　C. 主动脉瓣开放期间
　　D. 动脉压力波形上升期

929. 下列疾病患者实施非心脏手术，麻醉期间降低后负荷有积极意义，**除了**
　　A. 主动脉瓣功能不全
　　B. 动脉导管未闭
　　C. 法洛四联症
　　D. 充血性心力衰竭

930. 对于未肝素化的患者，使用鱼精蛋白会导致
　　A. 抗凝
　　B. 高凝
　　C. 严重心动过缓
　　D. 高血压

931. 影响心肌耗氧的主要因素，从主要到次要依次为
　　A. 前负荷＞后负荷＞心率
　　B. 心率＞前负荷＞后负荷

　　C. 后负荷＞前负荷＞心率
　　D. 心率＞后负荷＞前负荷

932. 心脏压塞伴有
　　A. 交替脉
　　B. 迟脉
　　C. 细脉
　　D. 奇脉

933. 下列哪种药物**不应**通过气管内插管给药
　　A. 利多卡因
　　B. NaHCO₃
　　C. 阿托品
　　D. 纳洛酮

934. 患者血压为 180/60mmHg，其平均动脉压为
　　A. 90mmHg
　　B. 100mmHg
　　C. 110mmHg
　　D. 120mmHg

935. 当服用下列哪种抗心律失常药物时，可出现甲状腺功能减退或甲状腺功能亢进
　　A. 胺碘酮
　　B. 维拉帕米
　　C. 普鲁卡因
　　D. 利多卡因

936. 已知下列数据：心排血量 5.0L/min，中心静脉压 8mmHg，平均动脉血压 86mmHg，平均肺动脉压 20mmHg，肺毛细血管楔压 9mmHg，心率 85 次/分，患者体重 100kg。计算全身血管阻力 (dyne·s/cm⁵)
　　A. 750
　　B. 1000
　　C. 1250
　　D. 1500

937. 以下哪项**不属于**法洛四联症
　　A. 动脉导管未闭
　　B. 右心室肥厚
　　C. 室间隔缺损
　　D. 主动脉骑跨

938. 女性患者，65 岁，因脓毒症拟行紧急剖腹探查术。麻醉诱导和气管插管后，患者收缩压为 65mmHg，心率 120 次/分。通过热稀释肺动脉导管测得心排血量为 13L/min。**最不**

适合的升压药为

A. 多巴酚丁胺

B. 加压素

C. 去甲肾上腺素

D. 去氧肾上腺素

939. 男性患者，61 岁，行开胸右肺上叶切除术后，心电图检查结果如图。计划实施电复律。双相除颤器准备就绪，输出功率为 200J，**最佳**电复律选择为

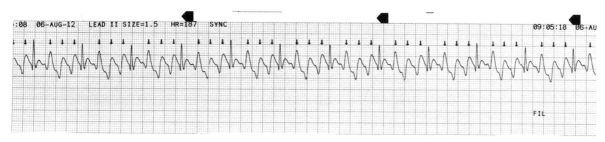

图 11-4

A. 选择不同的导联

B. 实施电复律

C. 减小能量并实施电复律

D. 设置非同步模式并实施电复律

940. 心包积液和心脏压塞**最主要**的病理生理差别在于

A. 液体类型（如漏出液，渗出液，血液）

B. 液体量

C. 压力

D. 炎症

941. 女性患者，59 岁，既往体健，体重为 60kg，术前心电图正常。在全身麻醉下进行乳房活检时发生波形增宽的复杂性心动过速。血压 81/47mmHg，心率 220 次/分，律齐。最合理的处理是

A. 电复律

B. 利多卡因 60mg，静脉注射

C. 普鲁卡因胺 20mg/min，静脉注射

D. 胺碘酮 300mg，静脉注射

942. β 肾上腺素能受体阻滞剂是治疗 Romano-ward 综合征相关的折返性快速性心律失常的最佳药物，还可以使用哪种药物有效治疗

A. 利多卡因

B. 普鲁卡因胺

C. 左侧星状神经节阻滞

D. 右侧星状神经节阻滞

943. 64 岁患者，装有轴流式左心室辅助装置（如 HeartMate Ⅱ，Jarvik 2000 年），拟在全麻下行腹腔镜胆囊切除术。下列哪项指标很难

在术中监测

A. 袖带血压

B. 有创动脉血压

C. 通过肺动脉（PA）导管监测 PA 压力

D. 食管探头监测温度

944. 正常人心房收缩（atrial kick）占心排血量的百分比为

A. 25%

B. 35%

C. 45%

D. 55%

945. 下图动脉波形表示

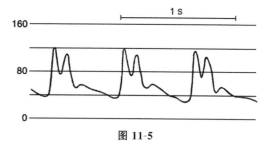

图 11-5

A. 主动脉瓣关闭不全

B. 主动脉瓣狭窄

C. 心脏压塞

D. 低血容量

946. 1 岁患儿，合并法洛四联症，拟在全麻下行择期腹股沟疝修补术，选择下列哪种麻醉药物可维持**最稳定**的血流动力学

A. 七氟烷和 N_2O

B. 芬太尼和 N_2O

C. 地氟烷和氧气

D. 氯胺酮

947. 下图中左室压力-容积环提示

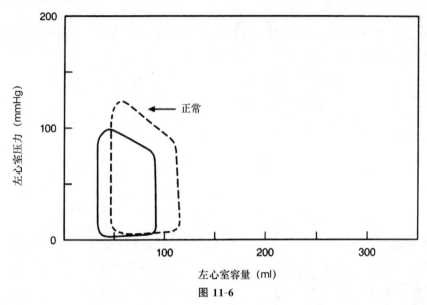

图 11-6

A. 二尖瓣狭窄
B. 二尖瓣关闭不全
C. 主动脉瓣狭窄
D. 急性主动脉瓣关闭不全

948. 54 岁患者于全麻下行冠状动脉三支血管旁路移植术。麻醉诱导后，肺毛细血管楔压为 15mmHg，PA 为 26/13mmHg。此时监护仪上出现 30mmHg 的 V 波，血压为 120/70mmHg，心率为 75 次/分，PA 为 50/35mmHg。应给予患者哪种药物治疗
A. 硝酸甘油
B. 硝普钠
C. 艾司洛尔
D. 多巴酚丁胺

949. 62 岁患者拟行腹主动脉瘤切除术。麻醉诱导期间发生宽大复杂的规律性心动过速（心率 150 次/分），血压为 110/78mmHg。哪种药物对治疗该种心律失常**最有效**
A. 艾司洛尔 35mg 静脉注射
B. 胺碘酮 150mg，静脉注射 10min 以上
C. 腺苷 6mg，静脉注射 3s 以上
D. 维拉帕米 5~10mg 静脉注射

950. 最大应激状态下，每天产生多少皮质醇
A. 50mg
B. 150mg
C. 250mg
D. 350mg

951. 心脏起搏器中，上限跟踪频率（upper tracking rate，UTR）与哪种设备有关？
A. VDD
B. DDI
C. AAI
D. 以上都有

952. 通过下列数据计算心排血量：患者体重 70kg，血红蛋白 10mg/dl，吸入纯氧时动脉血气分析：PaO_2 450mmHg，$PaCO_2$ 32mmHg，pH 7.46，SaO_2 99%；混合静脉血气：PvO_2 30mmHg，$PaCO_2$ 45mmHg，pH 7.32，SvO_2 60%
A. 1.5L/min
B. 2.5L/min
C. 3.5L/min
D. 4.5L/min

953. 静息情况下正常心肌耗氧为
A. 2.0ml/(100g·min)
B. 3.5ml/(100g·min)
C. 8ml/(100g·min)
D. 15ml/(100g·min)

954. 男性患者，22 岁，患有肥厚型心肌病（hypertrophic cardiomyopathy，HOCM）。拟在全身麻醉下行择期胆囊切除术。丙泊酚

2.5mg/kg IV 诱导后即出现动脉血压从 140/82mmHg 降至 70/40mmHg。该患者低血压最适合的治疗药物为

A. 麻黄碱

B. 肾上腺素

C. 异丙肾上腺素

D. 去氧肾上腺素

955. 65 岁患者，合并有中度主动脉瓣狭窄，拟在全身麻醉下行阑尾切除术，术中心率突然上升。心室率为 190 次/分，不规则，动脉血压为 70/45mmHg，ECG V_5 导联 ST 段有 2mm 压低。针对该患者发生的心肌缺血，以下哪种治疗措施最适合

A. 电复律

B. 艾司洛尔

C. 去氧肾上腺素

D. 维拉帕米

956. 68 岁患者，腹主动脉瘤破裂修补术后，在重症监护治疗病房使用机械通气 3 天，呼气末正压（positive end-expiratory pressure，PEEP）20cmH$_2$O。以 1.5μg/(kg·min) 的速率泵入硝普钠控制高血压 48h，血压从 130/70mmHg 快速下降至收缩压 50mmHg 且血氧饱和度下降到 75%。**最可能**的原因为

A. 氰化物中毒

B. 急性心肌梗死

C. 张力性气胸

D. 过度通气

957. 正常静息状态下冠状动脉血流量为

A. 10ml/(100g·min)

B. 40ml/(100g·min)

C. 75ml/(100g·min)

D. 120ml/(100g·min)

958. 下列因素会增加肺动脉导管置入时肺动脉破裂的发生率，**除外**

A. 低体温

B. 肺动脉粥样硬化

C. 高龄

D. 抗凝

959. 以下均可发生鱼精蛋白过敏反应，**除外**

A. 接受中效鱼精蛋白锌（NPH）胰岛素治疗的糖尿病患者

B. 接受常规胰岛素治疗的糖尿病患者

C. 接受长效鱼精蛋白锌（PZI）胰岛素治疗的糖尿病患者

D. 输精管切除术后

960. 66 岁患者于体外循环下行三支冠状动脉旁路移植术，使用 20 000 单位肝素抗凝。体外循环后应使用多少鱼精蛋白拮抗

A. 150mg

B. 250mg

C. 350mg

D. 450mg

961. 下图表示

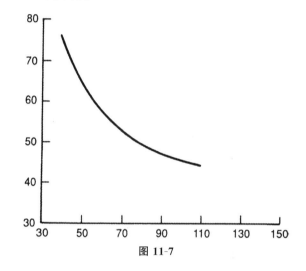

图 11-7

A. 心率与舒张时间（占心动周期的百分比）的关系

B. 舒张末期压力与每搏量的关系

C. 舒张末期压力与心指数的关系

D. 舒张末期容积与心排血量的关系

962. 72 岁女性患者于体外循环下行主动脉瓣和二尖瓣置换术。术中情况平稳，然而在重症监护治疗病房发现肺动脉导管置入部位和静脉通路处渗血。纵隔胸腔引流管引流量为 500ml/h。血栓弹力图结果如图所示。该患者出血较多的原因**最可能**为

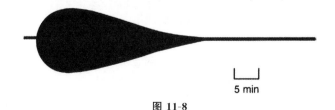

5 min

图 11-8

A. 纤维蛋白溶解

B. 肝素过量

C. 血小板减少

D. Ⅷ因子缺乏

963. 69 岁男性患者，佩戴轴流左心室辅助装置，麻醉下行经左侧输尿管肾结石取出术。患者处于相对"干燥"的容量状态，动脉压力波形显示没有动脉搏动情况下平均动脉压急剧下降至 51mmHg。除了补液，下列措施**除哪项外**均有用

A. 将泵速从 7800 转/分增加至 8500 转/分

B. 麻黄碱

C. 去氧肾上腺素

D. 头低足高位

964. 使用腺苷可将阵发性室上性心动过速转换为窦性心律，在下列哪种患者应减小初始剂量

A. 接受茶碱治疗慢性哮喘的患者

B. 有动脉血栓性疾病史正在服用双嘧达莫的患者

C. 慢性肾衰竭病史的患者

D. 长期嗜酒

965. 56 岁男性患者，拟在全身麻醉下行择期冠状动脉血管重建术。麻醉诱导后置入导尿管并通过膀胱温度探头监测温度。置入肺动脉导管，导管远端的温度探针与传感器连接。同时监测肺动脉血液和膀胱中的温度，原因为

A. 由热稀释法测定心排血量需同时测量这两个部位的温度

B. 体外循环前膀胱温度更精确，体外循环后肺动脉导管温度更精确

C. 体外循环前肺动脉导管温度更精确，体外循环后膀胱温度更精确

D. 有助于判断体外循环停止后是否温度再次降低

966. 术中使用经食管超声心动图 (transesophageal echocardiograph, TEE)，下列切面中哪项监测心肌缺血**最佳**

A. 食管中段四腔心切面

B. 经胃乳头肌水平左心室短轴切面

C. 食管中段长轴切面

D. 食管中段两腔切面

967. 医务人员对心搏骤停患者进行心肺复苏

(cardiopulmonary resuscitation，CPR) 和除颤的**正确**描述为

A. 电除颤次数应该优先于 CPR

B. 电除颤前应该进行 CPR 2min

C. 电除颤前应该进行单纯胸外按压 2min（不进行通气）

D. 若心搏骤停发生不到 1min（目击时间），进行双相电除颤后 CPR 5 个循环

968. 下列哪种药物可阻断血管紧张素受体

A. 氯沙坦 (Cozaar)

B. 特拉唑嗪 (Hytrin)

C. 赖诺普利 (Prinivil, Zestril)

D. 螺内酯 (Aldactone)

969. 大量输血过程中使用碳酸氢钠的不良反应包括下列各项，**除外**

A. 高钾血症

B. 反常性脑脊液酸中毒

C. 高碳酸血症

D. 高钠血症

970. 对于法洛四联症患者的严重发绀以下各项治疗均有效，**除外**

A. 艾司洛尔

B. 吗啡

C. 去氧肾上腺素

D. 异丙肾上腺素

971. 西地那非 (Viagra) 和下列哪种药物是同一种类

A. 育亨宾

B. 肼屈嗪

C. 依那普利

D. 米力农

972. 择期手术需停用双联抗血小板治疗，在血管成形术和药物洗脱支架置入后应持续应用双联抗血小板治疗的最短时间为

A. 3 个月

B. 6 个月

C. 1 年

D. 18 个月

973. 比伐卢定用于体外循环期间的抗凝，主要用于哪类患者

A. 肝素抵抗

B. 鱼精蛋白过敏

C. HIT Ⅰ型

D. HIT Ⅱ型

974. 下列哪个部位中心静脉感染发生率**最低**

A. 颈内静脉

B. 颈外静脉

C. 锁骨下静脉

D. 股静脉

975. 氯吡格雷（Plavix）的作用可通过下列哪种药物拮抗

A. 新鲜冰冻血浆

B. 浓缩Ⅷ因子

C. 抑肽酶

D. 以上都不是

976. 与"标准"的体外循环冠状动脉血管重建术相比，采用达芬奇机器人行孔式入路冠状动脉旁路移植手术其缺点是

A. 需要低温下心脏停搏

B. 术中低氧发生率高

C. 胸骨损伤发生率高

D. 增加术中输血

977. 左侧肺叶切除术中拟使用右双腔气管导管隔离双肺通气。计划先在喉镜引导下将导管远端置入气管中，然后在纤支镜引导下使导管远端进入右主支气管。结果喉镜插入后，通过红外光谱仪可观察到 CO_2 波形，然后纤支镜通过双腔气管导管，直至显示进入患者气道内。可看到类似隆嵴的气管结构，然后将纤支镜送入患者右侧支气管内，见下图中结构，纤支镜位于

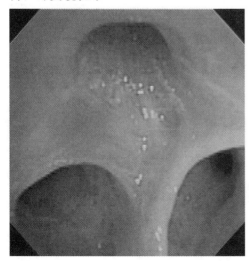

图 11-9

A. 右主支气管

B. 左主支气管

C. 肺叶舌段

D. 右肺上叶

978. 使用双腔气管导管行单肺通气时，在确定插管位置正确的情况下，下列哪项措施**最不可能**增加 PaO_2

A. 非通气肺使用 CPAP

B. 通气肺使用 PEEP

C. 通过中心静脉持续输入依前列醇（Flolan）

D. 将平均动脉压从 60mmHg 提高至 85mmHg

979. 在移植的去神经支配心脏中，下列哪种药物或措施对心率影响**最小**

A. 胰高血糖素

B. 阿托品

C. 异丙肾上腺素

D. 去甲肾上腺素

980. 患有 Wolff-Parkinson-White（WPW）综合征（译者注：预激综合征）的患者拟在全麻下行疝气修补术，术中突发宽大复杂的心动过速，生命体征平稳。如使用药物治疗，下列哪种药物控制心率**最有效**

A. 维拉帕米

B. 艾司洛尔

C. 腺苷

D. 普鲁卡因胺

981. 63 岁患者拟行右半结肠切除术，由于病态窦房结综合征安装 DDD-R 起搏器。为满足手术，调整起搏器为非同步（DOO）模式，起搏心率为 70 次/分，麻醉诱导后，患者自主心率上升至 85 次/分，血压为 130/90mmHg。下列哪种处理措施**最合理**

A. 关闭起搏器

B. 使用利多卡因

C. 使用艾司洛尔

D. 观察

982. 与氨力农相比，米力农的主要优点在于长期使用无下列哪种副作用

A. 心动过速

B. 甲状腺功能减退

C. 血小板减少

D. 高血糖

983. 与脓毒症患者相比，全身炎症反应综合征（systemic inflammatory response syndrome，SIRS）患者的不同之处在于
　　A. 体温正常
　　B. 心率低于 90 次/分
　　C. 白细胞计数正常
　　D. 没有明确的感染

984. 根据经皮置入位置的不同，PA 导管放置距离由近及远依次为
　　A. 左颈内静脉，右颈内静脉，肘静脉，股静脉
　　B. 右颈内静脉，左颈内静脉，肘静脉，股静脉
　　C. 右颈内静脉，左颈内静脉，股静脉，肘静脉
　　D. 左颈内静脉，右颈内静脉，股静脉，肘静脉

985. 冠状动脉旁路移植术患者，置入肺动脉导管可连续监测 $S\bar{v}O_2$。在体外循环建立前，$S\bar{v}O_2$ 从 85% 降至 71%。下列哪项可以解释该种变化
　　A. 患者体温降至 27℃
　　B. 输入两个单位浓缩红细胞
　　C. 肾上腺素 25μg IV
　　D. 心肌缺血

986. 下列哪个术语是指心肌松弛或舒张
　　A. 收缩力
　　B. 自律性
　　C. 传导性
　　D. 顺应性

987. 31 岁女性患者，合并有原发性肺动脉高压，拟行乳房切除术。下列药物对减少肺血管阻力均有效果，**除外**
　　A. 前列腺素 I_2（依前列醇）
　　B. 氧气
　　C. N_2O
　　D. 米力农

988. 肺血管阻力作为肺容积的一项功能指标，在下列哪种情况下**最小**
　　A. 肺总量
　　B. 余气量
　　C. 功能残气量（functional residual capacity，FRC）
　　D. 补呼气量

989. 45 岁患者合并肥厚型心肌病，因双下肢三度烧伤后拟在麻醉下行植皮术。背部取皮时心率上升，收缩压下降至 85mmHg。下列哪项措施**最不可能**改善患者的血流动力学
　　A. 艾司洛尔
　　B. 液体推注
　　C. 多巴酚丁胺
　　D. 舒芬太尼

990. 59 岁患者，有长期充血性心力衰竭（congestive heart failure，CHF）病史，呼吸空气情况下，氧饱和度 87%。患者坐位时两肺听诊布满啰音。拟行右膝关节置换手术。**最适合**的方案是
　　A. 监测动脉血压，等渗布比卡因蛛网膜下腔阻滞麻醉
　　B. 监测动脉血压，依托咪酯诱导，七氟烷，术中 TEE
　　C. 监测动脉血压、中心静脉压（central venous pressure，CVP），氯胺酮诱导，氧化亚氮，联合麻醉性镇痛药，呋塞米，米力农
　　D. 取消手术

991. 下列哪种药物对重度二尖瓣狭窄的患者血流动力学影响**最小**
　　A. 氯胺酮
　　B. 瑞芬太尼
　　C. 泮库溴铵
　　D. 地氟烷

992. 200mg 多巴胺加入氯化钠（NS）或 5% 葡萄糖注射液（D_5W）配制成 250ml。按照 5μg/（kg·min）的速率用于 70kg 体重的患者，每小时的泵注速度为
　　A. 10ml/h
　　B. 16ml/h
　　C. 20ml/h
　　D. 26ml/h

993. 79 岁患者，行三支冠状动脉移植术后发生心脏压塞，需要手术。除了正压通气外，下列处理措施哪个对血流动力学**最有益**
　　A. 增加前负荷，减慢心率，增加后负荷

B. 正常前负荷，减慢心率，降低后负荷

C. 正常前负荷，增快心率，降低后负荷

D. 增加前负荷，增快心率，增加后负荷

994. 下面哪种治疗对图中心律失常**最为不利**

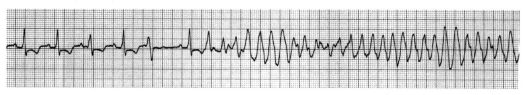

图 11-10

A. 普鲁卡因胺

B. 镁

C. 超速起搏

D. 非同步电复律

说明（995～997 题）：下列每组问题后有几项表述，请从其中选出与问题最有关联的一项，选项 A～D 可选择一次、多次，也可不选。

995. P 波低平，QRS 波增宽，T 波高尖

996. ST 段压低，T 波低平，U 波

997. PR 间期正常或增加，QT 间期缩短

A. 低钾血症

B. 高钾血症

C. 低钠血症

D. 高钙血症

说明（998～1001 题）：下列每组问题后有几项表述，请从其中选出与问题最有关联的一项，选项 A～D 可选择一次、多次，也可不选。

下列药物的抗血小板作用可持续多久？

998. 氯吡格雷

999. 噻氯匹定

1000. ASA

1001. 布洛芬

A. 3 天

B. 7 天

C. 21 天

D. 血小板的寿命

参考答案、解析及参考文献

915. (D) 2007 年美国心脏协会修订了预防感染性心内膜炎（IE）的指南。目前，感染性心内膜炎所致的不良反应中，心脏风险危险程度最高，此类患者仅在接受择期口腔科手术时需要预防性应用抗生素。不建议预防性应用于择期泌尿外科或胃肠外科手术的患者。风险最大的心脏疾病包括：人工心脏瓣膜、曾患有感染性心内膜炎、多种类型的先天性心脏疾病、心脏移植术后受体发生心脏瓣膜病变。题目中所列出的抗生素均可使用，可使用头孢氨苄 2g 口服（或其他第一或第二代头孢类等效剂量口服），或术前 30～60min 口服、肌内注射或静脉注射克林霉素 600mg。该患者患有主动脉瓣狭窄，不需要任何预防措施（*Wilson et al*：*Prevention of infective endocarditis—Guidelines from the American Heart Association*，*Circulation 115*：*1736-1754*，*2007. http://circ.ahajournals.org*）。

916. (A) Ⅱ型 HIT 是一种严重且危及生命的情况。给予肝素治疗 5～10 天后血小板计数减少至 100 000/mm³ 或较术前减半，据此临床诊断 HIT。HIT 患者容易发生无法预计的血栓，所以必须密切监测。在血清学方面，可检测出血小板因子 4（PF4）/肝素抗原的抗体。

如果患者需要实施体外循环手术，最好在抗体滴度消失后进行。对于急诊手术，可使用各种抗凝方法，包括直接凝血酶抑制剂、比伐卢定和来匹卢定。其他方法包括使用达那肝素（Xa 因子抑制剂）或使用普通肝素联合预防血栓形成的药物，如替罗非班（糖蛋白Ⅱb/Ⅲa 抑制剂）或依前列醇［环前列腺素（PGI₂）］。磺达肝素不用于体外循环中抗凝。如果时间允许，也可进行血浆电泳以除去抗血小板抗体（*Miller*：*Miller's Anesthesia*，*ed 8*，*pp 2017-2022*；*Miller*：*Basics of Anesthesia*，*ed 5*，*pp 358-359*）。

917. (A) 心肌缺血时各个选项均可能出现，然而最敏感的指标为左室壁运动异常（*Barash*：*Clinical Anesthesia*，*ed 7*，*p 744*）。

918. (C) 1 个 MET 相当于休息状态下 1min 消耗的能量，约为 3.5ml/(kg·min)。如体重为 70kg（150 磅），1 个 MET 等于每分钟耗氧 250ml。所以 2500ml 耗氧量相当于 10 个 MET（*Barash*：*Clinical Anesthesia*，*ed 7*，*p 591*）

919. (A) CHD 患者的麻醉管理要求对疾病的病理生理知识有透彻认识。一般情况下，先天性心脏病可分为左向右心内分流和右向左分流两大类。右向左心内分流的先天性心脏病主要特点为肺血流减少和动脉血氧分压降低。比较常见的右向左分流先天性心脏病包括法洛四联症、艾森门格综合征、三尖瓣下移畸形、伴有室间隔缺损的肺动脉闭锁、三尖瓣闭锁和卵圆孔未闭。处理此类患者时必须细致小心，避免空气进入静脉，因为可能导致动脉空气栓塞。左向右分流的先天性心脏病患者如动脉导管未闭，发生动脉空气栓塞风险最小，因为分流血液主要从体循环系统流至肺循环系统（*Barash*：*Clinical Anesthesia*，*ed 7*，*pp 1106-1109*）。

920. (A) Frank-Starling 曲线涉及左室充盈压及左心室功能状态。左心室舒张末期容积、左心室舒张末期压力、左心房压力、肺动脉阻塞压可反映左室充盈压；部分情况下中心静脉压也可反映。Y 轴上的左心室作功，可通过左心室每搏作功指数、每搏量、心排血量、心指数和动脉血压表示（*Miller*：*Miller's Anesthesia*，*ed 8*，*pp 476-477*）。

921. (A) 该心电图描绘的是心房扑动。本题目强调多导联检查的重要性。下面的心电图看起来像交界性心律，但上面的心电图可观察到离散的 P 波（实际上是 F 波），很容易辨别速率约 300 次/分。

300 次/分的心房率较为常见，常出现 2∶1 传导，产生约 150 次/分的心室率。该心电图示心室率约为 75 次/分，对应于 4∶1 传导（*Miller*：*Miller's Anesthesia*，*ed 8*，*p 1441*）。

922.（D） 在体外循环中，肺动脉导管向远侧漂移 3～5cm 比较常见。事实上，体外循环中肺动脉导管移位非常常见，所以常规在体外循环开始时，需要将肺动脉导管后退 3～5cm。可通过发现肺动脉压力增高间接判断肺动脉导管向远侧移动至阻塞位置（译者注：移动至监测肺动脉阻塞压即 **PAOP** 压力的位置）。体外循环中肺动脉导管移位可能导致肺动脉破裂。虽然体外循环过程中肺动脉压力增高最可能的原因为肺动脉导管移位，但麻醉医师还必须考虑到心室流出道存在的问题也是体外循环过程中增加肺动脉压力的潜在因素，特别是肺动脉导管从假定的阻塞位置回撤后肺动脉压力仍未下降时。体外循环中心室过度扩张有害，因为此时没有冠状动脉血流量，同时心肌需氧量增加。当主动脉插管位置不正确时，可能导致单侧面部发热。静脉插管位置不正确时，可能导致面部或巩膜水肿或体外循环回流量不佳（*Barash*：*Clinical Anesthesia*，*ed 7*，*p 1095*）。

923.（C） 胆碱酯酶抑制剂可能产生显著的胆碱能副作用，包括窦房结和房室结传导减慢、支气管痉挛和肠蠕动加快。应用这些药物后发生短暂性心脏节律紊乱的概率较高。其对心脏的影响，可产生临床意义不大的心房和交界性心律失常、异位心室律，也可导致具有重要临床意义的心律失常，如重度心脏传导阻滞，包括完全性心脏传导阻滞和心搏骤停。该患者属于轻度交界性心脏传导阻滞，最恰当的治疗为使用阿托品（*Butterworth*：*Morgan & Mikhail's Clinical Anesthesiology*，*ed 5*，*pp 224-228*）。

924.（D） 主动脉灌注插管和静脉回流导管位置不正确是体外循环中可能出现的并发症。主动脉插管位置不当可能导致单侧面部发热，而面部水肿（如巩膜肿胀）提示静脉充血，可能与静脉回流导管位置不当有关。当静脉插管进入上腔静脉过深时，会导致右侧无名静脉阻塞，静脉回流受阻，即发生静脉引流导管位置错误。如果静脉导管进入下腔静脉过深，下半身静脉回流受阻，可能发生腹胀。如果发生这种情况，腔静脉插管应回撤至近心端，并确认患者与体外循环机之间的静脉回流情况。当静脉插管近端位置低于患者时，可出现非搏动性血液回流，即表示静脉插管位置恰当（*Miller*：*Miller's Anesthesia*，*ed 8*，*pp 2035-2036*）。

925.（B） 大血管转位是一种先天性心脏病，源于在器官形成期动脉干旋转失败，导致主动脉产生于右心室及肺动脉产生于左心室。其结果是左、右心室未按照顺序连接，肺循环和体循环相互独立。最终导致患者出现明显的动脉低氧血症；除非伴有其他使肺循环和体循环之间血液发生交通的畸形，否则此类患者无法存活。使用挥发性麻醉药麻醉诱导速度减慢，因为只有小部分的吸入药物会到达体循环。与此相反，静脉麻醉药物几乎未经稀释即直接到达大脑，注射剂量和速率均应减少（*Butterworth*：*Morgan & Mikhail's Clinical Anesthesiology*，*ed 5*，*p 427*）。

926.（D） Fontan 手术（通常为改良 Fontan 手术）是将右心房与肺动脉连接。该种手术最常用于治疗先天性心脏病，以降低肺动脉血流量（如肺动脉闭锁和狭窄，及三尖瓣闭锁）。当有必要使用手术方式将右心室转换为全心室时（如左心发育不全综合征），也可进行 Fontan 手术以增加肺血流。永存动脉干为单个动脉干骑跨于左、右心室（通过室间隔缺损连接），上升成为主动脉和肺动脉。永存动脉干的手术治疗包括结扎右侧和左侧肺动脉，同时修补伴发的室间隔缺损（*Miller*：*Miller's Anesthesia*，*ed 8*，*p 2809*）。

927.（C） 体温每下降 1℃，组织代谢率下降约 5%～8%。核心温度为 28～30℃时，代谢率大致降低 50%（*Barash*：*Clinical Anesthesia*，*ed 7*，*pp 1092-1093*）。

928.（B） 主动脉球囊反搏（intra-aortic balloon pump，IABP）在心室收缩期前进行放气，可降低主动脉压力和后负荷，提高左室射血分数、减少室壁张力和耗氧量。在主动脉瓣关闭后的舒张期进行充气，可使主动脉舒张压和冠状动脉血流量增大。因此，在正确的时机进行充气和放气对 IABP 充分发挥作用至关重要。心电图的 P 波出现在舒张末期，在出现 P 波后主动脉球囊充气，可将舒张期冠状动脉血流量的增加降至最低程度。此外，在心室舒张末期 IABP 充气将会增加在心室收缩期进行球囊扩张的风险，会显著增加心室后负荷，恶化心肌氧供需平衡。同样，QRS 复合波中点表示心室处于电激活状态，提示心室舒张的结束，球囊应在心室射血之前放气（*Barash：Clinical Anesthesia，ed 7，pp 1102-1103*）。

929. **(C)** 题中选项除法洛四联症外，其余选项麻醉期间降低后负荷对患者有益。在法洛四联症中，因为右心室流出道梗阻，血液通过室间隔缺损从肺循环进入体循环。全身血管阻力降低将加剧右至左分流，进而降低肺血流量，加剧全身缺氧（*Butterworth：Morgan & Mikhail's Clinical Anesthesiology，ed 5，pp 426-427*）。

930. **(A)** 鱼精蛋白是从某些鱼类精子中分离的碱性化合物，是肝素的特异性拮抗剂。1.3mg 鱼精蛋白可拮抗 100 单位的肝素。如果鱼精蛋白用于没有接受肝素治疗的患者，其可以结合血小板和可溶性凝血因子，产生抗凝效果。鱼精蛋白是否具有负性肌力或变时特性，缺乏证据支持。部分患者（如使用 NPH 胰岛素治疗的糖尿病患者）可能对鱼精蛋白过敏。快速给予鱼精蛋白时可能引起低血压，因为可诱导肥大细胞释放组胺（*Kaplan：Kaplan's Cardiac Anesthesia，ed 6，p 963*）。

931. **(D)** 冠心病患者麻醉管理的首要目标是维持心肌氧供需平衡。心肌耗氧（即心肌氧需求）由三个因素决定：心肌室壁张力、心率和心肌收缩状态。心肌室壁张力与舒张末期心室压力或容积（前负荷）及全身血管阻力（后负荷）直接相关。一般而言，心率增快产生的心肌作功导致心肌耗氧增加程度最大。同样，假设心肌作功增加的情况下，与压力作功（后负荷）相比，容量作功（前负荷）导致的心肌耗氧量增加程度更低（*Stoelting：Pharmacology and Physiology in Anesthetic Practice，ed 4，p 754*）。

932. **(D)** 奇脉：吸气时收缩压下降大于 10mmHg，常见于心脏压塞。这种收缩压的吸气性下降表明，自主呼吸患者吸气时出现收缩压的下降幅度明显增加。心脏压塞情况下，由于心包中有血液、血栓或其他物质使心室充盈受限。自主呼吸患者吸气时，胸内负压增加了右心室的充盈。在心脏压塞时，由于心包压力导致心脏总容积受到限制，而伴随吸气时右心室充盈，左心室前负荷和血压下降。奇脉偶尔也会见于严重的呼吸道阻塞和右心室心肌梗死病例中。细脉和迟脉分别为脉搏波幅降低和延迟传导，见于主动脉瓣狭窄患者。交替脉为交替出现较小和较大脉波，可见于重度左心功能不全的患者。双峰脉为一次脉波中有两个收缩期峰，见于严重主动脉瓣膜反流的病例（*Miller：Miller's Anesthesia，ed 8，pp 2073-2074*）。

933. **(B)** ALONE 这个词是五种可通过气管内插管给予的药物首字母缩写：阿托品（Atropine）、利多卡因（Lidocaine）、氧气（Oxygen）、纳洛酮（Naloxone）、肾上腺素（Epinephrine）。此外，垂体加压素也可能通过气管内插管给药。尽管对于全麻诱导时有较高误吸风险患者，需在术前口服抗酸药（如 Bicitra），可提高患者胃液 pH 值，以降低胃液反流误吸的严重程度。然而，一旦发生误吸，不可经气管内插管给予碳酸氢盐，因为可加重误吸，并导致肺部碱性烧伤（*Barash：Clinical Anesthesia，ed 7，pp 1682-1683*）。

934. **(B)** 平均动脉压可通过下列公式计算：$MAP = BP_D + 1/3 (BP_S - BP_D)$。其中，MAP（mmHg）为平均动脉压，$BP_D$（mmHg）为舒张压，$BP_S$（mmHg）为收缩压（*Barash：Clinical Anesthesia，ed 7，p 708*）。

935. **(A)** 胺碘酮是一种化学结构与甲状腺激素类似的苯并呋喃衍生物，可导致甲状腺功能减退或亢进。长期服用胺碘酮时，2%～4% 的患者发生甲状腺功能改变。胺碘酮可延长心房和心室肌动作电位的持续时间，但不影响静息膜电位，从而抑制窦房结和房室结功能。因此，胺碘酮是治疗复发性室上性和室性心动过速的有效药物。对 WPW 综合征患者，胺碘酮增加旁路的不应期。全身麻醉时，由于胺碘酮具有显著的抗肾上腺素作用，可能发生阿托品抵抗性心动过缓和低血压。如果发生这种情况，应该给予异丙肾上腺素或植入临时人工心脏起搏器（*Miller*：*Miller's Anesthesia*，*ed 8*，*p 1175*）。

936. （C） 全身血管阻力可通过以下公式计算：

$$SVR=(MAP-CVP)/CO\times80$$

SVR 为全身血管阻力，MAP（mmHg）为平均动脉压，CVP（mmHg）为中心静脉压，CO（L/min）为心排血量，80 为将 Wood 单位转化成 dyne-sec/cm^5 的系数。本题计算 SVR 如下：

$$SVR=(86-8)/5\times80=1248\ (dyne\cdot s)\ /cm^5$$

（*Miller*：*Miller's Anesthesia*，*ed 8*，*p 1387*）。

937. （A） 法洛四联症是最常见的右向左分流性先天性心脏病。这种先天性缺陷以四种先天性心脏畸形为特征，包括室间隔缺损、主动脉骑跨于缺损的室间隔上、肺动脉流出道梗阻和右心室肥厚。室间隔缺损通常较大、且单发；肺动脉圆锥部狭窄通常非常突出；肺动脉远端可能发育不良甚至缺如。尽管许多法洛四联症患者合并动脉导管未闭，但这并不包括在其定义中（*Hines*：*Stoelting's Anesthesia and Co-Existing Disease*，*ed 6*，*pp 56-57*）。

938. （A） 低血压根据病因可分为 2 大类：心排血量降低和全身血管阻力降低，或者同时存在。本病例中，心排血量大于正常，这在脓毒症早期经常发生。这种低血压的治疗应该应用强效的 α 受体激动剂。选项中去氧肾上腺素是唯一的纯 α 受体激动剂。大剂量多巴胺具有较强的 α 活性作用，但也产生明显的 β$_1$ 活性和部分 β$_2$ 活性。去甲肾上腺素同样具有较强的 α 活性与部分 β$_1$ 活性。血管加压素是感染性休克治疗中一种有效的血管收缩剂。上述任何一种药物与脓毒源性治疗协同均可用于维持脓毒症患者的血压。因为多巴酚丁胺主要为 β$_1$ 受体激动剂，并不适于高心排血量而全身血管阻力降低患者（*Barash*：*Clinical Anesthesia*，*ed 7*，*p 1592*）。

939. （A） 该心电图提示心房扑动，房室传导比例为 4∶1。房扑波（F 波）大约每分钟出现 300 次，心室率约为每分钟 75 次。屏幕上箭头显示此时应给予同步电复律。理想情况下，电复律应该在心室收缩期（去极化）进行，换言之，应在 QRS 波群出现时进行电复律。这将有效地"重置"心脏，并使 P 波正常显示。当前 ECG 显示为与扑动波同步的电复律。电复律作用于扑动波（不在心室复极化期间）本身不会有问题，但如果在复极时进行电复律无异于 R on T 现象，可能诱发室速甚至室颤。最好能调节导联至与 QRS 波同步的 R 波时应用电复律。

低至 50J 的电复律可终止大部分心房扑动。大多数情况下，首次尝试转为正常窦性心律（NSR）没有必要使用 200J 的电复律。也不推荐使用非同步电复律，因为可能通过 R on T 机制诱发不稳定性节律（*Miller*：*Miller's Anesthesia*，*ed 8*，*p 1441*；*Hines*：*Stoelting's Anesthesia and Co-Existing Disease*，*ed 6*，*pp 79-81*）。

940. （C） 心包疾病的患者心包腔内的液体量可能增加（一般 15～30ml）。通常心包腔压力比中心静脉压低 5mmHg，接近胸腔压力。当心包腔内液体压力变高并影响心室充盈时，即出现心脏压塞。如果液量增加迅速，少至 100ml 即可引起心脏压塞。如果液量增加缓慢，在发生心脏压塞之前可能会产生 2L 的心包腔液体量。液体的类型并不影响压力。炎症可导致液体增加，但造成心脏压塞的原因为压力（*Hines*：*Stoelting's Anesthesia and Co-Existing Disease*，*ed 6*，*pp 145-146*；*Miller*：*Miller's Anesthesia*，*ed 8*，*pp 2073-2074*）。

941. （A） 伴有波形增宽复杂性心动过速的不稳定患者可能为室性心动过速（VT），是一种紧急情况，需要立即同步电复律（*ECC Committee*：*2005 American Heart Association Guidelines for Cardiopulmonary Resuscitation and Emergency Cardiovascular Care*，*Circulation 112*：*IV69-IV73*，*2005*；*Miller*：*Miller's Anesthesia*，*ed 8*，*p 3191*）。

942.（C）Romano-ward 综合征是一种特征为心电图 QT 间期延长的罕见先天性异常。Jervell-Lange-Nielsen 综合征是一种特征为心电图 QT 间期延长并与先天性耳聋密切相关的先天性综合征。右侧和左侧交感神经系统之间的不平衡可能与这些综合征的病因有关。这种失衡可通过左侧星状神经节阻滞产生缩短 QT 间期作用而暂时消除。如果阻滞治疗有效，就可以采取外科手术切除神经节作为永久性的治疗措施（*Hines*：*Stoelting's Anesthesia and Co-Existing Disease*，*ed 6*，*p 86*）。

943.（A）因为技术进步和可供移植的器官相对稀缺，机械循环支持的使用越来越多。机械循环支持可作为治疗等待心脏移植患者的桥梁，或者作为从病毒性心肌病或心肌梗死后心源性休克中恢复的桥梁，也可作为终末期治疗措施用于其他患者。目前，在美国，HeartMate VE 是唯一被批准用于终末期治疗的机械设备，有各种型号，可用于支持右心（未经批准用于终末期治疗）、左心或双心室。轴向（连续）血流为非搏动性及非生理性。这些泵与心脏并行连接。具体而言，在左侧，血液自心尖处流经 HeartMate，然后经主动脉返回循环。在这种构造中，收缩期很少甚至没有血液通过主动脉瓣。用袖带测量血压在多数患者中并不准确且可能很难做到。脉搏血氧仪可用于部分患者，但也需要搏动性血流。有创动脉血压监测容易实现，体外循环下心脏手术患者中属于常规监测项目（*Miller*：*Miller's Anesthesia*，*ed 8*，*pp 2066-2067*）。

944.（A）正常心脏，心排血量的 15%～20% 由心房收缩期"心房驱血"（atrial kick）产生。在病理情况下如主动脉瓣狭窄，"心房驱血"可能对心排血量影响更大（*Kaplan*：*Kaplan's Cardiac Anesthesia*，*ed 6*，*p 578*）。

945.（A）该病例图示为双波脉，可通过两个收缩峰识别。主动脉瓣反流患者可观察到明显双波脉。对于主动脉瓣反流患者，在收缩期左心室射出大量血液并伴随快速的舒张期回流，因此血液不仅流向外周，而且反流回左心室。双波脉的第一个收缩峰代表血液从左心室射出。第二个收缩峰代表外周的反射压力波。相比之下，主动脉瓣狭窄患者显示为脉冲波延迟和上升支减弱（迟脉、细脉），而心脏压塞患者表现为吸气时收缩压明显下降（奇脉）。低血容量患者存在收缩压变异，尤其是在机械通气时（*Miller*：*Miller's Anesthesia*，*ed 8*，*p 1358*）。

946.（D）对法洛四联症患者，维持全身血管阻力以降低右向左分流量至关重要。因此，此类患者麻醉诱导最好使用氯胺酮 3～4mg/kg 肌内注射或 1～2mg/kg 静脉注射。右向左分流患者静脉用药起效更迅速。也可以使用挥发性麻醉剂如七氟烷进行吸入麻醉诱导，但需要密切监测全身氧合，因为任何程度的全身血压下降均会增加右向左分流（并会降低氧饱和度）。氯胺酮通常可改善动脉氧合，提示肺血流量增加，因为氯胺酮会增加全身血管阻力（*Butterworth*：*Morgan & Mikhail's Clinical Anesthesiology*，*ed 5*，*pp 426-427*）。

947.（A）成人二尖瓣狭窄几乎特发于儿童期有风湿热的患者。二尖瓣狭窄可引起异常瓣膜附近及以远部位的病理生理改变。一般情况下，左心室处于"受保护"或非负荷状态，即其并未承受过多的容量或压力负荷，因此很少导致左心收缩力异常。相反，在二尖瓣附近，左心房压和左心室压之间形成舒张期压力梯度，促使血液通过狭窄的瓣膜口，而这种压力梯度也导致左心房压力升高而左心房顺应性和功能下降。升高的左心房压力反馈传导至肺血管系统，导致肺血管阻力增加，并最终损害右心室功能。二尖瓣狭窄患者的左心室压力-容积环显示低到正常的左心室舒张末期容积和压力，及每搏量的相应减少（*Miller*：*Miller's Anesthesia*，*ed 8*，*pp 2050-2052*）。

948.（A）左心室后壁和二尖瓣后叶缺血可导致二尖瓣后叶脱垂及收缩期血液逆流进入左心房。可表现为在肺毛细血管楔压波形上出现 V（心室）波，甚至早于 ECG 观察到 ST 段压低（*Miller：Miller's Anesthesia，ed 8，p 1377*）。

949.（B） 该问题中描述的患者存在不明来源的宽大复杂的心动过速。患者血流动力学稳定合并不确定性节律，推荐使用胺碘酮 150mg 静脉注射 10min 以上，必要时重复注射，24h 最大剂量 2.2g（*Miller：Miller's Anesthesia，ed 8，pp 1391-1393*）。

950.（B） 正常情况下，每日皮质醇生成量约为 15～20mg。最大应激状态下，皮质醇产量可增加至 75～150mg/d，血浆皮质醇水平为 30～50μg/dl（*Hemmings：Pharmacology and Physiology for Anesthesia，ed 1，p 548；Hines：Stoelting's Anesthesia and Co-Existing Disease，ed 6，p 396*）。

951.（A） 起搏器设计的通用代码 NASPE/BPEG（北美起搏与电生理学会/英国起搏与电生理学组）有 5 位编码：Ⅰ＝起搏心腔，Ⅱ＝感知心腔，Ⅲ＝感知后的反应方式，Ⅳ＝程控功能，Ⅴ＝多点起搏。

UTR 设计编程仅适用基于心房去极化（跟踪）的心室起搏，即触发功能。UTR 的目的为防止因心房率过快导致心室率过快（起搏），如阵发性室上性心动过速（paroxysmal supraventricular tachycardia，PSVT），心房颤动或心房扑动。当感知到的心房去极化超过 UTR，起搏器（取决于型号）将切换为 DDI 模式（心房快速响应）。这会有效地阻止驱动心室的快速室上性冲动，除非这些冲动可跨越房室结。

与其他型号一样，超过 UTR 会导致心脏起搏器产生Ⅱ型房室传导阻滞。这将调节最终驱动心室的心房收缩次数。

UTR 只适用于 DDD 和 VDD 起搏器。AAI 不需要 UTR，因为：①其不起搏心室，②只对抑制有反应，而对触发无反应（*Miller：Miller's Anesthesia，ed 8，pp 1467-1476*）。

952.（D） 如果已知患者的氧耗量（$\dot{V}O_2$）、动脉血氧含量（CaO_2）和混合静脉血氧含量（$C\bar{v}O_2$），可用 Fick 方程计算心排血量（$\dot{Q}$）。这种测量心排血量的方法已不实用的原因有三方面：①采样和分析氧耗量的误差，②抽取样本时心排血量的变化，③因为设备原因导致耗氧量的精确测定可能比较困难。Fick 方程如下：

$$\dot{Q}=\frac{\dot{V}O_2}{(CaO_2-C\bar{v}O_2)\times10}$$

$$\dot{V}O_2=250\text{ml/min}（\approx4\text{ml/kg}）$$

$$CaO_2=1.36\times\text{血红蛋白浓度}\times SaO_2+(0.003\times PaO_2)$$

$$1.36\times10\text{mg/dl}\times0.99$$

$$13.5\text{ml }O_2/\text{dl 血液}$$

$$C\bar{v}O_2=1.36\times\text{血红蛋白浓度}\times S\bar{v}O_2+(0.003\times P\bar{v}O_2)$$

$$1.36\times10\text{mg/dl}\times0.60$$

$$8.16\text{ml }O_2/\text{dl 血液}$$

$$\dot{Q}=\frac{250\text{ml/min}}{(13.5\text{ml/dl}-8.16\text{ml/dl})\times10^*}=250/53.4=4.68\text{L/min}$$

*参数 10：将氧含量转换为 ml O_2/L 血液（代替 ml O_2/dl 血液）（*Miller：Miller's Anesthesia，ed 8，pp 478-479*）。

953.（C） 体外循环期间心肌保护主要通过灌注含有氯化钾 20mEq/L 的冷（4℃）心脏停跳液实现。这可迅降低心肌温度并使心肌松弛。37℃ 正常心肌收缩心肌耗氧量约为 8～10ml/(100g·min)，22℃ 纤颤心脏心肌耗氧量会降至约 2ml/(100g·min)，22℃ 肌电静止的心脏心肌耗氧量小于 0.3ml/(100g·min)（*Hemmings：Pharmacology and Physiology for Anesthesia，ed 1，p*

383；*Miller：Miller's Anesthesia，ed 8，p 2038*）。

954.（D） 这个问题所列出的药物除去氧肾上腺素外其余均可增加心肌收缩力，会导致左心室流出道梗阻而降低心排血量。去氧肾上腺素为纯的 α 肾上腺素能受体激动剂，对心肌收缩力的直接影响最小（*Miller：Basics of Anesthesia，ed 6，p 404*）。

955.（A） 严重主动脉瓣狭窄的典型体征和症状（心绞痛、晕厥和充血性心力衰竭），主要与左心室收缩压的增加相关，这也是维持每搏量的需要。压力升高引起向心性左心室肥厚。严重情况下，会出现左心室腔扩大和心肌收缩力减弱。此类患者接受非心脏手术时麻醉管理的主要目标为维持正常的窦性心律，避免心率（尤其是室性心动过速）、全身血管阻力及血管内液体容量发生长时间的变化。该患者发生室上性心动过速（尤其是新发房颤），且已合并低血压和心肌缺血，应通过电复律迅速终止（*Miller：Miller's Anesthesia，ed 8，pp 3191-3193*）。

956.（C） PEEP 是通过在机械通气的呼气末呼气阀正压产生。当吸入氧浓度超过 50%，经常用 PEEP 增加动脉血氧饱和度以减少氧毒性危害。PEEP 通过使之前塌陷但有血流灌注的肺泡张开来提高肺顺应性和 FRC，从而改善通气/血流比例和减少右至左肺内分流。然而，使用 PEEP 有一些潜在危害，包括心排血量减少、肺气压伤（如张力性气胸）、血管外肺水增加和肺血流量的重新分配。PEEP 导致肺泡过度膨胀，可引起气压伤（如气胸、纵隔气肿和皮下气肿）。使用 PEEP 进行机械通气时，当动脉血氧饱和度及心血管功能急剧恶化时，应怀疑是否发生肺气压伤。如怀疑气压伤，应行胸部 X 线检查；如存在张力性气胸，应在患侧胸腔放置闭式引流（*Butterworth：Morgan & Mikhail's Clinical Anesthesiology，ed 5，pp 1298-1300*）。

957.（C） 静息时冠状动脉血流量约为 225～250ml/min 或约 75ml/(100g·min)，或约为心排血量的 4%～5%。此时心肌耗氧量为 8～10ml/(100g·min)，或约为全身总氧耗量的 10%（*Barash：Clinical Anesthesia，ed 7，p 244*）。

958.（B） 肺动脉破裂是使用肺动脉导管过程中的灾难性并发症，极为罕见。PA 破裂的特征为咯血，可能咯血量极小也可能非常大。应采取积极措施隔离双肺，可通过使用双腔气管导管行支气管内插管实现。肺动脉粥样斑块并不会增加肺动脉破裂的风险。肺动脉中段和远端（即肺动脉导管尖端所在位置）通常很少甚至没有动脉粥样硬化病变（*Miller：Miller's Anesthesia，ed 8，pp 1372-1373*）。

959.（B） 麻醉期间鱼精蛋白过敏及类过敏反应发生率不到所有过敏反应的 5%，并且通常发生在使用后的 5～10min 内。这些反应可发生于曾经接触过鱼精蛋白的患者［例如服用 NPH 或 PZI 胰岛素治疗的糖尿病患者，两种药物中均含有鱼精蛋白成分（作为修饰蛋白）；而普通胰岛素不含鱼精蛋白］。由于鱼精蛋白是从鲑鱼的精子中提取获得，海鲜过敏患者及接受过输精管切除术的男性（循环中可能产生精子抗体）也可能发生反应。预先使用 H_1 受体阻滞剂、H_2 受体阻滞剂及糖皮质激素可能降低过敏反应的发生概率。既往有鱼精蛋白过敏史的患者应避免使用鱼精蛋白（*Hines：Stoelting's Anesthesia and Co-Existing Disease，ed 6，p 528*）。

960.（B） 20 000 单位肝素相当于 200mg。通常每 1mg 肝素需要 1.3mg 的鱼精蛋白中和。鱼精蛋白是一种碱性蛋白，可与酸性肝素分子结合产生不具有抗凝性能的非活性络合物。肝素半衰期在 37℃时为 1.5h。25℃时，肝素的代谢最慢（*Miller：Miller's Anesthesia，ed 8，p 2017*）。

961.（A） 与大多数器官连续灌注不同的是，冠状动脉灌注有时呈间歇性。这取决于主动脉舒张压和左、右心室舒张末压力的差值。在收缩期，左心室压力增大甚至高于体循环动脉压，导致冠状动脉（心肌内部分）几乎完全闭塞。因此，左心室心肌的灌注几乎完全发生在舒张期，所以如果心率增加，会导致左心室冠状动脉灌注减少。相反，右心室在收缩期和舒张期均会获得血流灌注，因为右心室压力低于主动脉压力。心率增加会导致舒张期相对缩短（*Butterworth：Morgan & Mikhail's Clinical Anesthesiology*，*ed 5*，*pp 362-365*）。

962.（A） 血栓弹力图是测量血凝块形成时血液凝固动态变化的黏弹性计。血栓弹力图测得的凝血变量包括：①R 值（凝血反应时间，正常值 7.5～15min）和 K 值（正常值 3～6min），反映血液凝固时间；②MA（血栓最大幅度，正常值 50～60mm），代表最大凝结强度；③A_{60}（MA 60min 后的振幅，正常值 MA 5mm），代表血凝块消失的速率（即纤维蛋白溶解）。MA 值由纤维蛋白原浓度、血小板计数及其功能共同决定。本题中血栓弹力图描绘与纤溶一致（*Miller：Miller's Anesthesiology*，*ed 8*，*p 1878*）。

963.（A） 心室辅助装置（ventricular assist devices，VADs）是在心衰终末期患者药物控制失败或开始无效时植入患者体内的装置。VADs 包括左心 VADs（LVAD）、右心 VADs（RVAD）及双心室 VADs（BiVAD）。VADs 可被植入患者体内直至患者恢复（桥接至患者心脏功能恢复）、直至患者接受心脏移植（桥接至移植）或作为治疗心衰的最终方法（终末治疗）。患者可依靠 LVAD 治疗长期存活；目前的记录为 5 年以上。"终末期 LVADs"用于不能接受心脏移植的患者，当其状况改善到一定程度后可重新评估，条件允许时接受心脏移植。

　　LVADs 的使用已日益增多，越来越多的 LVADs 患者接受非心脏手术治疗。麻醉诱导后的低血压处理是难题之一。LVADs 需要足够的前负荷才能正常工作。与全身麻醉诱导和维持相关的全身血管阻力下降和静脉扩张可采取几种方法治疗。去氧肾上腺素和麻黄碱为 α_1 受体激动剂，可增加 SVR。麻黄碱也可增加心肌收缩力，对右心室功能不全有益。液体治疗和头低足高位也有助于提高平均动脉压。前负荷不足时 LVAD 的运行并不能通过增加泵速而得到改善。这种泵速的增加只可能使装置产生"虹吸效应"，并最终降低 LVAD 的性能。"虹吸效应"会导致左心室完全排空，心肌受牵拉与流入套管贴附紧密，这将极大程度地降低 LVAD 前负荷，最终导致血流动力学衰竭（*Miller：Miller's Anesthesia*，*ed 8*，*p 2067*；*Kaplan：Kaplan's Cardiac Anesthesia*，*ed 6*，*pp 818-827*）。

964.（B） 腺苷 6mg 静脉注射（如果需要可在 1～2min 后重复用 12mg）对室上性心动过速的治疗非常有效，包括合并 WPW 综合征时［除外房颤（atrial fibrillation，AF）合并宽大复杂的 WPW，此时腺苷可增加心率（heart rate，HR）］。腺苷代谢迅速，不受肝、肾功能不全的影响。然而其效果受干扰核苷酸代谢的药物如双嘧达莫影响，作用效果显著增强。接受双嘧达莫的患者使用常用剂量的腺苷可导致心脏停搏。如果用于接受双嘧达莫的患者，或者患者已经建立有中心静脉通道，腺苷的初始剂量为 3mg。甲基化黄嘌呤衍生物，如咖啡因、茶碱、氨力农，是腺苷的竞争性拮抗剂，合用时剂量需要相应调整（*Miller：Miller's Anesthesia*，*ed 8*，*pp 3195-3197*）。

965.（D） 可在肺动脉、食管远端、鼓膜或鼻咽部位准确测量体温。这些部位监测位置可靠，即使在温度发生剧烈变化如体外循环期间。其他体温监测部位，如口腔、腋窝、直肠、膀胱，除非温度变化剧烈，否则也可准确合理地判断核心温度。心脏手术中，当尿流率较高时，膀胱与肺动脉的温度基本相等。然而，因受尿流率的影响较大，解释膀胱温度变化常比较困难。冠状动脉旁路移植术后复温是否充分可通过同时监测核心和膀胱温度进行评估（*Stoelting：Pharmacology and Physiology in Anesthetic Practice*，*ed 4*，*p 694*）。

966.（B） 经胃底乳头肌短轴切面显示所有三条主要冠状动脉供给的心肌图像：左前降支（left anterior descending，LAD）、左回旋支（left circumflex，LCX）和右冠状动脉（right coronary，RCA）。因此，该切面是 TEE 监测心肌缺血的首选切面。食管中段四腔心切面只显示前侧壁（LAD 或 LCX）和下间壁（LAD 或 RCA），而长轴显示前间壁（LAD）和下侧壁（LCX 或 RCA）。两腔心切面显示前壁（LAD）和下壁（RCA）（*Kahn et al：Intraoperative echocar-*

diography. In Kaplan: Essentials of Cardiac Anesthesia, ed 6, p 206)。

967.（D） 有目击者的心搏骤停（sudden cardiac arrest，SCA）最初心律多为心室颤动。启动 CPR 或除颤过晚均会降低 SCA 复苏成功率。对卫生保健人员的最新建议是，在 SCA 发生的第一时间如果手边有自动体外除颤器（automated external defibrillator，AED），应立即使用 AED。如果没有 AED，应立即开始 CPR 直至有 AED 到达现场。必须牢记一个周期的 CPR 为 30 次胸外按压和 2 次呼吸。不再推荐使用双相除颤器连续进行三次电除颤，因为在第一次电除颤失败后，第二次或第三次电除颤不大可能产生效果，并且第二次或第三次电除颤可能产生有害作用。电除颤后，继续五个周期的 CPR，然后检查脉搏。如果室颤持续存在，重复一次电除颤。如果静脉或骨髓腔内（intraosseous，IO）液体通路已经建立，可在电击前或后加用肾上腺素或血管加压素。允许使用单相除颤器提供连续三次电除颤，但所有成人应使用 360J 电除颤。院外无人目击的心搏骤停紧急医疗服务（emergency medical service，EMS）人员应在检查 ECG 和试图除颤之前先实施 5 个周期的 CPR（约 2min），尤其是当 SCA 时间大于 4min 时，此时 CPR 后再行电除颤效果似乎更佳（*Part 1: Executive Summary: 2010 International Consensus on Cardiopulmonary Resuscitation and Emergency Cardiovascular Care Science with Treatment Recommendations, Circulation 122: S250-S275, 2010*）。

968.（A） 肾素-血管紧张素-醛固酮系统在控制血压和血容量方面作用至关重要。肾素可促使血管紧张素原转换为血管紧张素 I。血管紧张素转化酶（angiotensin-converting enzyme，ACE）有助于将血管紧张素 I 转化为血管紧张素 II。血管紧张素 II 具有诸多药理作用，包括强效的血管收缩作用及刺激肾上腺分泌醛固酮。氯沙坦是一种血管紧张素受体拮抗剂（angiotensin receptor blocker，ARB），常用于治疗高血压。服用 ARBs 及 ACE 抑制剂的患者，麻醉中更容易发生低血压，且更难治疗。这就是为什么需要在手术前停用 ARBs 的原因。特拉唑嗪是一种 α_1 受体阻滞剂，赖诺普利是一种 ACE 抑制剂，螺内酯是醛固酮的竞争性拮抗剂，氨氯地平则属于钙通道阻滞剂。注：许多药品通用名称的单词后缀可提示该药品的种类（如 ARBs 以 -sartan 为后缀，α_1 受体阻滞剂以 -osin 为后缀，ACE 抑制剂以 -pril 为后缀，钙通道阻滞剂以 -dipine 为后缀）（*Miller: Miller's Anesthesia, ed 8, p 377*）。

969.（A） 血流动力学不稳定的心律失常可导致低灌注和代谢性酸中毒。如果动脉血气已证实有严重的代谢性酸中毒，应考虑使用碳酸氢钠。与碳酸氢钠相关的副作用有据可查，包括严重的血浆高渗透压、反常性脑脊液酸中毒、高钠血症和高碳酸血症，尤其是通气不足的患者。碳酸氢盐通过降低细胞外氢离子浓度，导致钾离子浓度降低而非升高（*Barash: Clinical Anesthesia, ed 7, p 1685*）。

970.（D） 严重发绀发作主要发生在 2~3 个月的婴儿，2~3 岁后则很少发生。其发作通常并无征兆，但兴奋性事件可能诱发，如啼哭或运动。严重发绀发作的机制尚不明确。然而，有学者认为可能是心肌漏斗部痉挛或全身血管阻力下降所致，两者均会加重右向左心内分流。去氧肾上腺素是一种 α 肾上腺素能受体激动剂，可作为治疗严重发绀发作的药物之一，可能因为去氧肾上腺素能增加全身血管阻力，从而降低右向左心内分流，改善动脉氧合作用。艾司洛尔也可用于治疗严重发绀发作，推测可能与其减少心肌漏斗部的痉挛有关。异丙肾上腺素的 β 样作用降低后负荷，因此增加右向左心内分流，并可能加重漏斗部痉挛。因为低血容量可增加交感神经兴奋，静脉充分输液可能有益（*Yao: Yao and Artusio's Anesthesiology, ed 7, pp 910-912*）。

971.（D） 西地那非（万艾可，Viagra）用于治疗勃起功能障碍。阴茎勃起涉及一氧化氮（nitric oxide，NO）的局部释放，可增加阴茎海绵体内的环磷酸鸟苷（cyclic guanine monophosphate，cGMP）的释放。西地那非对 5 型磷酸二酯酶（phosphodiesterase type 5，PDE5）没有直接作用，但能抑制其分解 cGMP，最终效果为增加 cGMP。育亨宾是一种 α 肾上腺素能受体阻滞剂。硝酸甘油和肼屈嗪直接作用于平滑肌使其松弛。依那普利是 ACE 抑制剂。米力农是 3 型磷酸二酯酶抑制剂（phosphodiesterase type 3，PDE3）（*Hemmings*：*Pharmacology and Physiology for Anesthesia*，ed 1，p 413）。

972.（C）药物洗脱支架（drug-eluting stent，DES）植入后，即开始进行双联抗血小板治疗（ASA＋氯吡格雷）以减少支架内血栓形成的机会。因为在放置药物洗脱支架后的几个月内可能形成血栓，在择期手术停药之前，建议双联抗血小板治疗至少 1 年。新一代的（药物洗脱）支架有更好的药物支撑，如依维莫司，ACC/AHA 指南中关于 DAPT（dual antiplatelet therapy，双联抗血小板治疗）的建议可能会在近期修订。如果计划在血管成形和支架置入术后 1 年内实施外科手术，建议考虑使用金属裸支架（抗血小板治疗建议为至少 1 个月）（*Miller*：*Miller's Anesthesia*，ed 8，p 1185）。

973.（D）肝素诱导性血小板减少症（heparin-induced thrombocytopenia，HIT）既可以为非免疫介导（Ⅰ型），也可以为免疫介导（Ⅱ型）。Ⅰ型 HIT 短暂发生且缺乏临床意义，肝素与血小板结合导致了血小板寿命缩短（译者注：原文为 platelet's left span，应为 Platelet Life Span）和血小板计数轻度减少。然而，Ⅱ型 HIT 则非常严重，此时机体产生针对肝素和血小板蛋白因子 4 复合物的抗体（在接受普通肝素治疗超过 5 天的患者中发生率为 6％～15％）。这种肝素血小板因子 4 的抗体复合物与血管内皮细胞结合，然后刺激凝血酶的产生，导致血小板减少（血小板计数减少超过 50％）和静脉和（或）动脉血栓形成（低于 10％的病例）。HIT 患者应避免使用肝素。在有血栓发生或 HIT 患者需要抗凝时［如冠状动脉旁路移植术（coronary artery bypass graft，CABG）］，可应用凝血酶直接抑制剂如水蛭素、来匹卢定、比伐卢定或阿加曲班。

鱼精蛋白过敏也是凝血酶直接抑制剂的适应证之一，但与鱼精蛋白过敏相比，Ⅱ型 HIT 是使用比伐卢定（或其他）更充分的理由。此外，肝素酶是一种来源于革兰氏阴性菌（肝素黄杆菌）的酶，也可以用于中和肝素的作用。也可参照 411 题答案（*Barash*：*Clinical Anesthesia*，ed 7，p 416；*Hines*：*Stoelting's Anesthesia and Co-Existing Disease*，ed 6，p 528）。

974.（C）穿刺部位皮肤细菌性污染的密度和置入导管的静脉内形成血栓的可能性是发生导管相关血行性感染（catheter-related bloodstream infections，CRBSIs）的危险因素。这些危险因素可能在股动脉位置最高。在大多数观察性研究中，CRBSIs 风险最低为锁骨下中心静脉通路。疾病控制和预防中心建议，临床允许时应使用锁骨下中心静脉通路（*Miller*：*Miller's Anesthesia*，ed 8，p 1366）。

975.（D）氯吡格雷通过非竞争性和不可逆地抑制名为 P2Y12 的特异性血小板二磷酸腺苷（adenosine diphosphate，ADP）受体发挥其抗血栓作用。由于其对 P2Y12 受体的影响为持久性，因此氯吡格雷的作用时间与血小板寿命相同。没有药物能逆转这些影响，只有输注血小板方可逆转氯吡格雷的作用（*Miller*：*Miller's Anesthesia*，ed 8，p 1873）。

976.（B）孔式入路机器人手术是一种用于冠状动脉血运重建术的微创技术，可用于部分达到标准的患者。通过左侧小切口到达心脏，避免胸骨切开，但需要单肺通气，因此可能会在心肺转流开始之前或停止后导致低氧血症。机器人手术并不需要低温下心脏停搏（*Miller*：*Miller's Anesthesia*，ed 8，pp 2586-2588）。

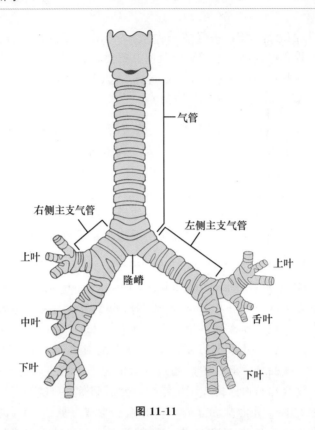

图 11-11

977. （D） 放置双腔气管导管的方法之一是推动导管直至远端管腔的尖端刚好在隆嵴之上，然后在纤支镜直视下将其准确（包括套囊在内的远端管腔）放置进右主支气管。如果导管最初向前推进过深进入右主支气管内（就像本题一样），可看到类似于隆嵴的结构。"真正的"隆嵴分隔左肺和右肺，如果纤支镜推入右或左主支气管，将会看到第二个"隆嵴"。在这两种情况下，第二个隆嵴只有两个分叉点。在左侧，这些分支通向左上叶和左下叶。在右侧，这些分支通向右上叶和右中叶。如果在"隆嵴"分叉后即看到三个腔，如本题中的"隆嵴"并非真正的隆嵴，而实际上是右上叶和右中叶的分叉点（如上图）（*Barash*：*Clinical Anesthesia*，*ed 7*，*pp 1044-1046*）。

978. （C） 单肺通气时，通气/血流比例（V̇/Q̇）异常的发生率增加。单肺通气几分钟后，出现缺氧性肺血管收缩（hypoxic pulmonary vasoconstriction，HPV），有助于减少非通气侧肺的血流。当通气侧肺用 100% 的氧气通气时，多数患者会有足够的氧分压，可通过 8～10ml/kg 的潮气量（tidal volume，V_T）和调节呼吸频率使二氧化碳分压维持在 40mmHg 左右。这种情况下患者出现低氧血症时，首先需要纠正血流动力学紊乱并检查双腔气管导管的位置，然后非通气肺行 CPAP，通气肺行 PEEP，或让外科医生夹闭流向将要被切除肺的 PA，将有助于减少 V̇/Q̇ 失调。必要时也可使用 100% 的氧气间歇膨胀非通气肺。前列环素和一氧化氮（nitric oxide，NO）会抑制 HPV，可能会导致分流增加和动脉血氧分压降低（*Miller*：*Miller's Anesthesia*，*ed 8*，*pp 1969-1970*）。

979. （B） 供体心脏本身为去神经支配，最初固有心率约为 110 次/分。大约 25% 的患者最终发展为心动过缓，需要植入永久性心脏起搏器。如果发生心动过缓，通过阻滞自主神经系统的副交感神经分支来发挥作用的药物（如阿托品）将不能发挥其效果。直接作用的药物，如胰高血糖素、异丙肾上腺素、肾上腺素和去甲肾上腺素仍然有效。异丙肾上腺素常用于增加心脏移植受者的心率。肾上腺素和去甲肾上腺素对心率的 β 样作用可能增加，因为血压升高不会通过压力感受器反射（即传出迷走神经）导致心率的反射性降低。同时有直接和间接作用的药物如麻黄碱，很少会引起强烈反应。由于心脏导线直接放置至心肌内，因此心脏移植患者植入的机械心脏起搏

器会正常工作 (*Barash*：*Clinical Anesthesia*，*ed 7*，*p 1848*；*Miller*：*Miller's Anesthesia*，*ed 8*，*p 2066*)。

980. (D) WPW 综合征患者有一个旁路称为肯特束，连接心房与心室，并不经过房室 (atrioventricular，AV) 结。AV 结折返性心动过速 (AV nodal reentrant tachycardia，AVNRT) 是最常见的与 WPW 综合征相关的快速性心律失常，与此综合征相关心律失常的 95% 为 AVNRT。90% 以上的时间，传导呈顺向性，即传导通过 AV 结和希氏束-浦肯野系统。这种传导导致窄的复杂性心动过速，本问题中所提到的部分药物可用来控制心率。AVNRT 患者通过旁路 (不足 AVNRT 患者的 10%) 传导，表现为宽大复杂性心动过速 (逆向传导)，并不适合使用 β 受体阻滞剂、钙通道阻滞剂、腺苷或地高辛进行治疗，而实际上使用这些药物可加重心律失常。静脉注射普鲁卡因属于Ⅰa 类抗心律失常药，也是本题选项中唯一有用的药物。如果药物治疗失败，可使用电复律控制心率 (*Fleisher*：*Anesthesia and Uncommon Diseases*，*ed 6*，*p 33*)。

981. (C) DOO 模式是最简单的双腔起搏模式。由于手术室电器 (electrical surgical unit，ESU) (如电刀) 的电磁干扰，手术时起搏器可暂时调节为非同步模式，然后在恢复室重新调节为手术前的模式。在 VOO 或 DOO 模式下，如果自主心率超过起搏器设置心率或有频发的室性期前收缩 (premature ventricular contractions，PVCs) 或房性期前收缩 (premature atrial contractions，PACs) 时，可能出现 R-on-T 现象。在后一种情况下，复极 (来自 PVCs 或 PACs) 可能发生在起搏器放电时 (R 波)。手术中关闭植入的心脏起搏器非常困难。此外，如果发生心率减慢，此时会再次需要起搏器工作。静脉注射利多卡因对于这种情况无效，如同将挥发性麻醉剂从异氟烷改为地氟烷一样没有效果。在浓度高于 1 个最低肺泡有效浓度 (minimum alveolar concentration，MAC) 时，地氟烷可进一步增加心率。注射艾司洛尔会将心率降至 70 次/分以下，使起搏器能再次起搏心脏 (*Miller*：*Miller's Anesthesia*，*ed 8*，*pp 1464-1467*)。

982. (C) 米力农和氨力农 (乳酸氨力农) 是 3 型磷酸二酯酶 (phosphodiesterase type 3，PDE3) 抑制剂，可增加心肌、平滑肌细胞环磷酸腺苷 (cyclic adenosine monophosphate，cAMP) 的水平。两者均可产生正性肌力作用和血管 (动脉和静脉) 扩张作用。与米力农不同，氨力农会迅速导致明显的血小板减少症，特别是在长时间使用后 (*Hemmings*：*Pharmacology and Physiology for Anesthesia*，*ed 1*，*pp 390-391*)。

983. (D) SIRS 可由多种严重的临床损伤引起，包括体外循环。SIRS 的诊断需要下列四个条件中两个或两个以上同时存在：体温高于 38℃ 或低于 36℃；心率大于 90 次/分；呼吸频率超过 20 次/分或动脉血二氧化碳分压低于 32mmHg；白细胞计数大于 12 000/mm³ 或小于 4000/mm³ 或未成熟 (带) 形状超过 10%。脓毒症是 SIRS 加上已被证实的感染 (*Barash*：*Clinical Anesthesia*，*ed 7*，*p 1590*)。

984. (C) 当肺动脉导管从右颈内静脉置入时，到达右心房通常需要 20～25cm，右心室约为 30～35cm，肺动脉约为 40～45cm，到达楔塞位置为 45～55cm。从左颈内静脉和左、右颈外静脉放置时大约增加 5～10cm，从股静脉放置时增加 15cm，从肘前静脉放置时增加 30～35cm (*Miller*：*Miller's Anesthesia*，*ed 8*，*pp 1371-1372*)。

985. (D) $S\bar{v}O_2$ 反映充分满足全身代谢需要的心排血量的整体能力，从而全面衡量心脏功能。有几个因素可影响 $S\bar{v}O_2$。这些因素可通过改变下面的 Fick 方程式得到较好理解：

$$S\bar{v}O_2 = SaO_2 \frac{\dot{V}O_2}{CO \times O_2 \text{含量}}$$

　　O_2 含量的解释详见第 106 题。因此，$S\bar{v}O_2$ 在 SaO_2、CO 和血红蛋白减少时降低，O_2 含量增加时 $S\bar{v}O_2$ 降低。在题目列举的情况中，拉贝洛尔通过其负性肌力作用降低心排血量。在 $S\bar{v}O_2$ 测量时必须考虑这些因素 (译者注：本段中原文为 SO_2，应为 $S\bar{v}O_2$，已做相应修改)

(*Miller：Miller's Anesthesia，ed 8，p 1387*)。

986. (**D**) 收缩力是指在前、后负荷保持不变时心室收缩的力量和速度。自律性是指心率。传导性指冲动沿传导组织传导。兴奋性是指心肌对兴奋刺激的反应。顺应性指心肌松弛或舒张。老年人的心肌顺应性降低 (*Miller：Miller's Anesthesia，ed 8，p 485*)。

987. (**C**) PA 高压的定义为平均 PA 压力在静息状态高于 25mmHg 或活动后高于 30mmHg。依前列醇［也称为前列环素 (prostacyclin，PGI_2)］和 Flolan［也称为前列地尔 (alprostadil，PGE_1)］，通常由中心静脉连续输注，产生扩张肺血管和全身血管的作用，但由于均可导致全身性低血压，临床使用受限。最近发现，吸入依前列醇和前列地尔可减轻全身性副作用。因为缺氧能导致肺血管收缩，所以氧疗法的使用可减轻肺血管收缩的幅度。吸入 NO 的浓度在 1～80ppm（特别是 20～40ppm）时，能产生平滑肌松弛及降低肺动脉压力的作用。因为 NO 代谢速度快，其对全身血管影响最小。米力农为磷酸二酯酶抑制剂，可降低肺血管阻力且具有部分正性肌力作用（如果发生严重的右心衰，即使会增加 PA 压力，仍然首选去甲肾上腺素和肾上腺素作为正性肌力药物）。米力农通常通过静脉注射使用，但最近研究认为吸入米力农可减轻全身副作用。吸入性麻醉药物可降低肺动脉阻力。相反，NO（译者注：此处应为 N_2O）可增加肺血管阻力，所以不推荐应用于患有肺动脉高压的患者 (*Miller：Basics of Anesthesia，ed 6，p 435；Hines：Stoelting's Anesthesia and Co-Existing Disease，ed 6，pp 116-117*)。

988. (**C**) 肺血管阻力 (pulmonary vascular resistance，PVR) 是肺部大、小血管阻力的总和，其在 FRC 时最小。当肺容积大于 FRC 时，PVR 相应增加，因为增大的肺泡会挤压细小的肺泡内血管。当肺容积低于 FRC 时，PVR 同样会增加，因为大的肺泡外血管受到机械扭曲或扭结。当因为缺氧导致的肺血管收缩 (pulmonary vasoconstriction，HPV) 时，在肺不张区域内肺血管阻力也会相应升高 (*Miller：Miller's Anesthesia，ed 8，pp 681-687*)。

989. (**C**) 肥厚型心肌病的特征为左心室流出道 (left ventricular outflow tract，LVOT) 梗阻，其形成的原因是室间隔肌层的非对称增生。其维持心排血量的代偿机制即左心室代偿性肥厚。导致流出道梗阻的情况包括增加心肌收缩力（如 β 受体激动剂）、心室前负荷减少（如低血容量、血管扩张、导致心室充盈时间缩短的心跳过速、正压通气）、后负荷降低（如血管扩张）。围术期管理主要目标为防止左心室流出道梗阻的加重。可通过增加前负荷（补液）和（或）增加后负荷（使用去氧肾上腺素兴奋 α 受体）治疗低血压。β 受体阻滞剂（如艾司洛尔）可减缓过快的心室率，增加心室充盈时间，同时降低心肌收缩力。如果患者对手术疼痛刺激产生儿茶酚胺反应，应考虑使用麻醉性镇痛药。禁忌使用 β 受体激动剂如麻黄碱、多巴胺、多巴酚丁胺，因为其增加心肌收缩力并增快心率，从而加重 LVOT 梗阻 (*Miller：Basics of Anesthesia，ed 6，p 403*)。

990. (**D**) CHF 是择期重大的非心脏手术患者六大主要危险因素之一。其他主要危险因素为高风险手术、缺血性心脏疾病、脑血管疾病、胰岛素依赖型糖尿病、术前血肌酐大于 2mg/dl。合并 CHF 的患者术前需要进行最佳管理，而此患者拟行择期手术，并未达到术前最佳管理目标，手术应该取消 (*Miller：Basics of Anesthesia，ed 6，p 402*)。

991. (**B**) 当二尖瓣的瓣口面积（正常为 4～6cm²）减少至正常值的 50% 甚至更多时会出现相应的临床症状。患者的管理目标主要包括四个方面：预防心动过速（心动过速会导致心脏舒张期缩短，从而使心室充盈时间缩短）；避免中心血容量的显著升高（可能导致心房颤动或 CHF）；预防由药物引起的全身血管阻力突然降低（可能导致低血压或反射性心动过速）；避免缺氧和高碳酸血症（可能加剧肺动脉高压，导致右心室衰竭）。氯胺酮、泮库溴铵以及地氟烷的浓度快速增加均可导致心动过速，从而引起心排血量减低。多数情况下可使用氧化亚氮 (N_2O)；但在合并 PA 压力增高的病情较重病例，应避免使用 N_2O。瑞芬太尼、芬太尼及舒芬太尼均能提供良好的镇痛效果而不增加心率（*Miller：Basics of Anesthesia，ed 6，pp 393-394*）。

992.（D）多巴胺可与 D_5W 或生理盐水（normal saline，NS）混合。200mg 多巴胺加入 250ml D_5W 中，多巴胺浓度为 $800\mu g/ml$（200mg/250ml = 0.8mg/ml = $800\mu g/ml$）的药物浓度。如以 $5\mu g$/70kg/60min 的输注速度，需 $5\mu g \times 70kg \times 60min = 21\,000\mu g/h$。$21\,000\mu g/h \div 800\mu g/ml = 26ml/h$。

993.（D）患有心脏瓣膜狭窄的患者〔二尖瓣狭窄（mitral stenosis，MS）、主动脉瓣狭窄（aortic steno-sis，AS）〕往往需要较慢的心率心脏才能更好地工作，因为慢心率可以使心脏在舒张期有足够的时间充盈心室（MS），收缩期有足够的时间排空心室（AS）。AS 患者如合并心动过速可能非常危险，因为此类患者心室壁增厚，心动过速可导致心肌缺血和心室功能不全。对患有瓣膜关闭不全的患者〔如主动脉瓣关闭不全（aortic insufficiency，AI）〕，较快的心率比较有益，因为反流发生在舒张期，而较快的心率可以使舒张期缩短，从而反流相应减少。AI 患者也可从较低的全身血管阻力（systemic vascular resistance，SVR）中获益，因为可增加心排血量（较高的 SVR 在舒张期会增加反流量）。然而如果 SVR 过低会导致冠状动脉血流充盈减少，因为冠状动脉在舒张期充盈。对于肥厚型心肌病患者，较高的 SVR 有助于减轻流出道梗阻，而较快的心率会增加流出道梗阻。心脏压塞的患者射血分数固定，强烈依赖高充盈压力，且心排血量与心率密切相关。当出现心排血量降低时，高 SVR 有助于维持血压（*Miller：Basics of Anesthesia，ed 6，pp 404-405*）。

994.（A）图中显示为尖端扭转型室速的患者，其 QT 间期为 450ms，合并急性心肌梗死（myocardial in-farction，MI）。这种情况可由药物（如奎尼丁、普鲁卡因胺、吩噻嗪类如氟哌利多等）、电解质紊乱（如低钾血症、低镁血症）、急性心肌缺血或梗死诱发。如果存在 QT 间期延长，如果时间允许应采取措施使 QT 间期缩短（如纠正电解质紊乱）。过去常用异丙肾上腺素（缩短 QT 间期），但更有效的治疗方法是心房或心室超速起搏。也可使用硫酸镁，其被部分学者推荐为一线急救药物。如果患者没有 QT 间期延长，用于室性心动过速的标准治疗药物可用于此种情况。如果患者出现血流动力学不稳定，应该使用非同步电除颤（心脏除颤剂量）（*Miller：Miller's Anesthesia，ed 8，pp 3197-3198*）。

995.（B）

996.（A）

997.（D）

心电图是记录心肌心电活动的指标，虽然其主要用于诊断心律失常或心肌缺血，但其变化也与电解质紊乱有关。高钾血症和低钾血症均与心肌收缩力减弱、传导紊乱、心律失常有关。高钾血症（7～9mmol/L）早期表现为 T 波缩窄并高尖。对于较严重的高钾血症（>7mmol/L），QRS 波增宽，与 T 波合并形成类似于正弦波，P 波波幅减低，PR 间期延长。高钾血症终末期可表现为心室颤动（VF）或心脏停搏。

低钾血症早期表现为 T 波低平或倒置，出现 U 波，ST 段压低。随着低钾血症的加重，PR 间期延长，QRS 波可增宽，进而发展为心律失常。

低钙血症导致 QT 间期（ST 段部分）延长，而高钙血症导致 QT 间期缩短。高钠血症和低钠血症对心电图影响甚微（*Barash：Clinical Anesthesia，ed 7，pp 1701-1720*）。

998.（B）

999.（C）

1000. （D）

1001. （A）

患有心血管疾病的患者常会面临需要行非心脏手术的情况，包括择期及急诊手术。部分患者接受抗血小板药物治疗，了解相关药物的作用时间非常重要。非甾体消炎药如布洛芬，可逆性抑制环氧合酶，预防血栓素 A_2 及 PGI_2 合成，但临床中前者的影响占主导地位。阿司匹林的抗血小板作用持续时间即为血小板的寿命，约为（7～10 天）。

　　噻吩并吡啶衍生物包括氯吡格雷（波立维，Plavex）和噻氯匹定（抵克立得，Ticlid），可通过干扰与纤维蛋白原的结合而抑制血小板聚集。噻氯匹定的抗血小板作用时间长达 14～21 天，而氯吡格雷的作用时间较短（7 天）（*Miller*：*Basics of Anesthesia*，*ed 6*，*pp 358-359*）。